一生役立つ

きちんとわかる栄養学

お茶の水女子大学大学院教授
飯田薫子 監修

関東学院大学准教授
寺本あい 監修

西東社

はじめに

人類の歴史は飢餓の歴史、ともいわれています。私たちの祖先は、空腹を満たすことを人生の大きな目的のひとつとして、長い間さまざまな困難に立ち向かい、必死の努力を続けてきました。そして気が遠くなるほどの時を経て、私たちは今、好きなときに好きなものを好きなだけ食べられるという、人類史上初めての「飽食の時代」を生きています。

今ではほとんどの人が、食べ物は単に空腹を満たすためのものではないこと、そして食事から摂取するさまざまな栄養素が私たちの体をつくり、毎日の健康を維持しているのだということを知っています。それは栄養に関する学校教育や国やメディアの発信する情報が広く行き渡った証ですが、今日私たちの健康や栄養に関する関心はますます高まり、それに呼応するように本や雑誌、ＴＶ番組、そしてインターネット上には真偽の不確かなさまざまな健康情報があふれています。

食べ物や栄養に関する正しい知識や情報がなければ、健康な体をつくり、維持していくことはできませんが、これほどになると一体何が正しいのか、何を信じていいのか、何を食べればいいのか、わからなくなってしまうのではないでしょうか。

栄養学は日々進化を続けている学問です。科学の進歩によって新しく解明したり発見されたりするものごとがあり、それによってこれまでの常識が覆されたり、まったく新しい方法や可能性が見いだされることがあります。また栄養学は私たち人間と密接につながっている学問です。私たちのライフスタイルの変化、食生活の変化によって、これからも新しい常識が生まれ、新しい形が生まれていくでしょう。

あふれる情報の海から自分に必要な正しい情報をつかみとり、健康な体や生活を手に入れるために必要なのは、栄養学の基礎知識です。

高齢化社会を迎えた日本の医療現場では今、「治療（Cure）から予防（Care）へ」という大きな流れがあり、自分の健康を自分で守る「予防医学」と並行して「予防栄養学」にも注目が集まっています。

自分や家族の健康を守っていくために、どんなものをどんなふうに食べればいいのかを考えるきっかけとして、また正確で適切な健康情報を選びとる目をもつための基礎知識を得るものとして、この本を役立てていただけることを心から願っています。

お茶の水女子大学大学院教授
飯田薫子
関東学院大学准教授
寺本あい

もくじ

1章 30分でわかる！ 栄養学の基本のき

2章 ホントのことが知りたい！ 栄養学の最新常識

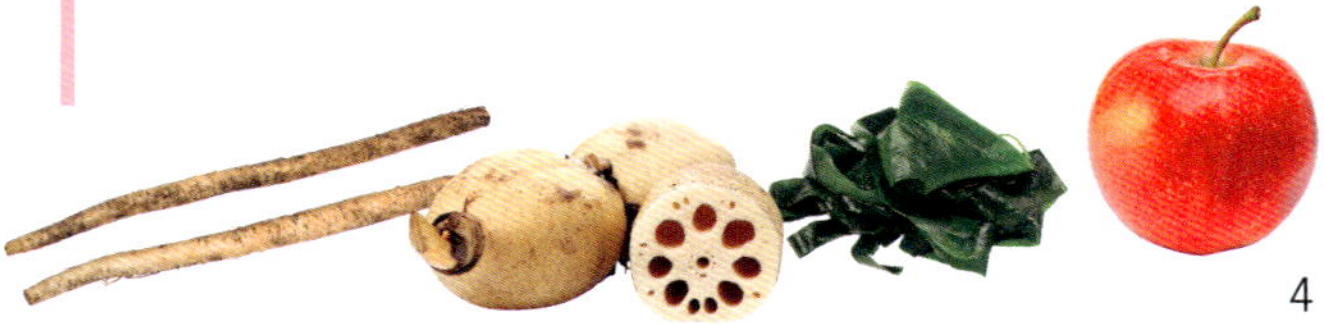

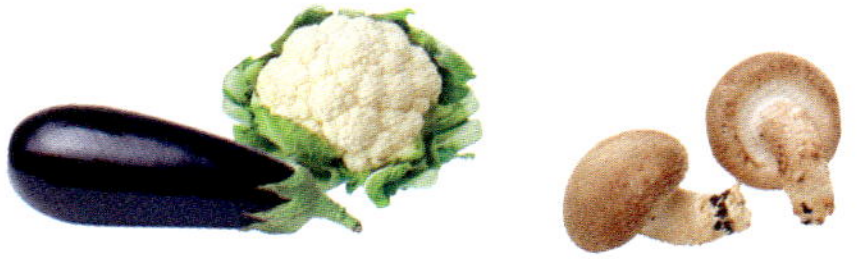

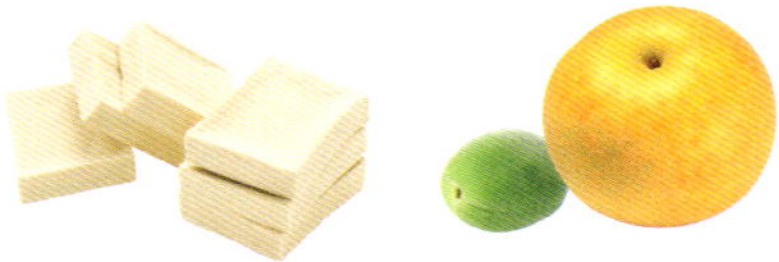

3章 栄養素の働き

4章 症状別・栄養素のとり方

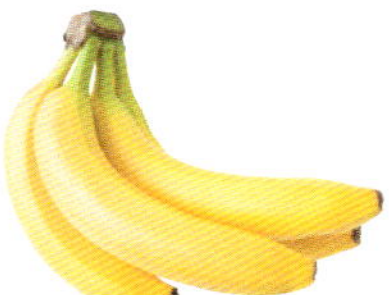
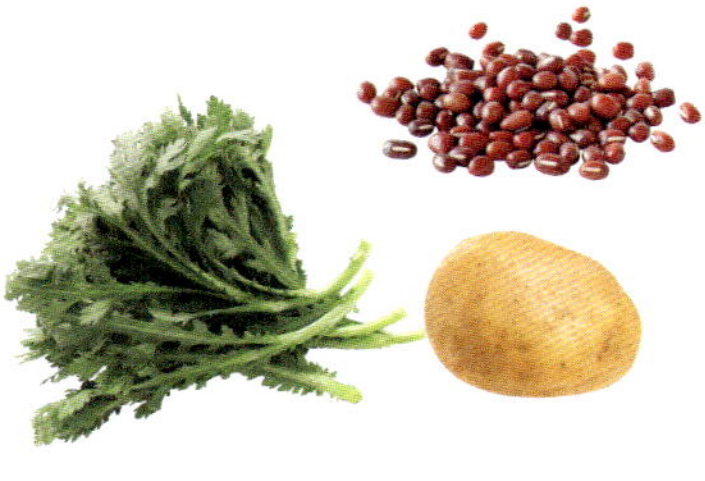

5章 食品の栄養成分と作用

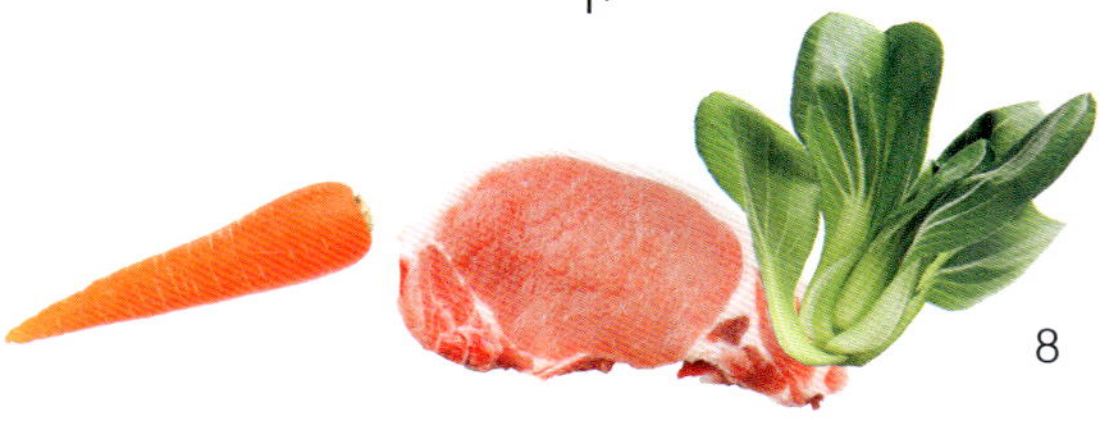

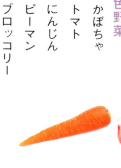

この本の使い方

栄養と食について、知識ゼロからでもわかりやすく学べる一冊です。読み物として読んでもよし、事典のように使ってもよし。ご自分に合ったやり方で、自由にお役立てください。

栄養についての基礎知識をひととおり学びたい人は

1章　30分でわかる！ 栄養学の基本のき
マンガで栄養と食の基礎知識を解説。さっと読めてパッとわかる！

2章　ホントのことが知りたい！ 栄養学の最新常識
普段から抱きがちな疑問を軸に、栄養学の「いま」を学ぶ！

栄養素や食品のことをくわしく調べたい人は

3章　栄養素の働き
五大栄養素から話題の機能性成分まで、働き、摂取基準、含まれる食品、効率のよい食べ方を紹介

4章　症状別・栄養素のとり方
体調不良や病気のときの、おもに食事による改善策、おすすめ食材とおすすめ料理を紹介

5章　食品の栄養成分と作用
肉類、魚介類、穀類、野菜など、さまざまな食品の栄養成分と体への作用、おすすめの食べ方を紹介

＼私たちがナビゲートします！／

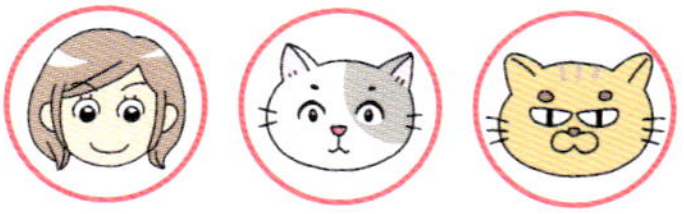

栄養・健康に興味のある主人公と、その飼い猫たちが、本書のナビゲーターです。

この本で使用している単位について

- mg（ミリグラム）＝1/1000g
- μg（マイクログラム）＝1/1000mg
- kcal（キロカロリー）＝エネルギーの単位

この本で使用している単語について

EPA（エイコサペンタエン酸）はIPA（イコサペンタエン酸）ともいい、食品成分表ではIPAと表記されています。

この本で紹介している作用について

本書ではさまざまな成分の作用を紹介していますが、成分はそれ単体で作用するものではありません。主食、主菜、副菜を基本にしたバランスのよい食事を適量とることが、食事と栄養の大原則です。

この本で表示している数値について

- 3章、5章に出てくる食品の成分値は、文部科学省が公表する**「日本食品標準成分表2020版（八訂）増補2023※」**を参照しています。

※「日本食品標準成分表」は、消費者のし好や食習慣、生産・製造方法の変化、分析方法の改良に伴い、掲載される食品の種類や成分値は数年ごとに更新されています。

- 成分値は通常使われる部位で、野菜の皮や芯、魚の骨や頭など一般的には食べない部分（廃棄分）を除いた、可食部100gの値を掲載しています。特別な記載がない限り、肉・魚介・野菜などはすべて生の数値です。なお、たんぱく質はアミノ酸組成によるたんぱく質、脂質は脂肪酸のトリアシルグリセロール当量、炭水化物は利用可能炭水化物、食物繊維は総量、ビタミンAはレチノール活性当量、β-カロテンはβ-カロテン当量、ナイアシンはナイアシン当量、ビタミンEはα-トコフェロールの値です。
- 3章の各栄養素の摂取基準は厚生労働省の**「日本人の食事摂取基準 2025年版」**より抜粋しています。
- 食事摂取基準（2025年版）の基準値は、日本食品標準成分表（七訂）に基づき計算されたエネルギー・栄養素摂取量に対応するものとして策定されています。日本食品標準成分表（八訂）を用いて栄養計算を行った結果を比較する際には、測定法や算出法の違いによる誤差が発生することがあり、注意が必要です。

1章

30分でわかる！栄養学の基本のき

知っているようで
意外と知らない栄養のこと、
マンガで楽しくご紹介します。

栄養学の基本のき 1

バランスのよい食事って？

三大栄養素と五大栄養素

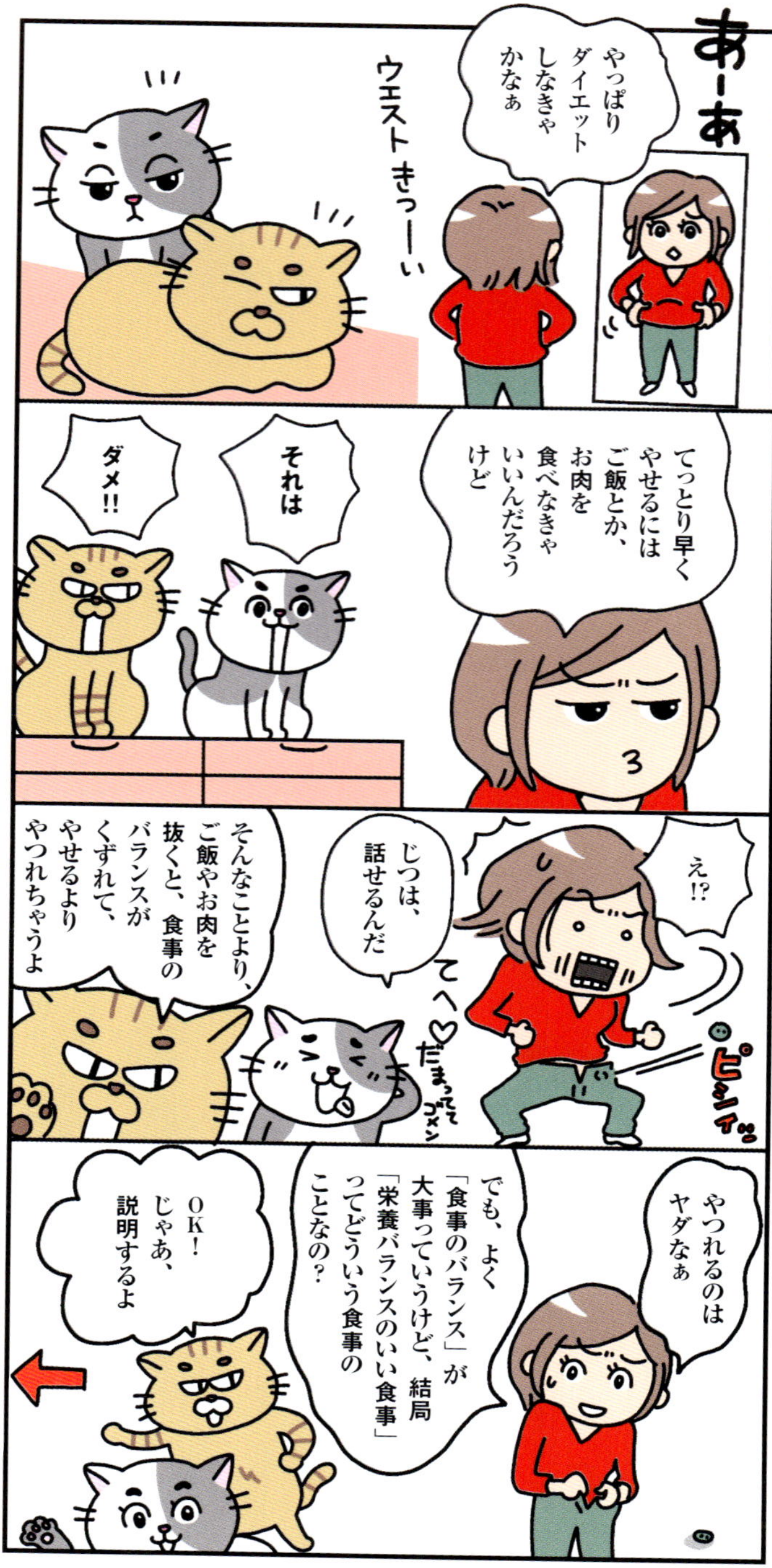
あーあ
やっぱりダイエットしなきゃかなぁ
ウエストきっつーい
てっとり早くやせるにはご飯とか、お肉を食べなきゃいいんだろうけど
それは
ダメ!!
え!?
ピシィッ
じつは、話せるんだ
てへ♡
だまっててゴメン
そんなことより、ご飯やお肉を抜くと、食事のバランスがくずれて、やせるよりやつれちゃうよ
やつれるのはヤダなぁ
でも、よく「食事のバランス」が大事っていうけど、結局「栄養バランスのいい食事」ってどういう食事のことなの？
OK！じゃあ、説明するよ

次のページへ♡

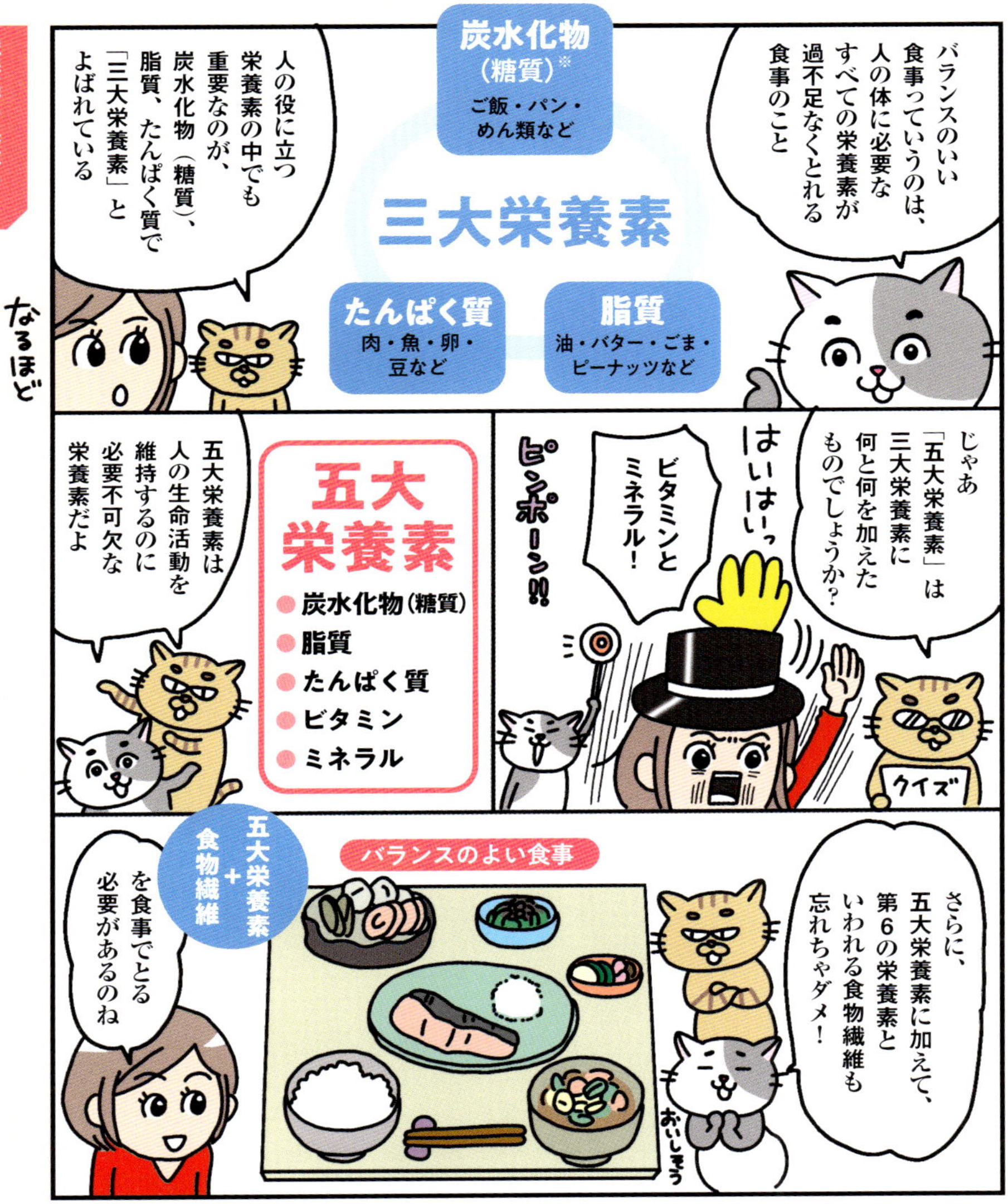

バランスのいい食事っていうのは、人の体に必要なすべての栄養素が過不足なくとれる食事のこと
炭水化物（糖質）※
ご飯・パン・めん類など
三大栄養素
たんぱく質
肉・魚・卵・豆など
脂質
油・バター・ごま・ピーナッツなど
人の役に立つ栄養素の中でも重要なのが、炭水化物（糖質）、脂質、たんぱく質で「三大栄養素」とよばれている
なるほど
じゃあ「五大栄養素」は三大栄養素に何と何を加えたものでしょうか？
はいはいーっ
ビタミンとミネラル！
ピンポーン!!
クイズ
五大栄養素
炭水化物（糖質）
脂質
たんぱく質
ビタミン
ミネラル
五大栄養素は人の生命活動を維持するのに必要不可欠な栄養素だよ
さらに、五大栄養素に加えて、第6の栄養素といわれる食物繊維も忘れちゃダメ！
バランスのよい食事
おいしそう
五大栄養素＋食物繊維
を食事でとる必要があるのね

※三大栄養素、五大栄養素でいう炭水化物とは、多くの場合糖質のことを指します。くわしくはP28、76へ。

プラス解説　「栄養素」と「栄養」は別物

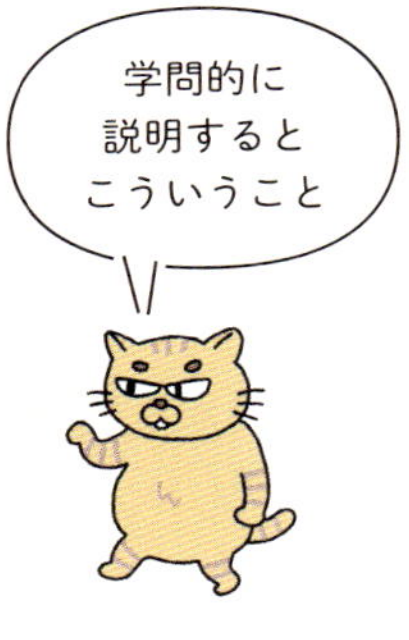

学問的に説明するとこういうこと

「栄養（栄養素）が多い」「栄養（栄養素）をとる」など、一般的に栄養と栄養素は同じような意味で使われますが、「栄養学」という学問では、それぞれを別の意味で使います。栄養とは、人が生きるために必要な物質を外からとり入れて、体の組織や機能を維持するために活用すること、その**営み全体**を指します。一方、栄養素とは栄養のために外から摂取する**物質**のことです。

栄養学の基本のき 2

炭水化物（糖質）や脂質って必要なの？

三大栄養素の働き

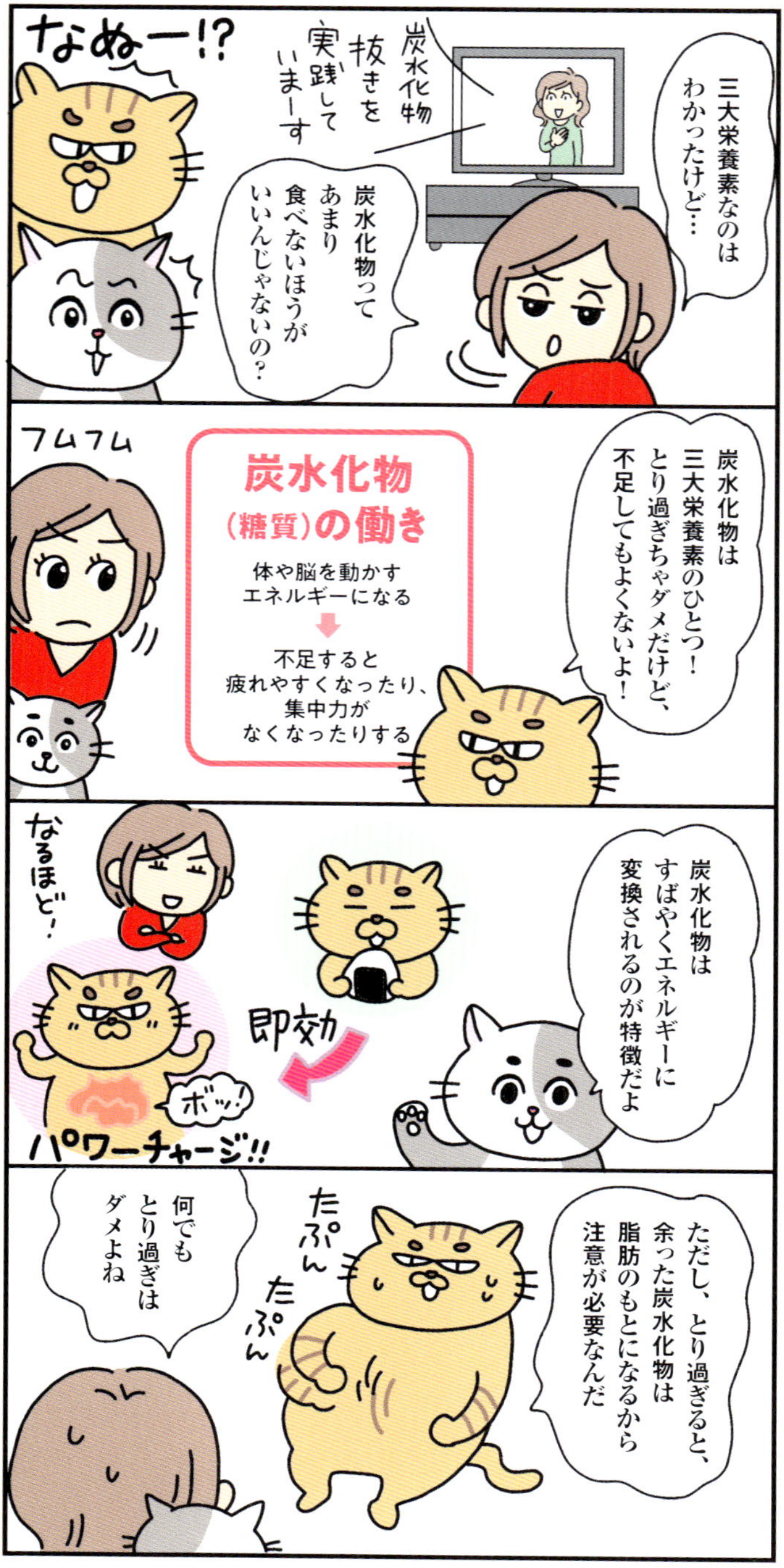
三大栄養素なのはわかったけど…
炭水化物抜きを実践していまーす
炭水化物ってあまり食べないほうがいいんじゃないの？
なぬー!?
炭水化物は三大栄養素のひとつ！とり過ぎちゃダメだけど、不足してもよくないよ！
炭水化物（糖質）の働き
体や脳を動かすエネルギーになる
不足すると疲れやすくなったり、集中力がなくなったりする
フムフム
炭水化物はすばやくエネルギーに変換されるのが特徴だよ
即効
ボッ!
パワーチャージ!!
なるほど!
ただし、とり過ぎると、余った炭水化物は脂肪のもとになるから注意が必要なんだ
たぷん たぷん
何でもとり過ぎはダメよね

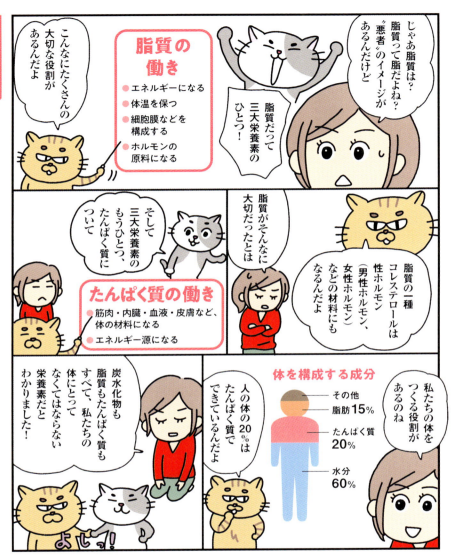

まとめ　三大栄養素のおもな役割

- 炭水化物（糖質） → エネルギーになる
- 脂質 → エネルギーになる／体をつくる
- たんぱく質 → エネルギーになる／体をつくる

エネルギーになる
- 炭水化物（糖質）はすばやくエネルギーになるのが特徴。

体をつくる
- 脂質は細胞膜やホルモンの材料になる。
- たんぱく質は筋肉や内臓、ホルモンなどの材料になる。

ビタミン・ミネラルって何？

ビタミン・ミネラルの働き

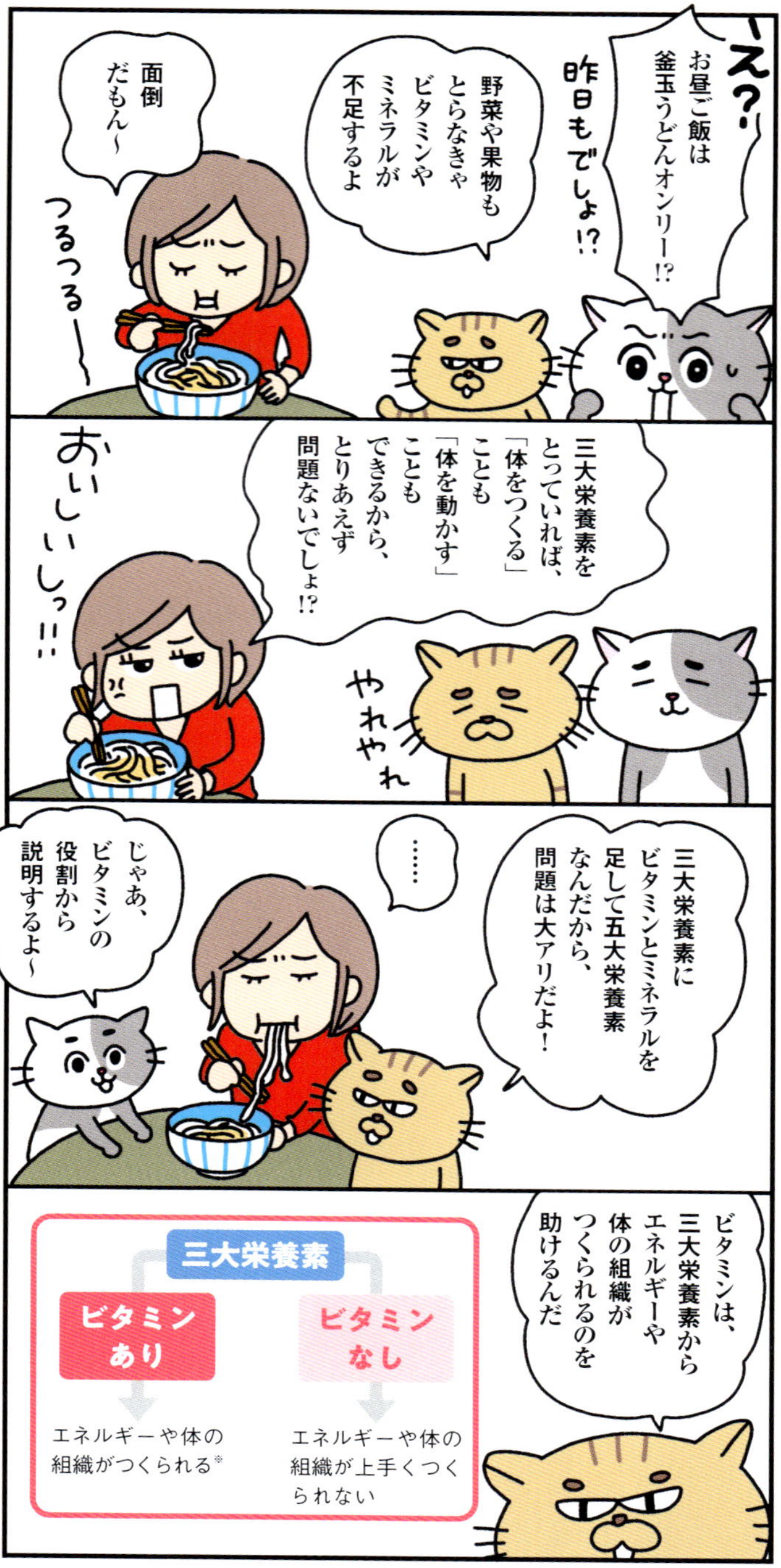
え？
お昼ご飯は釜玉うどんオンリー!?
昨日もでしょ!?
野菜や果物もとらなきゃビタミンやミネラルが不足するよ
面倒だもん〜
つるつる〜〜
三大栄養素をとっていれば、「体をつくる」ことも「体を動かす」こともできるから、とりあえず問題ないでしょ!?
おいしいしっ!!
やれやれ
三大栄養素にビタミンとミネラルを足して五大栄養素なんだから、問題は大アリだよ！
……
じゃあ、ビタミンの役割から説明するよ〜
ビタミンは、三大栄養素からエネルギーや体の組織がつくられるのを助けるんだ
三大栄養素
ビタミンあり
エネルギーや体の組織がつくられる※
ビタミンなし
エネルギーや体の組織が上手くつくられない

※くわしくはP19へ。

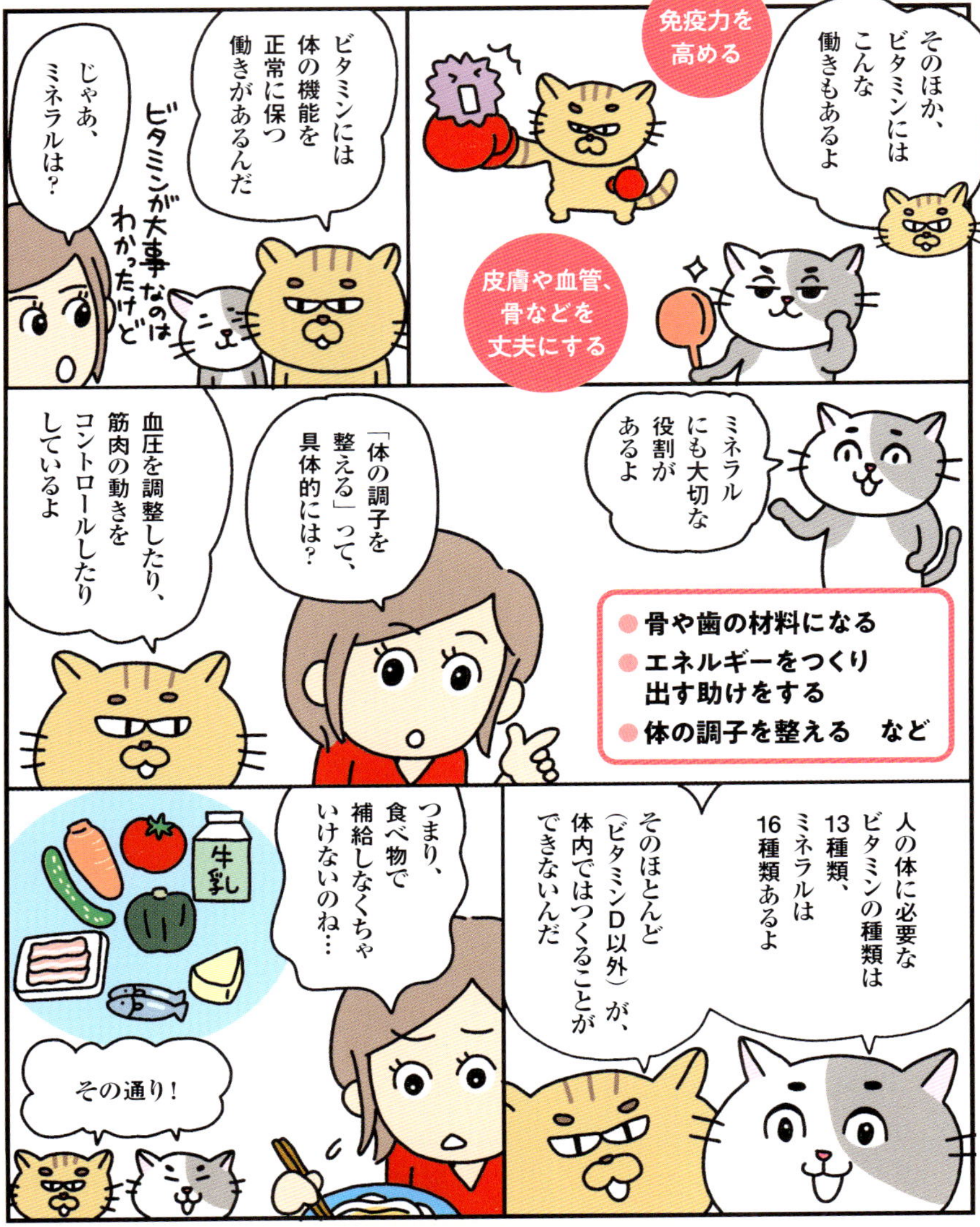
そのほか、ビタミンにはこんな働きもあるよ
免疫力を高める
皮膚や血管、骨などを丈夫にする
ビタミンには体の機能を正常に保つ働きがあるんだ
ビタミンが大事なのはわかったけど
じゃあ、ミネラルは？
ミネラルにも大切な役割があるよ
●骨や歯の材料になる
●エネルギーをつくり出す助けをする
●体の調子を整える　など
「体の調子を整える」って、具体的には？
血圧を調整したり、筋肉の動きをコントロールしたりしているよ
人の体に必要なビタミンの種類は13種類、ミネラルは16種類あるよ
そのほとんど（ビタミンD以外）が、体内ではつくることができないんだ
つまり、食べ物で補給しなくちゃいけないのね…
牛乳
その通り！

まとめ　ビタミン・ミネラルのおもな働き

ビタミンのおもな働き

- 三大栄養素からエネルギーがつくられるのを助ける。
- 体の組織（皮膚、目、血管、骨、歯など）を丈夫にする。
- 免疫力を高めたり、老化を防いだりする。

など

ミネラルのおもな働き

- 骨や歯、血液などの材料になる。
- エネルギーがスムーズにつくられるように働く。
- 体の調子を整える。

など

栄養学の基本のき 4

エネルギーはどうやってつくられる？

栄養バランスの重要性

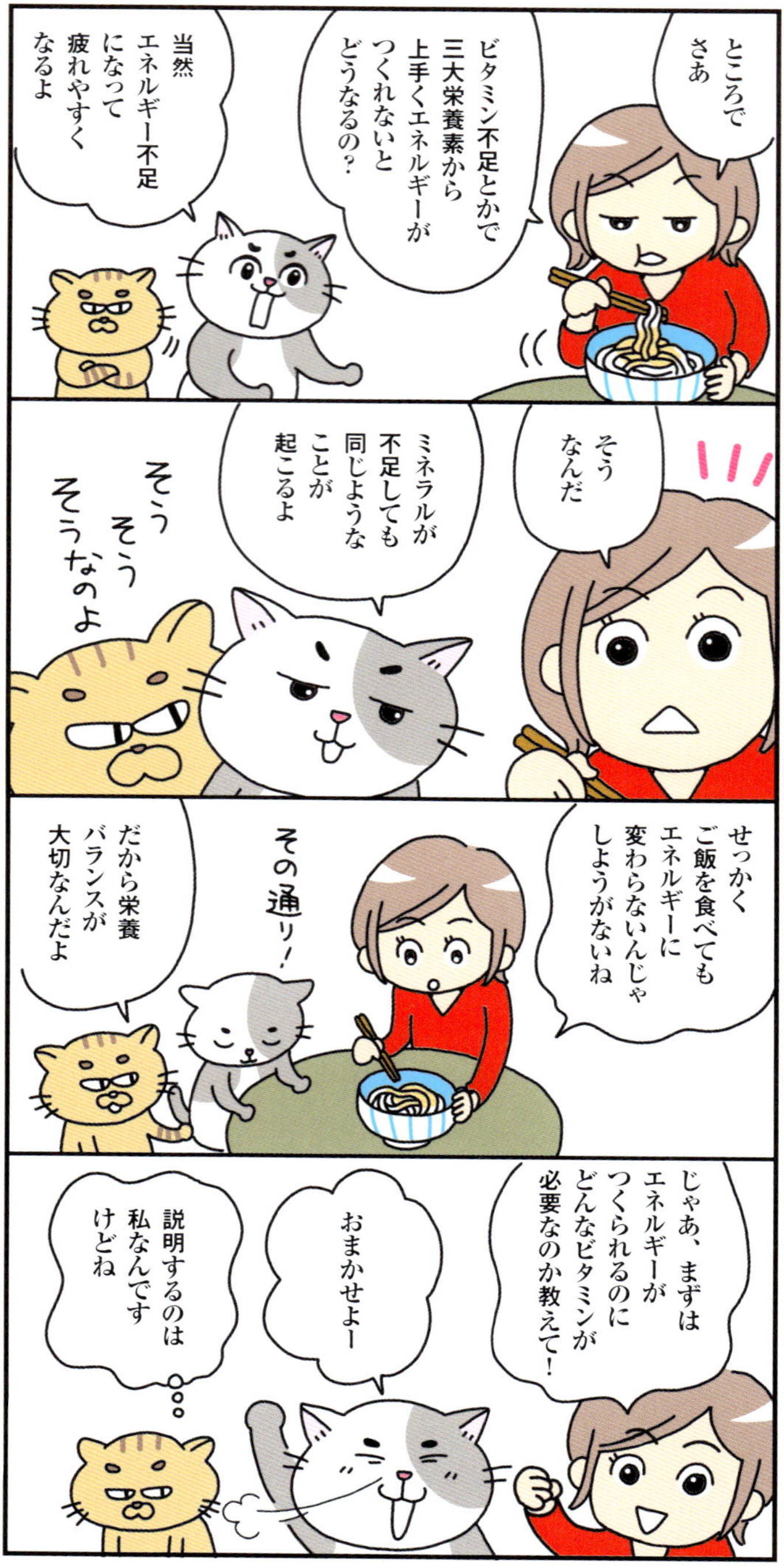
ところでさあ
ビタミン不足とかで三大栄養素から上手くエネルギーがつくれないとどうなるの？
当然エネルギー不足になって疲れやすくなるよ
そうなんだ
ミネラルが不足しても同じようなことが起こるよ
そうそうそうなのよ
せっかくご飯を食べてもエネルギーに変わらないいんじゃしようがないね
その通り！
だから栄養バランスが大切なんだよ
じゃあ、まずはエネルギーがつくられるのにどんなビタミンが必要なのか教えて！
おまかせよー
説明するのは私なんですけどね

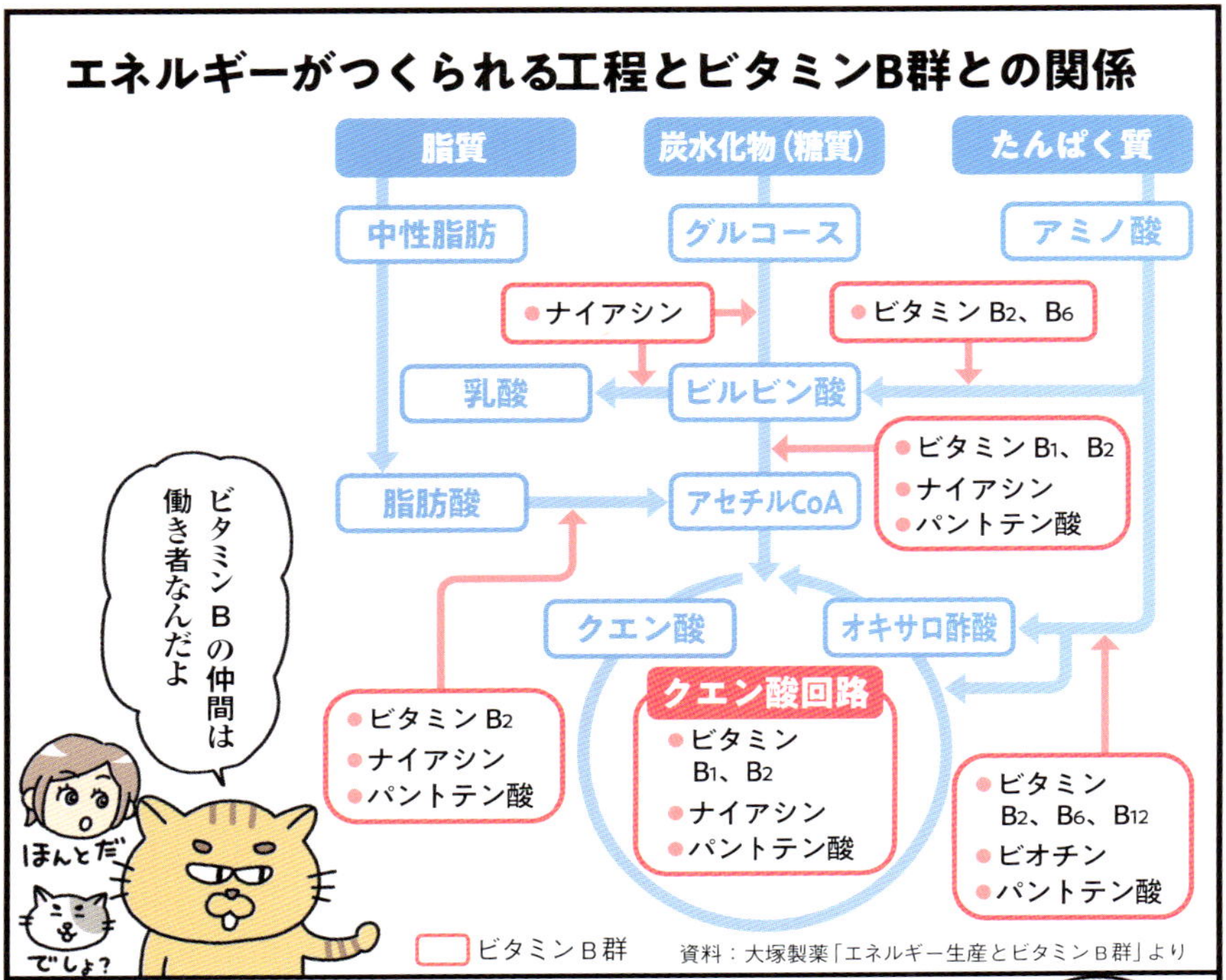

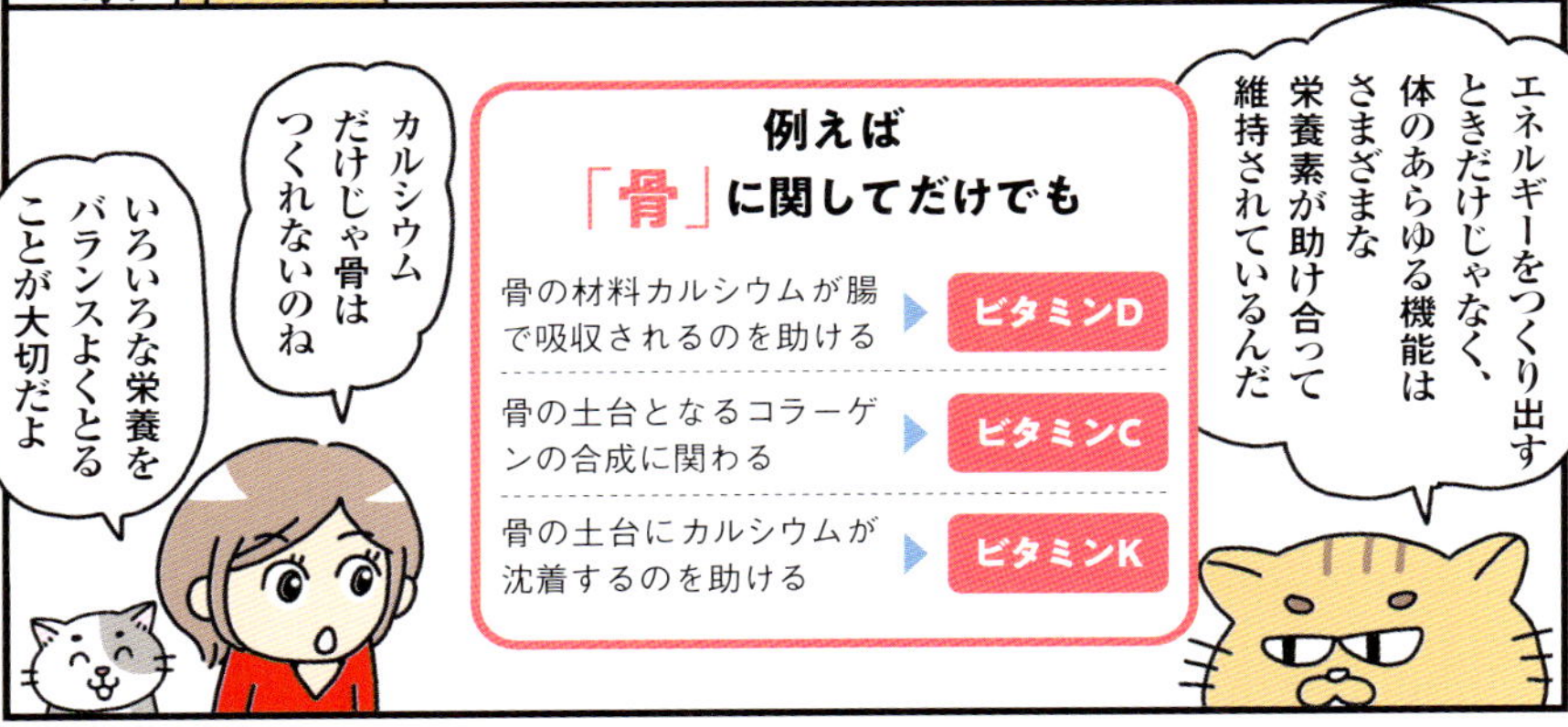

プラス解説

体のエネルギー工場「ミトコンドリア」

私たちの体を構成する細胞の中には、それぞれに100〜2000個のミトコンドリアという小さな器官があります。その重要な役割のひとつが、エネルギーをつくり出すこと。クエン酸回路※は、ミトコンドリア内でまわっていて、そこから私たちの活動に必要なエネルギーの多くが供給されているのです。

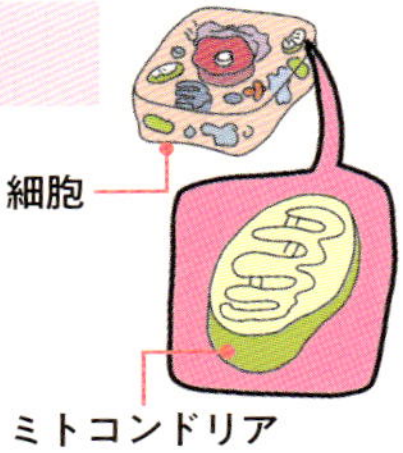

※食事でとった栄養素などを分解し、エネルギーに変える代謝回路の1つ。別名TCA回路とも呼ばれる。

栄養学の基本のき 5

食べ物はどうやって栄養になるの？

消化・吸収のしくみ

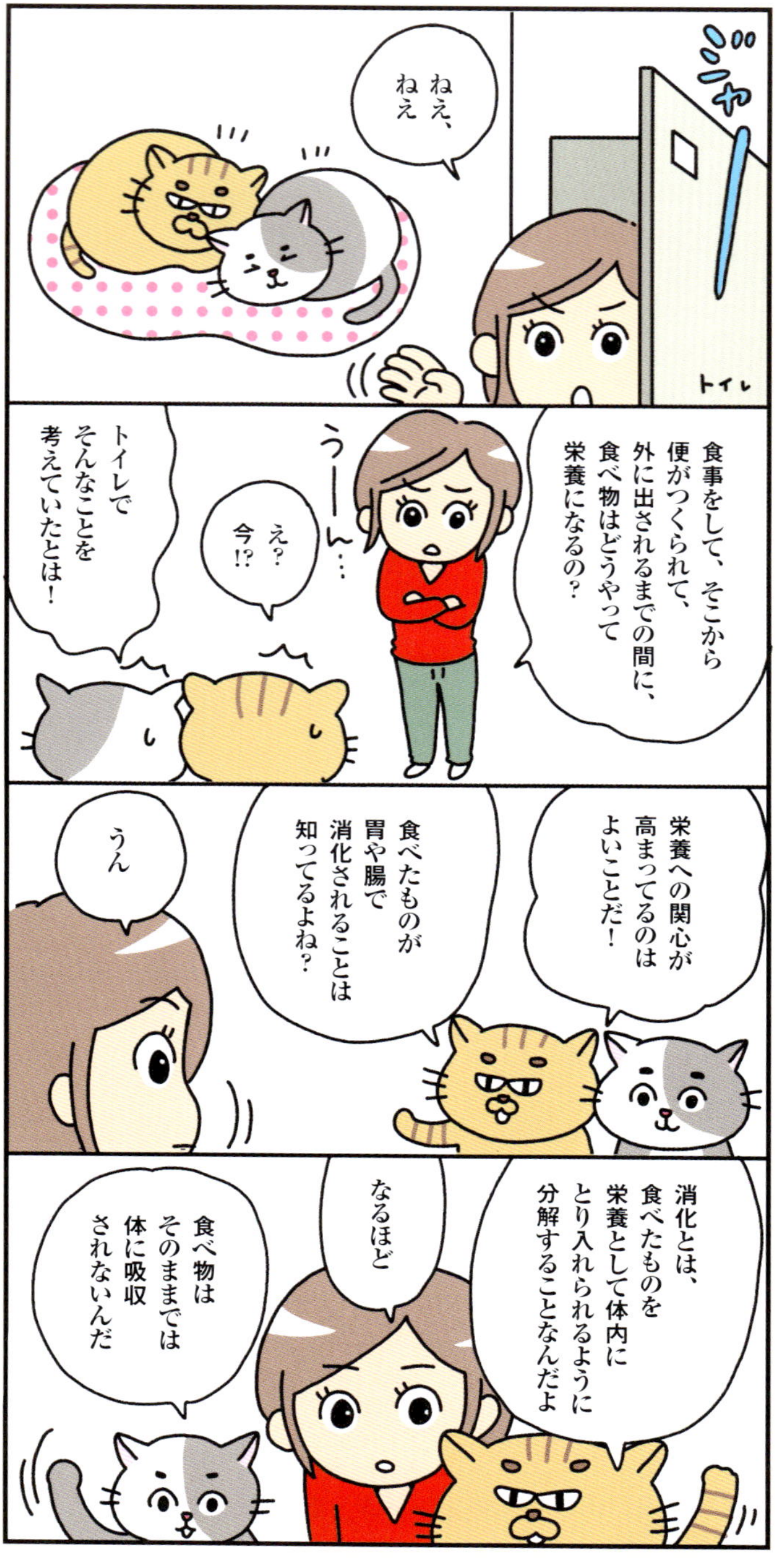
ジャー
トイレ
ねえ、ねえ
食事をして、そこから便がつくられて、外に出されるまでの間に、食べ物はどうやって栄養になるの？
うーん…
え？今!?
トイレでそんなことを考えていたとは！
栄養への関心が高まってるのはよいことだ！
食べたものが胃や腸で消化されることは知ってるよね？
うん
消化とは、食べたものを栄養として体内にとり入れられるように分解することなんだよ
なるほど
食べ物はそのままでは体に吸収されないんだ

食べ物が消化・吸収される過程を見てみよう

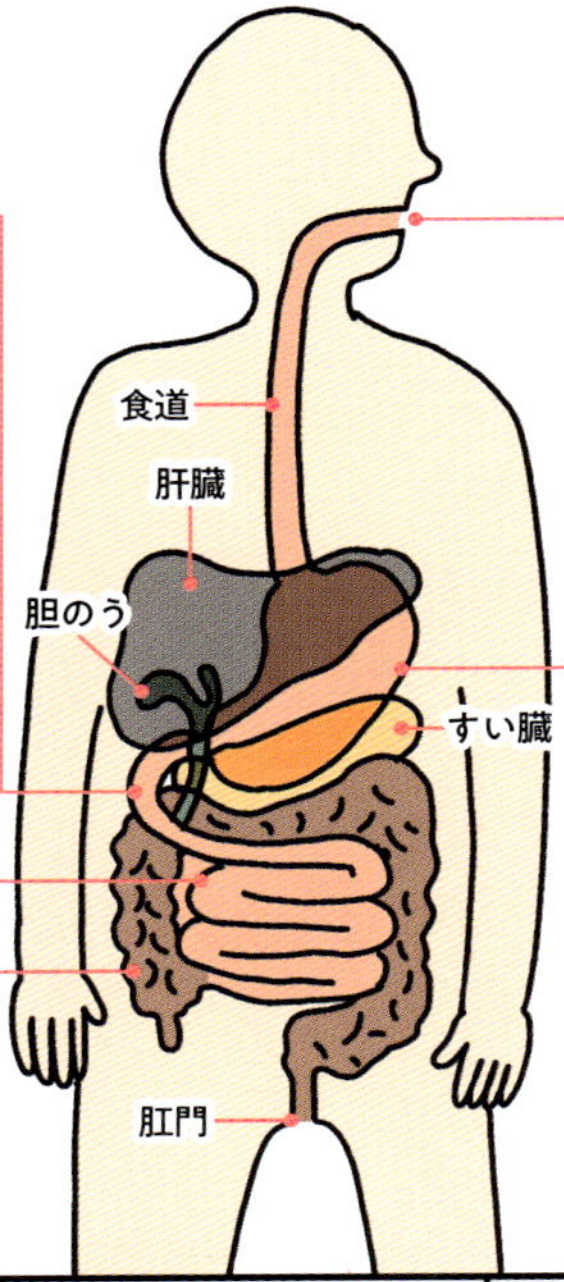

① 口

消化器官の始まり。食べ物はかみ砕いて細かくされる。だ液に含まれる消化酵素（アミラーゼ）により、炭水化物が分解される。

② 胃

口から運ばれてきた食べ物は、胃のぜん動運動によって胃液と混ざり、どろどろになる。

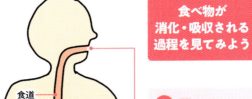

③ 十二指腸

すい臓からすい液、胆のうから胆汁という消化液が分泌され、胃で溶けた食べ物はさらに分解される。

④ 小腸

腸液という消化液でさらに小さく分解される。小腸の壁からほとんどの栄養素が吸収される。

⑤ 大腸

小腸で吸収しきれなかった水分とミネラルが吸収される。残りかすは便として出される。

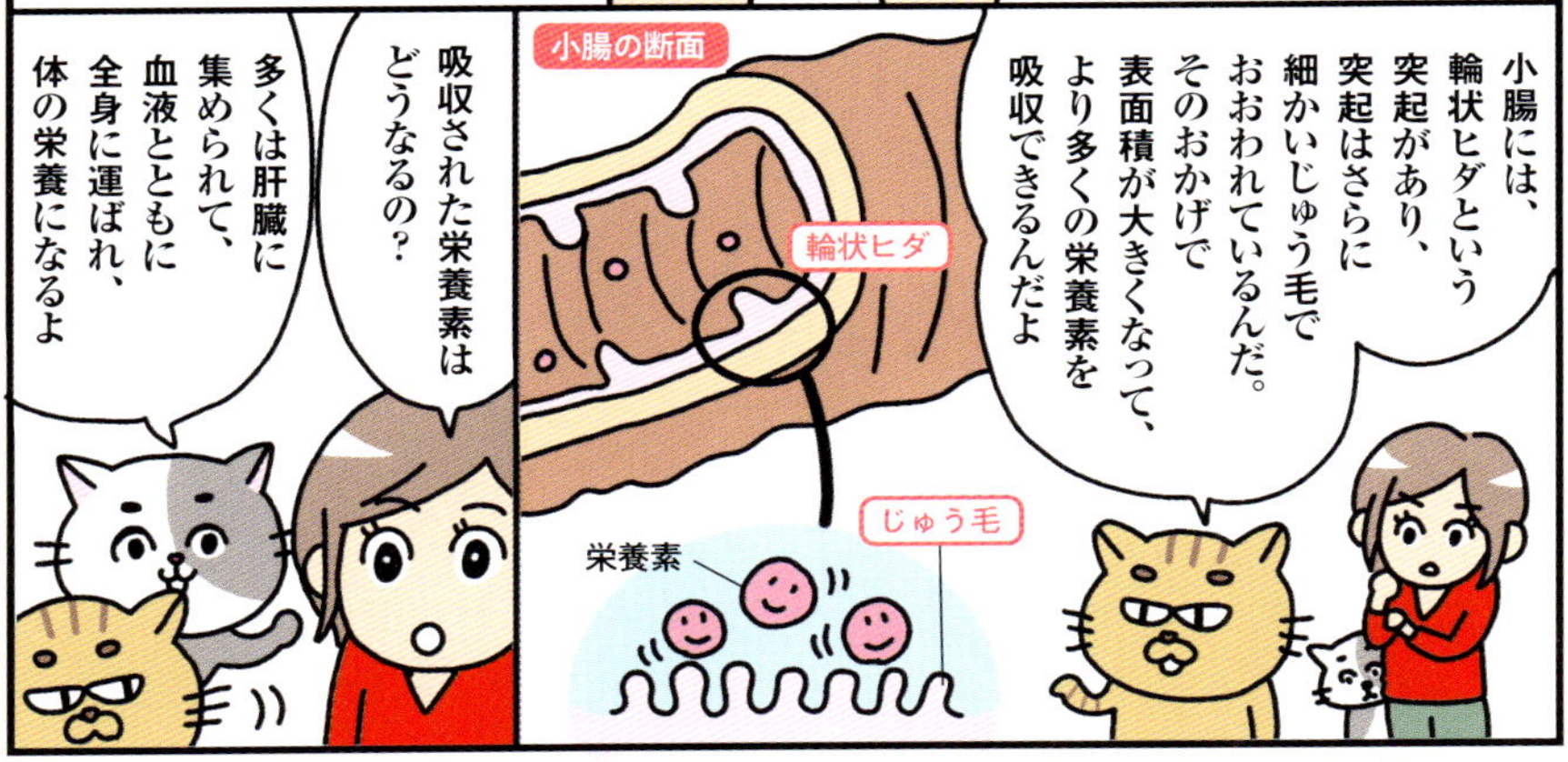

プラス解説　「栄養を管理する」肝臓の役割

小腸で吸収された栄養素の多くは、血管を通っていったん肝臓に集められます。そして、エネルギーや体に必要な物質に変えられて血液とともに全身に送られたり、場合によっては一時的に肝臓に貯蔵されたりします。肝臓には体の状態に応じて栄養素を保管したり、出荷したりする働きがあるのです。

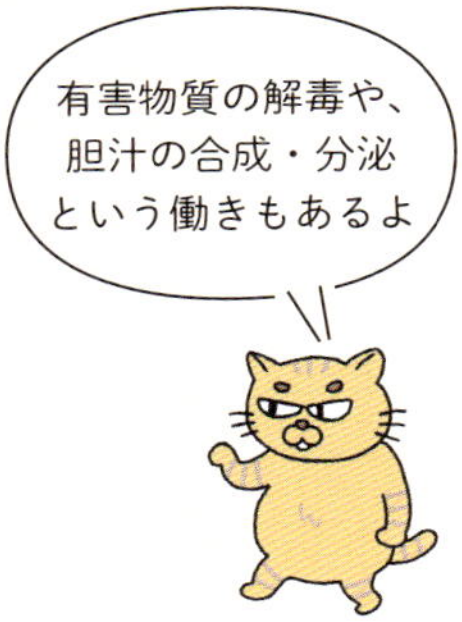
有害物質の解毒や、胆汁の合成・分泌という働きもあるよ

栄養学の基本のき 6

カロリーって何？

エネルギー（熱量）とカロリー

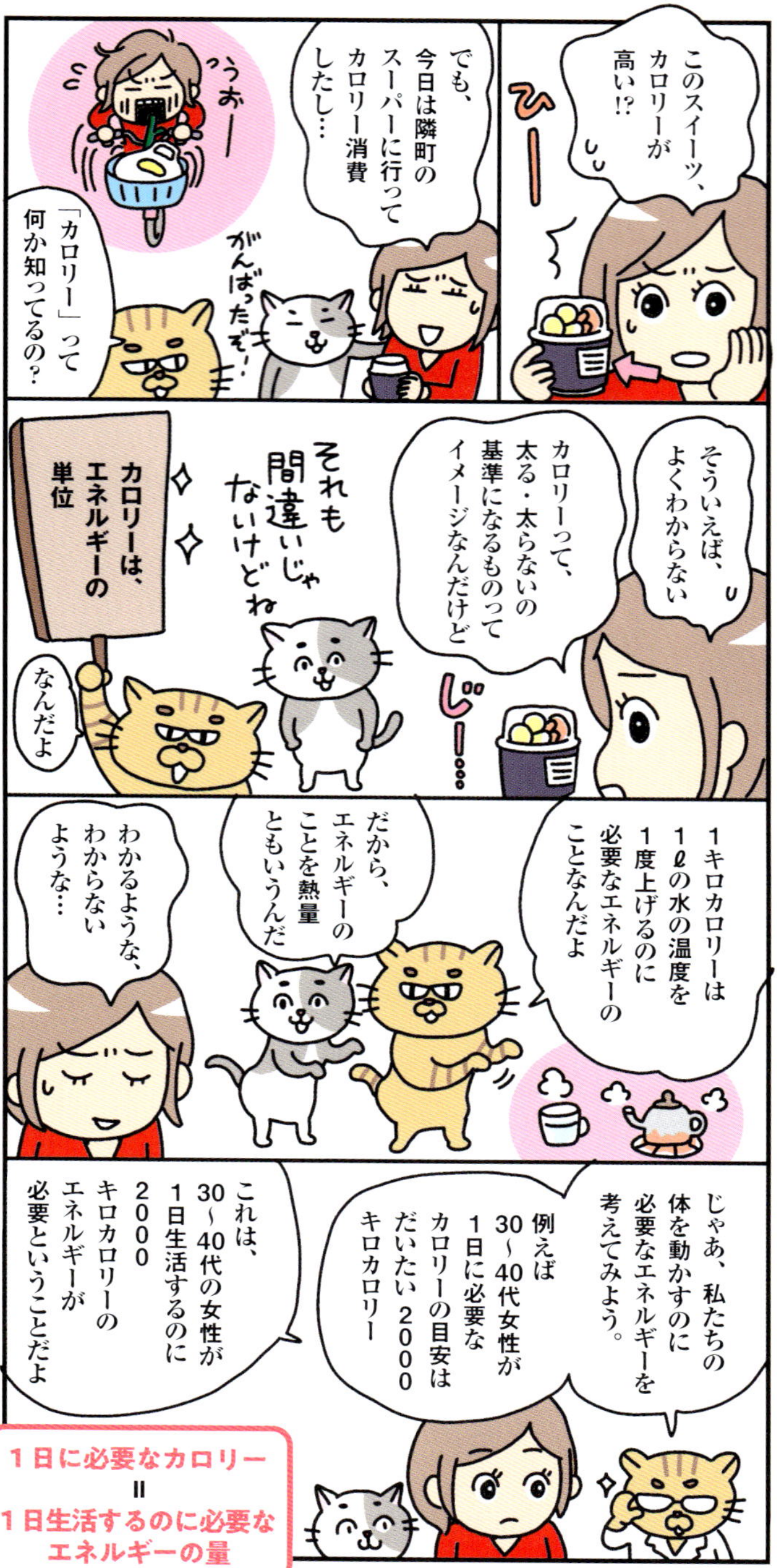
このスイーツ、カロリーが高い!?
ひー
でも、今日は隣町のスーパーに行ってカロリー消費したし…
うおー
がんばったぞ！
「カロリー」って何か知ってるの？
そういえば、よくわからない
じー…
カロリーって、太る・太らないの基準になるものってイメージなんだけど
それも間違いじゃないけどね
カロリーは、エネルギーの単位
なんだよ
1キロカロリーは1ℓの水の温度を1度上げるのに必要なエネルギーのことなんだよ
だから、エネルギーのことを熱量ともいうんだ
わかるような、わからないような…
じゃあ、私たちの体を動かすのに必要なエネルギーを考えてみよう。
例えば30～40代女性が1日に必要なカロリーの目安はだいたい2000キロカロリー
これは、30～40代の女性が1日生活するのに2000キロカロリーのエネルギーが必要ということだよ

1日に必要なカロリー
＝
1日生活するのに必要なエネルギーの量

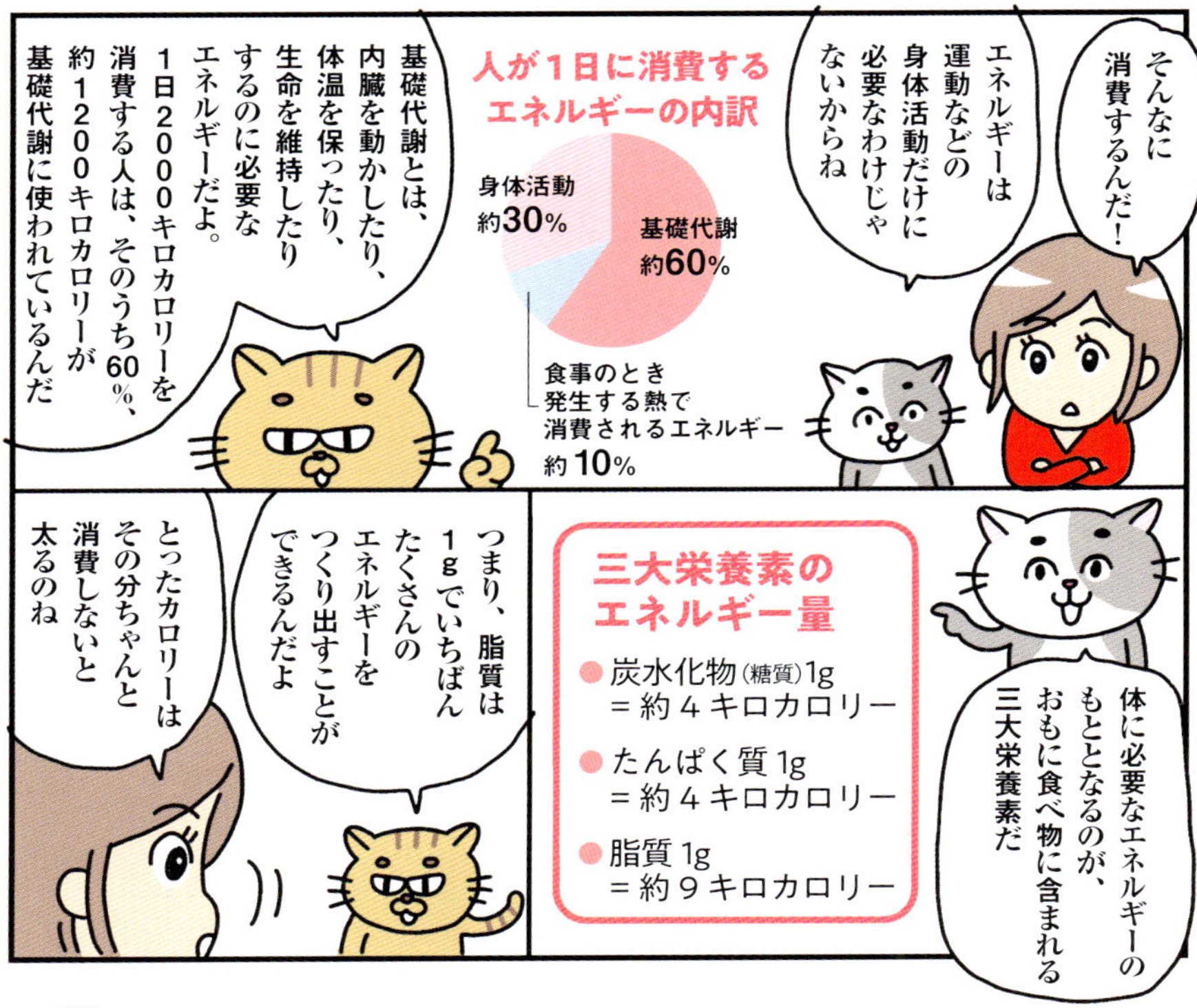
そんなに消費するんだ！
エネルギーは運動などの身体活動だけに必要なわけじゃないからね
人が1日に消費するエネルギーの内訳
基礎代謝 約60％
身体活動 約30％
食事のとき発生する熱で消費されるエネルギー 約10％
基礎代謝とは、内臓を動かしたり、体温を保ったり、生命を維持したりするのに必要なエネルギーだよ。1日2000キロカロリーを消費する人は、そのうち60％、約1200キロカロリーが基礎代謝に使われているんだ
体に必要なエネルギーのもととなるのが、おもに食べ物に含まれる三大栄養素だ
三大栄養素のエネルギー量
炭水化物（糖質）1g ＝約４キロカロリー
たんぱく質1g ＝約４キロカロリー
脂質1g ＝約９キロカロリー
つまり、脂質は1gでいちばんたくさんのエネルギーをつくり出すことができるんだよ
とったカロリーはその分ちゃんと消費しないと太るのね

参考　日本人の基礎代謝量基準値

年齢	男性 基礎代謝量基準値※（kcal）	女性 基礎代謝量基準値（kcal）
1～2歳	61.0	59.7
3～5歳	54.8	52.2
6～7歳	44.3	41.9
8～9歳	40.8	38.3
10～11歳	37.4	34.8
12～14歳	31.0	29.6
15～17歳	27.0	25.3
18～29歳	23.7	22.1
30～49歳	22.5	21.9
50～64歳	21.8	20.7
65～74歳	21.6	20.7
75歳以上	21.5	20.7

個人の1日の基礎代謝量（kcal）はこの表の「基礎代謝量基準値（kcal）×体重（kg）」で求められます

資料：
厚生労働省「日本人の食事摂取基準 2025年版」より一部抜粋

※基礎代謝量基準値は、体重1kg当たりの1日の基礎代謝量の目安。

栄養学の基本のき 7

現代人にもある「栄養失調」

栄養の偏りによる不調

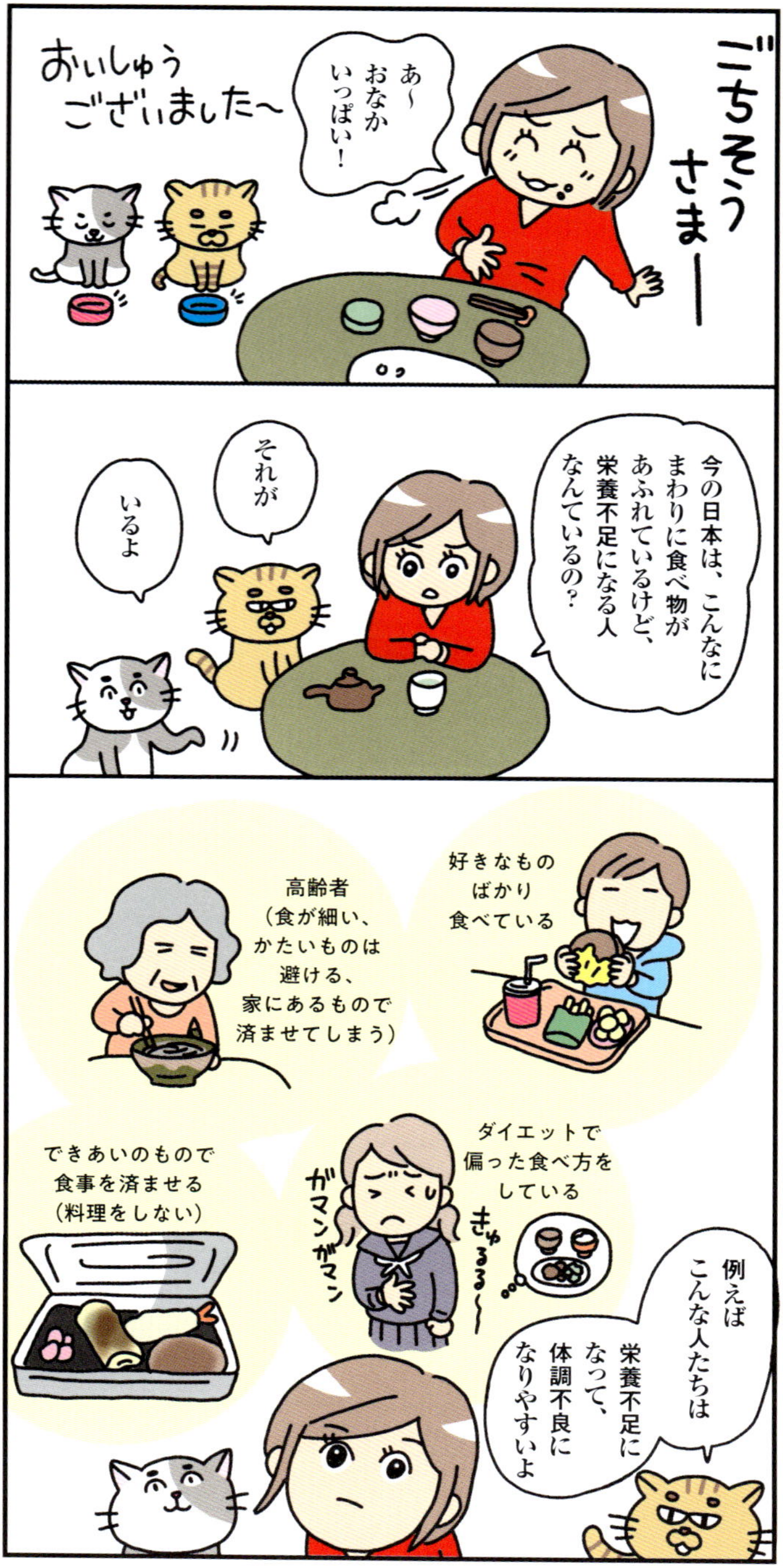

ごちそうさまー
あ～ おなか いっぱい！
おいしゅうございました～
今の日本は、こんなにまわりに食べ物があふれているけど、栄養不足になる人なんているの？
それが
いるよ
例えばこんな人たちは栄養不足になって、体調不良になりやすいよ
好きなものばかり食べている
高齢者（食が細い、かたいものは避ける、家にあるもので済ませてしまう）
ダイエットで偏った食べ方をしている
きゅるる～
ガマンガマン
できあいのもので食事を済ませる（料理をしない）

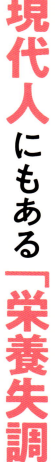

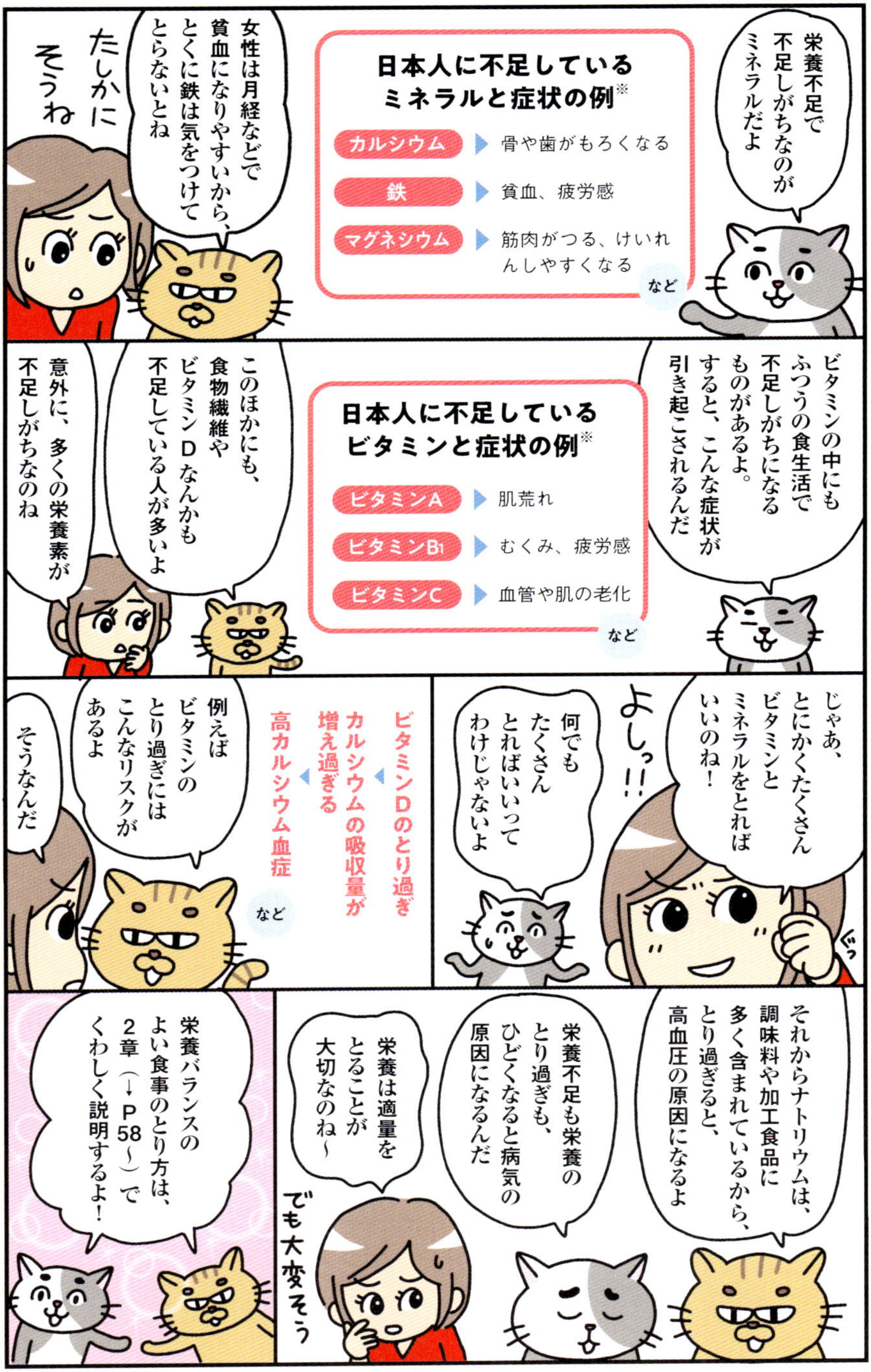
栄養不足で不足しがちなのがミネラルだよ
日本人に不足しているミネラルと症状の例※
カルシウム ▶ 骨や歯がもろくなる
鉄 ▶ 貧血、疲労感
マグネシウム ▶ 筋肉がつる、けいれんしやすくなる
など
女性は月経などで貧血になりやすいから、とくに鉄は気をつけてとらないとね
たしかにそうね
ビタミンの中にもふつうの食生活で不足しがちになるものがあるよ。すると、こんな症状が引き起こされるんだ
日本人に不足しているビタミンと症状の例※
ビタミンA ▶ 肌荒れ
ビタミンB_1 ▶ むくみ、疲労感
ビタミンC ▶ 血管や肌の老化
など
このほかにも、食物繊維やビタミンDなんかも不足している人が多いよ
意外に、多くの栄養素が不足しがちなのね
じゃあ、とにかくたくさんビタミンとミネラルをとればいいのね！
よしっ!!
何でもたくさんとればいいってわけじゃないよ
例えばビタミンのとり過ぎにはこんなリスクがあるよ
ビタミンDのとり過ぎ ◀ カルシウムの吸収量が増え過ぎる ◀ 高カルシウム血症
など
そうなんだ
それからナトリウムは、調味料や加工食品に多く含まれているから、とり過ぎると、高血圧の原因になるよ
栄養不足も栄養のとり過ぎも、ひどくなると病気の原因になるんだ
栄養は適量をとることが大切なのね～
でも大変そう
栄養バランスのよい食事のとり方は、2章（→P58～）でくわしく説明するよ！

※ビタミン・ミネラルの欠乏症・過剰症はP26へ。

ビタミン・ミネラルの欠乏症・過剰症

	種類	おもな欠乏症	おもな過剰症
ビタミン	ビタミンA	肌の乾燥、夜盲症、成長障害	頭痛、吐き気、脱毛、皮膚のはげ落ち、肝障害
ビタミン	ビタミンD	骨や歯の成長障害、骨粗しょう症、骨軟化症	疲労感、食欲不振、吐き気、腎障害
ビタミン	ビタミンE	溶血性貧血、神経・運動機能低下	（ほとんど見られない）
ビタミン	ビタミンK	出血しやすい、骨粗しょう症	（ほとんど見られない）
ビタミン	ビタミンB_1	神経や心臓の障害、疲労感、脳の異常、むくみ	（ほとんど見られない）
ビタミン	ビタミンB_2	口内炎、皮膚炎、成長障害	（ほとんど見られない）
ビタミン	ナイアシン	皮膚炎、下痢、精神障害など	（ほとんど見られない）
ビタミン	ビタミンB_6	皮膚炎、神経障害	（ほとんど見られない）
ビタミン	ビタミンB_{12}	貧血、末梢神経障害	（ほとんど見られない）
ビタミン	葉酸	貧血、胎児の神経管閉鎖障害	（ほとんど見られない）
ビタミン	パントテン酸	末梢神経障害、副腎障害 ※ただし、ほとんど見られない	（ほとんど見られない）
ビタミン	ビオチン	皮膚炎、食欲不振 ※ただし、ほとんど見られない	（ほとんど見られない）
ビタミン	ビタミンC	歯茎からの出血、皮下出血、肌の老化	（ほとんど見られない）
ミネラル	ナトリウム	血圧低下、疲労感、食欲不振 （熱中症や激しい下痢の場合に起こる）	むくみ、高血圧
ミネラル	カリウム	血圧上昇、脱力感、筋力低下 （激しい嘔吐や下痢の場合などに起こる）	（腎臓病の人以外には見られない）
ミネラル	カルシウム	骨粗しょう症、筋肉のけいれん	尿路結石、鉄や亜鉛の吸収障害、便秘
ミネラル	リン	（ほとんど見られない）	カルシウムの吸収障害
ミネラル	マグネシウム	虚血性心疾患のリスクが高まる、筋肉のけいれん	下痢
ミネラル	鉄	鉄欠乏性貧血、疲労感	胃腸障害、鉄沈着症
ミネラル	亜鉛	成長障害、味覚障害、皮膚炎、免疫力低下	鉄や銅の吸収阻害、吐き気・嘔吐
ミネラル	銅	貧血、成長障害	肝障害、銅沈着症
ミネラル	マンガン	（ほとんど見られない）	脳の中枢神経障害
ミネラル	ヨウ素	甲状腺腫、甲状腺機能の低下	甲状腺腫、甲状腺機能の低下
ミネラル	セレン	克山病（心筋症の一種）	脱毛、爪の変形、神経障害、胃腸障害
ミネラル	塩素	食欲不振、消化不良	（ほとんど見られない）
ミネラル	モリブデン	（ほとんど見られない）	関節痛など痛風のような症状
ミネラル	コバルト	貧血	（ほとんど見られない）

※イオウとクロムは、欠乏症・過剰症ともに通常はほとんど見られません。
※3章P88～のそれぞれの項目も参照のこと。

2章

ホントのことが知りたい！
栄養学の最新常識

話題のトピックから
押さえておきたい基礎知識まで
栄養学の「いま」をまとめました。

栄養学の
最新常識
1

炭水化物＝糖質＝糖類？

炭水化物、糖質、糖類の違い

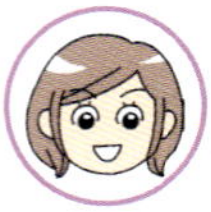

なんか最近太ってきた気がするから、糖質制限ダイエット始めようかな。炭水化物のご飯を減らして、飲み物も糖類ゼロのものにすれば、カンペキ！

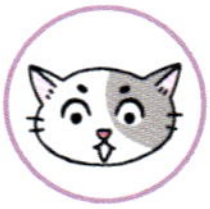

ちょっと待って！　糖質オフって書いてある飲み物もあるよ。糖質制限ダイエットをするなら、そっちのほうがいいんじゃないの？

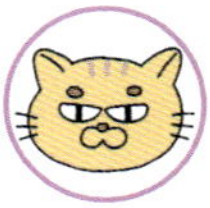

そうそう。糖類も糖質もたしかに炭水化物だけど、このふたつはイコールってわけじゃないんだよ。そもそも、分類の仕方が違うんだ。どう違うか、見てみよう。

炭水化物の中でエネルギー源になるのが「糖質」

「糖質制限ダイエット」のブーム以来、「糖質」という言葉をよく聞くようになりました。糖質＝炭水化物と理解している人が多いと思いますが、炭水化物と糖質は、まったく同じものというわけではありません。

炭水化物を生理学的に分類すると、体内で消化・吸収されてエネルギー源になる糖質と、消化されずに大腸まで運ばれ、さまざまな働きをする食物繊維に分かれます。つまり糖質は、「炭水化物から食物繊維を除いたもので、炭水化物の中のエネルギー源となるもの」を指しています。

炭水化物を糖の種類で分けたもののひとつが「糖類」

糖質はさらに、「糖類」とそれ以外の糖質（「少糖類」、「多糖類」、「糖アルコール」）に分類されます。一般的に、糖類は甘みのもとになるものです。また、糖類以外の糖質でおもな栄養素はでんぷんです。

ちなみに、糖類はさらに、ブドウ糖や果糖、牛乳に含まれるガラクトースなどの「単糖類」と、ショ糖（砂糖）や乳糖、麦芽糖などの「二糖類」に分かれます。これらはすべて、カロリーの高い甘み成分です。そのため、摂取を制限することで、ダイエットができるというわけです。

炭水化物の分類

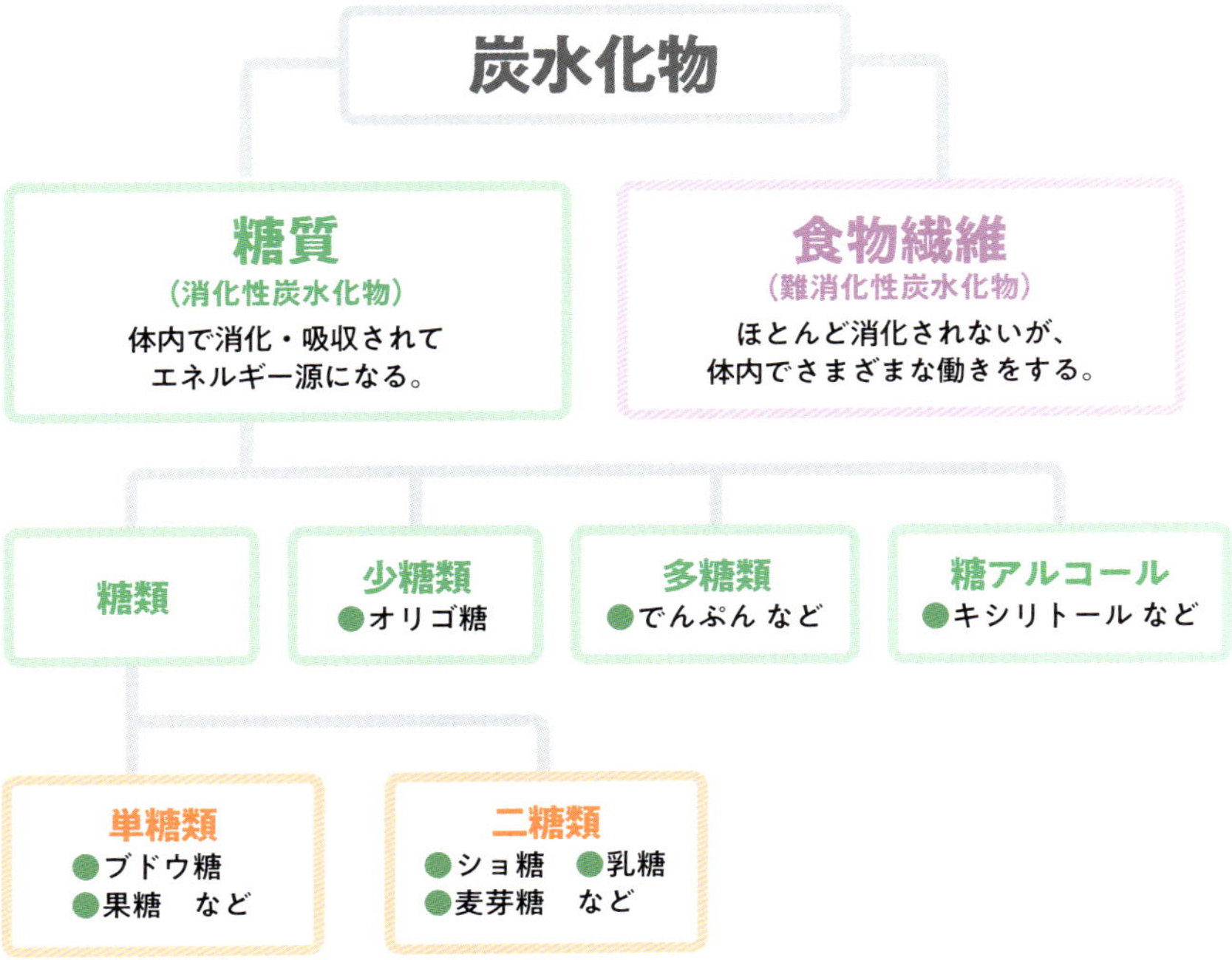

食品表示「ゼロ」に注意

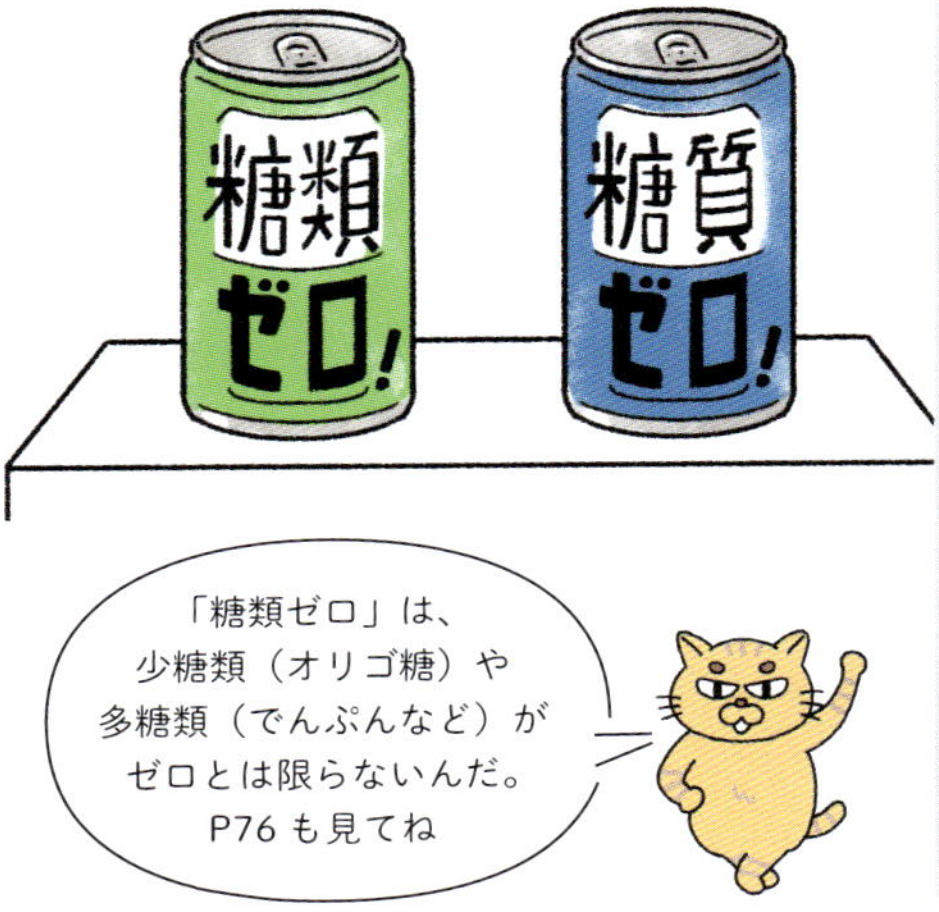
糖類ゼロ!
糖質ゼロ!
「糖類ゼロ」は、少糖類（オリゴ糖）や多糖類（でんぷんなど）がゼロとは限らないんだ。P76も見てね

しりたい

「糖類ゼロ」「糖質ゼロ」でも糖が含まれている!?

「糖質ゼロ」「ノンシュガー」「シュガーレス」「無糖」などという表示が、食品や飲料に書いてあることがよくあります。一見、糖は全く入っていないような印象を受けますが、それは誤り。100gまたは100mℓ中に糖質・または糖類が0.5g未満の場合は「ゼロ」「ノン」「レス」「無」と表示してもよい決まりになっているのです。

つまり、食品に「ゼロ」などの表示があっても、糖質や糖類が微量含まれていることもあるということです。「無糖」と書いてある250mℓの缶コーヒーにも、じつは、約1gの糖が入っている場合が……。無糖だから安心、などと、飲み過ぎないようにしましょう。

栄養学の
最新常識
2

肉100gはたんぱく質100g？

食品に含まれる栄養素の量

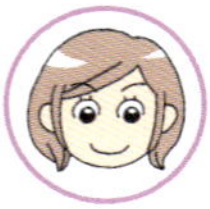

成人女性の1日に必要なたんぱく質の量は50gか。さっき200gのステーキを食べたから、今日は軽くたんぱく質量クリアね。

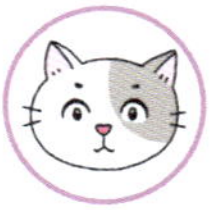

いやいや、肉は、たしかにおもな栄養素はたんぱく質かもしれないけど、それだけじゃないわけだし、そんな単純なものじゃないよ。

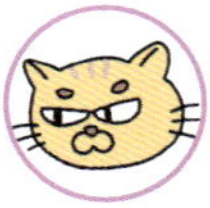

その通り。食品にはたくさんの水分やいろいろな栄養素が含まれているから、「食品の重さ＝栄養素の量」と考えるのは間違いだよ。

肉の重さとたんぱく質の重さはイコールではない

肉は良質のたんぱく質をとるのに最も適した食品のひとつ。しかし肉の成分のすべてがたんぱく質というわけではなく、肉の重量＝たんぱく質の重量とはなりません。

肉の種類や部位によっても違いはありますが、じつは肉の重量の半分以上は水分で、水分を除いた残りから脂質やそのほかの成分の重量をさらに除いた残りが、たんぱく質の量になるのです。

例えば和牛サーロイン200g中のたんぱく質は、23・4g。1食で1日分のたんぱく質をとろうとするのは難しいことがわかります。

野菜の水分量は肉よりさらに多い！

肉よりずっとみずみずしい食感のある野菜は、もちろんそのほとんどが水分です。

きゅうりやもやし、レタス、白菜などは95％以上が水分で、大根やトマト、さらにきのこ類の多くも90％以上が水分です。

ビタミンCが豊富な野菜を代表するピーマンも、100g中、なんと93・4gは水分。残りの6・6gの中に、食物繊維やビタミン、ミネラルなどが含まれています。豊富といわれるビタミンCの含有量はわずか76㎎ですが、この割合はほかの野菜に比べればとても大きいのです。

食品100g中の栄養素

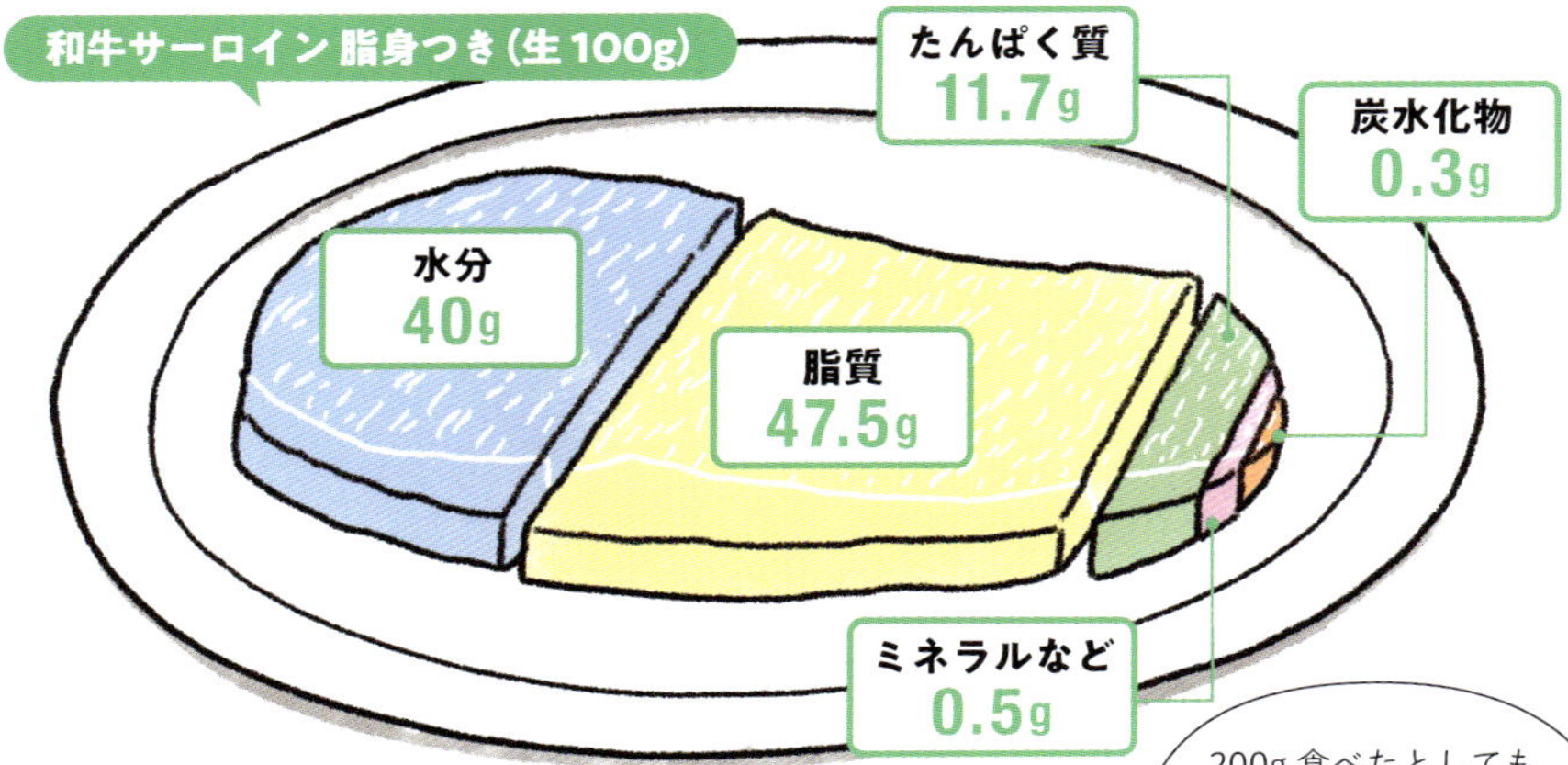

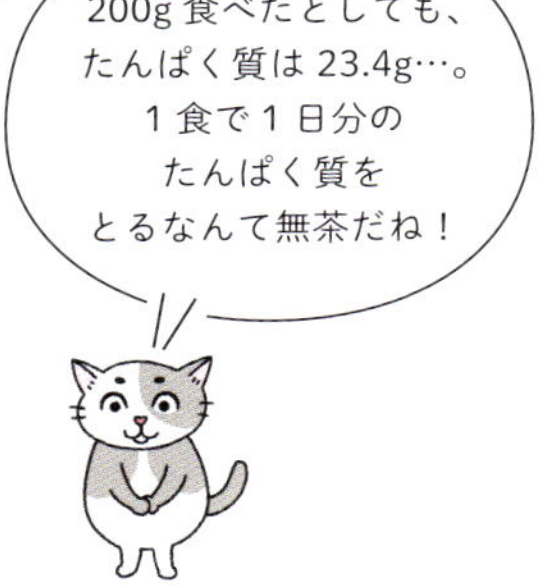
200g食べたとしても、
たんぱく質は23.4g…。
1食で1日分の
たんぱく質を
とるなんて無茶だね！

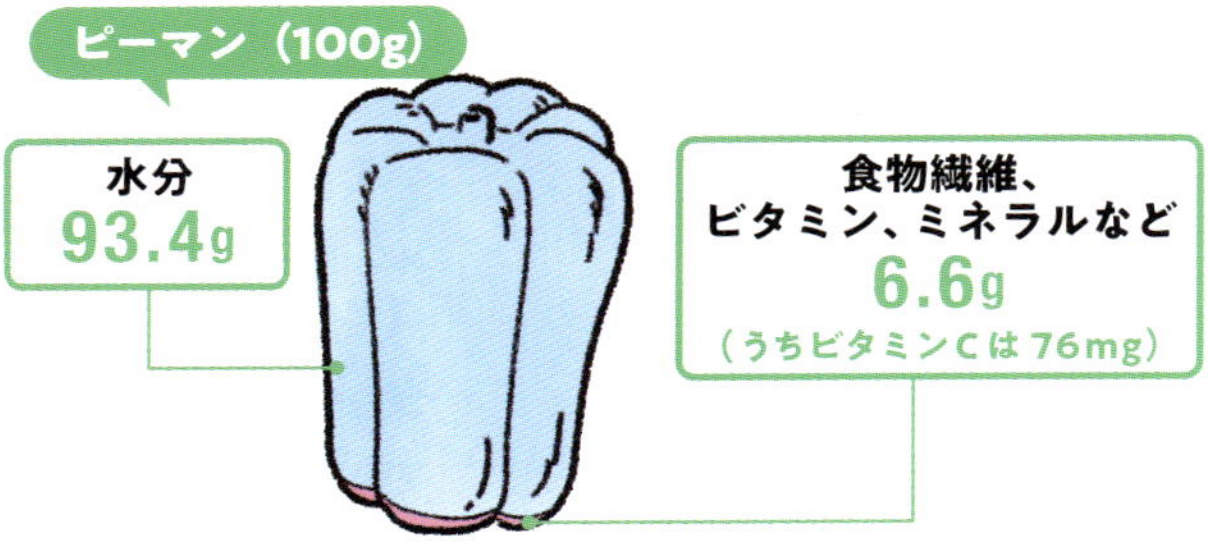

いろいろな肉100gに含まれるたんぱく質の量

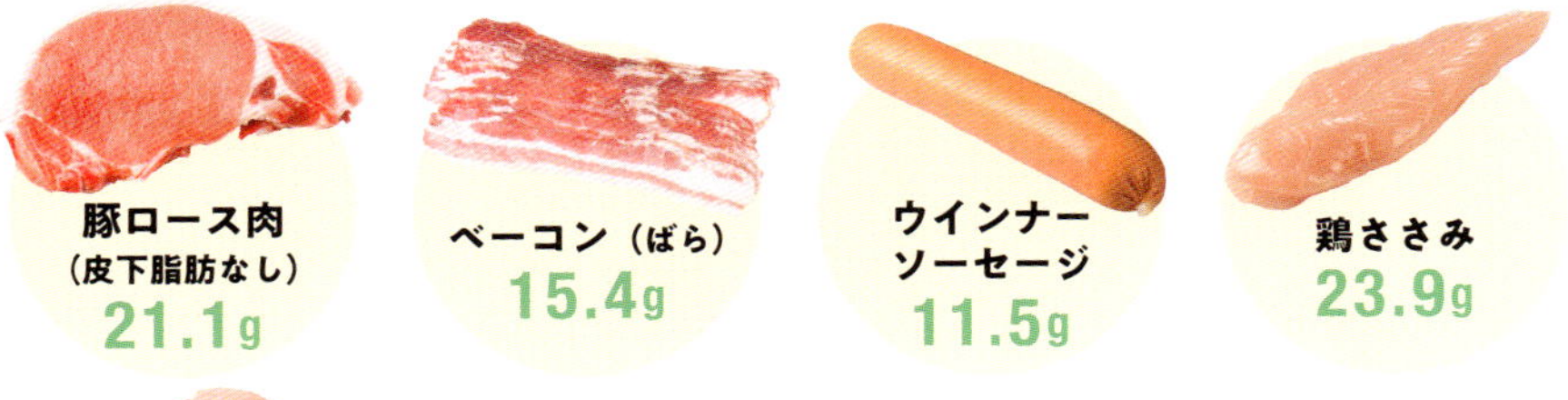
豚ロース肉
（皮下脂肪なし）
21.1g
ベーコン（ばら）
15.4g
ウインナー
ソーセージ
11.5g
鶏ささみ
23.9g

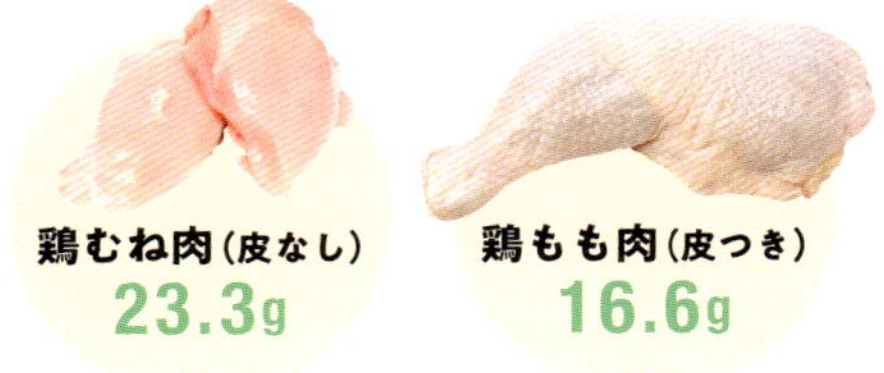

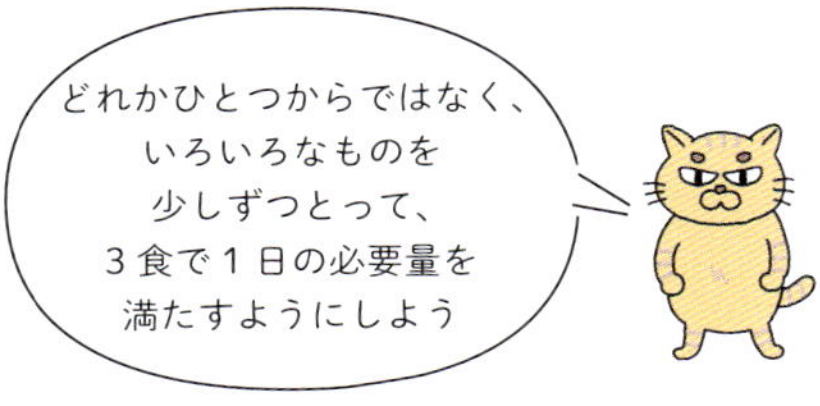

栄養学の最新常識 3

卵は1日1個が正解!?

コレステロールの摂取量

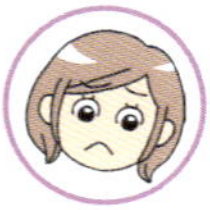

この前の健康診断、コレステロール値がちょっと高めだった。卵料理好きなんだけど、1日1個くらいに控えたほうがいいのかな？

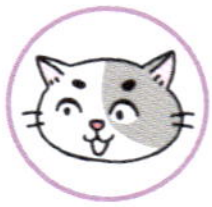

卵はコレステロールが多いものね。でも、食品からとるコレステロールの量と血中コレステロールの値にはあまり関係がないことがわかったらしいよ。

そう。だからといってむやみに食べたら栄養バランスが偏っちゃうからダメだけど、オムレツを食べるときに卵を2個使うくらいなら、問題ないんだ！

食品内と血液中のコレステロールは別物

コレステロールは、さまざまな食品に含まれていますが、体内にとり込まれるのはそのうち40~60%です。一方、コレステロールは肝臓でも日々合成され、血液に混ざって体中に供給され、細胞膜や胆汁酸、ホルモンの材料になっています。肝臓で合成される量は、食事で摂取する量の3~7倍にもなります。

つまり血液中には、食事で摂取したものと肝臓でつくったもの、両方のコレステロールがあります。健康診断の「コレステロール値」は、これらがどのくらい血液中にあるかを示したものです。

卵の量は気にし過ぎず、食べ過ぎず

コレステロール値を気にする人は、コレステロールを多く含む食品を控えようとしがちです。しかし肝臓には、体内に供給されるコレステロールを一定量に調整する働きがあります。食品から多く摂取すると合成する量を減らし、摂取量が減ると多く合成するため、食事でコレステロールを控えても、その分すぐにコレステロール値が下がるというわけではありません。

※もちろん、食べ過ぎはNGですが厳密に「卵は1日1個！」と決めて守る必要はないのです。

※ただし、高コレステロール血症と診断された人は、ある程度コレステロールの摂取制限が必要です。
※食品からの摂取量は1日200mg未満に留めることが望ましいとされています。

コレステロールと体の関係

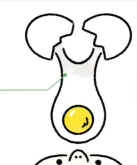

食品内のコレステロール

【例】卵
可食部：約55g
コレステロール量：約200mg

1日の平均的摂取量

⇒ 300 ～ 400mg

＊体内に吸収されるのはこの40～60%。

コレステロールの役割

- 細胞膜の構成成分になる。
- 性ホルモン、副腎皮質ホルモンなどの材料になる。
- 胆汁酸、ビタミンDの材料になる。

肝臓で合成されるコレステロール

1日の合成量

⇒1500～2000mg

＊食品から摂取するコレステロールの3～7倍程度。

食品から多く摂取すると合成する量を減らし、食品からの摂取が減ると合成量を増やして、体内に供給されるコレステロールが常に一定になるように調整している。

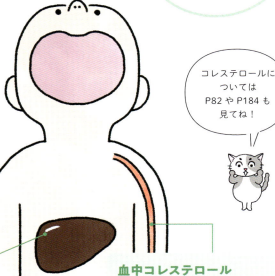

血中コレステロール

食品から摂取したものと肝臓で合成されたものの両方があり、体中に運ばれる。健康診断のコレステロール値はこの値。

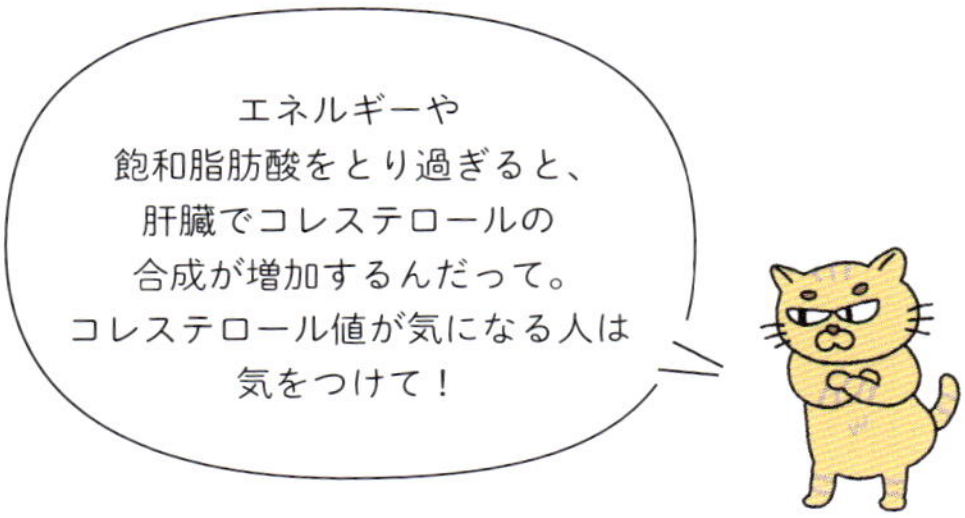

栄養学の
最新常識
4

体にいい油って？

飽和脂肪酸と不飽和脂肪酸のこと

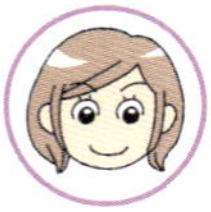

太ると思って油を敬遠してたけど、積極的にとったほうがいい、体にいい油もあるって聞いたよ。それって本当？　例えばどんな油のことなの？

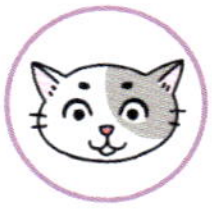

オリーブ油とか亜麻仁油、えごま油は「飲む美容液」といわれているよ！　敬遠するなんてもったいないよ。

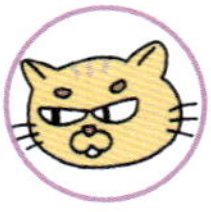

たしかにそれらの不飽和脂肪酸を成分とする油は体にいいけれど、でもそればかりとるのではなく、いろいろな種類の油をまんべんなくとるのが大切なんだ。

体にいい油の成分は不飽和脂肪酸

近年、オリーブ油や亜麻仁油などの効能に注目が集まり、「体にいい油は積極的にとったほうがいい」という流れがあります。

これらの成分は、植物や魚などに多く含まれる不飽和脂肪酸（→P80）。種類によって血中コレステロールや中性脂肪を減少させるなど、体によいさまざまな働きがあります。

一方、肉の脂身やバターなどに多く含まれる飽和脂肪酸（→P80）は、とり過ぎると血中コレステロールや中性脂肪を増加させ、動脈硬化を進行させる可能性があります。

体にいい油だけではなくバランスよくとろう

飽和脂肪酸より体にいいとされる不飽和脂肪酸には、一価不飽和脂肪酸のn-9系と、多価不飽和脂肪酸のn-6系、n-3系があります。じつは、n-6系の油のとり過ぎはHDL（善玉）コレステロールを下げるなどの弊害も報告されており、また、n-3系の油を多く含む青背魚のカロリーは、低脂肪の魚の2〜3倍です。

逆に飽和脂肪酸はエネルギー源であるうえ、飽和脂肪酸を含む食品を控えると、本来その食品からとれるほかの栄養素が不足してしまうことも。結局、いろいろな油をバランスよくとることが最も体にいいのです。

脂肪酸の分類

不飽和脂肪酸も
飽和脂肪酸も
脂質の主要構成成分である
「脂肪酸」だよ

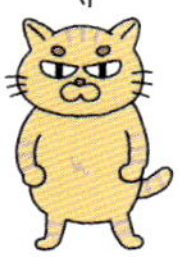

多く含む食品を
紹介するよ

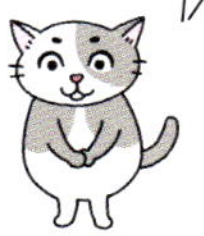

脂肪酸

飽和脂肪酸

血中のLDLコレステロールや中性脂肪を増加させる。

- 肉の脂身
- バター
- ココナッツ油　など

不飽和脂肪酸

血中のLDLコレステロールや中性脂肪を減少させる。

一価不飽和脂肪酸

n-9系

- オリーブ油
- こめ油
- なたね油　など

多価不飽和脂肪酸

n-3系

- えごま油（熱に弱い）
- 亜麻仁油（熱に弱い）
- 魚油（DHA；ドコサヘキサエン酸）
- 魚油（EPA；エイコサペンタエン酸）　など

n-6系

- 大豆油
- コーン油
- 綿実油
- ごま油
- ひまわり油　など

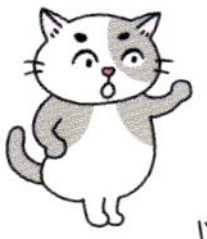

脂肪酸のうち、生命の維持に
不可欠であるにもかかわらず、
体内でつくることができないため、
食事からとる必要がある脂肪酸を
「必須脂肪酸」と呼んでいるよ

おしえて

体に悪いの？ トランス脂肪酸

トランス脂肪酸は、不飽和脂肪酸の一種。種類はいろいろありますが、よく知られているのは不飽和脂肪酸を液体から個体に変えるときに生成されるもので、これはマーガリンやショートニングなどに含まれています。

研究により、トランス脂肪酸はLDL（悪玉）コレステロール値を上昇させ、HDLコレステロール値を低下させるなど、虚血性心疾患の危険性を高めることが明らかになりました。そこで2003年、WHO（世界保健機関）とFAO（国連食糧農業機関）の合同専門家協議会の報告書で、トランス脂肪酸は1日の総エネルギー摂取量の1%に相当する量よりも少なくするよう、よびかけられました。

しかし、トランス脂肪酸の研究の多くは脂質摂取量が多い、すなわちトランス脂肪酸の摂取量も多い欧米人を対象としたもの。日本人は欧米人より脂質の摂取が少なく、トランス脂肪酸の1日の平均的摂取量も少ないです。また、近年は企業努力により、マーガリンなどに含まれるトランス脂肪酸は大幅に減少しています。トランス脂肪酸のとり過ぎには注意が必要ですが、そればかりにとらわれず、規則正しく、栄養バランスのよい食事を心がけることが何より重要です。

栄養学の
最新常識
5

淡色野菜より緑黄色野菜がよい？

緑黄色野菜と淡色野菜

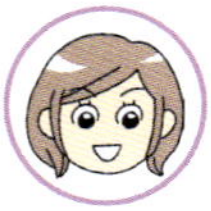

あ〜、この頃外食続きで野菜不足だ。今日はミネストローネで緑黄色野菜をたっぷり補給しよう。

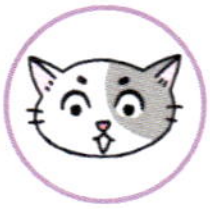

色の濃い野菜は栄養が豊富なイメージがあるよね。ミネストローネはにんじん、トマト、ピーマン…色の濃い野菜がたっぷり！

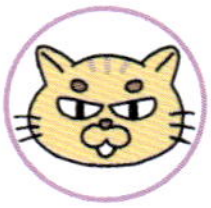

でも、栄養が豊富なのは緑黄色野菜だけじゃないんだ。ビタミンCや食物繊維が多いのは淡色野菜。緑黄色野菜と淡色野菜は1：2の割合でとるのがいいといわれているんだ。バランスよく、両方食べようね！

緑黄色野菜と淡色野菜、違いはβ-カロテンの量

　野菜をおもに色で区別した「緑黄色野菜」と「淡色野菜」。じつは正式なよび名は「緑黄色野菜」と「その他の野菜」です。

　その違いは、おもにβ-カロテンの含有量です。可食部100gに、600μg以上のβ-カロテンが含まれていれば緑黄色野菜、それ以下ならば淡色野菜（その他の野菜）です。

　かぶや大根、ねぎなどは、緑の部分は緑黄色野菜で、白い部分は淡色野菜。トマトやピーマンなどは、β-カロテン量は規定に届かないものの、食べる頻度が高いことから緑黄色野菜に分類されています。

緑黄色野菜も淡色野菜も重要

　厚生労働省の食事摂取基準では、健康のために1日350g以上の野菜を食べること、そのうち120g以上を緑黄色野菜でとることがすすめられています。つまり1日にとる野菜の約1/3は緑黄色野菜に、2/3は淡色野菜にしましょう、ということ。淡色野菜にはβ-カロテンは少ないものの、ビタミンCや食物繊維などが豊富で、ほかにもさまざまな栄養素や機能性成分が含まれています。

　どちらのほうがよい、というのではなく、両方の野菜をいろいろな調理法で食べるのがベストなのです。

緑黄色野菜一覧

原則として、可食部100g当たり、β-カロテン当量が600μg以上のものが緑黄色野菜。トマトやピーマン、さやいんげんなど、使用頻度が高かったり1回の摂取量が多かったりするものは、β-カロテン当量が600μg未満でも例外的に緑黄色野菜に分類されています。

- あさつき
- あしたば
- アスパラガス
- いんげん豆（さやいんげん）
- うるい
- エンダイブ
- えんどう類
  - 豆苗（茎葉、芽ばえ）
  - さやえんどう
- 大阪しろな
- おかひじき
- オクラ
- かぶ（葉）
- かぼちゃ類
  - 日本かぼちゃ
  - 西洋かぼちゃ
- 辛子菜
- 行者にんにく
- きんさい
- クレソン
- ケール
- こごみ
- 小松菜
- コリアンダー
- 山東菜
- ししとう
- しそ（葉、実）
- じゅうろくささげ
- 春菊
- 水前寺菜
- すぐき菜（葉）
- せり
- タアサイ
- 大根類
  - かいわれ大根
  - 葉大根
  - 大根（葉）
- 体菜類
  - つまみ菜
  - 体菜
- 高菜
- たらの芽
- ちぢみゆき菜
- チンゲン菜
- つくし
- つる菜
- つる紫
- 唐辛子（葉、果実）
- トマト類
  - トマト
  - ミニトマト
- とんぶり
- 長崎白菜
- なずな
- 菜花類
  - 和種菜花
  - 洋種菜花
- にら類
  - にら
  - 花にら
- にんじん類
  - 葉にんじん
  - にんじん
  - 金時
  - ミニキャロット
- 茎にんにく
- ねぎ類
  - 葉ねぎ
  - こねぎ
- 野沢菜
- のびる
- パクチョイ
- バジル
- パセリ
- はなっこりー
- ピーマン類
  - オレンジピーマン
  - 青ピーマン
  - 赤ピーマン
  - トマピー
- 日野菜
- 広島菜
- 不断草
- ブロッコリー（花序、芽ばえ）
- ほうれん草
- 水かけ菜
- 水菜
- みつば類
  - 切りみつば
  - 根みつば
  - 糸みつば
- みぶ菜
- 芽キャベツ
- 芽たで
- モロヘイヤ
- ようさい
- よめな
- よもぎ
- ルッコラ
- レタス類
  - サラダ菜
  - リーフレタス
  - サニーレタス
  - レタス（水耕栽培）
  - サンチュ
- わけぎ
- 玉ねぎ類
  - 葉玉ねぎ

資料：『八訂 食品成分表 2025 資料編』（女子栄養大学出版部）を一部改変

栄養学の
最新常識
6

野菜は生のほうが体によい？

生で食べる・加熱調理することのメリットとデメリット

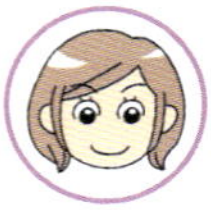

やっぱり野菜といえば、生のフレッシュな野菜をむしゃむしゃと食べるのが、ヘルシーなイメージだよね。

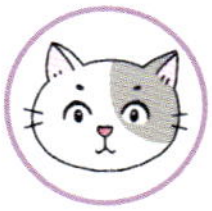

たしかに、生なら野菜の栄養素や酵素が丸ごととれるからね。ビタミンの中には熱を加えると壊れるものもあるしね。

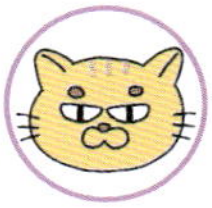

いやいや、生の野菜には衛生面のリスクがあるし、生では十分に消化・吸収されない栄養素もあるってことを忘れないで！　生野菜と加熱調理した野菜、それぞれにメリットとデメリットがあるんだよ。

生なら少量で満腹、栄養素の損失も防ぐ

生野菜は歯ごたえがよく、満腹感を得やすいという特徴があります。また、野菜に含まれるビタミンC・B群、水溶性食物繊維などは長時間の水洗いや加熱調理によって流出してしまうので、生で食べると栄養素の損失を防ぐことができます。

しかし私たちは、野菜の細胞壁を構成しているセルロースという成分を分解する酵素をもっていないため、生野菜から有効な栄養素や酵素をすべて吸収することはできません。より吸収しやすくするには、細かく刻んだり、スムージーにしたりして、細胞壁を壊すのがコツです。

加熱調理は多量摂取可、殺菌効果もあり

加熱調理のメリットは、野菜のかさが減ること。これにより、たくさんの量を一度にとることができます。また、熱による殺菌効果もあります。さらに、生で食べるときに比べて消化吸収がよくなるものが多く、おなかの調子がよくないときにはとくにおすすめです。

ただ、熱に弱いビタミンは長時間の加熱で分解してしまうなど、デメリットもあります。

このように、それぞれにメリット・デメリットがあるので、さまざまな料理法をとり混ぜてバランスよく食べるのがいちばんです。

生・加熱調理した野菜を比べると……

生野菜

メリット

- かむことで消化器官や満腹中枢が刺激される。
- 水溶性ビタミンやミネラルを効率よくとることができる。

デメリット

- 一度に食べられる量が少ない。
- 消化・吸収に時間がかかる。
- 食中毒のリスクがある。

食べるときの工夫

栄養素を吸収しやすくするには、スムージーなどにして野菜の細胞壁を壊すのがポイント。それによって多少ビタミンCが壊れてしまうこともありますが、そのことを気にして飲まないよりも、飲むほうがもちろんベター。

加熱調理した野菜

メリット

- かさが減るため、一度にたくさん食べられる。
- 食中毒の原因となる菌や微生物を熱で殺したり減らしたりできる。
- やわらかく食べやすくなり、消化吸収もしやすくなる。

デメリット

- 熱に弱いビタミンが壊れてしまう。
- ゆでての加熱などでは、水溶性ビタミンやミネラルが流出してしまう。

食べるときの工夫

スープにすれば、流出しやすい水溶性ビタミン・ミネラルも、余さずとることができます。

1日350gの野菜をとるには？

生野菜なら……

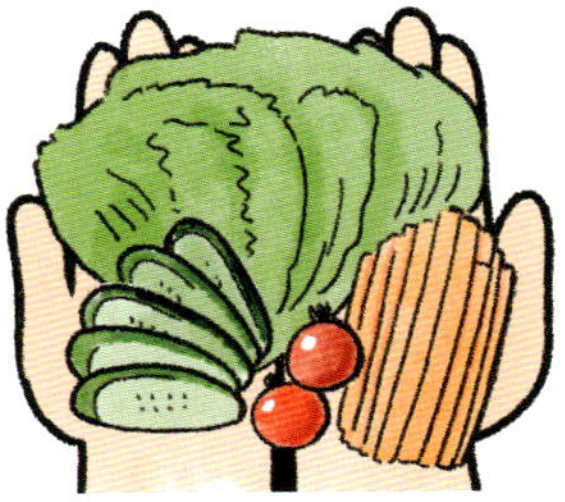

両手にいっぱいくらい。

加熱調理した野菜なら……

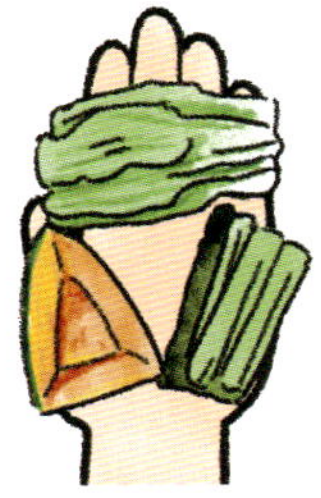

片手にのるくらい。

栄養学の最新常識 7

食物繊維は栄養にならない？

第6の栄養素、食物繊維

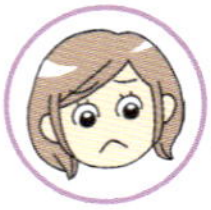

「便秘解消には食物繊維」って常識だけど、食物繊維は栄養素ではないんでしょう？

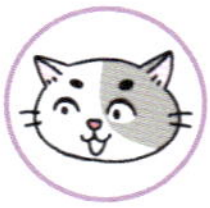

食物繊維は消化・吸収されないから、エネルギーにならないで、便として出るだけだものね。だから、三大栄養素にも五大栄養素にもたいてい入ってないんだよ。

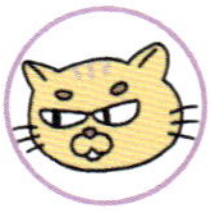

でも、食物繊維は腸の中でさまざまな働きをして、いろいろな病気の予防に役立つことがわかってきたんだ。人間には欠かすことができないものとして、近年では「第6の栄養素」とよばれているよ。

昔、食物繊維は食品の中の厄介者だった！

食物繊維は消化・吸収されないためにエネルギーにならず、体を構成する成分でもないため、昔から食品中の厄介者として扱われてきました。しかし1930年代からさまざまな調査や研究が始まり、その優れた機能や生理作用が次第に明らかに。腸の中でさまざまな働きをし、便秘や心臓疾患、動脈硬化などの予防に役立つことがわかってきたのです。さらに、大腸がんを防ぐ可能性が論じられるようになり、食物繊維への注目はさらに高まりました。今では「第6の栄養素」ともよばれ、健康に不可欠なものとなっています。

欠かすことのできない第6の栄養素

食物繊維は、私たちの消化酵素では消化できないため、エネルギーになりません（→P28、74、138）。水に溶けない不溶性食物繊維と、水に溶ける水溶性食物繊維に分けられ、それぞれ体の中での働きが異なります。また、食物繊維の豊富な食材には、エネルギー摂取を抑えつつ食事のボリュームを増やせるというメリットもあります。

食物繊維はおもに植物性食品に多く含まれ、メインのおかずとなる肉や魚介、卵にはほとんど含まれないため、副菜などで積極的に摂取するようにしましょう。

三大栄養素・五大栄養素という場合、炭水化物は糖質を指すことが多いんだ

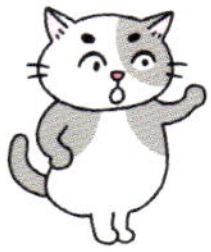

三大・五大栄養素から食物繊維は独立している

三大栄養素

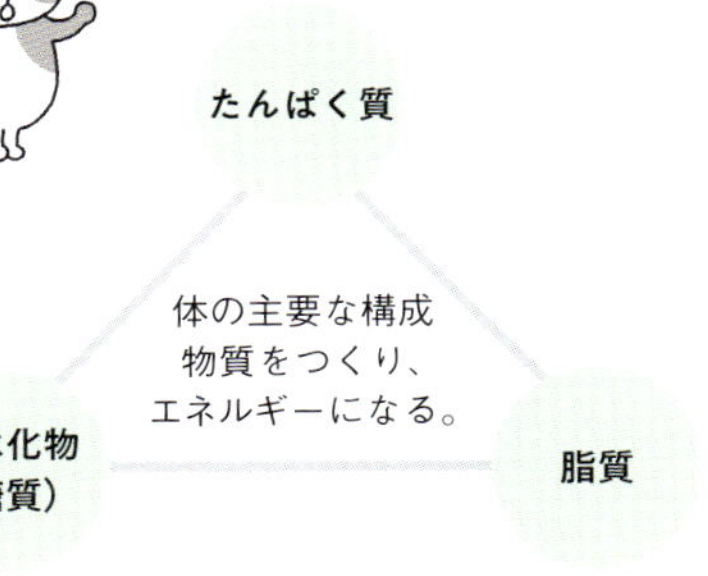

五大栄養素

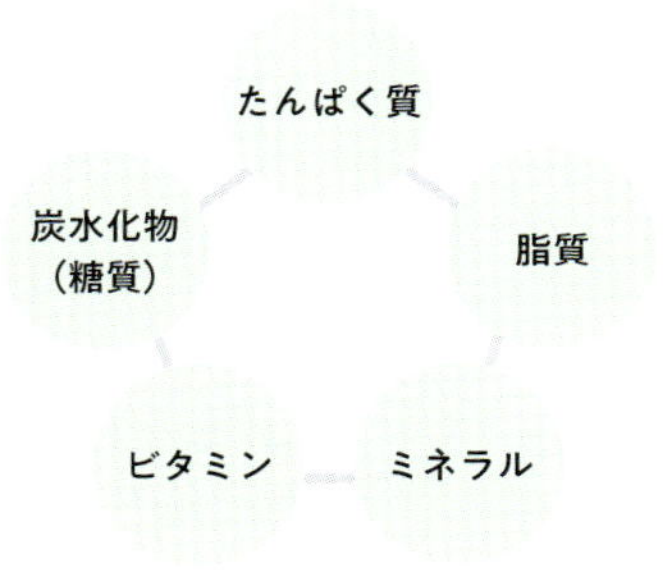

第６の栄養素 食物繊維

不溶性食物繊維

水に溶けない

- 水分を吸収し、便をやわらかくする。
- 体に吸収されず便となるため、便のかさが増える。かさの増えた便は腸壁を刺激し、排便をスムーズにする。
- 有害物質を吸着して排出する。

何に含まれる？

穀類、野菜、豆類、きのこ類など。
ぼつぼつ・ざらざらした食感が特徴。

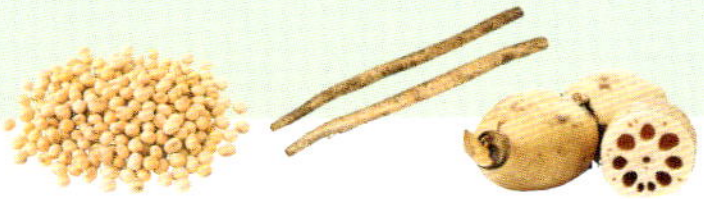

水溶性食物繊維

水に溶ける

- 脂質の消化吸収を抑える。
- コレステロールの吸収を抑えて排泄を促す。
- 血糖値の急上昇を防ぎ、糖尿病を予防する。
- 余分なナトリウムの排出を促し、高血圧を予防する。

何に含まれる？

こんぶ、わかめ、こんにゃく、果物、里いもなど。
ぬるぬる、ねばねば、さらさらした食感が特徴。

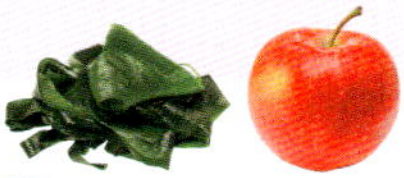

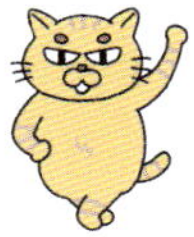

食事を食べる速さが速い人は食事のメニューに食物繊維の量が少なく、遅い人ほど多いということもいわれているよ。早食いは肥満のもと。食物繊維たっぷりのメニューだと、自然と食べる速さが遅くなり、肥満予防につながるんだ！

栄養学の
最新常識
8

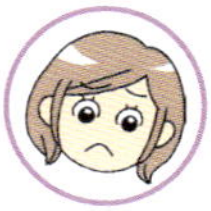

肉も野菜も果物も、食品の重さのほとんどは水分、ということは、水分も栄養素に含まれるのかな？

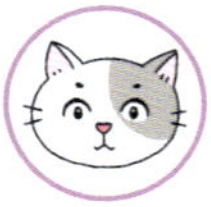

ミネラルウォーターにはミネラルが含まれているけど…でも水分は、栄養素ではないよね。三大栄養素にも五大栄養素にもないし、食物繊維みたいに第６の栄養素とかでもないし。

たしかに栄養素ではないけど、人間が生きていくために、水分は絶対になくてはならないもの。水分はすべての細胞や臓器をサポートしているんだ。不足しないよう、きちんととろう！

水分も栄養素のひとつなの？

体にとっての水分の役割

私たちの体は水分が支えている

成人の体の約60%は水分です。体重50kgなら、約30kgは水分ということ。普段、体内にそれほどの水分があることを意識していなくても、水分は血液や体液はもちろん、皮膚や髪、筋肉、内臓、骨など、体の中のあらゆる場所に存在しています。

細胞内にある水分は、たんぱく質を合成したり、エネルギーを生み出したりするなど代謝に関わる働きをし、細胞の外にある水分は、血液や体液となって酸素や栄養素を届けたり、老廃物を運んで体外に排出したりします。体温をほぼ一定の状態に保つのも、体の中の水分の働きです。

1日に必要な水分量は2～3ℓ

水分は栄養素ではなく摂取基準は決められていませんが、1日に必要な水分量は、汗をかかない季節でも2～3ℓといわれます。なぜなら排尿や排便でおよそ1600mℓ、呼気に含まれる水分や皮膚の表面から分泌されている水分で900mℓ、合計して毎日約2500mℓの水分が失われているからです。

だからといって、毎日約2500mℓの水を飲まないといけないというわけではありません。私たちは飲料だけでなく、水分を多く含む食品やみそ汁などの汁物からも、必要な水分をとっています。

1日に必要な水分量

1日に出入りする水の量は、約2500mℓ

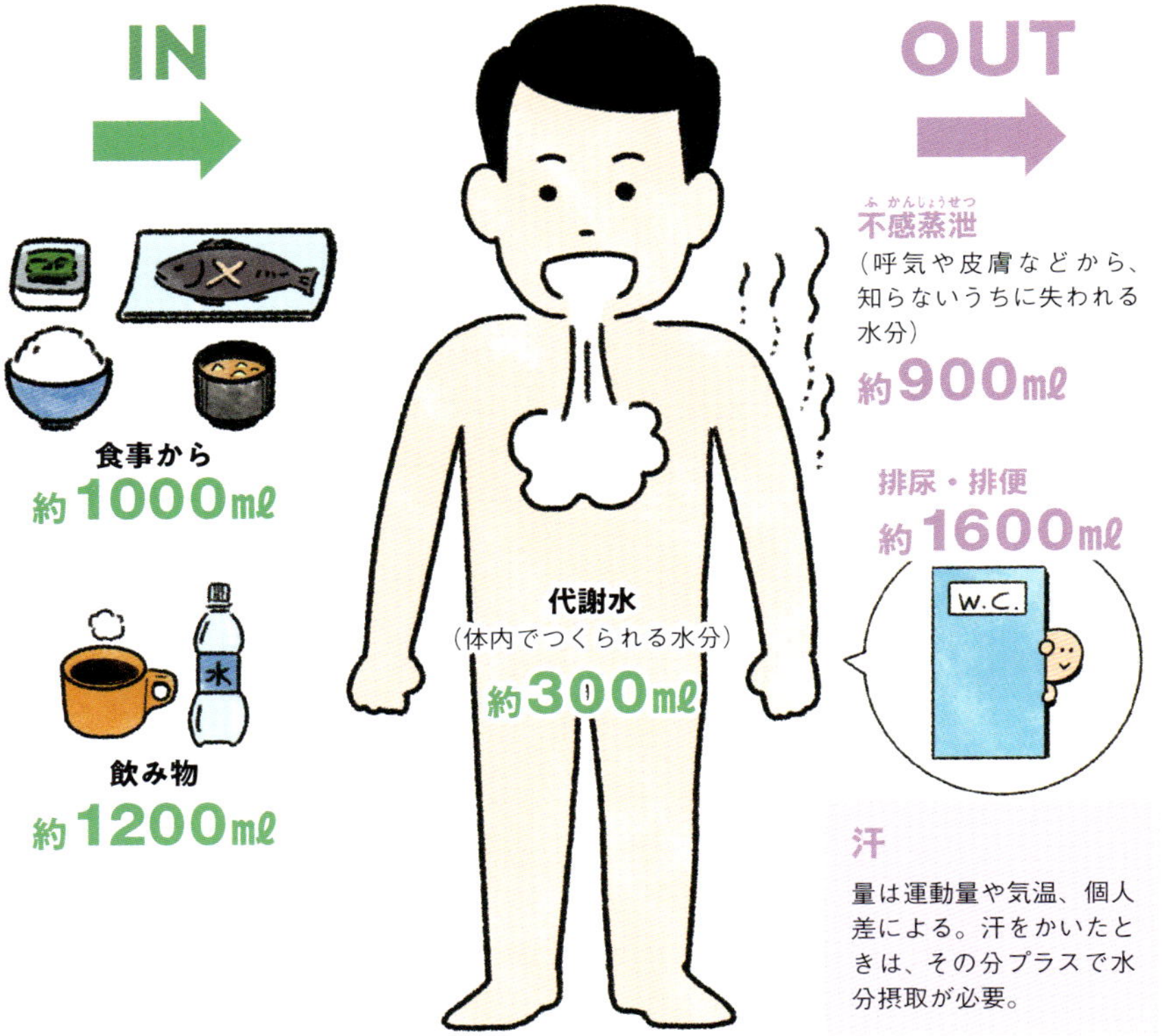

ちゅうい

年齢によって必要な水分量が違う!?

高齢者や子どもは、脱水症状を起こしやすいといわれます。なぜなら、成人より多くの水分が必要だからです。

高齢者が脱水症状になりやすい理由としては、体で最も多くの体液を含む筋肉が減るため体液も減少してしまう、のどの渇きを自覚しにくい、腎臓の機能が低下する、全体的な食事量が不足する、トイレに行く回数を減らそうと水分を控えてしまう、などがあげられます。水分をとるタイミングを毎日の生活の中に組み込んでルーティーンにするなど工夫をして、脱水症状を予防しましょう。

子どもは、そもそもの体液量が多いうえに、体液の中でも喪失されやすい細胞外液が多い、体重当たりの不感蒸泄が多い、腎臓の機能が十分ではない、自分の意志で水分補給できない、1日の水分の出入り率が大きく細胞外液のおよそ1/2が入れ替わる（成人は通常1/7程度）ことが、脱水症状を起こしやすい理由としてあげられます。子どものようすを観察し、不機嫌になるなど、脱水症状が疑われる変化を見逃さないようにしましょう。

栄養学の
最新常識
9

この栄養素の量、多い？　少ない？

食品成分表の数値を見るときの注意点

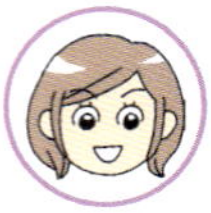

ほうれん草100gに含まれるビタミンCは35mgなんだ！　成人の1日のビタミンC摂取推奨量は100mgだから、100gのおひたしを食べればその1/3はとれるんだ！

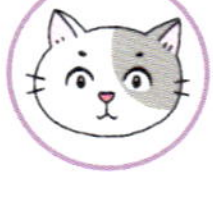

100gにビタミンCが35mgって、生のほうれん草のことでしょ。ゆでたほうれん草100gのビタミンC含有量は19mgだよ。

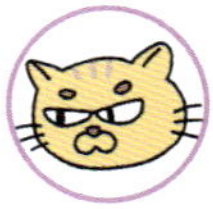

それに、おひたしは一度に100gも食べないよね。含有量の数値だけ見ると惑わされちゃうけど、「何の、どのくらい当たりに、その量が含まれているのか」の確認が必要だよ。

1食分の量や調理法で成分数値を考える

一般的な食品の成分表には、食品100g中に含まれる栄養素やエネルギー（カロリー）の数値が示されています。

しかし私たちは、食品をいつも100gずつとるわけではありません。また生の状態と、加熱調理したあとでは数値は異なります。「この食品にはこの栄養素がたくさん！」と思っても、使う量や調理法によって、現実に摂取できる数値とかけ離れていることもあるわけです。

成分表を食事に生かすには、その食品を使う量や調理法を考慮して数値を把握することが大切です。

「ビタミンC1000mg」に惑わされない

スーパーマーケットなどで「ビタミンC1000mg」というコピーがついたあめなどを、何となく体によさそうだからとつい買ってしまう人もいるのではないでしょうか。しかし、そのあめ1粒当たりに1000mgなのでしょうか。それとも1袋当たり？　それによって、「ビタミンC1000mg」の意味は大きく変わってきます。また、「〇〇3個分の食物繊維を含有！」と書いてあっても、「〇〇」がそもそも食物繊維をあまり含んでいない、という場合もあります。

コピーに惑わされず、冷静に数値を考えて購入するようにしましょう。

ほうれん草のビタミンC含有量の変化

日本食品標準成分表

ほうれん草(生)100g

ビタミンC
35mg

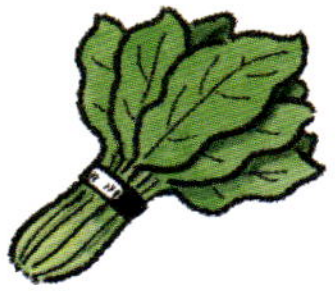

ほうれん草1束は
約 200g!

ほうれん草1束(生) 約200g

ビタミンC
70mg

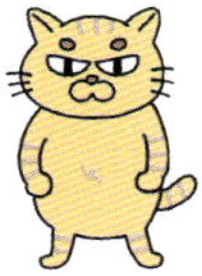
ほうれん草は、
ゆでると重量が減って、
ビタミンCも
減少するよ。

1分間ゆでる

ほうれん草1束(ゆで) 約140g

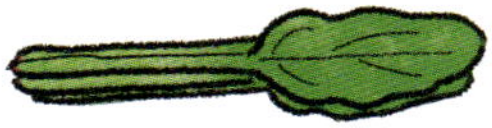

約 140g に!

ビタミンC
26.6mg

1束の半分くらいを
おひたしで食べると

ほうれん草のおひたし

1人分約60g

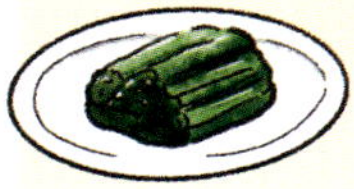

ビタミンC
11.4mg

ちゅうい

調理による重量変化を考慮する

ほうれん草「生100g」をゆでると70gになり、成分値も「ゆで100g」とは異なります。そのため、「ゆで100g」を用意するには、生の状態(ゆでる前)で143gが必要になります。

『食品成分表』に掲載されている「生」と「ゆで」の成分値を比較するときには、同じ重量ではなく、調理後の質量当たりの値で比較すると、調理による成分変化がわかります。

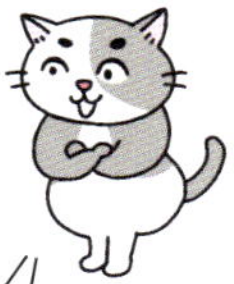
ビタミンCの成人の
推奨量は、1日100mg。
ほうれん草の
おひたしの小鉢だけでは
全然足りないね

資料:『八訂 食品成分表 2025 口絵』(女子栄養大学出版部)を一部改変

栄養学の
最新常識
10

朝食抜きダイエットは効果なし？

食事の回数・時間と栄養の関係

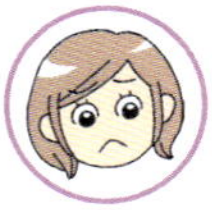

よく「朝食を食べないと太る」って言うけど、それってホントなのかな？　食べないほうがダイエットにはいいに決まってるよね。

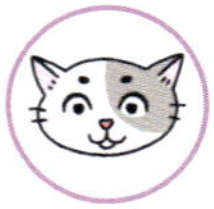

朝ご飯は食べたほうがいいよ。朝食を食べる人たちは、食べない人に比べてBMIや血糖値、LDL（悪玉）コレステロール値が低いという研究結果もあるんだって。

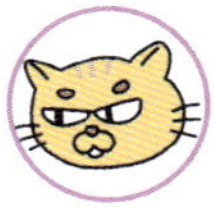

最近の研究でも、朝食をとらないことで体内時計が乱れてエネルギー消費が抑えられ、肥満につながることが報告されているよ。ダイエットするなら朝食を抜いたらダメだよ。

朝食抜きによって肥満リスクが高まる!?

朝食を抜くと、その分ダイエットできるような気がしてしまいますが、それは間違い。朝食を抜くと、そのあとの昼食や夕食で食べる量が増えがちです。そうすると食後の血糖値が高くなりやすくなるため、結果的に肥満や糖尿病などのリスクが高まってしまうのです。

また、同じ1日3食でも、昼食・夕食・夜食のほうが、朝食・昼食・夕食より食後の代謝が活発でなく、エネルギーが消費されにくいという報告もあります。1日に食べる回数だけではなく、3食とる時間帯にも注意しましょう。

朝食をとることで体内時計をリセット

さらに最近の研究で、朝ごはんはエネルギー代謝に関係する、肝臓の体内時計をリセットする役割があることもわかってきました。いつ食事をとったかを目安に体内時計は代謝を始め、体温を上げて、1日の体のリズムをつくり出します。朝食を食べなければ代謝は始まらないため、消費エネルギーが減って脂肪がたまりやすくなるのです。

また、朝食を抜くと体温が高くなる時間が短くなり、エネルギー消費量が抑えられることもわかりました。

つまり、朝食を抜いたところで、ダイエットに効果はないのです。

朝食抜きはなぜよくない？

朝食を抜くと……

昼食や夕食で食べる量が多くなり、食後の血糖値が上がりやすくなるため、	→	肥満や糖尿病などのリスクが高まる。
かわりに夜食を食べたとすると夜は活動量が少ないため、	→	夜食後にエネルギーが消費されない。
エネルギー代謝に関わる体内時計がリセットされず代謝が始まらないため、	→	エネルギー消費量が減る。
体温が高くなる時間が短くなり、	→	エネルギー消費が抑えられる。

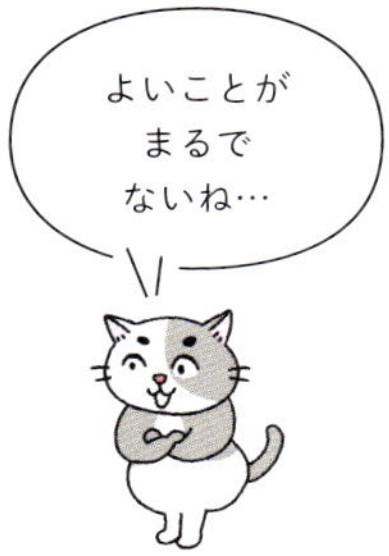
よいことが
まるで
ないね…

理想の朝食メニュー

朝とはいえ、理想はやはり一汁三菜（→P60）。ですが、ご飯と汁物に主菜、副菜1品の一汁二菜でも十分です。とくに脳のエネルギー源となるブドウ糖を含んでいる米やパンの炭水化物（糖質）は必須です。また、たんぱく質が肝臓の体内時計をリセットするのに関わっているといわれています。焼き魚や卵料理などもぜひとり入れましょう。

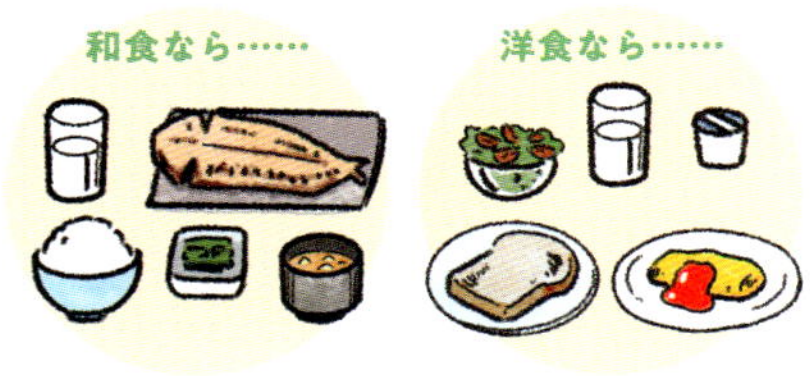
和食なら……
洋食なら……

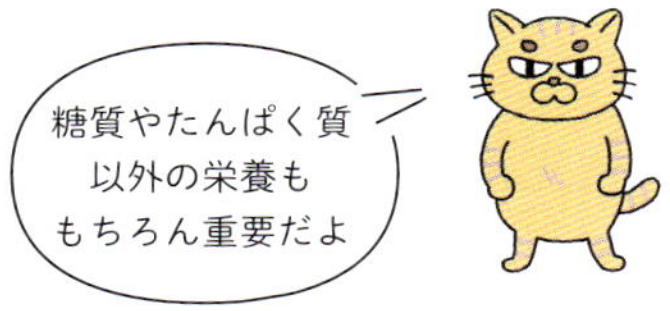
糖質やたんぱく質
以外の栄養も
もちろん重要だよ

おしえて

食事のスピードと肥満の関係

早食いは肥満のもとといわれます。食べ始めてから脳の満腹中枢が満腹と感じるには、約20分かかります。そのため早食いをすると、自分では腹八分目のつもりでも、脳が満腹感を感じる前に食べ終わってしまうため、実際は食べ過ぎだった、ということが起こるのです。調査でも、食べるスピードが速い人ほど肥満になる傾向が強いと報告されています。

ひと口を30回くらいかんで食べると満腹感を得やすくなり、食べ過ぎ防止になります。また、たくさんかむことで、血糖値を低下させるホルモンの分泌を促進する、だ液が多く出るため虫歯や歯周病の予防になる、消化を助けて胃腸の負担を軽くする、免疫力を高める、脳を刺激して活性化するため認知症の予防に役立つなど、さまざまな効果が明らかになっています。肥満予防だけでなく健康のためにも、よくかんで20分以上かけて食事をするのがおすすめです。

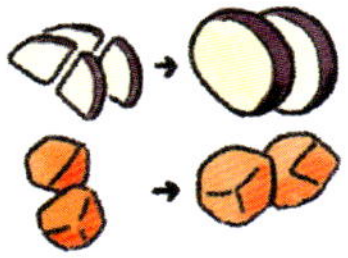

食材を少し大きめに切ったり、かたさの異なる複数の食材を組み合わせたりすることで、かむ回数を増やすことができます。

栄養学の最新常識
11

ダイエットが必要な体重は？

肥満の判定基準

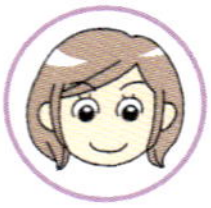

わー、また体重増えてる！　今年こそはダイエットを成功させて、夏までに絶対5kgはやせてみせる！

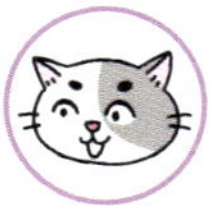

毎年言ってるよね。でも何を基準に5kgなの？　最近はメタボリックシンドロームだけじゃなくて、若い女性の「やせ」が増えていることも問題になっているんだよ。

そう、まずは自分のBMIや腹囲、肥満のタイプを知ることが大事。そしてダイエットするなら、体重を減らすことだけじゃなく、筋肉量を増やすことも意識してね。

BMIは肥満判定の国際的な標準指標

成人の肥満を判定するには、※BMIの数値を使います（→P49）。理想のBMIは22とされています。目標とするBMIの範囲は、年齢によって異なります。

年齢	目標とするBMIの範囲
18～49歳	18.5～24.9
50～64歳	20.0～24.9
65～74歳	21.5～24.9
75歳以上	21.5～24.9

肥満にもさまざまな種類がある

肥満のタイプはふたつ。皮下脂肪型肥満と内臓脂肪型肥満です。より危険なのは、内臓に脂肪がたまって、おなかがぽっこり出る内臓脂肪型。腹囲が男性85cm、女性90cmを超えていて、さらに、高血圧・高血糖・脂質代謝異常が加わると、メタボリックシンドロームと判定されます。

また近年、本来たまるはずのない筋肉や心臓、肝臓に脂肪が蓄積する異所性脂肪（第三の脂肪）とメタボリックシンドロームや糖尿病の関係が注目されています。この脂肪はとてもつきやすい一方、運動によって落としやすいこともわかっています。

※BMI…Body Mass Indexの略。

太ってる？ 太ってない？ まずは判定

BMIの出し方

※体重÷身長÷身長でも計算できます。

BMI ＝ 体重[kg] ÷ （身長[m] × 身長[m]）

BMIによる肥満度

BMI値	判定	ダイエットの目安
40以上	肥満（4度）	3～6か月で現体重の5～10%の減量
35～40未満	肥満（3度）	3～6か月で現体重の5～10%の減量
30～35未満	肥満（2度）	3～6か月で現体重の3%以上の減量
25～30未満	肥満（1度）	3～6か月で現体重の3%以上の減量
18.5～25未満	普通体重	現在の体重を維持しよう
18.5未満	低体重	普通体重に近づけよう

資料：「肥満症診療ガイドライン2022」（日本肥満学会）をもとに一部改変

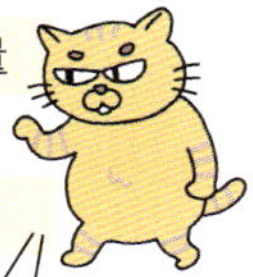

普通体重でも、筋肉量が少なくて脂肪が多い「隠れ肥満」に注意！

やせ過ぎにも注意！

女性の「やせ」増加の問題点

- 鉄欠乏（貧血）
- 免疫力の低下
- 骨粗しょう症
- 拒食症／過食症を招く危険

肥満のタイプ

おなかの部分の輪切り像で見ると、脂肪のたまるところの違いがわかります。

内臓脂肪型肥満

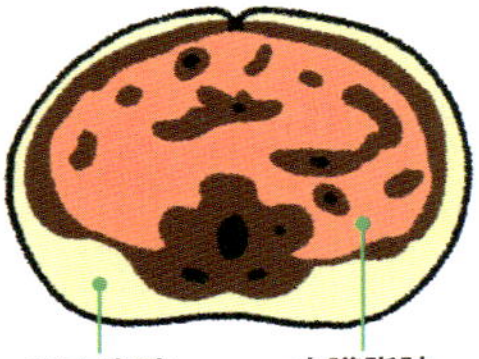

皮下脂肪型肥満

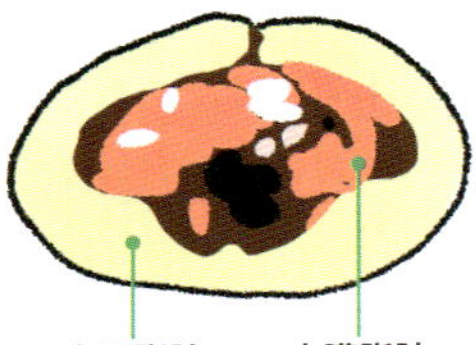

異所性脂肪（第三の脂肪）

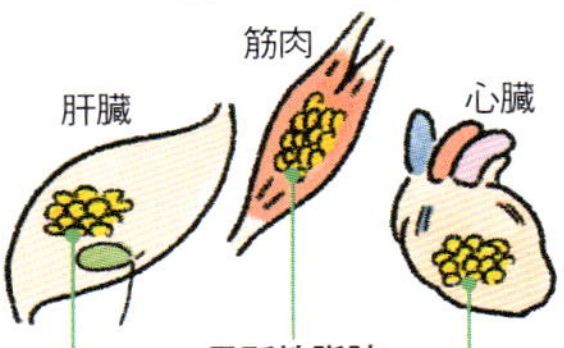

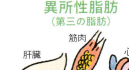

第三の脂肪はつく量が少ないから、外見からはわからない。
やせていても運動不足の人は要注意！

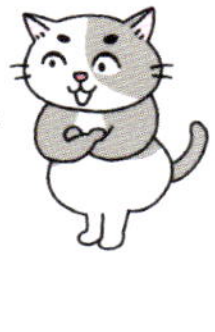

栄養学の
最新常識
12

ファイトケミカルって何？

植物性の機能性成分

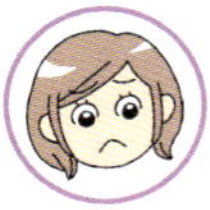

最近「ファイトケミカル」っていう言葉、よく聞くけど、ビタミンやミネラルのことをそうよんでいるの？

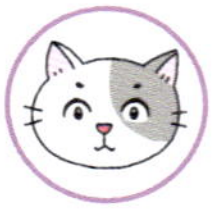

ビタミンやミネラルのことではないんだ。野菜なんかに入っている体に役立つ成分だけど、でも栄養素には分類されていないもののことなんだよね。

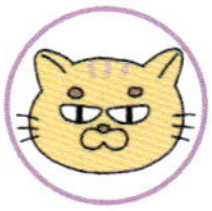

ファイトケミカルは植物性の機能性成分で、明らかになっているものだけでもおよそ1500種類あるよ。でももっとあるといわれていて、これからの研究が期待されているんだ。

ファイトケミカルは植物がつくり出す化学物質

ファイトケミカルは、英語の「phyto=植物」と「chemical ＝化学成分」を組み合わせた言葉。植物が紫外線や虫などから自分を守るためにつくり出す「色」や「香り」、そして「苦み（アク）」などの成分のことです。

ファイトケミカルは、体の中で抗菌、抗炎症、抗酸化作用、免疫力の向上などに関するさまざまな働きをしていることがわかってきました。

まだ代謝のしくみや摂取基準は明らかにはなっていませんが、第7の栄養素として注目されています。

ファイトケミカルの3つの要注目グループ

おもなファイトケミカルには、ポリフェノール、カロテノイド、イオウ化合物の3つのグループがあります。機能として共通しているのは「抗酸化作用（→P52）」です。鉄が酸素でさびるように、人の体も体内の酸素で酸化し、老化していきます。それを止める働きが抗酸化です。

私たちがよく耳にするカテキンやアントシアニンはポリフェノール、カロテンやアスタキサンチンはカロテノイドの仲間。にんにくに含まれる硫化アリルなどはイオウ化合物の仲間です。いろいろな種類を食品からとることが効果的だといわれます。

おもなファイトケミカルと含まれるおもな食品

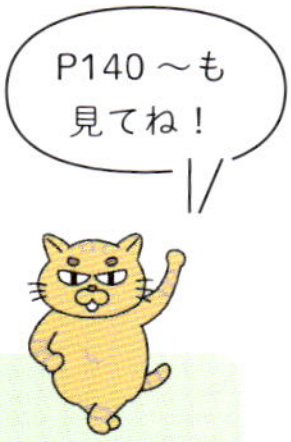

ポリフェノール

植物のもつ色素成分と、アクや苦みの成分。どちらも強い抗酸化作用がある。

アントシアニン
ブルーベリー、ぶどう

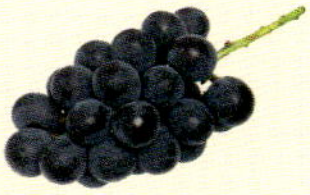

イソフラボン
大豆

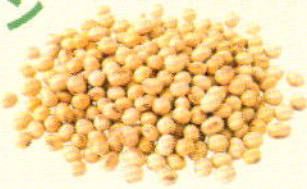

カテキン
緑茶

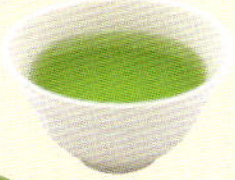

ケルセチン
ブロッコリー、玉ねぎ

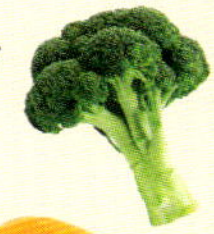

ヘスペリジン
かんきつ系果実の皮

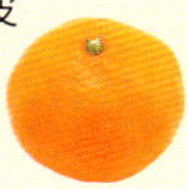

カロテノイド

植物のもつオレンジ色、赤色、黄色の色素成分。数百種類あり、さまざまな効果をもつ。

α-カロテン
にんじん、かぼちゃ

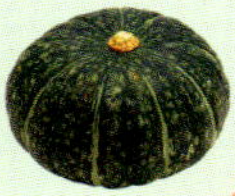

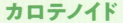

β-カロテン
にんじん、かぼちゃ

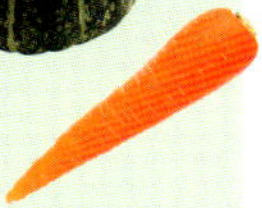

β-クリプトキサンチン
みかん、ほうれん草

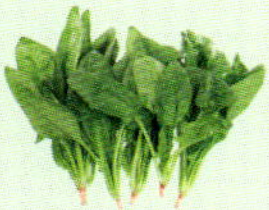

リコピン
トマト、すいか

ルテイン
ほうれん草、ケール

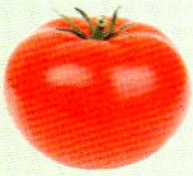

ゼアキサンチン
とうもろこし、桃

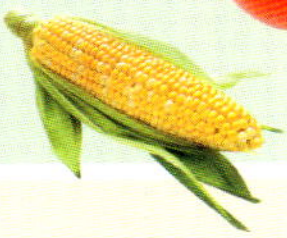

イオウ化合物

にんにくや玉ねぎの刺激臭や野菜のもつ辛み成分。強い抗酸化作用、抗菌作用がある。

イソチオシアネート
大根、わさび

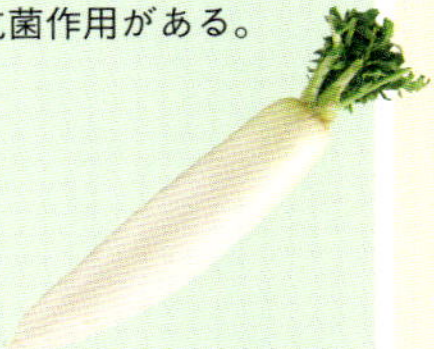

アリシン
にんにく、玉ねぎ、
ねぎ、にら

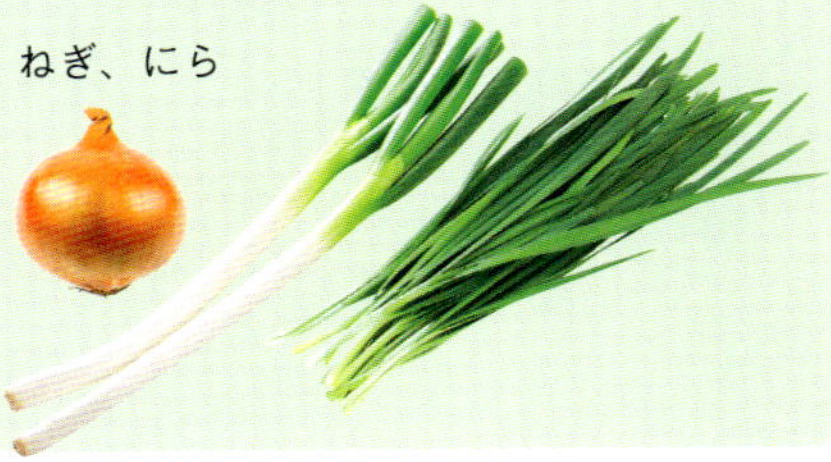

そのほか

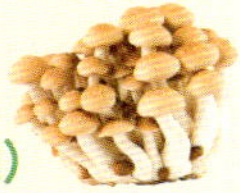

β-グルカン（食物繊維）
きのこ類

フコイダン（食物繊維）
こんぶ、わかめ、もずく

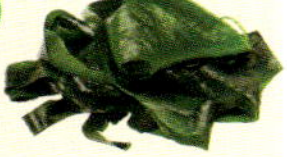

リモネン
レモン

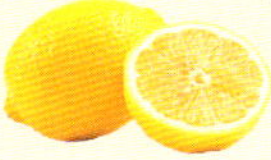

カフェイン
コーヒー、茶

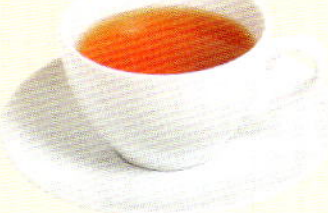

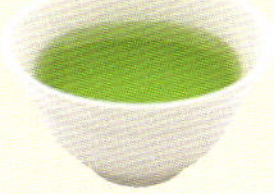

栄養学の
最新常識
13

抗酸化作用ってどんな作用？

活性酸素と抗酸化作用

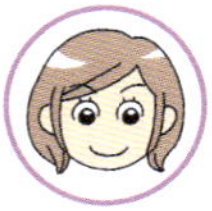

ビタミンＥって抗酸化作用があるから美容にいいのよね。オリーブ油も抗酸化作用があるんじゃなかったかな。ところで、抗酸化作用って何のこと？

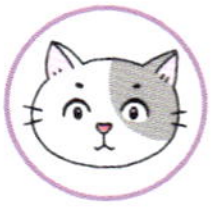

体を老化させたり、病気を引き起こしたりする「活性酸素」の働きを、予防したり抑えたりする働きのことだよ。

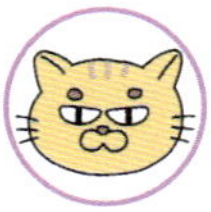

そう。ふつう、体内の酵素が活性酸素を分解してくれるんだけど、増え過ぎると分解が間に合わない。だから抗酸化作用のある成分を食品からとることが大事なんだ。

体にとり込んだ酸素から活性酸素ができる

生命を維持するためになくてはならない酸素は、体にとり込まれるとその一部が「活性酸素」になります。活性酸素は、ふつうの状態よりも酸化力の強い酸素で、体内で免疫機能に関する重要な役割を担っている大事なものです。

ただ、体内で活性酸素が増え過ぎると、さまざまな物質と反応し、酸化させて、細胞にダメージを与えたり、老化を促進したりします。するとそれが原因となって、動脈硬化やがん、免疫機能の低下など、さまざまな病気や障害を引き起こしてしまうのです。

活性酸素はストレスや喫煙などで増える

活性酸素は体内で常につくり続けられているものですが、ストレスや喫煙、激しい運動や紫外線などがその生成量を増加させます。体内には活性酸素を分解する酵素がありますが、活性酸素が増え過ぎると分解が間に合わなくなってしまいます。

そこで注目されるのが、ビタミンやミネラルのような栄養素やファイトケミカル（→P50）など、野菜や果物に多く含まれる抗酸化作用のある成分。ただ、単独の成分のみを多量に摂取するとアレルギー反応を起こす可能性もあるため、さまざまな食品を組み合わせてとりましょう。

活性酸素が体に与える影響

活性酸素

通常の酸素より酸化力の強い酸素のこと。

よい働き	悪い働き
体内に侵入した細菌などを排除する。	さまざまな物質と反応し、酸化させる。

さまざまな刺激により、活性酸素が増える

- **紫外線**
  皮膚への刺激によって、活性酸素が発生する。
- **化学物質**
- **大気汚染**
- **喫煙**
  化学物質や汚染された大気、たばこの煙自体に活性酸素が含まれている。
- **ストレス**
  緊張による筋肉の収縮により、減った血流が回復するときに大量の活性酸素が発生する。
- **激しい運動**
  酸素の消費量が増える分、活性酸素も増加する。

活性酸素が増え、細胞にダメージを与える

↓

老化や生活習慣病の促進

抗酸化作用のある栄養素と食品

β-カロテン	ビタミンC	ビタミンE
しそ・にんじん・ほうれん草など	ブロッコリー・キウイフルーツなど	ひまわり油・綿実油・アーモンドなど

このほか、ミネラルの亜鉛、銅、セレン、マンガンは、抗酸化酵素をつくったり、活性化したりするよ。それ以外にも、抗酸化作用のある成分はたくさんあるんだ

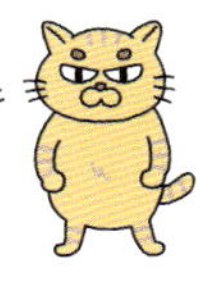

栄養学の
最新常識
14

身近な食品で薬膳がつくれる？

薬膳の考えを普段の食事にとり入れてみよう

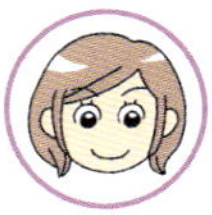

昨日薬膳食べたら、なんだか、今日は体の調子がいい気がする！　家でもつくってみたいけど、漢方薬ないし、ハードル高いよね…。

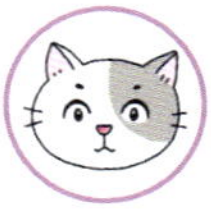

漢方薬の材料をそろえるのは大変そうだものね。でも、薬膳は別に、漢方薬の材料を使った料理ということではないよ。

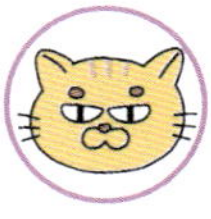

その通り。薬膳は、「食品は薬としての効能をもっている」という考えに基づき、季節や体調に合わせて旬の食材を使う中国発祥の料理なんだ。普段の食事の参考にしてもいいかも！

「食べるもの＝薬」という考え方

薬膳は、漢方薬の材料を使った料理と思われがちですが、必ずしもそうではありません。薬膳は中国の「医食同源」＝すべての食品は薬としての効能をあわせもっている、という考えに基づき、体調や体質、季節に合わせて食材を選び、健康を増進させることを目的とした料理です。

つまり漢方薬の材料を使わず、一般的に売られている食品だけを使って、薬膳をつくることはできます。

さまざまな食品の作用や効能、味などに関する薬膳の考え方を知り、普段の食事にとり入れてみるのもよいかもしれません。

「五性」「五味」をもとに食材を選ぶ

普段の食事にも生かせそうな薬膳の考え方に、「五性」と「五味」があります。「五性」は食べることで体を温めたり冷やしたりする、食品のもつ5つの力のこと。その効能の違いによって、薬膳では食品を「熱」「温」「平」「涼」「寒」の5つに分類しています。

「五味」は、食品が本来もっている味のこと。食品の味は「酸」「苦」「甘」「辛」「鹹《かん》」の5つに分けられ、それぞれ緊張をゆるめる、体をうるおすなどの効能があるとされています。

季節や体調に合わせ、体が必要とする食品を選ぶのが薬膳の基本です。

薬膳に学ぶ食品の選び方

五性　食品のもつ5つの力

熱	体を温める力をもつ食品	羊肉、山椒、こしょう、唐辛子など
温		鶏肉、もち米、サケ、かぼちゃ、玉ねぎなど
平	どちらにも偏らない食品	豚肉、白米、卵、牛乳、とうもろこしなど
涼	体を冷やす力をもつ食品	豆腐、レタス、なす、マンゴーなど
寒		ゴーヤ、トマト、スイカ、メロンなど

暑いときは「寒」「涼」、寒いときは
「熱」「温」の食材を選ぶといいね

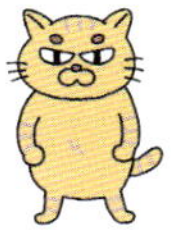

五味　食品のもつ5つの味と作用

酸

汗やせきなどの出過ぎを抑える。体を引き締める。

レモン、トマト、梅、酢など

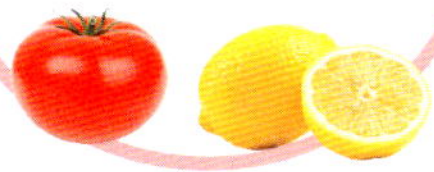

苦

熱をとり、余分な水分を出して体を乾かす。夏の疲労やむくみの改善に。

レタス、ゴーヤ、ふき、緑茶など

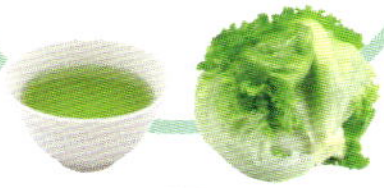

甘

緊張をゆるめる。痛みを緩和する。

穀類、いも類、にんじん、果物、エビなど

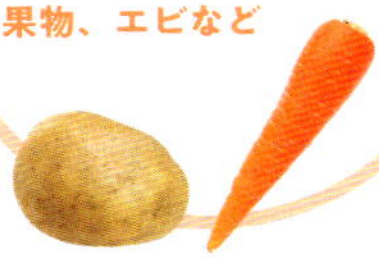

五性五味から
選ぶときに、
食材の旬も意識すると
いいんだって！

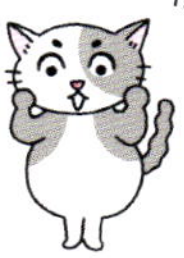

辛

発汗させ、血気をめぐらせる。

ねぎ、玉ねぎ、にら、にんにくなど

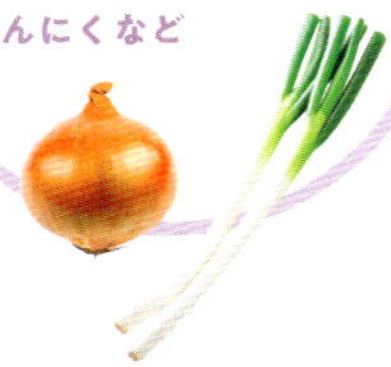

鹹《かん》

（塩辛い味）

体をうるおし、しこりをとる。便通をよくする。

わかめ、こんぶ、のり、貝類など

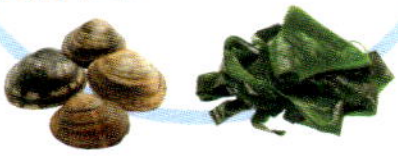

栄養学の最新常識
15

腸内フローラを整えるには？

腸内環境と発酵食品

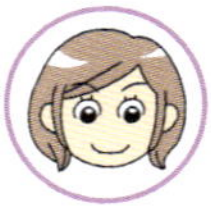

腸の壁面には、100 種類以上の善玉菌と悪玉菌、そして日和《ひより》見《み》菌っていうおもしろい名前の菌がすんでるって知ってた？

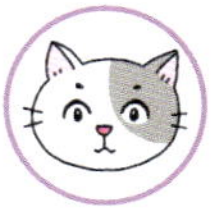

うん。その数は 100 兆個以上なんだってね！細菌がかつては植物に分類されていたことと、まるでようすがお花畑みたいなことから、「腸内フローラ」っていわれているらしいよ。

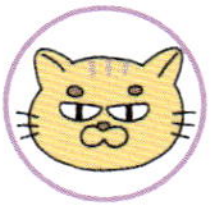

そしてそのお花畑をいい状態に保ってくれるのが、善玉菌を増やして悪玉菌のすみにくい環境をつくる発酵食品なんだよ。

理想のバランスは善玉菌2、悪玉菌1、日和見菌7

人間の腸には、ビフィズス菌などの善玉菌、病原性大腸菌や黄色ブドウ球菌などの悪玉菌、どちらにも属さず「優勢なほう」に味方して働く日和見菌の、大きく分けて3種類の細菌がすんでいます。その数は100兆個以上。顕微鏡でのぞく腸内は、お花畑のように見えるため、腸内フローラとよばれています。

腸内フローラは、人種や年齢、生活習慣によって一人ひとり違いますが、理想的なバランスは、善玉菌2：悪玉菌1：日和見菌7。悪玉菌が増えると、おなかに不調が起こります。

善玉菌を増やすには発酵食品をとること

善玉菌を増やし、腸内フローラの状態を良好に保ってくれる食品の代表といえば、発酵食品です。

発酵食品には善玉菌の乳酸菌が豊富。乳酸菌は乳酸菌飲料やチーズ、ヨーグルトだけでなく、ぬか漬けやキムチの中にも含まれています。

みそ、しょうゆ、納豆、かつお節など日本の伝統的な調味料や食品もまた、発酵食品です。発酵食品には乳酸菌だけでなく、発酵の過程でつくられる乳酸も多く含まれていて、これが腸内環境を酸性に傾けることによって、酸性が苦手な悪玉菌が減っていくという効果があるのです。

腸内フローラを整える発酵食品

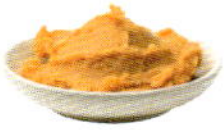
みそ

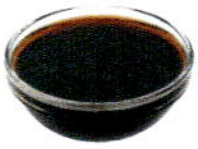
しょうゆ

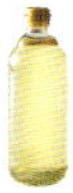
酢

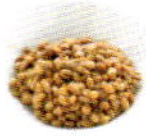
納豆

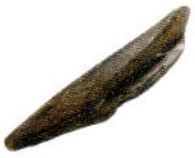
かつお節

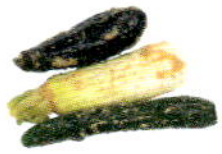
ぬか漬け

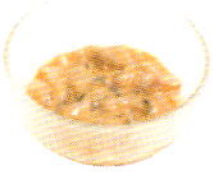
塩辛

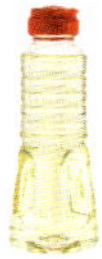
みりん

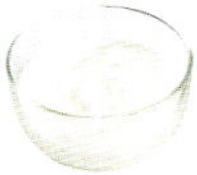
ヨーグルト

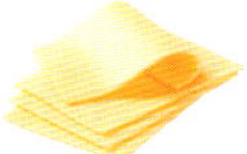
チーズ

これらは代表的な
発酵食品。
ほかにもいろいろ
あるよ！

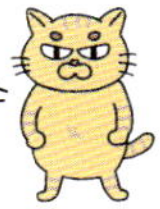

腸内フローラが乱れるとどうなるの？

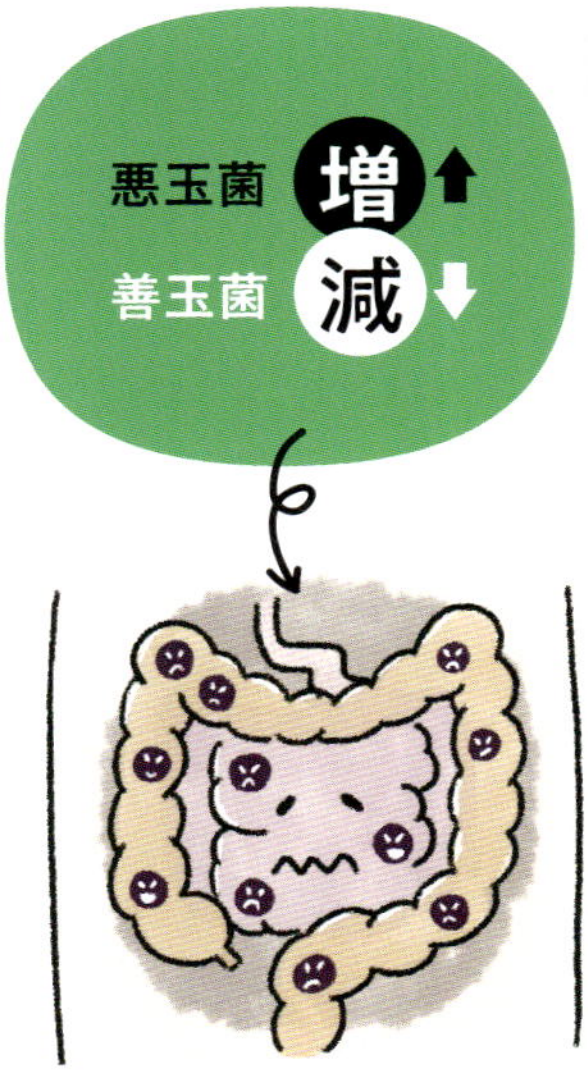

下痢になる

悪玉菌がつくり出す有害物質を早く排出しようとするため、ぜん動運動が活発になり過ぎる。

便秘になる

悪玉菌の出す毒性物質で腸管が麻痺し、便を送り出すぜん動運動が鈍くなる。

太りやすくなる

脂肪のとり込みを抑えて余分な脂肪の蓄積を防ぐ短鎖脂肪酸が減る。

免疫力が低下する

腸管免疫システムの機能が弱まるため、病原菌が体内で増殖を始める。

認知症と関係が!?

腸内細菌のつくる物質が、脳の炎症を引き起こす可能性が考えられている。

心の病気のリスクが上昇

気分の調整の役割を果たすセロトニンやドーパミンなどの神経伝達物質の量が減少する。

大腸がんの危険因子に

細胞のがん化を促進するような特定の腸内細菌が増殖する。

腸内フローラが乱れる原因

- 肉類のとり過ぎ
- 野菜不足
- 過度な飲酒
- 運動不足 など

栄養学の
最新常識
16

栄養バランスのよい食事をとるには？

栄養バランスを考えて献立を立てる

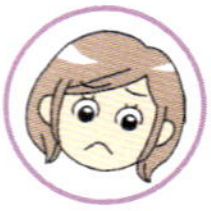

体にいい食べ物とか、断片的な知識はいっぱいあるんだけど、毎日何をどれだけ食べるかっていうのが意外と難しくて……献立ってどうやって立てたらいいの？

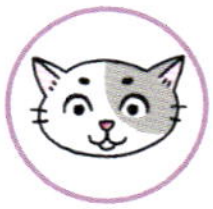

栄養バランスよく食べる方法はいろいろあるよ。ハードルを上げずに、自分にできそうな方法でやってみるのがいいよ。

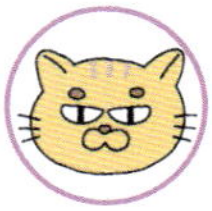

そうそう、一汁三菜で考えたり、テーブルに並べたときの色みで考えたり、食品群で考えたり。もちろん、食事摂取基準をもとに考える方法もあるよ。

特定の栄養素より毎日の栄養バランスが大事

私たちは、便秘には食物繊維、認知症予防には魚油（ＤＨＡ）など、毎日たくさんの健康情報に接しています。しかし、栄養素や成分は単体ではその機能を発揮せず、いくつかが作用し合って初めて働きます。また、ある成分を避けてその成分を含む食材をとらないことで栄養が偏ってしまい、体に不調が起こるということもあります。

特定の栄養素にこだわるよりも、まず栄養バランスのよい食事を規則正しくとることが健康へのいちばんの近道です。

栄養バランスを考えるやり方はいろいろ

毎日何をどれだけ食べればいいのかは、年齢や性別、健康状態や生活の仕方などによって、一人ひとり異なります。ここでは栄養バランスを考える4つの方法を紹介します。

ひとつ目は、テーブルに並べたときの、料理の彩りで考えるやり方。ふたつ目は日本の昔からの知恵「一汁三菜」をもとにした栄養のとり方。3つ目は6つの食品群に分けて考えるやり方。4つ目はカロリーや栄養素ごとの推奨量や上限量などを定めた「日本人の食事摂取基準」を使うやり方です。自分にできそうなものを使って考えてみましょう。

食卓の彩りで考える

カラフルな食卓は見た目がよく食欲をそそります。そのうえ、じつは色のバランスに気をつけた献立は、栄養バランスも優れているのです。さまざまな食品や調理法を組み合わせて食卓の彩りを豊かにするのは、とても手軽で長続きする栄養バランスのとり方です。

食卓にのせたいのはこの5色！

白	白米、パン、乳製品、野菜など	ご飯、うどん、牛乳、ヨーグルト、白菜、大根、バナナ、りんごなど	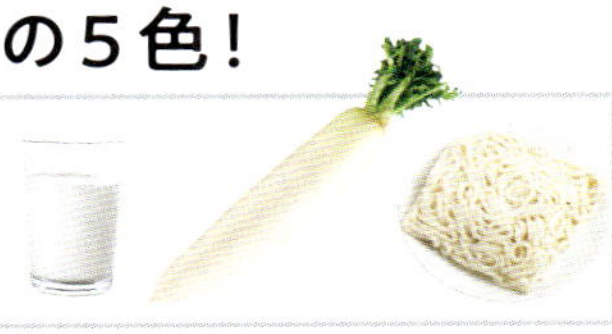
赤	肉類、野菜、果物など	牛肉、豚肉、ハム、サケ、カツオ、マグロ、トマト、にんじん、いちごなど	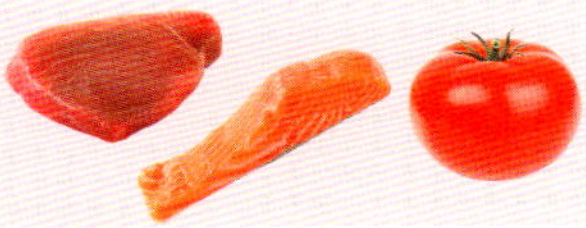
緑	野菜、果物など	小松菜、ほうれん草、ピーマン、ブロッコリー、グリーンアスパラガス、レタス、キウイフルーツなど	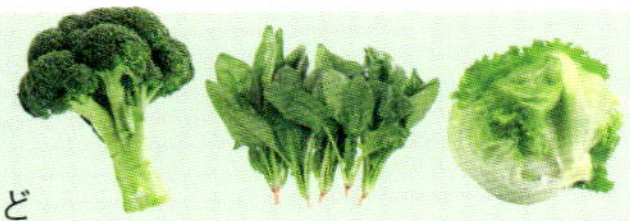
黄色	卵、大豆、野菜など	卵、納豆、チーズ、とうもろこし、中華めん、かぼちゃ、さつまいも、グレープフルーツなど	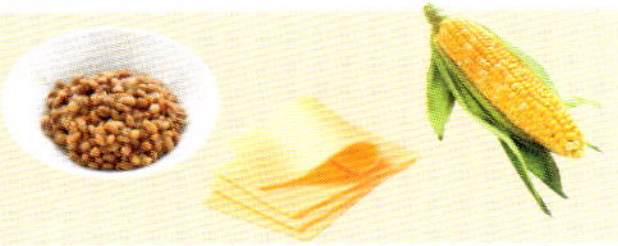
黒	海藻、きのこなど	わかめ、こんぶ、のり、しいたけ、きくらげ、黒ごま、黒豆、レーズン、ブルーベリーなど	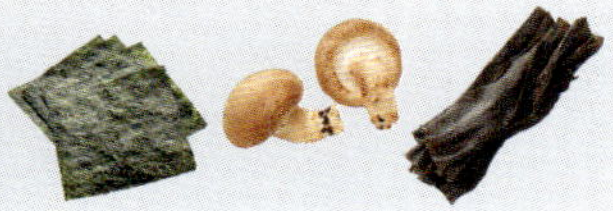

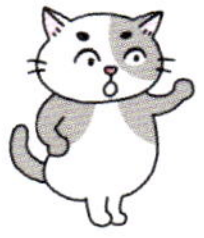

たくさんの色を食卓にのせることで、食品の種類も栄養素の種類も増えるんだね

ただ色とりどりにするだけでなく、赤は鮮やかなので抑えめにして、白や緑、黒を多めに混ぜるなどすると、よりバランスのとれた食事になるよ

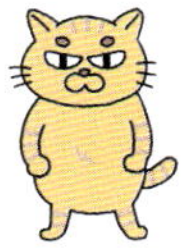

調理法が重複しないように注意

揚げ物が2品、炒め物が2品など調理法が重なると、どうしても油のとり過ぎや塩分のとり過ぎなどの偏りが出てきてしまいます。色彩を考えるのと同時に、揚げる、炒める、蒸す、ゆでる、生で食べるなどの調理法が重ならないようにしましょう。これは1食の中だけでなく、1日3食を通してもいえること。朝昼晩で食べる料理の調理法を変えることで、栄養バランスを保つことができます。

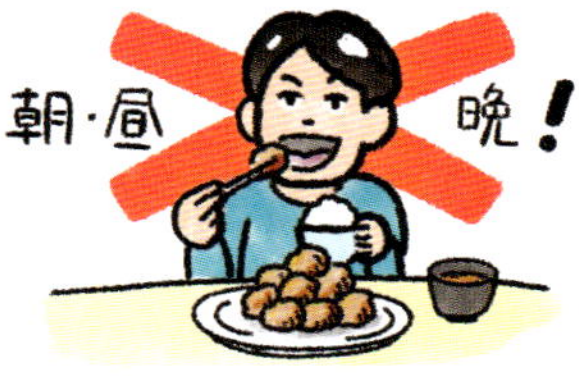

一汁三菜で考える

「一汁三菜」は、和食の献立の基本。もちろん、和洋混ざった献立でも適応できます。メインのおかず「主菜」を1品、サブのおかず「副菜」を2品。これら3つのおかずに、「主食」のご飯と汁物をあわせた献立です。

一汁三菜の構成

主菜 たんぱく源となる魚介や肉、卵、大豆製品のおかず

副菜（2品） ビタミンやミネラル源となる野菜、きのこ類、海藻、大豆製品などのおかず

主食 炭水化物の供給源となるご飯やパン、めん類など

汁物 主菜や副菜で足りない栄養素を補う。塩分のとり過ぎに注意し、1日1〜2回程度でOK。かわりに副菜もう1品でも◎

献立例

朝

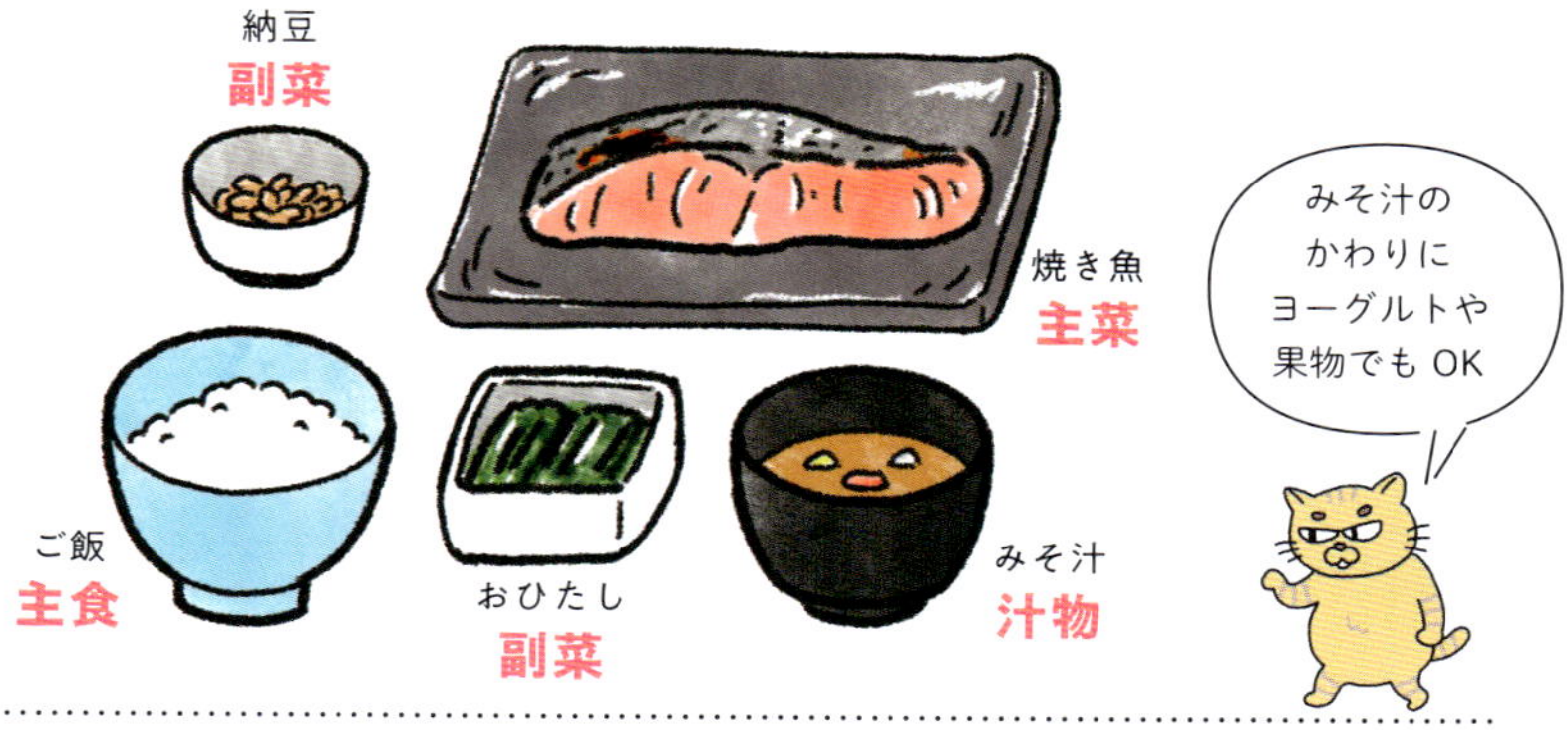
納豆
副菜
焼き魚
主菜
みそ汁の
かわりに
ヨーグルトや
果物でも OK
ご飯
主食
おひたし
副菜
みそ汁
汁物

昼

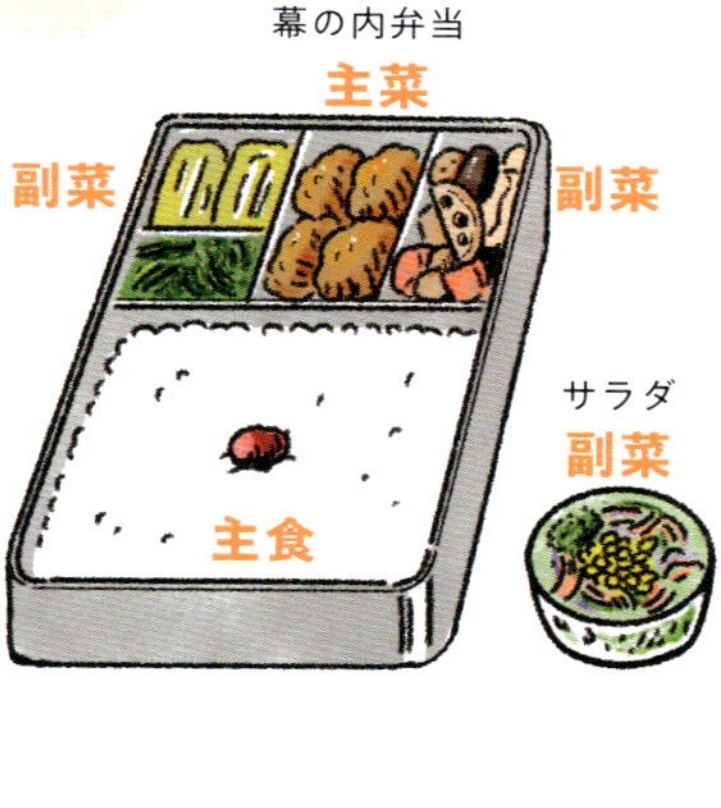
幕の内弁当
主菜
副菜
副菜
サラダ
副菜
主食

夜

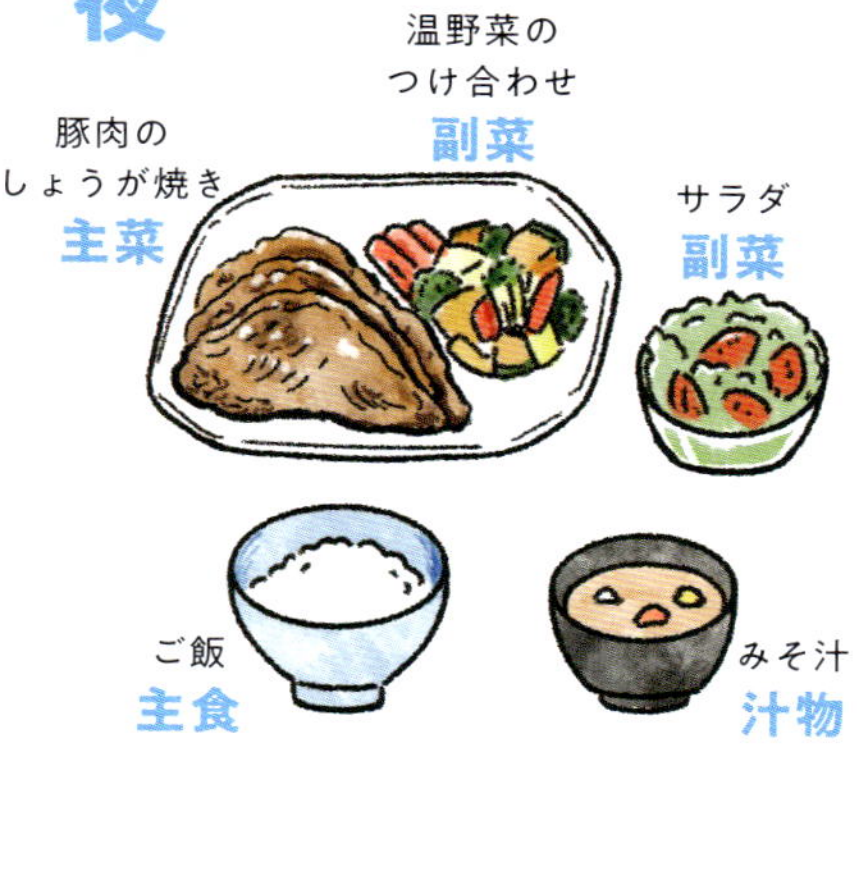
温野菜の
つけ合わせ
副菜
豚肉の
しょうが焼き
主菜
サラダ
副菜
ご飯
主食
みそ汁
汁物

和食献立で考える

旬の食材を生かして季節や自然を表現する和食は、栄養バランスにも優れています。伝統的な和食に肉や乳製品を組み合わせれば、さらにバランスのよい理想的な食事になります。

和食のここがよい！

1 一汁三菜のスタイル

ご飯を基本に多彩なおかずを組み合わせる基本スタイルで、炭水化物、たんぱく質、ビタミンやミネラルをバランスよくとることができる。

2 魚や野菜などの食材を使用

魚や野菜、きのこ、大豆や大豆製品などの食材を使ったおかずが多い。これらは脂質が少なく、食物繊維が豊富なのが特徴。

3 バラエティー豊かな発酵食品を使用

みそやしょうゆ、みりんといった発酵調味料を多く使い、納豆やかつお節、塩辛などをはじめとする発酵食品も豊富。腸内環境を整えることができる。

4 だしによる味つけ

薄味が基本。みそやしょうゆなどを控えて、こんぶやかつお節などによる、だしの旨みを味のベースにすれば料理の減塩もしやすい。

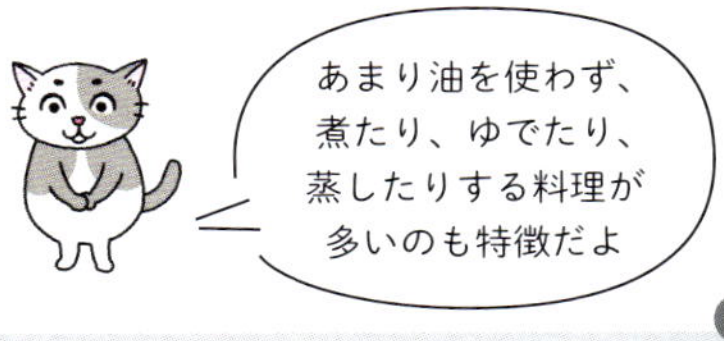
あまり油を使わず、
煮たり、ゆでたり、
蒸したりする料理が
多いのも特徴だよ

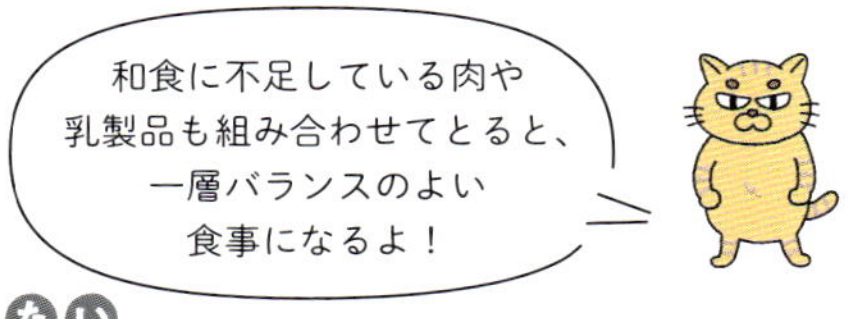
和食に不足している肉や
乳製品も組み合わせてとると、
一層バランスのよい
食事になるよ！

しりたい

ユネスコ無形文化遺産にも登録されている和食

和食は、2013年に「和食；日本人の伝統的な食文化」として、ユネスコ無形文化遺産に正式に登録されました。和食の4つの特徴として、「多様で新鮮な食材とその持ち味の尊重」「健康的な食生活を支える栄養バランス」「自然の美しさや季節の移ろいの表現」「正月などの年中行事との密接な関わり」があげられています。

せっかくの世界に誇れる食文化ですので、次世代にも引き継いでいきたいものです。栄養バランスのよい食事を考えることを機に、和食献立を増やしてみてはいかがでしょう。

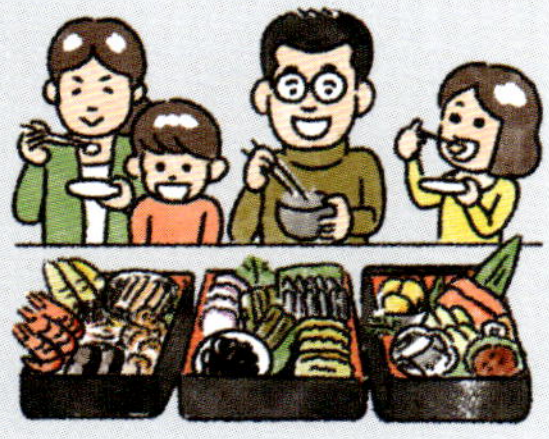

食品群で考える

栄養素の働きの特徴ごとに、「食品群」に分けて考えるやり方です。それぞれのグループから偏りがないように選ぶことで、栄養バランスのよい食事になります。分け方は３色食品群と、６つの基礎食品群がありますが、使い方はどちらも同じです。

３色食品群

栄養素の働きによって「赤」「黄」「緑」の3つのグループに分けたものです。

赤	黄	緑
（おもにたんぱく質、ミネラル）	（おもに炭水化物、脂質）	（おもにビタミン、ミネラル）
体をつくるもとになる	熱や力になる	体の調子を整える
魚、肉、豆類、乳、卵	穀類、砂糖、油脂、いも類	緑黄色野菜、淡色野菜、海藻、きのこ

６つの基礎食品群

３色食品群よりも細かく分類したもの。くわしい栄養バランスを見ることができます。

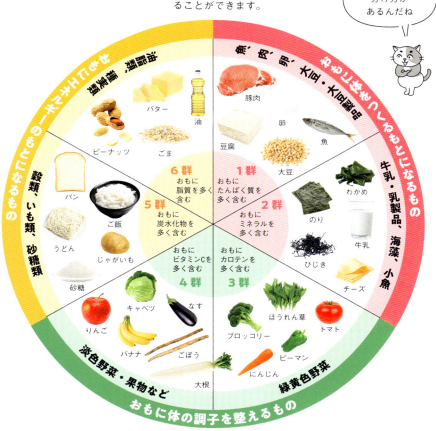

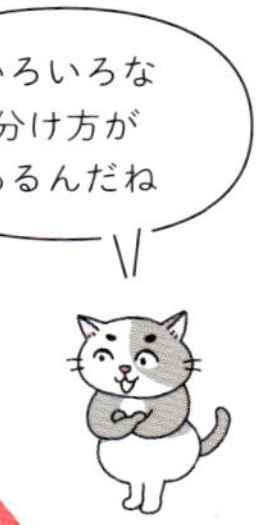

食事摂取基準で考える

「日本人の食事摂取基準」は、健康の保持・増進、生活習慣の改善、生活機能の維持・向上のために厚生労働省が制定した、エネルギーと各栄養素の摂取量の基準です。
エネルギー不足や栄養素不足、また過剰摂取による健康障害の予防や生活習慣病の予防などを目的として定められています。

◆厚生労働省　日本人の食事摂取基準（2025年版）「日本人の食事摂取基準」策定検討会報告書
https://www.mhlw.go.jp/content/10904750/001316585.pdf（2024年10月現在）

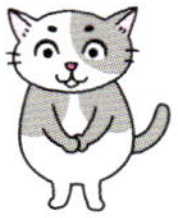
専門家のための科学的データだけど、誰でも見られるから参考にしてみて！

食事摂取基準の見方

推定平均必要量
これだけとれば、摂取不足を回避するための必要量を半数の人は満たすと考えられる量。

推奨量
これだけとれば、摂取不足を回避するための必要量をほとんどの人は満たすと考えられる量。

目安量
これだけとれば、摂取不足を回避するため、一定の栄養状態を維持するのに十分と思われる量。

耐容上限量
過剰摂取によって健康障害が起こるのを回避するための摂取上限量。

目標量
生活習慣病と大きく関わるたんぱく質や脂質など一部の栄養素について、予防のため、現代の日本人が目標とするべき摂取量。

例えば1日当たりのビタミンAの食事摂取基準は……

（単位:μg RAE／日）

性別	男性				女性			
年齢等	推定平均必要量	推奨量	目安量	耐容上限量	推定平均必要量	推奨量	目安量	耐容上限量
8～9（歳）	350	500	—	1200	350	500	—	1200
10～11（歳）	450	600	—	1500	400	600	—	1500
12～14（歳）	550	800	—	2100	500	700	—	2100
15～17（歳）	650	900	—	2600	500	650	—	2600
18～29（歳）	600	850	—	2700	450	650	—	2700
30～49（歳）	650	900	—	2700	500	700	—	2700
50～64（歳）	650	900	—	2700	500	700	—	2700
65～74（歳）	600	850	—	2700	500	700	—	2700
75以上（歳）	550	800	—	2700	450	650	—	2700

資料：「日本人の食事摂取基準（2025年版）」より

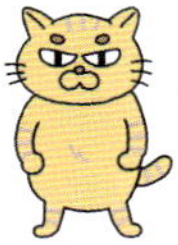
次のページに、
摂取基準の一覧表があるから見てみよう

○＝推奨量　●＝目安量　◎＝目標量　（すべて１日当たりの数値）

	8~9歳		10~11歳		12~14歳		15~17歳		18~29歳		30~49歳		50~64歳		65~74歳		75歳~	
	男	女	男	女	男	女	男	女	男	女	男	女	男	女	男	女	男	女
	57.5	57.5	57.5	57.5	57.5	57.5	57.5	57.5	57.5	57.5	57.5	57.5	57.5	57.5	57.5	57.5	57.5	57.5
	11	11	13	13	17	16	19	18	20	18	22	18	22	18	21	18	20	17
	25	25	25	25	25	25	25	25	25	25	25	25	25	25	25	25	25	25
	40	40	45	50	60	55	65	55	65	50	65	50	65	50	60	50	60	50
	500	500	600	600	800	700	900	650	850	650	900	700	900	700	850	700	800	650
	6.5	6.5	8.0	8.0	9.0	9.0	9.0	9.0	9.0	9.0	9.0	9.0	9.0	9.0	9.0	9.0	9.0	9.0
	5.0	5.0	5.0	5.5	6.5	6.0	7.0	6.0	6.5	5.0	6.5	6.0	6.5	6.0	7.5	7.0	7.0	6.0
	90	110	110	130	140	150	150	150	150	150	150	150	150	150	150	150	150	150
	0.8	0.7	0.9	0.9	1.1	1.0	1.2	1.0	1.1	0.8	1.2	0.9	1.1	0.8	1.0	0.8	1.0	0.7
	1.1	1.0	1.4	1.3	1.6	1.4	1.7	1.4	1.6	1.2	1.7	1.2	1.6	1.2	1.4	1.1	1.4	1.1
	11	10	13	12	15	14	16	13	15	11	16	12	15	11	14	11	13	10
	0.9	0.9	1.0	1.2	1.4	1.3	1.5	1.3	1.5	1.2	1.5	1.2	1.5	1.2	1.4	1.2	1.4	1.2
	2.5	2.5	3.0	3.0	4.0	4.0	4.0	4.0	4.0	4.0	4.0	4.0	4.0	4.0	4.0	4.0	4.0	4.0
	150	150	180	180	230	230	240	240	240	240	240	240	240	240	240	240	240	240
	6	6	6	6	7	6	7	6	6	5	6	5	6	5	6	5	6	5
	30	30	40	40	50	50	50	50	50	50	50	50	50	50	50	50	50	50
	60	60	70	70	90	90	100	100	100	100	100	100	100	100	100	100	100	100
	5.0	5.0	6.0	6.0	7.0	6.5	7.5	6.5	7.5	6.5	7.5	6.5	7.5	6.5	7.5	6.5	7.5	6.5
	2000	1800	2200	2000	2600	2400	3000	2600	3000	2600	3000	2600	3000	2600	3000	2600	3000	2600
	650	750	700	750	1000	800	800	650	800	650	750	650	750	650	750	650	750	600
	1000	900	1100	1000	1200	1100	1200	1000	1000	800	1000	800	1000	800	1000	800	1000	800
	170	160	210	220	290	290	360	310	340	280	380	290	370	290	350	280	330	270
	7.5	8.0	9.5	9.0	9.0	8.0	9.0	6.5	7.0	6.0	7.5	6.0	7.0	6.0	7.0	6.0	6.5	5.5
	5.5	5.5	8.0	7.5	8.5	8.5	10.0	8.0	9.0	7.5	9.5	8.0	9.5	8.0	9.0	7.5	9.0	7.0
	0.5	0.5	0.6	0.6	0.8	0.8	0.9	0.7	0.8	0.7	0.9	0.7	0.9	0.7	0.8	0.7	0.8	0.7
	2.5	2.5	3.0	3.0	3.5	3.0	3.5	3.0	3.5	3.0	3.5	3.0	3.5	3.0	3.5	3.0	3.5	3.0
	90	90	110	110	140	140	140	140	140	140	140	140	140	140	140	140	140	140
	20	20	25	25	30	30	35	25	30	25	35	25	30	25	30	25	30	25
	—	—	—	—	—	—	—	—	10	10	10	10	10	10	10	10	10	10

資料：厚生労働省「日本人の食事摂取基準 2025年版」

日本人の食事摂取基準（2025年版）より一部抜粋

食事摂取基準のある項目				0~5か月		6~11か月		1~2歳		3~5歳		6~7歳	
				男	女	男	女	男	女	男	女	男	女
炭水化物		(%※1)	◎	—	—	—	—	57.5	57.5	57.5	57.5	57.5	57.5
食物繊維		(g※2)	◎	—	—	—	—	—	—	8	8	10	9
脂質		(%※1)	◎	—	—	—	—	25	25	25	25	25	25
たんぱく質		(g)	○	—	—	—	—	20	20	25	25	30	30
ビタミン	ビタミンA	(μg RAE※3)	○	—	—	—	—	400	350	500	500	500	500
ビタミン	ビタミンD	(μg)	●	5.0	5.0	5.0	5.0	3.5	3.5	4.5	4.5	5.5	5.5
ビタミン	ビタミンE	(mg)	●	3.0	3.0	4.0	4.0	3.0	3.0	4.0	4.0	4.5	4.0
ビタミン	ビタミンK	(μg)	●	4	4	7	7	50	60	60	70	80	90
ビタミン	ビタミンB_1	(mg)	○	—	—	—	—	0.4	0.4	0.5	0.5	0.7	0.6
ビタミン	ビタミンB_2	(mg)	○	—	—	—	—	0.6	0.5	0.8	0.8	0.9	0.9
ビタミン	ナイアシン	(mg NE※4)	○	—	—	—	—	6	5	8	7	9	8
ビタミン	ビタミンB_6	(mg)	○	—	—	—	—	0.5	0.5	0.6	0.6	0.7	0.7
ビタミン	ビタミンB_{12}	(μg※5)	●	0.4	0.4	0.9	0.9	1.5	1.5	1.5	1.5	2.0	2.0
ビタミン	葉酸	(μg)	○	—	—	—	—	90	90	100	100	130	130
ビタミン	パントテン酸	(mg)	●	4	4	3	3	3	3	4	4	5	5
ビタミン	ビオチン	(μg)	●	4	4	10	10	20	20	20	20	30	30
ビタミン	ビタミンC	(mg)	○	—	—	—	—	35	35	40	40	50	50
ミネラル	ナトリウム	(g※6)	◎	—	—	—	—	3.0	2.5	3.5	3.5	4.5	4.5
ミネラル	カリウム	(mg※2)	◎	—	—	—	—	—	—	1600	1400	1800	1600
ミネラル	カルシウム	(mg)	○	—	—	—	—	450	400	600	550	600	550
ミネラル	リン	(mg)	●	120	120	260	260	600	500	700	700	900	800
ミネラル	マグネシウム	(mg)	○	—	—	—	—	70	70	100	100	130	130
ミネラル	鉄	(mg)	○	—	—	4.5	4.5	4.0	4.0	5.0	5.0	6.0	6.0
ミネラル	亜鉛	(mg)	○	—	—	—	—	3.5	3.0	4.0	3.5	5.0	4.5
ミネラル	銅	(mg)	○	—	—	—	—	0.3	0.3	0.4	0.3	0.4	0.4
ミネラル	マンガン	(mg)	●	0.01	0.01	0.5	0.5	1.5	1.5	2.0	2.0	2.0	2.0
ミネラル	ヨウ素	(μg)	○	—	—	—	—	50	50	60	60	75	75
ミネラル	セレン	(μg)	○	—	—	—	—	10	10	15	10	15	15
ミネラル	クロム	(μg)	●	0.8	0.8	1.0	1.0	—	—	—	—	—	—

※1：1日の総摂取エネルギーに占める割合　※2：下限　※3：レチノール活性当量　※4：ナイアシン当量
※5：推定平均必要量を設定せず、適正なビタミンB_{12}の栄養状態を維持できる摂取量として目安量を設定　※6：食塩相当量の上限

栄養学の
最新常識
17

1日に必要なエネルギー量は？

自分の基礎代謝量・エネルギー量を知る

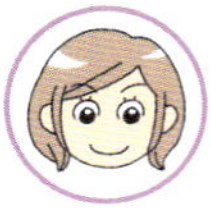

１日に必要なエネルギーって、どのくらいなのかな？　余ったら太るから嫌だけど、でも足りないと動けないものね。

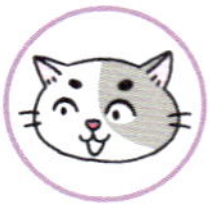

自分の基礎代謝量を調べれば、１日何キロカロリー必要かがわかるんじゃないかな？

そうだね。自分の身長と、理想的なBMIの数値、日常の活動量を数値にしたものを使って、必要なエネルギー量を計算することができるよ。やってみよう。

体格によって基礎代謝量は違う

まずは次の計算式で、自分の標準体重を把握しましょう。

標準体重［kg］＝身長［m］×身長［m］×22

22をかけるのは、最も理想的なBMI値が22とされるためです（➡P48）。この式から導き出されるのが、あなたの身長に適した標準体重です。

この標準体重に、性別や年齢ごとに違う基礎代謝量基準値をかけたものが、あなたの基礎代謝量。基礎代謝量とは、何もしないで1日中横になっていたとしても、内臓や脳などを正常に動かすために、体が最低限必要とするエネルギーのことです。

活動量も加味してエネルギー量を計算

基礎代謝量は、生命を維持するために必要な最低限のエネルギー量ですが、私たちは買い物や家事、通勤やスポーツなど、毎日いろいろな活動をしています。そこで使うエネルギーも考慮しなければなりません。

1日の活動量はもちろん一人ひとり違うため、基礎代謝量に自分の身体活動レベルの数値をかけることで、自分が1日に必要とするエネルギー量を知ることができます。

これがあなたの通常の活動量に合った、健康（標準体重）を維持していくのにふさわしい1日分のエネルギー量ということになります。

1日に必要なエネルギー量を計算してみよう

Step 1 標準体重を出す

標準体重は、あなたと同じ身長の人がいちばん病気にかかりにくいとされる体重です。

標準体重 [kg] ＝ 身長 [m] × 身長 [m] ×22

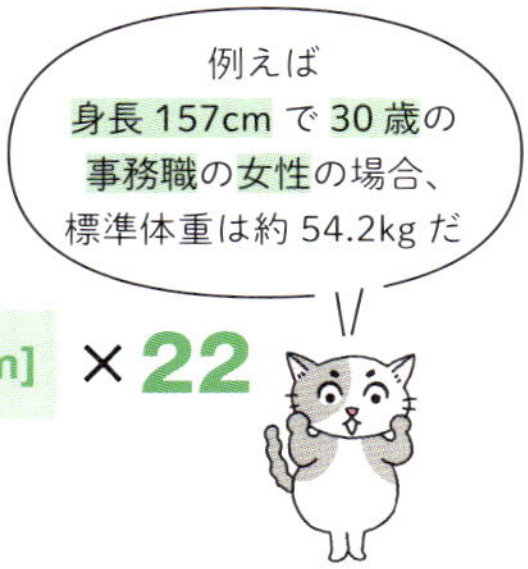

例えば
身長 157cm で 30 歳の
事務職の女性の場合、
標準体重は約 54.2kg だ

Step 2 基礎代謝量を出す

基礎代謝量は、あなたが1日中横になっていても消費されるエネルギー量です。

基礎代謝量＝ 基礎代謝量基準値 × 標準体重 [kg]

基礎代謝量基準値

	18~29歳	30~49歳	50~64歳	65~74歳	75歳以上
男性	23.7	22.5	21.8	21.6	21.5
女性	22.1	21.9	20.7	20.7	20.7

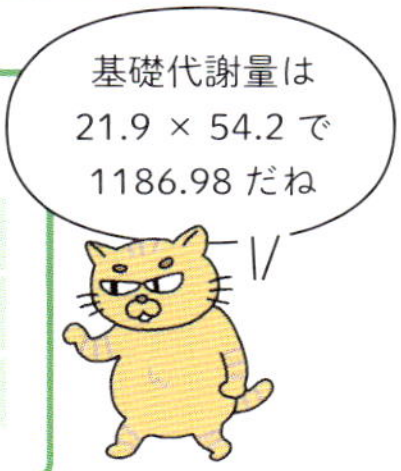

21.9 × 54.2 で
1186.98 だね

Step 3 1日の必要エネルギーを出す

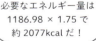

1日に必要なエネルギー量 [kcal]
＝ 基礎代謝量 × 身体活動レベル

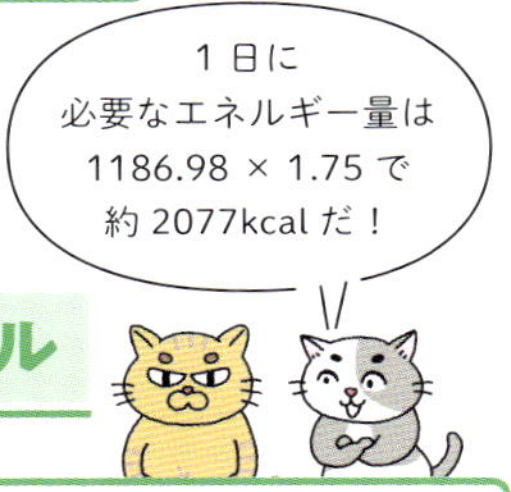

必要なエネルギー量は
1186.98 × 1.75 で
約 2077kcal だ！

身体活動レベル

低い	1.50 [1.40~1.60]	生活の大部分が座位で、静的な活動が中心の場合
ふつう	1.75 [1.60~1.90]	座位中心の仕事だが、職場内での移動や立位での作業・接客など、あるいは通勤、買物、家事、軽いスポーツなどのいずれかを含む場合
高い	2.00 [1.90~2.20]	移動や立位の多い仕事への従事者。あるいは、スポーツなど余暇における活発な運動習慣がある場合

※18〜64歳の身体活動レベル別に見た活動内容の代表例を抜粋。

栄養学の最新常識
18

食塩をとり過ぎない工夫は？

食塩の摂取

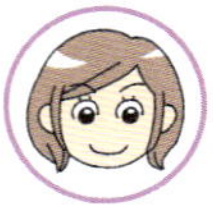

和食はヘルシーだって世界の人が認めているけど、ひとつだけ、難点は食塩が多めなことなんだってね。

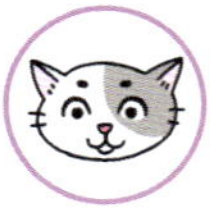

その通り。和食ではどうしても食塩をとり過ぎてしまうので、脳卒中や腎臓病が心配だね。でも料理の仕方やちょっとした工夫で、食塩を減らすことはできるよ。

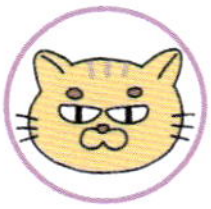

意識していないと、味つけはどんどん濃くなっていくから、まずは「薄味」を意識して。香りや酸味、旨みを上手に利用する食べ方がおすすめだよ。

日本人は普段の食事で食塩をとり過ぎている

　私たちは日常的に食塩を摂取しています。食塩は、栄養素でいうとナトリウム。ナトリウムは体の水分量などを調節する大事なミネラルです。しかしとり過ぎると血圧が上がり、その結果、脳卒中や腎臓病などを招いてしまいます。

　日本人は食塩のとり過ぎといわれています。これは、しょうゆやみそなど、よく使う調味料に食塩が含まれるものが多いためです。日本人の1日当たりの食塩摂取量の平均値は約10gで、WHOのすすめる5g未満、また日本高血圧学会のすすめる6g未満にはとても及びません。

薄味でもおいしく！料理法に工夫を

　食塩の摂取を減らす（減塩する）には、まずは食塩の多い調味料を控えること、同じく食塩の多い加工食品の摂取を減らすことが、最も効果的です。

　しかし、ただ食塩の摂取を減らすのでは薄味に飽きてしまうことも。減塩を長く続けていくには、薄味でもおいしいと感じられる工夫をすることが重要です。

　例えば、だしの旨みや、果汁や酢などの酸味、香辛料や香味野菜、ハーブなどを使うと、薄味をカバーできます。食塩に頼らずにおいしさを引き出す工夫をしてみましょう。

薄味でもおいしい！　料理のコツ

コツその1

酸味をプラス

酢やかんきつ系果実の果汁、トマトなどを使って、味のアクセントになる酸味を加えましょう。

コツその2

香りをプラス

にんにく、しょうが、しそなどの香味野菜やハーブ、各種スパイスの香りや辛み、刺激で薄味をカバー。

コツその3

コクをプラス

煮物や汁物に牛乳や乳製品を加えたり、仕上げにごま油などを1滴たらしたりすると料理にコクが出ます。

コツその4

旨みをプラス

こんぶ、かつお節、きのこ類、干しエビなどから、だしの旨みをぎゅっと引き出しましょう。

コツその5

香ばしさをプラス

焼いたり揚げたりすることで食材についた焦げ目は、料理に香ばしい風味をつけ加えます。

コツその6

とろみをプラス

とろみをつけることで味が食材にまとわりつくため、薄味でも満足感が得られます。

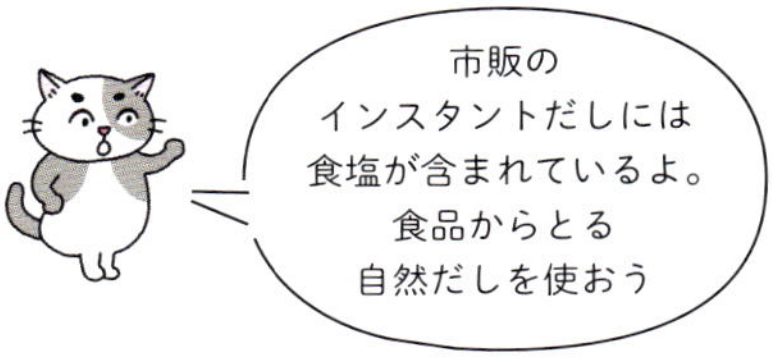
市販の
インスタントだしには
食塩が含まれているよ。
食品からとる
自然だしを使おう

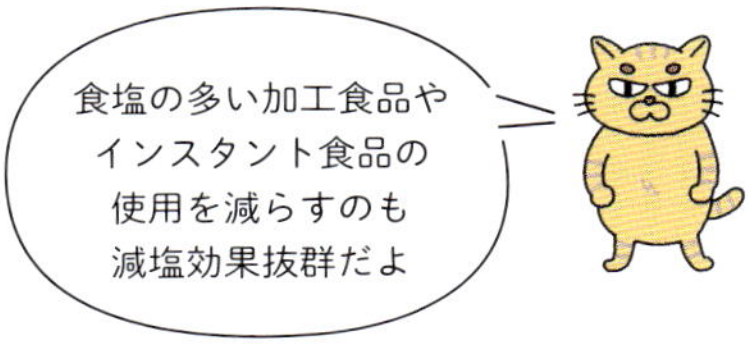
食塩の多い加工食品や
インスタント食品の
使用を減らすのも
減塩効果抜群だよ

おしえて

栄養成分表示の食塩相当量の計算式

食品の栄養成分表示には、2015年から「食塩相当量」として表示することが義務づけられましたが、以前は食塩ではなく「ナトリウム」の含有量が記載されていました。健康維持のために目標値が定められているにもかかわらず、栄養成分表示には「ナトリウム」として記載されていたため、わざわざ食塩相当量に換算して考えなければならなかったのです。

今ではあまり使う機会がありませんが、食塩相当量を求めるには、ナトリウム量に2.54をかけて計算します。

●食塩相当量の出し方

ナトリウム [g] × 2.54 ＝ 食塩相当量 [g]

※ナトリウム2.0gの場合は、食塩相当量は2.0×2.54＝5.08gです。

栄養学の最新常識 19

健康食品って何？

健康食品、サプリメントの定義

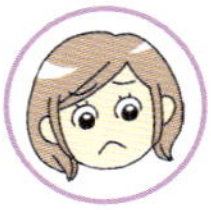

このドリンク、「機能性表示食品」って書いてあるけど、何？　健康食品？　サプリメントとは違うのかな？

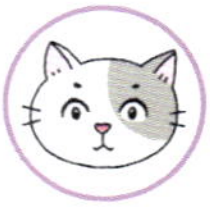

うーん、「サプリメント」って、とくに明確な定義がないんだよ。英語で「補足」とか、「追加」とかいう意味なんだけど、漠然と、足りない栄養を補うもの、ということなんだよね。

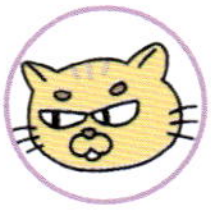

健康に役立つ食品全般のことを「健康食品」といって、その中でも、国が制度をつくって機能の表示を認めているものがあるんだ。「機能性表示食品」はそのひとつだよ。

健康に役立つ食品はすべて「健康食品」

健康食品は、食品の中でとくに健康に役立つ食品全般のこと。しかしその働きや安全性については、科学的根拠のあるものと、明確にはないものがあります。科学的根拠があるものについては国が制度をつくり、食品へその機能を表示することを認めています。

　理解しておきたいのが、健康食品を使えば健康になるというわけではないということ。健康食品で安易に栄養の偏りを解決しようとせず、あくまでも補助的に使いましょう。まずは規則正しくバランスのよい食事を心がけることが大切です。

国が表示を許可しているものはトクホのほかに3つ

健康食品は、国がその機能の表示を許可しているものと、それ以外の「いわゆる健康食品」に分かれます。

　国が表示を許可しているものには、乳児や妊産婦などへの特別の用途がある「特別用途食品」、一定の科学的根拠が認められた「特定保健用食品」（トクホ）、20種類のビタミン・ミネラルなどの含有量が国の基準を満たす「栄養機能食品」があります。

　似た名前の「機能性表示食品」は、一定の科学的根拠を消費者庁に届け出ることで、事業者の責任でパッケージに機能を表示できる食品です。

健康食品の分類

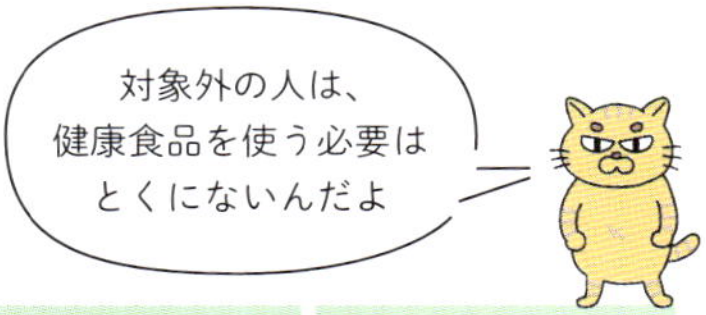
対象外の人は、
健康食品を使う必要は
とくにないんだよ

<table>
<tr><th colspan="3">種類</th><th>対象</th><th>効き目・働き・安全性</th><th>表示</th></tr>
<tr><td rowspan="5">健康食品
※健康に役立つ食品全般。特に法律などで定義されているわけではない。</td><td colspan="2">特別用途食品
※国が食品の働きについて、商品への表示を認めている。</td><td>乳児・妊産婦・病気のある人など、医学・栄養学的な配慮が必要な人。</td><td>機能について、消費者庁長官が許可している。</td><td>「本品はたんぱく質の摂取制限を必要とする腎疾患等の方に適した食品です」などと表示されている。
＊1</td></tr>
<tr><td rowspan="3">保健機能食品
※国が食品の働きについて、商品への表示を認めている。</td><td>特定保健用食品
（トクホ）
※広義では特別用途食品に含まれる。</td><td rowspan="4">食生活などが原因で生活習慣病になる可能性がある人。</td><td>成分の機能に関して、ある一定の科学的根拠があると国によって認められている。個別審査により消費者庁長官に承認されている。</td><td>「おなかの調子をととのえます」など、国に認められた働きが表示されている。
＊2</td></tr>
<tr><td>栄養機能食品</td><td>13種類のビタミンと6種類のミネラル、n−3系脂肪酸の含有量が国の規格基準を満たしている。届け出や申請は不要。</td><td>「栄養機能食品(○○)」などの表示がある。
※(　)内は栄養成分の名称</td></tr>
<tr><td>機能性表示食品</td><td>安全性や機能の科学的根拠などが事業者によって消費者庁に届け出られたもの。消費者庁の個別審査を受けたものではない。</td><td>「機能性表示食品」と「○○が含まれるので□□の働きがあります」など、働きの説明がある。</td></tr>
<tr><td colspan="2">いわゆる健康食品
※国が食品の働きについて、商品への表示を認めていない。</td><td>科学的根拠があるとは限らない。</td><td>「栄養補助食品」「健康補助食品」「栄養調整食品」など</td></tr>
</table>

食品表示の決まりと見方

私たちが購入する食品に書かれている「食品表示」には、食品に関する情報がたっぷりと盛り込まれています。どんな情報が載っていて、どこをチェックすればよいのでしょう。

食品表示

	名称	ポークソーセージ(ウィンナー)
1	原材料名	豚肉(アメリカ産)、豚脂肪、食塩、香辛料、水あめ(原材料の一部に大豆、ゼラチン、乳成分を含む。)
2	添加物	調味料(アミノ酸等)、リン酸塩(Na)、保存料(ソルビン酸)、酸化防止剤(ビタミンC)、発色剤(亜硝酸Na)
	内容量	100g
3	賞味期限	2025.01.15
4	保存方法	10℃以下で保存してください。
	製造者	○○○○株式会社 ○○県○○市○○町

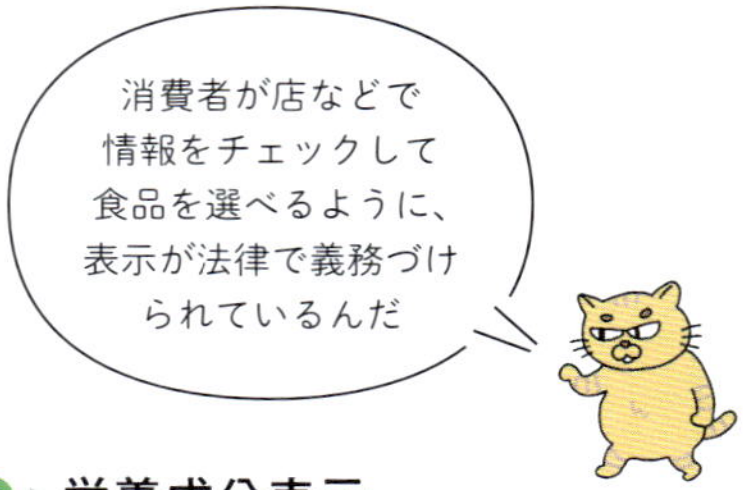
消費者が店などで
情報をチェックして
食品を選べるように、
表示が法律で義務づけ
られているんだ

5 栄養成分表示

栄養成分表示1パック(100g)当たり	
熱量	290kcal
たんぱく質	14.6g
脂質	23.3g
炭水化物	5.2g
食塩相当量	2.3g

1 原材料名

使用した原材料が、**重量の多い順**に表示されています。すべての生鮮食品と加工食品について、**原材料の原産地や製造地**の表示が義務づけられており、産地で食品を選ぶことができます。

2 添加物

容器包装された加工食品には、使用した添加物の表示が義務づけられています。原材料名の欄に、原材料と一緒に表示されていることもあります。

食物アレルギー

食品による健康被害を防ぐために、容器包装された加工食品にはアレルギー物質に関する表示が義務づけられています。原材料名や添加物の欄に「(〜を含む。)」と表示されたり、別枠に表示されたりする場合があります。

3 賞味(消費)期限

賞味期限は**おいしく食べられる期限**のことで、日もちのする加工食品などに用いられます。期限を過ぎても、食べられなくなるということではありません。一方、消費期限は**安全に食べられる期限**のことで、いたみやすい生鮮食品などに用いられます。消費期限を過ぎたものは食べないほうがよいとされてます。ただし、どちらも**未開封のまま**保存方法を守って保存した場合に限ります。

4 保存方法

食品の特性に基づき、**開封前の**適切な保存方法が表示されています。

5 栄養成分

容器包装された加工食品には、栄養成分を表示するように法律で定められています。熱量(エネルギー)、たんぱく質、脂質、炭水化物、ナトリウムの**5つの成分は必ず表示**されています。ナトリウムの量は、食塩相当量として表されます。成分値に気をつけながら、食品を選ぶことができます。

3章 栄養素の働き

栄養素のおもな働きや
含まれる食品など、より深く
栄養について学びましょう。

ATTENTION

食事摂取基準（2025年版）の基準値は、日本食品標準成分表（七訂）に基づき計算されたエネルギー・栄養素摂取量に対応するものとして策定されています。日本食品標準成分表（八訂）を用いて栄養計算を行った結果を比較する際には、測定法や算出法の違いによる誤差が発生することがあり、注意が必要です。

栄養素 1

炭水化物

エネルギー源になる糖質と、消化・吸収されない食物繊維に分けられます。

1日の摂取基準（総エネルギーに占める割合の目標量）

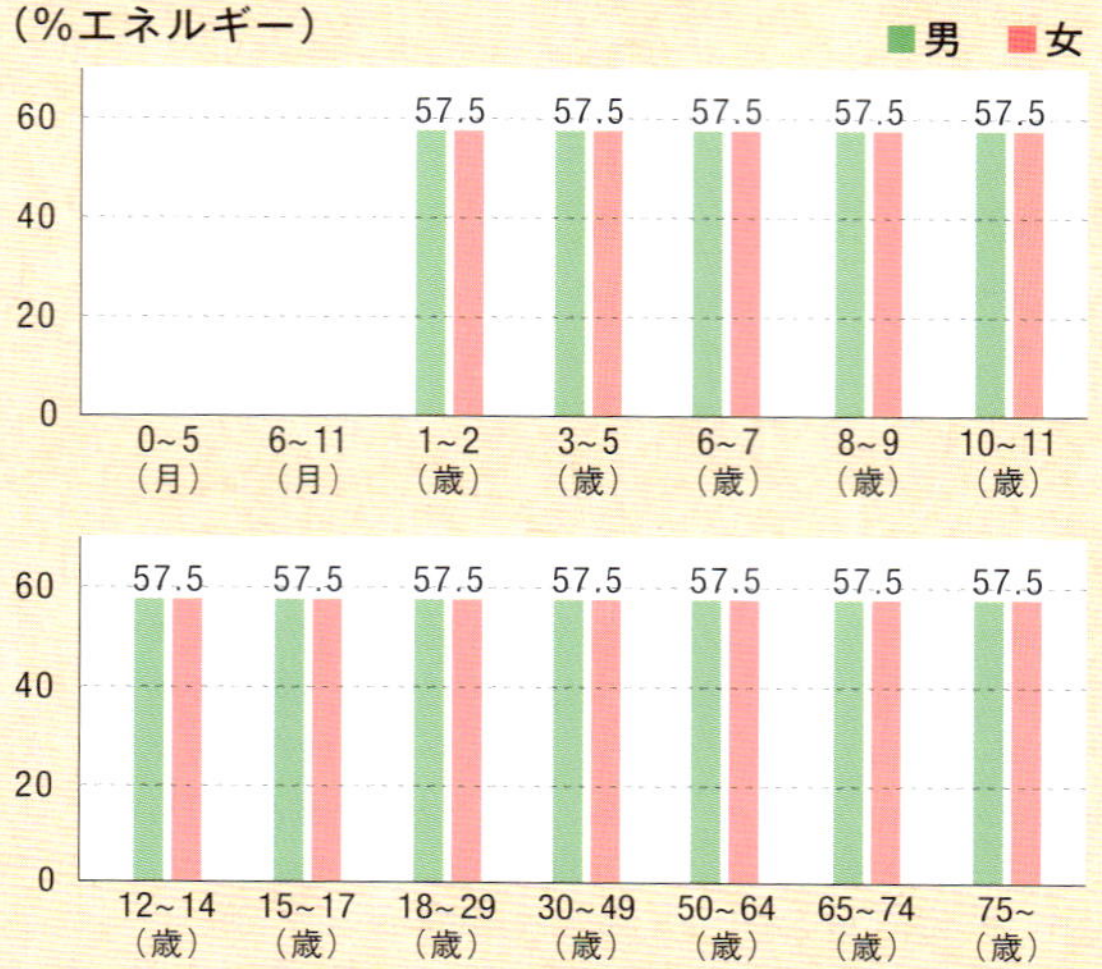

＊おおむねの範囲の中央値を示したものであり、最も望ましい値を示すものではない。
＊アルコールを含む。ただし、アルコールの摂取をすすめるものではない。

おもな働き 1 体の主要なエネルギー源

炭水化物のうち糖質は、1gで約4キロカロリーのエネルギーを生み出します。たんぱく質や脂質に比べてすぐにエネルギーに変わるのが特徴です。食生活では主食として食されることが多く、身体活動や生命活動を行うための主要なエネルギー源といえます。

糖質は体内でさまざまな種類の糖に分解され、血液中ではブドウ糖、肝臓や筋肉ではグリコーゲンとして存在します。ただし、貯蔵量としては少量。これは、すぐに使う量以上に摂取した余剰分の糖質は、体内に脂肪として蓄積される性質があるためです。

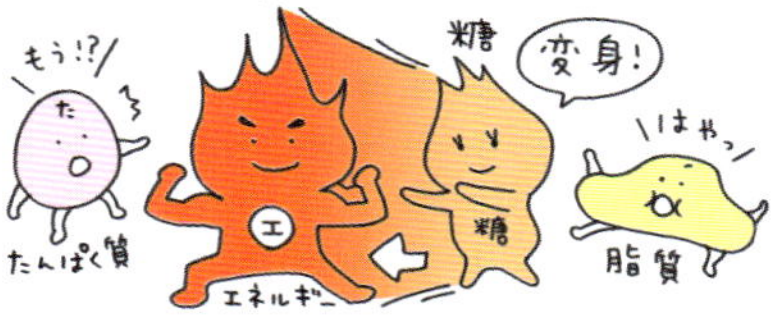

おもな働き 2 脳の活動を支える

糖質が分解されてできたブドウ糖は、脳の最も効率的なエネルギー源です。そのため、ブドウ糖が極度に不足すると意識障害などを起こすこともあります。脳には貯蔵できないため、食事から定期的に補給する必要があります。

おもな働き 3 DNA、RNAなどの構成成分になる

糖質が分解されてできたブドウ糖などは、遺伝情報を担うDNA 、RNAの生合成の成分として使われます。また、たんぱく質と結合して糖たんぱく質となり、細胞などの重要な構成成分になります。

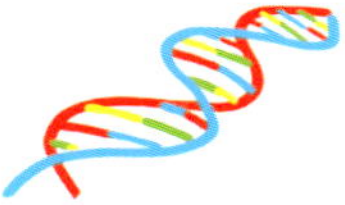

Q どんな食品に入っている？

A 含有量が多いのは砂糖、おもな供給源は穀類

砂糖には炭水化物の含有量が多いので、当然、砂糖を使った菓子やジュースも多く含みます。通常の食事でのおもな供給源は、ご飯、パン、めんなど主食の材料となる穀類です。

炭水化物（糖質）を多く含む食品

（g）

砂糖類	上白糖（100g）	99.3

1食当たりの比較

穀類	手延べそうめん（乾2束100g）	63.5
穀類	スパゲティー（1人前乾 90g）	60.2
穀類	食パン（6枚切り×2枚）	53.0
穀類	うどん（ゆで1玉200g）	39.0
穀類	そば（ゆで1袋 150g）	36.8
穀類	精白米 ごはん（お茶碗軽く1杯 100g）	34.6

その他いも類や野菜類（100g 当たりの含有量）

いも類	さつまいも（皮つき）	28.4
野菜類	かぼちゃ	15.9
野菜類	れんこん	14.1

Q 効率のよい食べ方は？

A ビタミンB群を組み合わせよう

糖質は、ビタミンB群をとらなければ体内で代謝されず、エネルギーとして使うことができません。

玄米や胚芽米は胚芽や外皮にビタミンB群が含まれますが、白米はほぼゼロ。白米には玄米を混ぜたり、一緒に食べるおかずにビタミンB群が豊富な食材を使ったりすると、効率よくエネルギーに変えられます。

炭水化物をとり過ぎて余ったブドウ糖はグリコーゲンとして蓄えられ、必要に応じて消費されます。それでも余った場合には、中性脂肪として蓄積されます。中性脂肪の増え過ぎを防ぐには運動などでブドウ糖を消費することが大切です。

とり過ぎると…

消費されずに余ったブドウ糖は中性脂肪として蓄積され、肥満の原因になります。肥満は、さまざまな生活習慣病の引き金となります。炭水化物の摂取は適正量に抑えることが必要です。

不足すると…

炭水化物の不足は、すなわちエネルギーの不足。不足が長く続くと、エネルギーを補うために体内のたんぱく質が分解されるなどして、筋肉が減少します。疲労感や脱力感が生じるほか、脳や神経系の働きも滞ってしまいます。

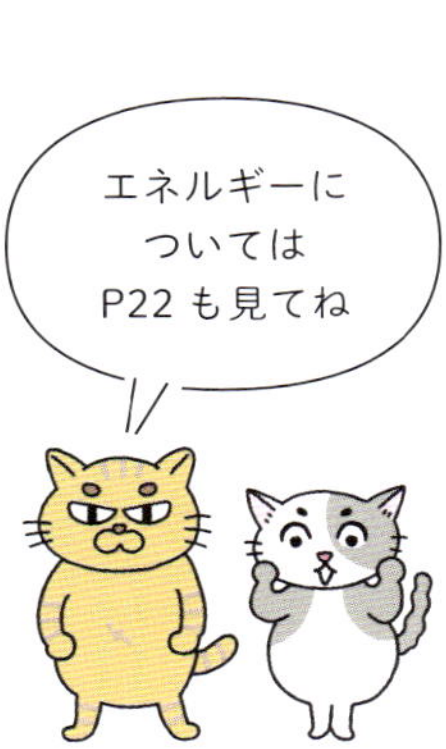

炭水化物の分類

炭水化物を構成する単糖の数で3つに分類できる

炭水化物は、含まれる「糖」の種類によって「糖類」「少糖類」「多糖類」の3つに分類できます。これらの違いは、糖の最小単位「単糖」の数。「糖類」は単糖が1～2個で構成されており、それぞれを「単糖類」、「二糖類」といいます。対して「少糖類」は単糖が3～9個、「多糖類」は10個以上結合しているものです。

このほか、炭水化物は、体内で消化できるもの（易消化性炭水化物）と消化できないもの（難消化性炭水化物）という分類もあります（→P28）。

炭水化物の消化吸収プロセス

私たちが主食として食べている米やパン、めん類などの炭水化物は、でんぷんを多く含む多糖類です。食品中のでんぷんは、体内で徐々に分解され、最終的に単糖のブドウ糖となって体に吸収されます。吸収されたブドウ糖は肝臓へ運ばれ、血液とともに全身をめぐり、エネルギー源として利用されます。

砂糖などの糖類は、多糖類に比べて分解に時間がかからないため、消化吸収が早いのが特徴です。すぐにエネルギー源として利用できる半面、急激に血糖値が上がるため、とり過ぎると糖尿病や動脈硬化のリスクが高くなります。

でんぷんが消化吸収される過程

食品中のでんぷん

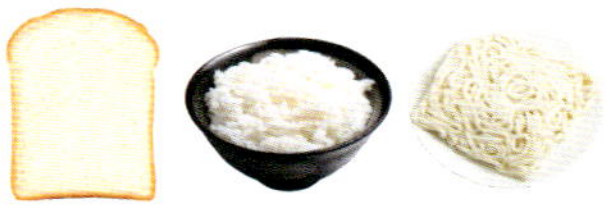

① 口

だ液中の消化酵素で、でんぷんの一部が二糖類の麦芽糖に分解される。

② 十二指腸

すい臓から分泌されるすい液で、残りのでんぷんが麦芽糖に分解される。

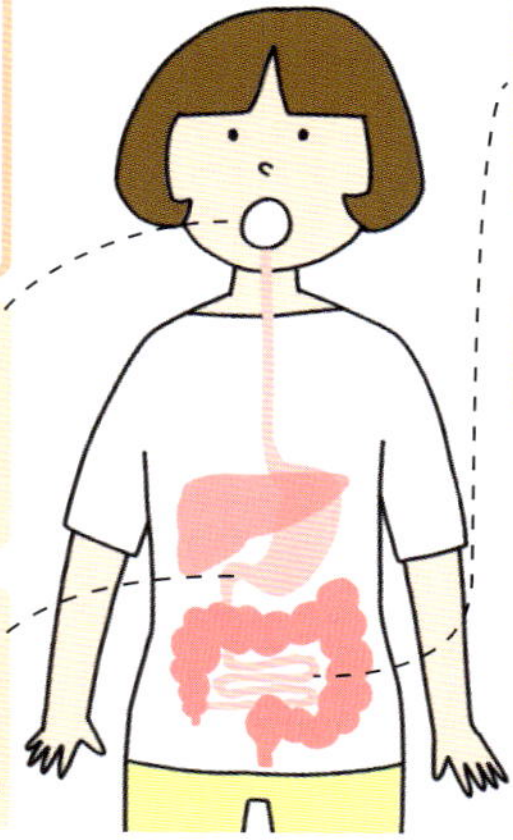

③ 小腸

麦芽糖が単糖類のブドウ糖に分解され、体内に吸収される。

↓

小腸で吸収されたブドウ糖は肝臓へ運ばれる。

食べ物に含まれる果糖やガラクトースなど、ブドウ糖以外の単糖類も小腸から吸収され、そのあとブドウ糖に変換されます。

炭水化物

糖類

単糖が１個の単糖類と、単糖が2個結合した二糖類の総称。食品の甘みの主成分です。

単糖類

ブドウ糖（グルコース）

エネルギー源として最も重要な単糖で、人の血液中には常に約0.1％存在します。

果糖（フルクトース）

果物やはちみつに多く、糖類の中で最も甘みが強いのが特徴です。

ガラクトース

天然には、ブドウ糖と結合し、二糖類の乳糖となって存在します。乳に多く含まれます。

二糖類

麦芽糖（マルトース）

水飴の甘みの主成分で、ブドウ糖が2個結合してできています。

ショ糖（スクロース）

砂糖の主成分。ブドウ糖と果糖が結合してできており、さとうきびの茎やてんさいの根に多く含まれます。

乳糖（ラクトース）

ブドウ糖とガラクトースが結合したもの。ほ乳類の乳に存在し、母乳では約７％、牛乳では約4.5％含まれます。

少糖類

単糖が3〜9個結合したもので、別名オリゴ糖。ほのかな甘みがあります。人の消化酵素ではほとんど分解されないので、エネルギー源にはなりにくいのも特徴。

マルトオリゴ糖

ブドウ糖が結合してできたオリゴ糖です。

そのほかのオリゴ糖

ブドウ糖以外の糖を含むオリゴ糖です。

多糖類

たくさんの単糖が結合してできています。ブドウ糖が結合してできた「でんぷん」と、それ以外の「非でんぷん性多糖類」に分類できます。

でんぷん

アミロース

たくさんのブドウ糖が1本の鎖状に連なってできたでんぷん。穀類に多く含まれます。

アミロペクチン

ブドウ糖が鎖状に連なり、ところどころ枝分かれした構造をしています。穀類に多く含まれ、米の粘りのもととなっています。

非でんぷん性多糖類

セルロース

ブドウ糖が結合してできた多糖類ですが、でんぷんではありません。植物の細胞壁の構成成分です。水に溶けず、体内で消化できません。

ヘミセルロース

植物の細胞壁を構成する多糖類の中で、セルロースとペクチン以外の多糖類の総称です。水に溶けず、体内で消化できません。

ペクチン

ガラクツロン酸という糖を主成分とする多糖類。自然界ではおもに植物の細胞壁の構成成分として存在し、かんきつ類に多く含まれます。

栄養素 2

脂質

グリセロールと脂肪酸が結合した高分子化合物。水に溶けない性質で、さまざまな種類があります。

1日の摂取基準（総エネルギーに占める割合の目標量）

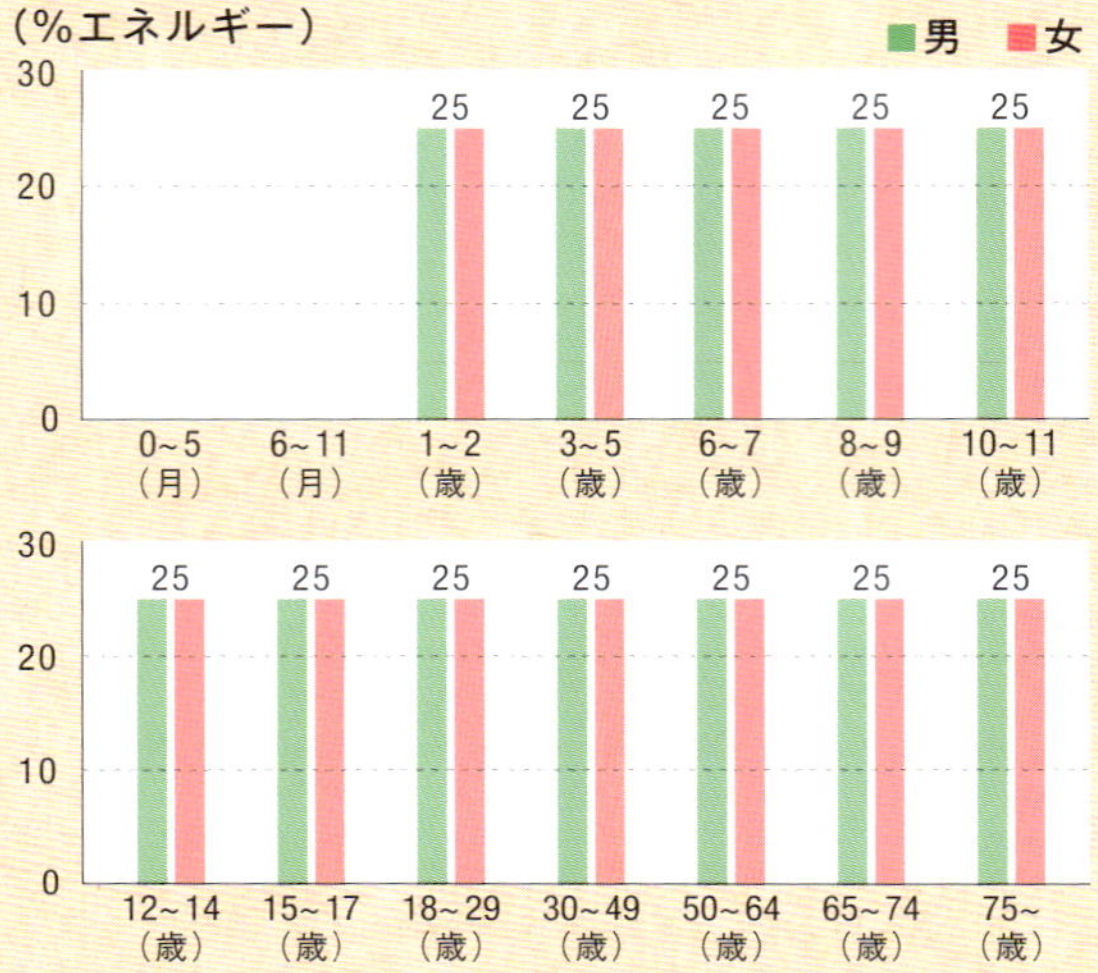

＊おおむねの範囲の中央値を示したものであり、最も望ましい値を示すものではない。

おもな働き 1 効率のよいエネルギー源

脂質は1gで約9キロカロリーと少量でも大きなエネルギーが確保できるのが特徴。たんぱく質や炭水化物の約2倍のエネルギーがあります。

体内で消費せずに余った分は体脂肪（中性脂肪）として蓄えられ、貯蔵エネルギーとなります。体脂肪は体の表面から体温が放出されるのを防ぐため、体温維持に役立ちます。また、内臓を衝撃から守る緩衝材の役割も果たします。

食品に含まれる脂質の主成分は中性脂肪で、含まれる脂肪酸の種類によって体内での代謝の仕方や作用が異なります。

おもな働き 2 細胞膜やホルモンの主成分になる

細胞の表面をおおう細胞膜は、脂質に含まれるコレステロールやリン脂質が主成分です。また、これらはホルモンや消化吸収に関わる胆汁酸の原料にもなります。

おもな働き 3 脂溶性ビタミンの吸収を助ける

脂質は、油脂に溶ける性質のある脂溶性ビタミン（ビタミンA・D・E・Kなど）の吸収を助ける働きがあります。

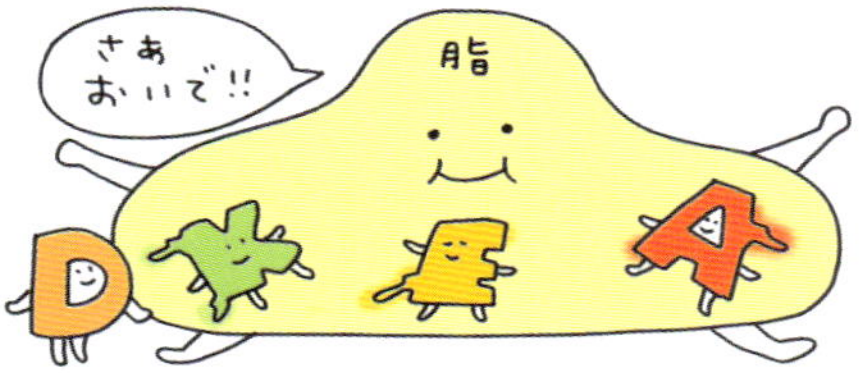

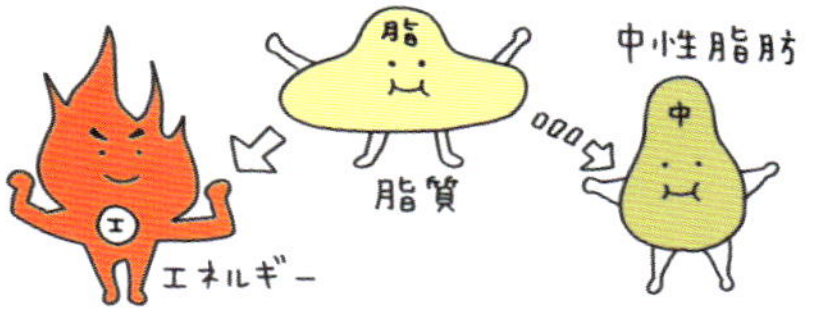

Q どんな食品に入っている？

A 油脂製品、乳製品、肉、魚介にも

植物油、バターは非常に脂質の多い食品。また、脂身の多い肉のほか、生クリームやクリームチーズなど、加工の過程で脱水するものにも脂質が多く含まれます。油で揚げた製品も多くなる傾向があります。

脂質を多く含む食品
（100g 当たりの含有量）

（g）

牛乳・乳製品	バター（有塩）	74.5
肉類	牛ばら肉（国産牛）	37.3
肉類	豚ばら肉	34.9
肉類	牛ばら肉（輸入牛）	31.0
魚類	サンマ	22.7
魚類	ウナギ（かば焼き）	19.4
肉類	ベーコン	17.9
肉類	ロースハム	13.5
魚類	ブリ	13.1
魚類	サバ	12.8

Q 効率のよい食べ方は？

A 適度な量を心がけて

「日本人の食事摂取基準 2025年版」では、脂質からとるエネルギーの割合は20％以上30％未満を目標としています。しかし実際にはとり過ぎの人が増えています。脂質のとり過ぎは肥満や生活習慣病などのリスクを高める恐れがあるため、脂質を含む食品を食べる際にはその量に十分に注意しましょう。

脂質は、含まれる脂肪酸の種類によって健康に及ぼす影響が異なります。そのため、脂質の量だけでなく、質にも注意が必要です。ひとつの食材に偏らず、肉、魚介、植物性食品をバランスよくとるようにしましょう。

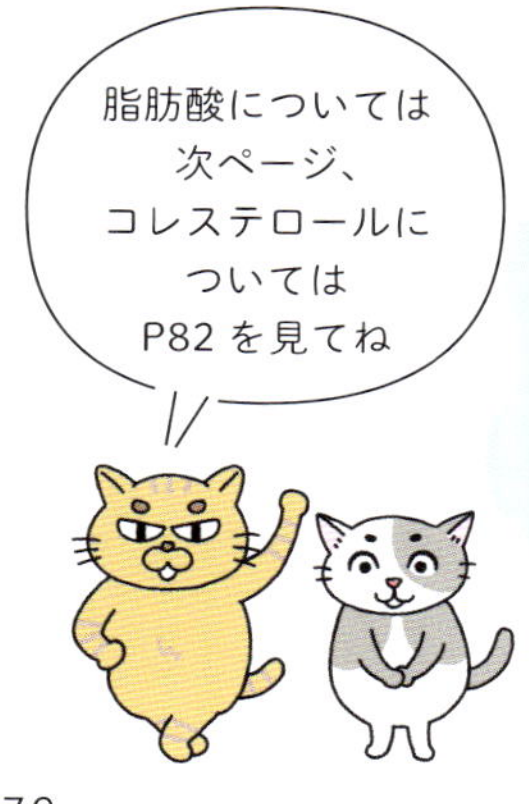
脂肪酸については次ページ、コレステロールについてはP82を見てね

不足すると…

脂質が不足するとエネルギー不足になりやすく、基礎代謝や身体活動の低下などの影響が出るため、食の細い高齢者などはとくに要注意です。また、脂溶性ビタミンの吸収が悪くなり、皮膚炎などの肌荒れや便秘を起こしやすくなります。

とり過ぎると…

エネルギー過剰になり、消費されなかった分が体脂肪になるため肥満を招きます。また、動物性脂肪は飽和脂肪酸（→P80）が多いため血液中の脂質バランスをくずしてしまい、動脈硬化などの血管疾患や生活習慣病の引き金になります。

脂肪酸って何？

飽和脂肪酸と不飽和脂肪酸がある

脂肪酸は、脂質のおもな構成成分ですが、その種類や性質はさまざま。同じ常温でも、肉の脂肪やバターなど固形の脂と、植物油など液体の油があるのは、脂肪酸の種類と性質が違うからです。

脂肪酸は飽和脂肪酸と不飽和脂肪酸に大別され、不飽和脂肪酸は、さらに一価と多価に分けられます。食品には、これらの脂肪酸がそれぞれ異なった割合で含まれます。

不飽和脂肪酸は、健康的な脂肪酸として知られており、適量の摂取が推奨されています。ただ、体によい脂肪酸といわれている不飽和脂肪酸も、過剰摂取は健康に悪影響を及ぼす可能性があります。このため偏った食品から脂質を摂取しないこともポイントです。

脂肪酸の基本構造

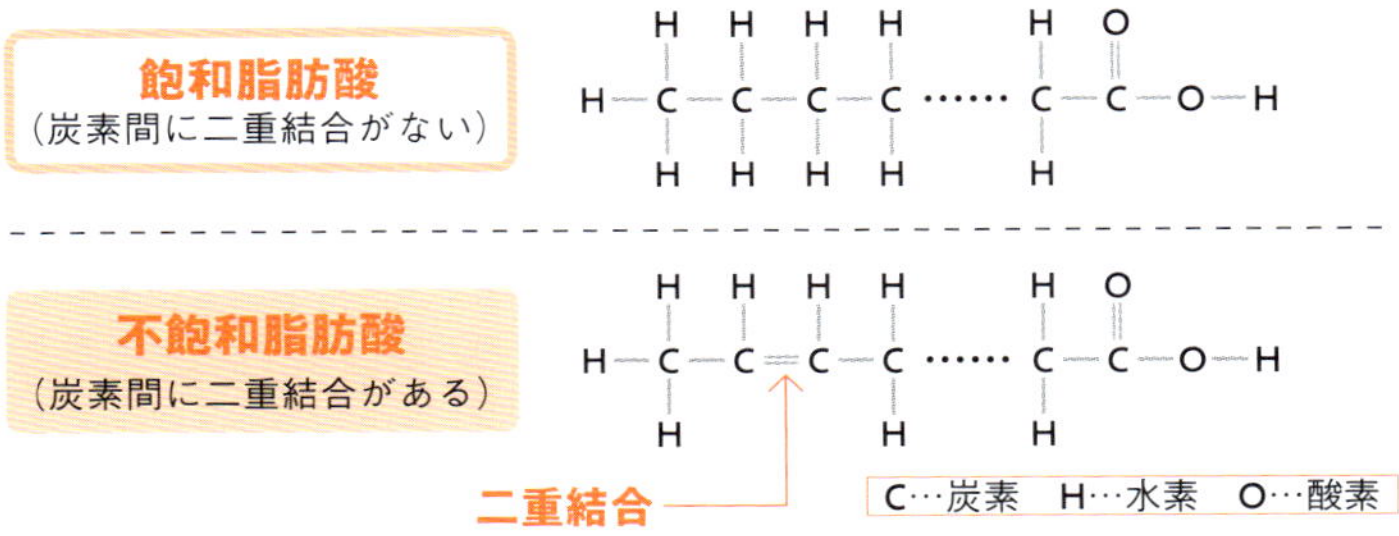

飽和脂肪酸は肉の脂身などに多く、おもにエネルギー源となる

飽和脂肪酸は、脂肪酸の中でも、炭素間に二重結合がない構造のもの。肉の脂身やバターなどに多く含まれ、常温で固体のものが多いのが特徴です。体内でたんぱく質や炭水化物の代謝物からも生成されます。

おもにエネルギー源として使われる重要な栄養素ですが、中性脂肪の原料にもなるため、摂取量には注意が必要です。また、とり過ぎると、血液中のLDL（悪玉）コレステロール（→P83）が増加して、動脈硬化のリスクを高める可能性もあります。

おもな飽和脂肪酸の種類

種類	多く含む食品
酪酸	牛乳やバター、チーズなど
カプリル酸	ココナッツ油など
ラウリン酸	パーム油、ココナッツ油など
パルミチン酸	ラードや牛脂、パーム油など
ステアリン酸	ラードや牛脂など

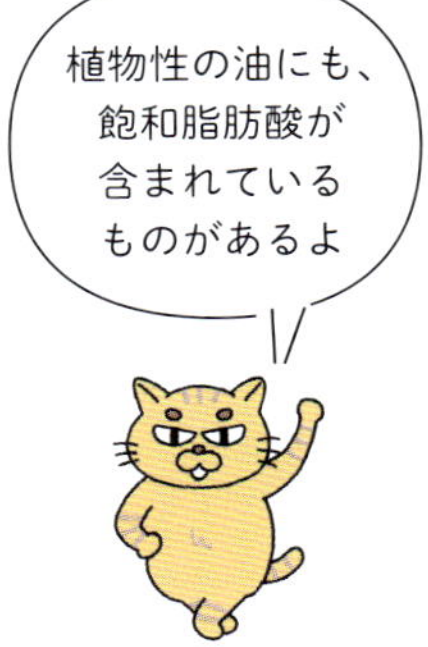
植物性の油にも、
飽和脂肪酸が
含まれている
ものがあるよ

不飽和脂肪酸は植物油や魚油に多く、さまざまな機能をもつ

脂肪酸のうち、分子構造上、炭素間に二重結合を含むものを不飽和脂肪酸といい（→P80の図）、二重結合をひとつだけ含む一価不飽和脂肪酸と、ふたつ以上含む多価不飽和脂肪酸に分けられます。いずれも植物性の油食品や魚油に多く含まれ、常温で液体なのが特徴で、エネルギー源として使われるほか、さまざまな機能をもっています。

一価不飽和脂肪酸は、n-9系（オメガ9系）脂肪酸ともいわれ、その大部分がオリーブ油などに多く含まれるオレイン酸です。多価不飽和脂肪酸は、n-6系（オメガ6系）とn-3系（オメガ3系）に分類できます。日本人が摂取するn-6系脂肪酸の大部分は植物油に豊富なリノール酸です。n-3系脂肪酸には、食用油に多く含まれるα-リノレン酸や魚に豊富なIPA（イコサペンタエン酸）＝EPA、DHA（ドコサヘキサエン酸）などがあります。

			種類	多く含む食品
不飽和脂肪酸	一価不飽和脂肪酸	n-9系	**オレイン酸** LDL（悪玉）コレステロールや血中中性脂肪の増加を抑える働きがあるといわれます。	オリーブ油、こめ油、なたね油、アボカドなど
不飽和脂肪酸	多価不飽和脂肪酸	n-6系	**リノール酸** 血中コレステロールを減らす働きが期待できますが、大量に摂取するとHDL（善玉）コレステロールも減少させる可能性があります。	大豆油、コーン油、綿実油、ごま油、ひまわり油など マグロ、イワシ、カツオなどの魚からも摂取可能
不飽和脂肪酸	多価不飽和脂肪酸	n-6系	**アラキドン酸** さまざまなホルモン様物質の材料になります。	レバー、卵、サバ、ブリなど※
不飽和脂肪酸	多価不飽和脂肪酸	n-3系	**α-リノレン酸** 心臓血管系疾患の予防や改善効果が知られています。また、一部はIPAやDHAに変換されます。	えごま油、亜麻仁油
不飽和脂肪酸	多価不飽和脂肪酸	n-3系	**IPA（イコサペンタエン酸）＝EPA** 血中の中性脂肪を減らし、動脈硬化などを予防する効果や、血栓ができるのを防ぐ働きが期待されます。	青背魚
不飽和脂肪酸	多価不飽和脂肪酸	n-3系	**DHA（ドコサヘキサエン酸）** 血管系の病気を予防する働きが期待されます。そのほか、脳や神経の機能を向上させる効果もあるといわれます。	青背魚

とりたい 体内でつくれない必須脂肪酸

脂肪酸のうち、体で合成できないもの、また、合成できても量が十分でないものを「必須脂肪酸」といいます。それがリノール酸、α-リノレン酸、アラキドン酸などで、これらは食品で補給する必要があります。そのとき、あわせてとってほしいのが、抗酸化作用のある栄養素。多価不飽和脂肪酸は酸化しやすいため、ビタミンA・C・Eなどの豊富な食品も一緒に摂取しましょう。

※レバーや卵はアラキドン酸を多く含みますが、飽和脂肪酸も多く含みます。

コレステロールって何？

細胞膜などの材料になる脂質の一種

コレステロールは、脂質の一種。有害物質のように見られていますが、細胞膜やホルモンの材料になったり、消化液の成分になったり、重要な役割をもっています。

体に必要なコレステロールは、食品から摂取されるほか、多くが肝臓などで糖質や脂肪酸から合成されます。合成される量は、摂取量に合わせて調整されるため、体全体のコレステロールは一定に保たれています（→P32）。ただし、とり過ぎればそのバランスがくずれる危険があるので、注意が必要です。

おもな働き 1 細胞膜の材料になる

たんぱく質やリン脂質とともに全身の細胞膜の材料になります。細胞膜に含まれるコレステロールは、細胞膜における物質の出入りを調整する働きがあります。

おもな働き 2 ホルモンの材料になる

コレステロールは、男性ホルモン（テストステロン）や女性ホルモン（エストロゲン、プロゲステロン）、副腎皮質ホルモン（コルチゾール、コルチゾンなど）といった、さまざまなホルモンの材料になります。副腎皮質ホルモンには、糖質やミネラルの代謝を調節する役割があります。

おもな働き 3 ビタミンDの材料になる

皮膚に存在するコレステロールの一種にはプロビタミンD（のちにビタミンDとなる物質）としての役割があります。紫外線を浴びることで、ビタミンDが生成されます。

おもな働き 4 胆汁の成分になる

脂肪の消化に必要な胆汁の成分である胆汁酸の材料になります。肝臓でつくられた胆汁は胆のうに蓄えられたあと、十二指腸に分泌され脂肪を水に溶けやすくして、消化吸収を助けます。胆汁の約95％は小腸で再吸収され、残りは便の中に排出されます。再吸収された胆汁は、肝臓に戻って十二指腸に分泌されます。

しりたい

善玉コレステロールと悪玉コレステロールの違いは？

食事として摂取したコレステロールや肝臓で合成されたコレステロールは、肝臓から、血液によって全身の細胞に運ばれます。しかしコレステロールは脂質なので、水分（血液）に溶けません。そこで特殊なたんぱく質と結合して、血液中を移動します。

この血中のたんぱく質と結合したコレステロールにはHDLコレステロールとLDLコレステロールという異なる働きのコレステロールがあります。HDLのほうは、全身の細胞からコレステロールを回収して肝臓に戻す働きがあります。そのため、善玉コレステロールとよばれます。

一方、LDLのほうには、コレステロールを全身に運ぶ働きがあります。人の体に必要なコレステロールですが、増え過ぎると余分なコレステロールが血液中を循環したままになって、それが動脈硬化の原因になります。そのため、LDLコレステロールは悪玉コレステロールとよばれているのです。

Q どんな食品に入っている？

A 卵やレバーに豊富

コレステロールは、動物性脂質に多く含まれます。とくに含有量の多い食品のひとつが鶏の卵や魚卵などの卵類。スポンジケーキや鶏卵を使った加工品にも豊富に含まれます。また、レバーなどの動物の内臓や乳製品もコレステロールが豊富です。

コレステロールを多く含む食品

（mg）

肉類	鶏レバー（100g）	370
肉類	豚レバー（100g）	250
卵類	鶏卵黄（1個 18g）	216
卵類	鶏全卵（1個 55g）	204
菓子類	シュークリーム（1個 100g）	200
魚介類	カズノコ（30g）	111
肉類	鶏手羽（肉皮つき）（100g）	110
魚介類	タラコ（30g）	105
菓子類	カステラ（1切れ 50g）	80
魚介類	スジコ（10g）	51

不足すると…

コレステロールが材料となる細胞膜や血管が弱くなります。また免疫力が低下したり、脳出血のリスクが増加したりします。ただ、通常の食生活で不足することはあまりありません。

高齢者では、動物性たんぱく質を多く含む食品を制限することで、低栄養を生じる場合もあります。

とり過ぎると…

血中コレステロール値が高い人は、過剰摂取によりLDLコレステロール値が上昇する可能性があり、結果、動脈硬化や心筋梗塞などのリスクが高まります。

一般的に、動物性脂質をとり過ぎないように注意し、植物性脂質との摂取バランスを考えることが大切です。

栄養素 3

たんぱく質

アミノ酸がいくつもつながった高分子化合物。体の主成分として体を形成する重要な栄養素です。

1日の摂取基準（推奨量）

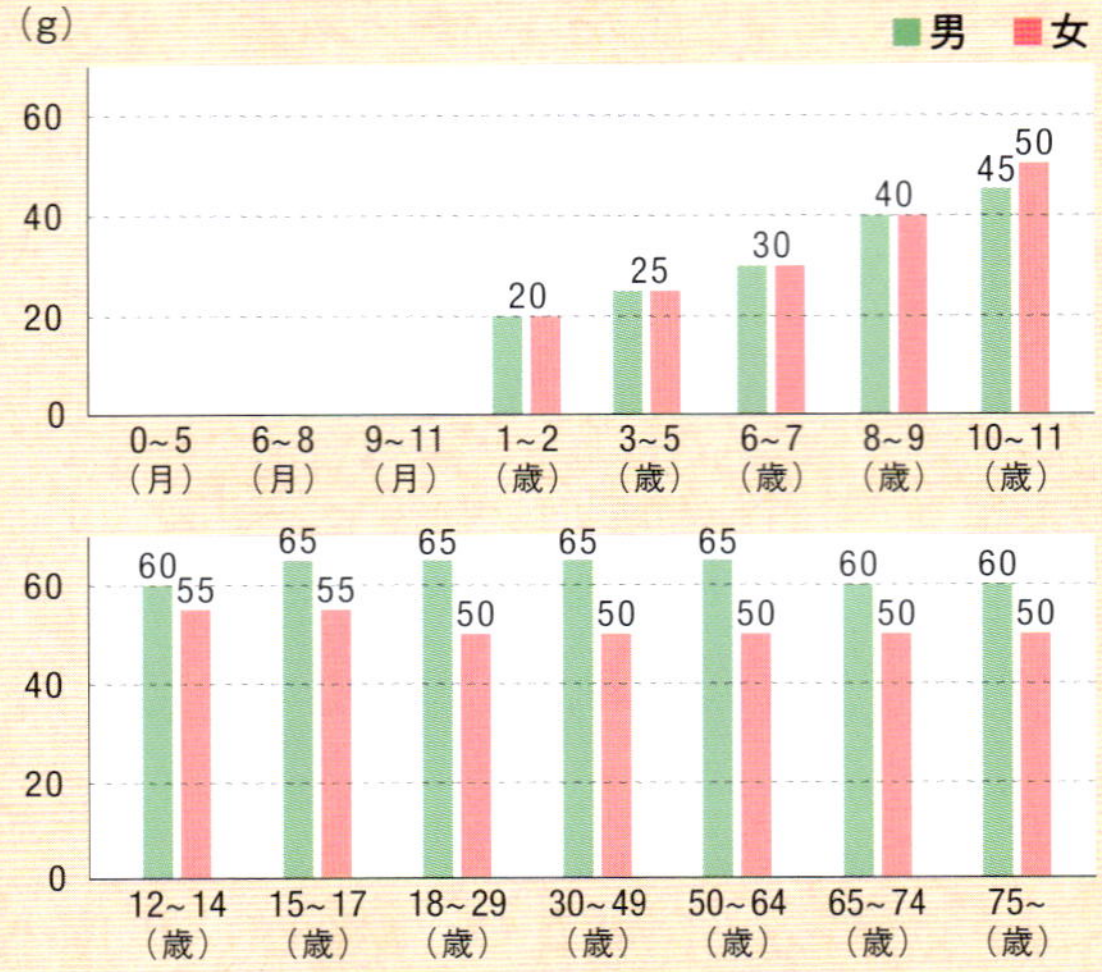

おもな働き 1 筋肉や臓器になる

たんぱく質は骨、筋肉、臓器など体の主成分で、体重の約20%を占めます。体内のたんぱく質は分解と合成を繰り返して一定量を保っています。分解されるとアミノ酸（→P86）になりますが、その一部は排泄されるため、排泄分は食事から補給する必要があります。

食事からとったたんぱく質は消化器官でアミノ酸に分解されます。体内に吸収されると血液や各組織に存在し、必要に応じて筋肉や臓器をつくるために使われます。このように、体内のたんぱく質合成のために体内に貯蔵されているアミノ酸全体を「アミノ酸プール」とよびます。

おもな働き 2 酵素やホルモンになる

酵素やホルモンは、体内の代謝や生体反応の調節に不可欠な物質です。たんぱく質が不足すると酵素やホルモンが生成できないため、生命活動が維持できなくなります。

おもな働き 3 物質運搬や情報伝達

たんぱく質は、全身に酸素を運ぶヘモグロビンなどの血液成分や、神経伝達物質の一部、遺伝子や免疫物質などの主成分でもあります。体内で起こる化学反応にたんぱく質は不可欠です。

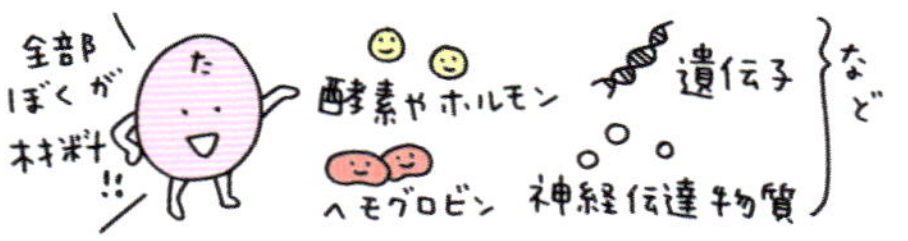

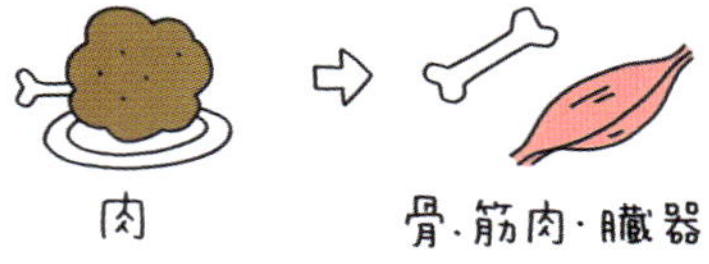

どんな食品に入っている？

肉や魚介のほか、穀類にも

肉、魚介、卵、乳製品などのほか、大豆製品などにも多く含まれています。米、小麦には少量しか含まれていませんが、主食として日々たくさん食べるため、大切な供給源のひとつです。

たんぱく質を多く含む食品
（100g当たりの含有量）

（g）

魚介類	本マグロ（赤身）	22.3
魚介類	カツオ（春獲り）	20.6
肉類	鶏ささみ	19.7
魚介類	ヒラメ（養殖）	19.0
肉類	ヒレ肉（輸入牛）	18.5
肉類	豚ヒレ肉	18.5
肉類	ヒレ肉（国産牛）	17.7
豆・豆製品	糸引き納豆	14.5
豆・豆製品	大豆（ゆで）	14.1
卵類	鶏卵	11.3

効率のよい食べ方は？

ビタミンB群を組み合わせよう

脂質が少なく、アミノ酸スコア（→P87）のよい「良質たんぱく質」をとるのがおすすめ。しかし、たんぱく質はビタミンB群が不足すると代謝することができず、体内で利用できません。B群はセットでとるようにしましょう。とりわけビタミンB_6、B_{12}は、たんぱく質の分解と合成に不可欠です。

また、運動不足だと体がたんぱく質を上手く利用できなくなるため、適度な運動をしてたんぱく質の利用効率を高めましょう。ただし、激しい運動はたんぱく質の分解が亢進するので、その分、摂取量を多くする必要があります。

不足すると…

体力や免疫力、思考力など体全体の機能の低下や、筋肉の減少による運動機能基礎代謝の低下を招きます。乳幼児や子どもは成長障害を起こすこともあるため、健康な成長には欠かせない栄養素です。

とり過ぎると…

たんぱく質もエネルギー源となるので、とり過ぎると肥満につながります。また、腎障害のある人では腎障害悪化の可能性があるので、注意しましょう。

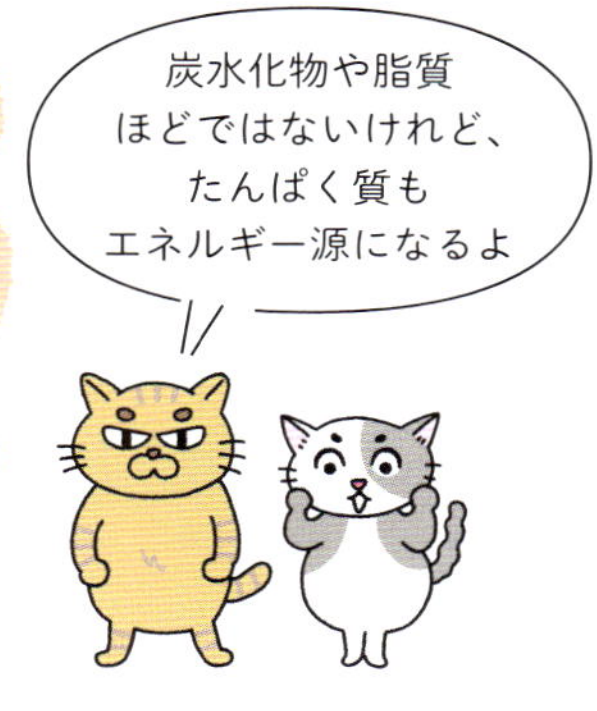
炭水化物や脂質
ほどではないけれど、
たんぱく質も
エネルギー源になるよ

アミノ酸って何？

たんぱく質の構成成分で、体内には20種類ある

アミノ酸は、たんぱく質を構成する成分。自然界には約500種類あり、そのうち人の体内のたんぱく質に含まれるのは20種類です。

たんぱく質を摂取

↓

アミノ酸に分解され吸収される

↓

たんぱく質に再合成

- 内臓、筋肉、皮膚など体の組織の材料になる
- エネルギーのもとになる　など

20種類あるアミノ酸の組み合わせや並び方によってできるものが違う

単体で働く

- 神経機能の補助
- 肝機能アップ　など

20種類それぞれに機能や役割がある

アミノ酸の種類　必須アミノ酸と非必須アミノ酸

人のたんぱく質を構成する20種類のアミノ酸のうち、体内で十分に合成できない9種類を「必須アミノ酸（不可欠アミノ酸）」といいます。必須アミノ酸は、食事で補給する必要があります。通常の食事をきちんととっていれば不足する心配はほとんどありませんが、無理なダイエットや食欲不振で、バランスの悪い食事が続くと危険です。

一方、残り11種類のアミノ酸は、体内で脂質や糖質から合成できます。これらは「非必須アミノ酸（可欠アミノ酸）」といいます。

必須アミノ酸	非必須アミノ酸
イソロイシン	チロシン
ロイシン	システイン
リジン	アスパラギン酸
メチオニン	アスパラギン
フェニルアラニン	セリン
スレオニン（トレオニン）	グルタミン酸
トリプトファン	グルタミン
バリン	プロリン
ヒスチジン	グリシン
	アラニン
	アルギニン

おしえて

必須アミノ酸「BCAA」って何？

BCAA（Branched Chain Amino Acid）とは、9種類ある必須アミノ酸のうちの、バリン、ロイシン、イソロイシンの3つの総称です。枝分かれする分子構造をもつので、分岐鎖アミノ酸ともよばれます。

筋肉を構成する必須アミノ酸のうち30～40％を占め、筋肉の合成を促進したり、運動の持久力を高めたりといった働きがあるといわれています。スポーツの現場や高齢者の筋力維持などへの活用が期待されています。

質の高いタンパク質とは……

食品に含まれるたんぱく質の「質」を比較するとき、これまでは、「アミノ酸スコア」が使われてきました。つまり、卵や肉、魚、牛乳などのアミノ酸スコア100点のものがよいと考えられていました。もちろん、下に示すように必須アミノ酸バランスがよい食品は質の高いタンパク質であることに間違いはありません。

ところが、2013年にFAO（国際連合食糧農業機関）が、DIAAS（Digestible Indeispensable Amino Acid Score）という新しい指標を提唱しました。このDIAASは、食品に含まれる必須アミノ酸のバランスだけではなく、消化吸収率までを加味したスコアです。

また、DIAASでは100％以上のスコアになった場合、超えた値を切り捨てずに評価するため、たんぱく質の栄養価についてより正確な評価が可能です。

DIAASの値が高い食品

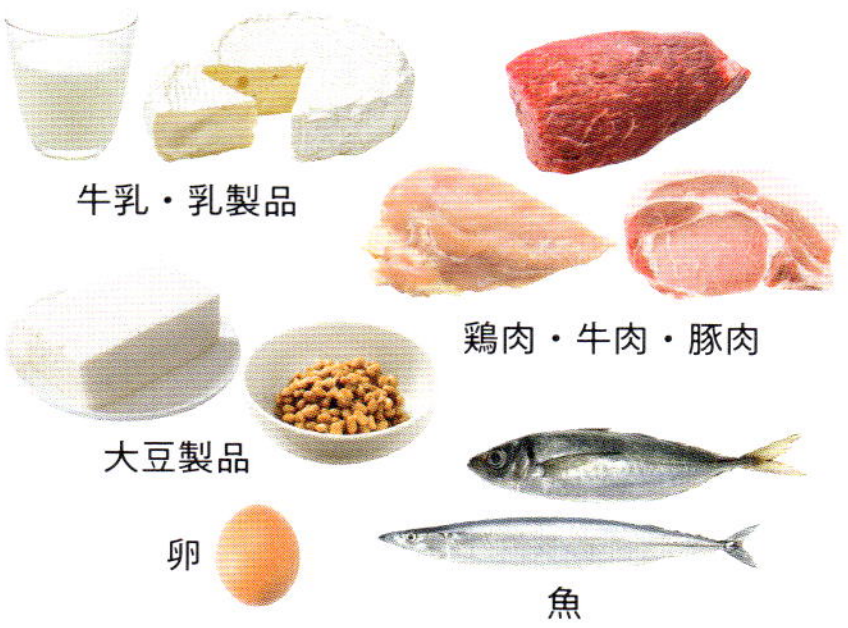

アミノ酸のバランス

9種類の必須アミノ酸を、桶を構成する9枚の側板に、必須アミノ酸から合成されるたんぱく質を桶に入れる水に例えると、必須アミノ酸のバランスが悪く不足している必須アミノ酸がひとつでもある場合、合成できるたんぱく質の量が少なくなってしまうことがよくわかります。

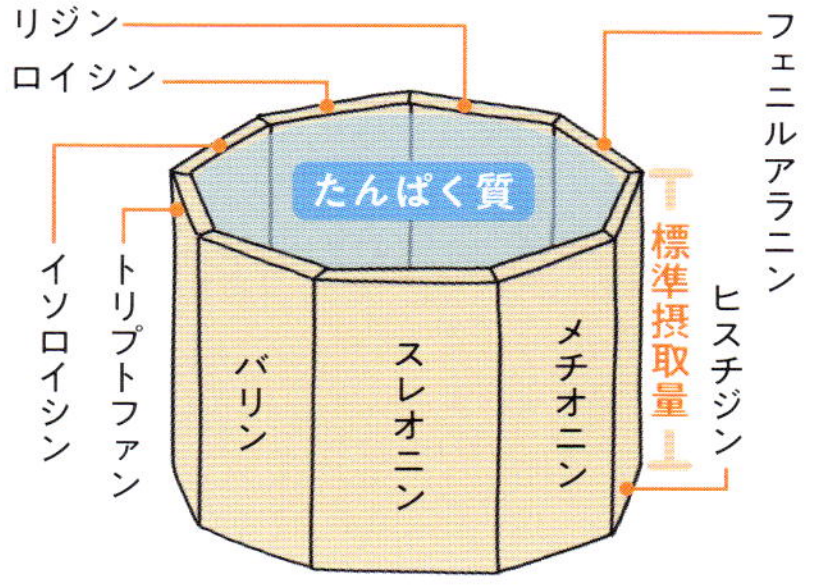

必須アミノ酸すべてが標準必要量を満たしている ➡ **たんぱく質を十分に合成できる**

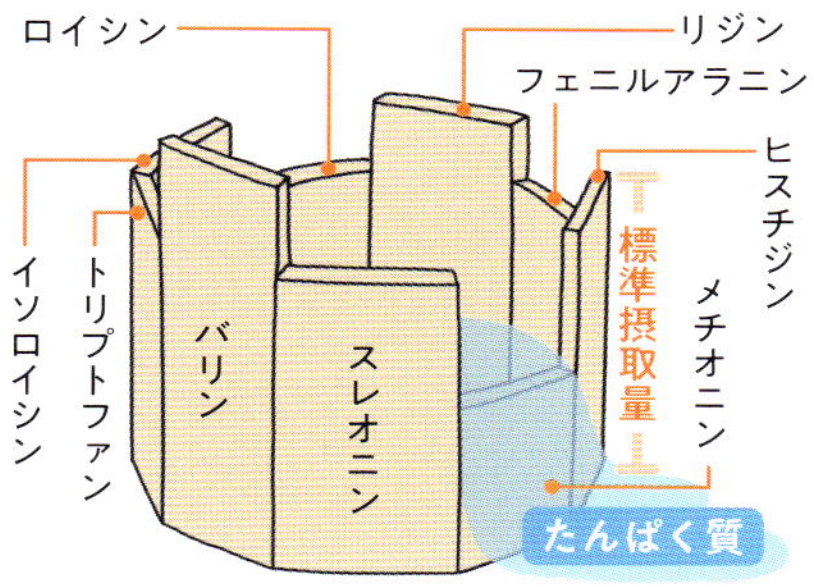

標準摂取量に足りない必須アミノ酸がある ➡ **たんぱく質を十分に合成できない**

なかま

たんぱく質の仲間ペプチド

たんぱく質は非常に多くのアミノ酸が結合してできています。一方で、アミノ酸が2個から100個程度結合してできているのものは「ペプチド」とよばれます。近年、ペプチドは、独自の機能があることで注目されています。

例えば、糖質の代謝に必要なホルモンのインスリンなどもペプチドの一種です。そのほか鎮痛作用や抗酸化作用、血圧降下作用など、さまざまな作用をもつペプチドが知られています（→P146）。

栄養素 4

ビタミンってどんな栄養素？

体の正常な機能を維持するために必要な「有機化合物」

ビタミンは、エネルギーや体の組織をつくるのを助けたり、生殖機能や免疫機能などの体の機能を維持したりする作用がある有機化合物※。三大栄養素に比べて必要量は少なく微量栄養素といわれますが、人間にとって必要不可欠です。体内では合成できないか、合成できても十分な量ではないので、食べ物から摂取する必要があります。不足すると欠乏症を引き起こします（→P26）。

人に必要なビタミンは13種類あり、その性質によって脂溶性と水溶性に分類できます。

ビタミンは全部で 13 種類

4 つは脂溶性ビタミン

油脂に溶けるけれども、水に溶けないビタミン。ビタミンA、ビタミンD、ビタミンE、ビタミンKの４種類あります。油脂に溶けた状態で体内に蓄えることができますが、必要以上に摂取すると過剰症を引き起こすこともあります。

- ☑ 油脂に溶ける
- ☑ 体内に蓄えられる
- ☑ 過剰症に注意

9 つは水溶性ビタミン

ビタミンのうち、水に溶けるもので、ビタミンB群（8種類）とビタミンCの9種類があります。一度に多く摂取しても必要のない分は尿中に排泄されるため、過剰症の心配はほとんどありません。ただし、体内に蓄積できないので毎日摂取する必要があります。

- ☑ 水に溶ける
- ☑ すぐに尿中に排出される
- ☑ 毎日摂取する必要がある

なかま

ビタミン様物質というのもある

ビタミンと似たような働きをもつ有機化合物を「ビタミン様物質」とよびます。なぜビタミンに含まれないかというと、体内で合成することができ、栄養素として摂取しなくても欠乏症の心配がないからです。ただし、十分にとれば、代謝を助けたり、体の機能を正常にしたりする働きが期待できます。ビタミン様物質には左の表にあるもののほか、ビタミンU、ビタミンF（必須脂肪酸）、パラアミノ安息香酸などの物質があります。

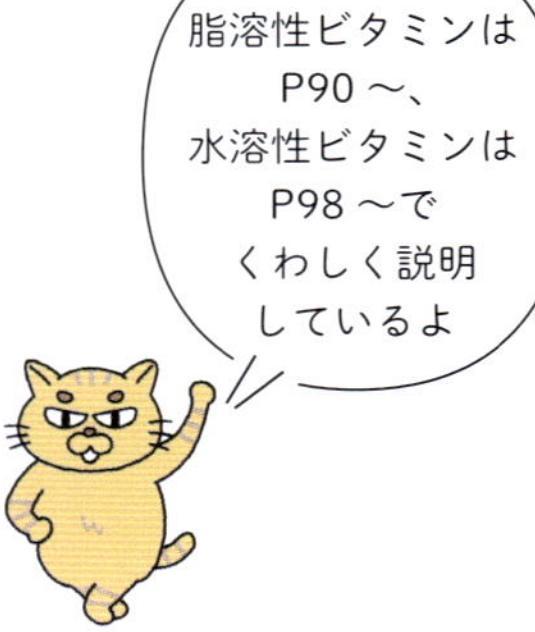
脂溶性ビタミンは
P90 ～、
水溶性ビタミンは
P98 ～で
くわしく説明
しているよ

※炭素を含む化合物。ただし、二酸化炭素や炭酸塩などは含まない。

ビタミンいろいろ

脂溶性

ビタミンA (→ P90)	皮膚や粘膜、目の機能を正常に保つ働きや、強い抗酸化作用があります。	ビタミンD (→ P92)	カルシウムの吸収を高めて、丈夫な骨や歯をつくるのを助けます。
ビタミンE (→ P94)	強い抗酸化力により、細胞膜を保護したり血行をよくしたりする働きがあります。	ビタミンK (→ P96)	出血したとき血液凝固に関わるほか、丈夫な骨をつくるのを助けます。

水溶性

ビタミンB_1 (→ P98)	糖質の代謝に関わり、神経機能を正常に保つ作用もあります。	ビタミンB_2 (→ P100)	糖質、脂質、たんぱく質の代謝に必要不可欠で、発育促進作用もあります。
ナイアシン (→ P102)	糖質、脂質、たんぱく質の代謝を促すほか、幅広い反応に関わります。	ビタミンB_6 (→ P104)	たんぱく質の代謝をサポートしたり、脳の神経機能の維持を助けたりします。
ビタミンB_{12} (→ P106)	赤血球の生成や、DNAの合成を助ける作用などがあります。	葉酸 (→ P108)	細胞の新生をサポートしたり、正常な造血作用を促したりします。
パントテン酸 (→ 110)	補酵素コエンザイムAの構成成分となり、さまざまな反応に関わります。	ビオチン (→ P112)	糖質、脂質、たんぱく質の代謝への関与や、皮膚の炎症を抑える作用もあります。
ビタミンC (→ P114)	皮膚、血管、筋肉、骨などを丈夫にするほか、酸化防止の働きもあります。		

ビタミン様物質

コエンザイムQ10 (ユビキノン)	脂溶性で、エネルギー産生に関わります。抗酸化作用があります。	ヘスペリジン (ビタミンP)	ビタミンCの働きを助けて、毛細血管を強化する働きがあるといわれます。
α-リポ酸	エネルギー産生を促進させる働きや、抗酸化作用が期待できます。	カルニチン (ビタミンBt)	脂質の代謝を助ける働きがあります。
イノシトール	脂質の代謝に関わるといわれています。	コリン	脂質の代謝を助けます。高血圧や脂肪肝の予防が期待されます。

栄養素 4 脂溶性ビタミン

ビタミンA

動物性、植物性食品由来のものがあります。体内でビタミンAに変わる成分を含め、ビタミンAとして働く成分の総称です。

1日の摂取基準（推奨量）

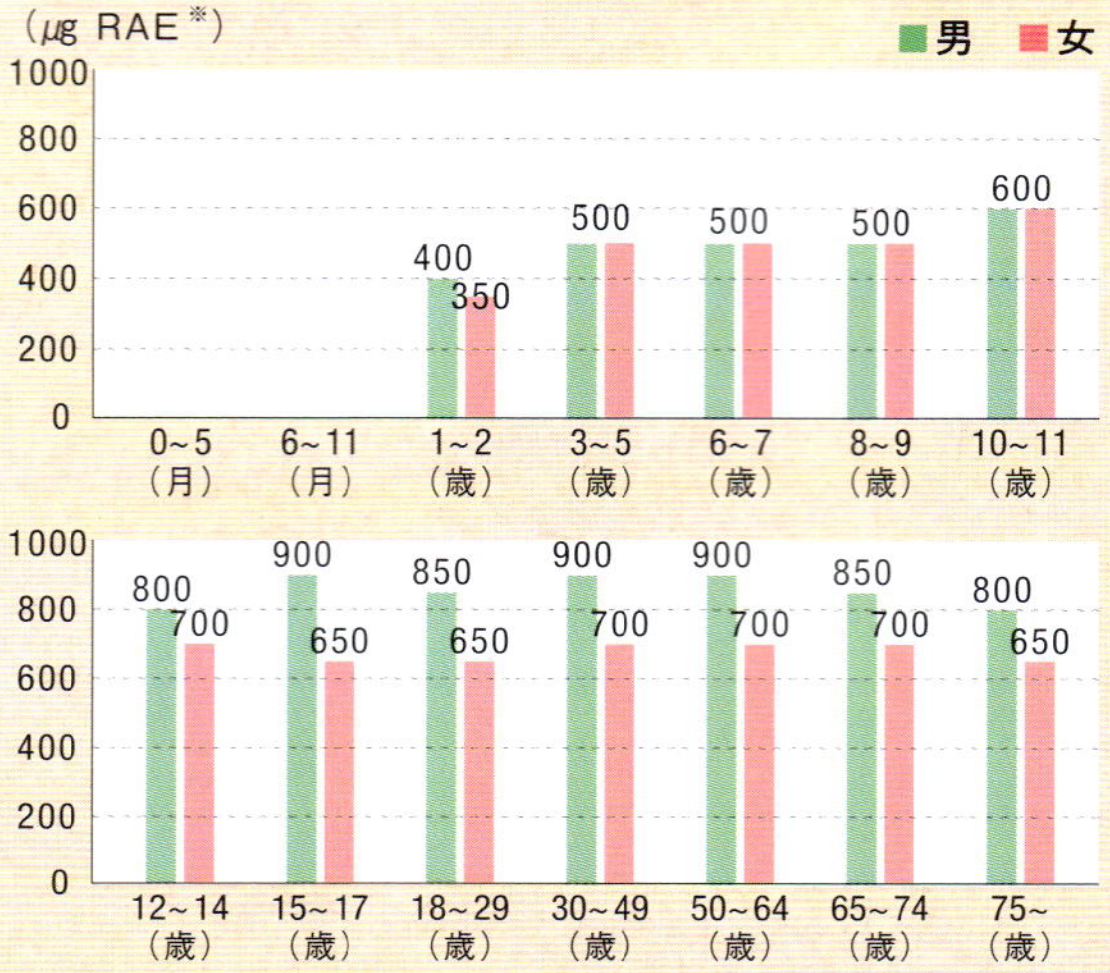

＊μg RAE=レチノール活性当量
＊各数値はプロビタミンAカロテノイドを含む。

おもな働き 1 視覚機能の健康を保つ

目の網膜にあり、光を感じる物質であるロドプシンの生成には、ビタミンAが不可欠です。不足すると光刺激を神経細胞に伝達できず、視覚に異常が出ます。

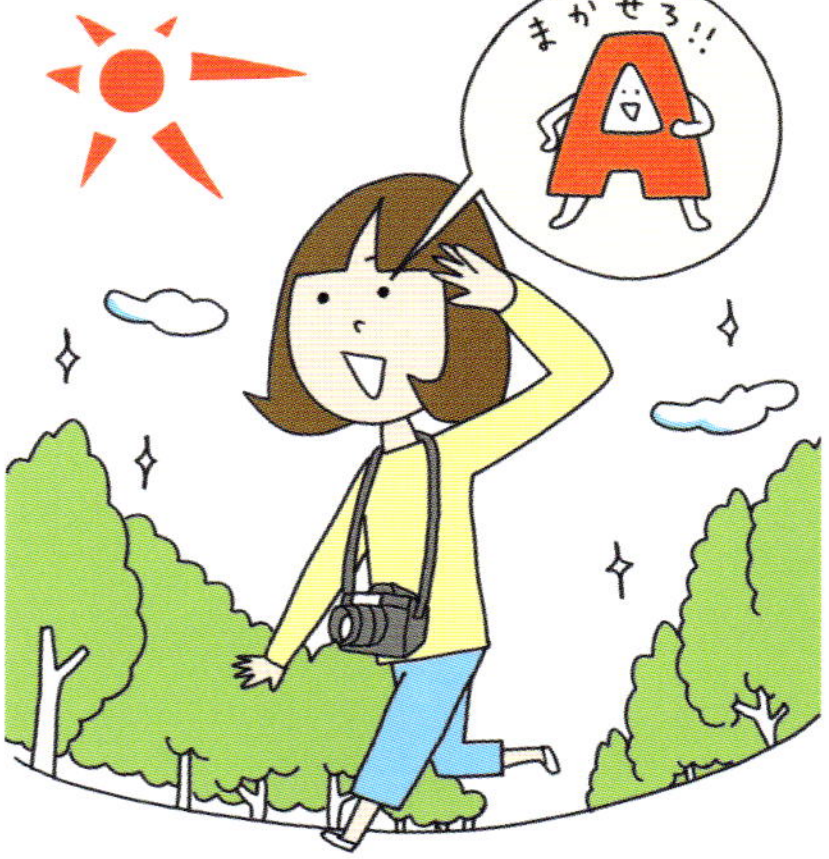

おもな働き 2 皮膚や粘膜の健康を守る

ビタミンAは皮膚や、のど、鼻、消化器などの粘膜を正常に保ち、細菌の感染や乾燥を防ぐ働きがあります。

また、細胞の成長や分化にも必要で、子どもの健康な発育にも不可欠です。

おもな働き 3 活性酸素を除去する

植物性食品に含まれるβ-カロテンは体内でビタミンAに変わり、活性酸素の働きを抑え、活性酸素をとり除く抗酸化力があります。体内の老化を防ぐほか、生活習慣病予防、発がん予防にも効果があるとされます。

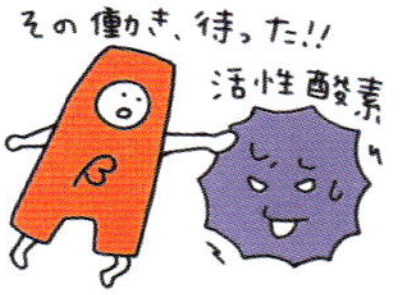

Q どんな食品に入っている？

A レバーがダントツ、続いて緑黄色野菜

レバーにはレチノールという成分が多く含まれており、レチノールは体内でビタミンAとして働きます。植物性由来のものは色素成分のカロテン類として存在するため、緑黄色野菜や海藻に豊富です。

ビタミンAを多く含む食品
(100g当たりの含有量)　(μgRAE)

肉類	鶏レバー	14,000
魚介類	ホタルイカ(ゆで)	1,900
魚介類	ギンダラ	1,500
魚介類	ウナギ(かば焼き)	1,500
肉類	牛レバー	1,100
野菜類	モロヘイヤ	840
野菜類	にんじん(皮なし)	630
野菜類	春菊	380
野菜類	ほうれん草(通年)	350
野菜類	かぼちゃ	210

Q 効率のよい食べ方は？

A 植物性由来のものは油脂と一緒にとろう

野菜、海藻などに含まれるカロテン類は体内で吸収されにくく、調理法や一緒に調理する食品、食べる人の栄養状態などで吸収率が3～96％と大きく変わるのが特徴です。油脂と調理すると吸収がよくなるので、炒め物などにして油と一緒に食べるようにしましょう。

一方、動物性由来のレチノールはそのままでも体内で効率よく吸収されます。

食事でとる範囲では、どちらも過剰症は起こりません。動物性、植物性ともに重要な生理作用があるので、どちらかに偏らず、バランスよくとることが大切です。

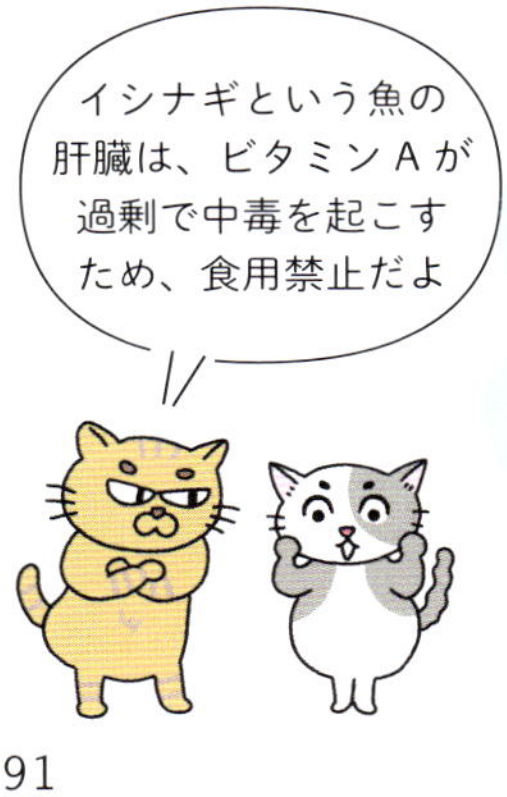
イシナギという魚の肝臓は、ビタミンAが過剰で中毒を起こすため、食用禁止だよ

不足すると…

大人は、暗い場所で視力が著しく悪くなる夜盲症になる危険があります。また、乳幼児は角膜乾燥症を起こすこともあります。粘膜や皮膚が乾燥し、細菌に感染しやすくなることも。子どもは成長障害につながる危険もあります。

とり過ぎると…

ふつうの食事でとり過ぎることはまずありませんが、サプリメントによるとり過ぎには注意が必要です。余剰分が体内に蓄積され、頭痛、吐き気、肝障害などを起こします。妊娠初期の過剰摂取は、胎児に影響することがあります。

栄養素 4 脂溶性ビタミン

ビタミンD

カルシウムの吸収や代謝を助ける、骨や歯の形成や成長促進に不可欠な栄養素。紫外線により皮膚でも生成されます。

1日の摂取基準（目安量）

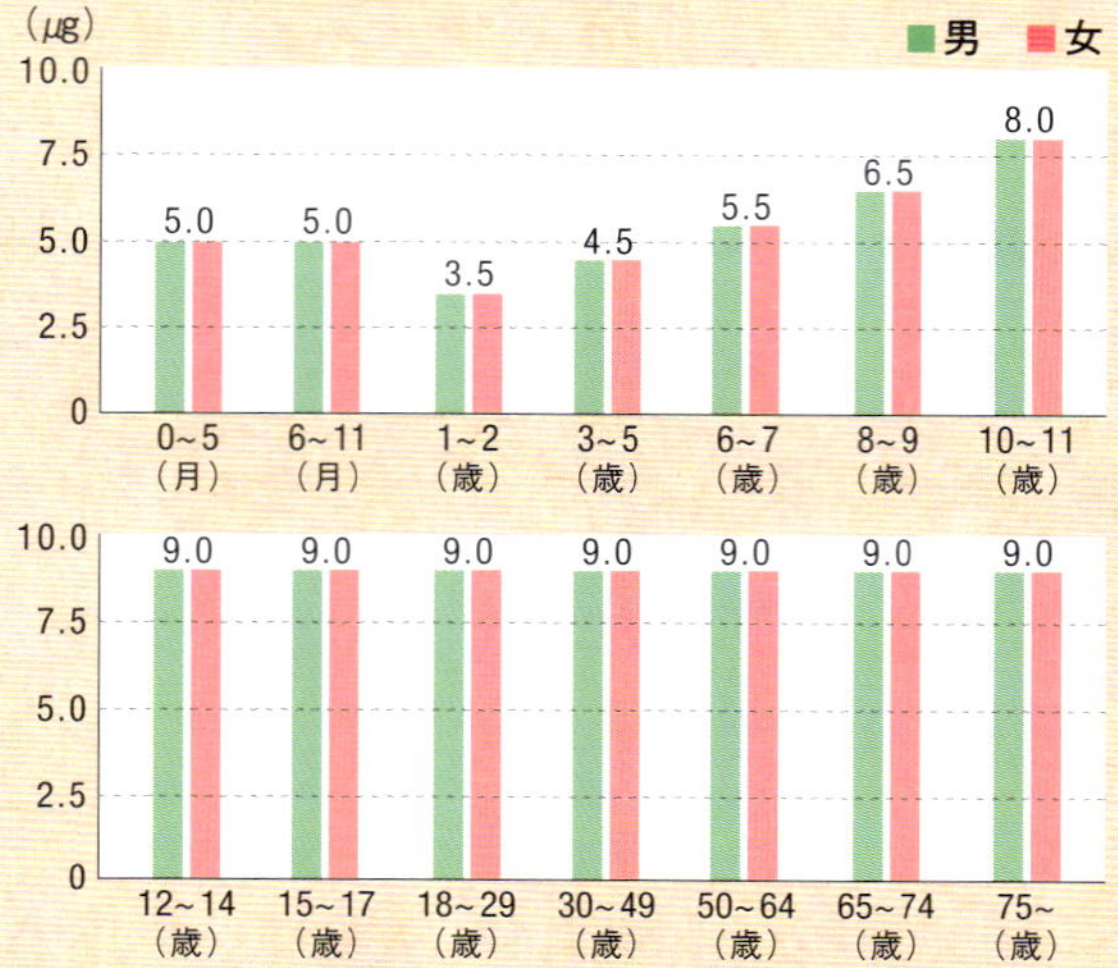

おもな働き

1 カルシウムとリンの吸収を促進

ビタミンDは、食物として体内に入ったあと、肝臓と腎臓で活性型ビタミンDになります。活性型ビタミンDは小腸でカルシウムとリンの吸収に必要なたんぱく質の合成を助け、腸管からのカルシウムの吸収を高めます。

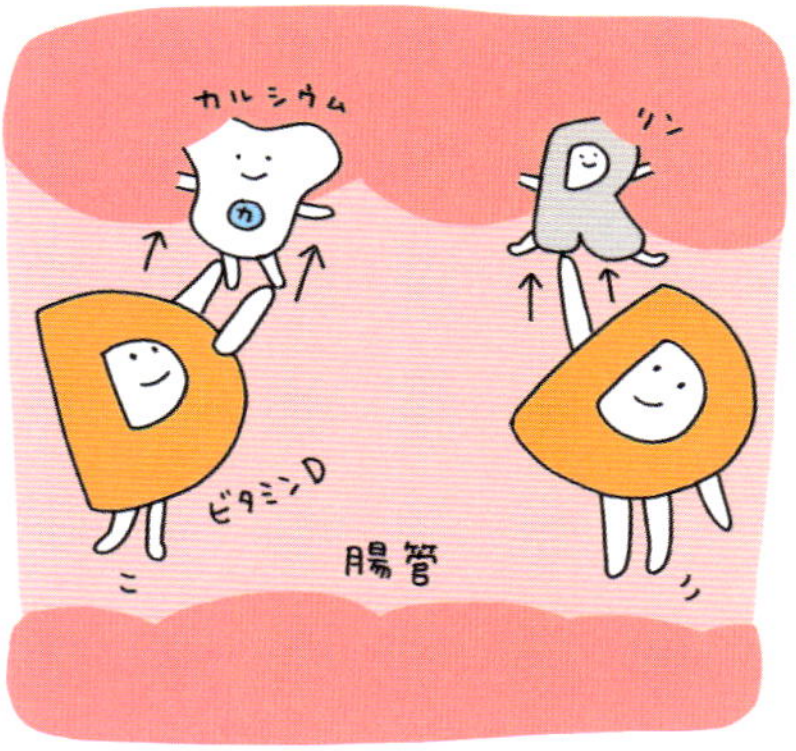

おもな働き

2 カルシウムの骨への沈着を助ける

血液中のカルシウムを骨に運搬し、カルシウムが骨に沈着するのを助けます。

また、筋力を強くする働きもあることがわかってきています。

おもな働き

3 血中のカルシウム濃度を調整

血液中にはカルシウムが一定濃度で存在します。濃度が下がるとビタミンDが活性化され、腸管からのカルシウムの吸収を促し、カルシウムの濃度を維持します。カルシウムは筋肉収縮に関わるため、ビタミンDがこのように血中のカルシウム濃度を調整することで、筋肉などの活動も正常に保たれているのです。

Q どんな食品に入っている？

A おもに魚介やきのこ類に含まれる

ビタミンDはアンコウの肝、サケ、イワシ加工品を筆頭にいろいろな種類の魚介に含まれ、きくらげを代表としたきのこ類にも豊富です。

穀類や野菜には含まれておらず、肉類にもほとんど含まれません。

ビタミンDを多く含む食品
（※以外は100g当たりの含有量）

（μg）

魚介類	サケ	32.0
魚介類	サンマ	16.0
魚介類	マガレイ	13.0
魚介類	マアジ	8.9
魚介類	ブリ	8.0
魚介類	マサバ	5.1
魚介類	シラス干し（半乾燥10g）※	6.1
卵類	卵（1個55g）※	2.1
きのこ類	干ししいたけ（2個6g）※	1.0
きのこ類	エリンギ（50g）※	0.6

Q 効率のよい食べ方は？

A 油脂と一緒にとることで吸収率が高まる

ビタミンDは脂溶性のため、それ自体に脂質を含んでいる動物性食品からとると吸収率が上がります。きのこ類などの植物性食品は、炒め物や揚げ物など、油を使う調理法で食べると吸収率が上がります。

また、きのこ類には紫外線に当たるとビタミンDに変わるエルゴステロールという成分が含まれています。きのこ類は日光に当てて成分を増やしてから食べるのもおすすめです。

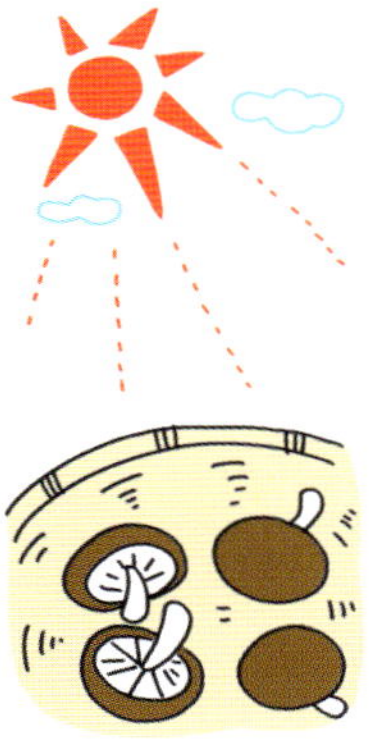

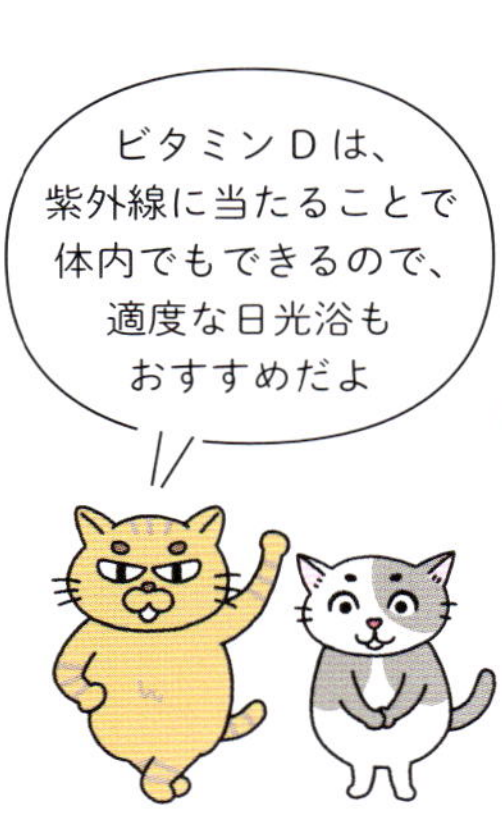
ビタミンDは、
紫外線に当たることで
体内でもできるので、
適度な日光浴も
おすすめだよ

不足すると…

カルシウムが骨に沈着しにくくなり、骨軟化症や骨粗しょう症の原因になります。乳幼児ではくる病になったり、成長障害を起こしたりすることもあります。

とり過ぎると…

カルシウムの吸収率が高まるため、高カルシウム血症による全身の倦怠感や食欲不振、嘔吐などが見られます。血管や内臓にカルシウムが沈着し、腎不全などを起こすこともあります。乳児の場合、成長が遅れる可能性も。

栄養素 4 脂溶性ビタミン

ビタミンE

ビタミンEとして働く成分は8種類。最も作用が強く、体内に存在する量が多いのはα-トコフェロールです。

1日の摂取基準（目安量）

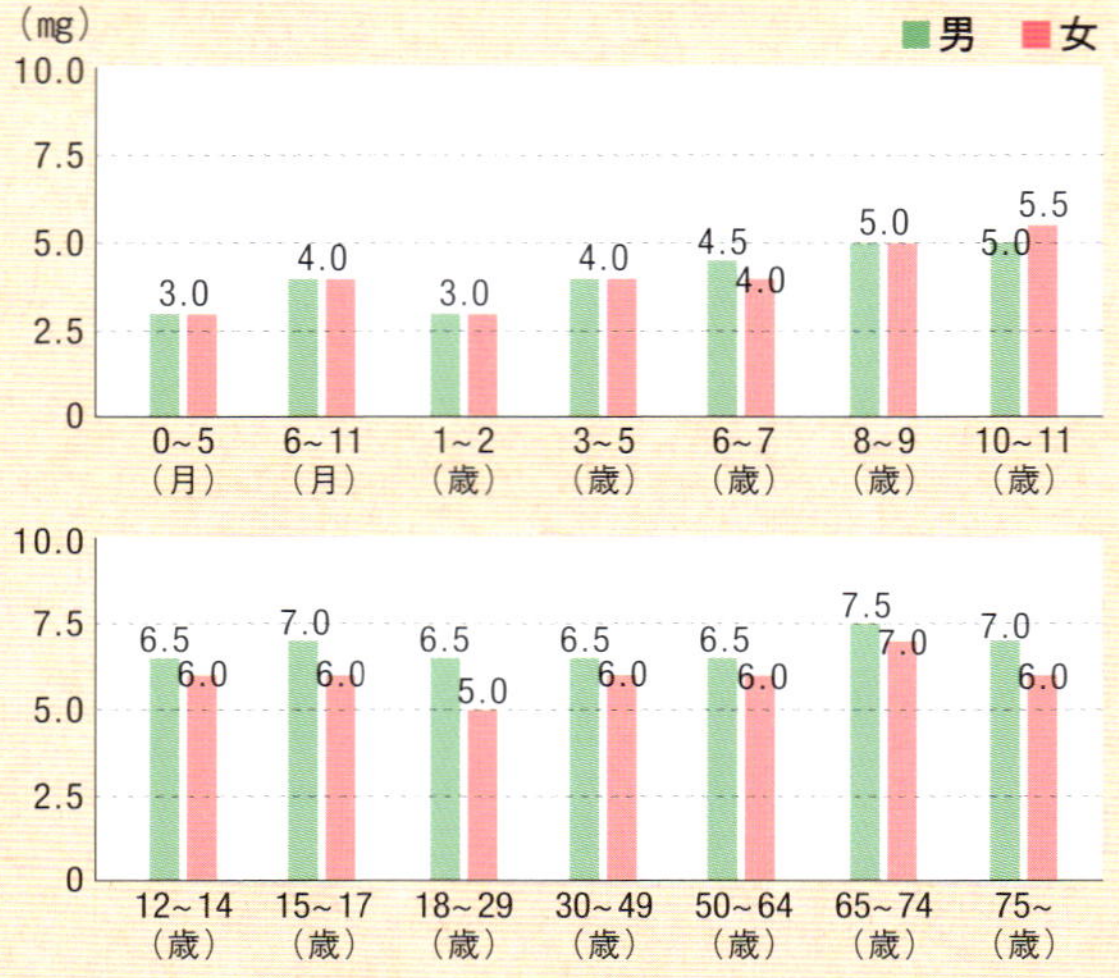

＊各数値はα-トコフェロールについて算定。

おもな働き 1 細胞膜などの酸化を防ぐ

細胞膜にはビタミンEや不飽和脂肪酸が存在しています。不飽和脂肪酸は酸化されると過酸化脂質になり、細胞を破壊してしまうなどして細胞の死を早めます。

ビタミンEは、自らが酸化されることで過酸化脂質がつくられるのを抑えます。この働きは、老化の予防につながるのではと考えられています。

また、ビタミンEは血液中のLDL（悪玉）コレステロールの酸化も抑える働きがあり、酸化によって進行する動脈硬化の予防に役立ちます。

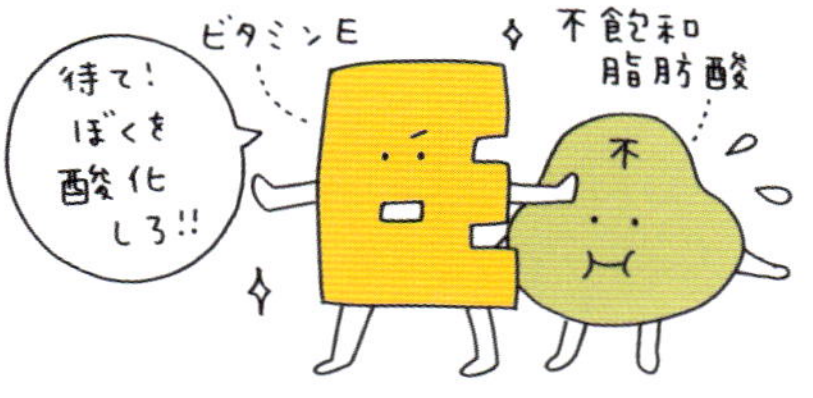

おもな働き 2 血管拡張を促す

ビタミンEには末梢血管を拡張させる働きがあります。これによって血液の流れがよくなり、血行促進につながるとされます。

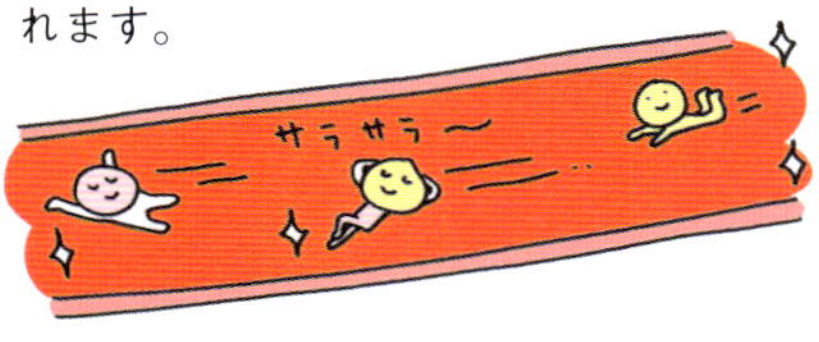

おもな働き 3 生殖機能を維持する

ビタミンEは副腎や卵巣にも蓄えられています。これらは性ホルモンの分泌の調整に関与しており、生殖機能を維持するために働きます。

Q どんな食品に入っている？

A 植物油や種実類、野菜、魚介に幅広く含まれる

オリーブオイルなどの植物油や種実類に豊富です。魚介は魚卵のほか、サケやウナギのかば焼きなどさまざまな種類に含まれています。野菜ではかぼちゃなどの緑黄色野菜に多いのが特徴です。

Q 効率のよい食べ方は？

A 抗酸化作用の強い成分と組み合わせよう

脂溶性ビタミンであるビタミンEは、油と組み合わせてとると吸収がよくなります。

また、ビタミンCやビタミンAの仲間のカロテノイドといった抗酸化力の強い成分と一緒に摂取すると、ビタミンEの抗酸化作用がより強くなります。

ビタミンEを含む食品は、酸化しやすいのも特徴。酸化すると本来の抗酸化作用が発揮されなくなってしまうため、保存には注意が必要です。例えば植物油はビタミンEが豊富ですが、保存する場合は空気と光に当てないようにし、なるべく早く使い切るようにしましょう。

ビタミンEを多く含む食品
（※以外は100g当たりの含有量）　（mg）

魚介類	ハマチ（養殖皮なし）	5.5
魚介類	ウナギ（かば焼き）	4.9
魚介類	メカジキ	4.4
野菜類	かぼちゃ	3.9
果物類	アボカド	3.4
豆・豆製品	大豆	1.6
種実類	アーモンド（炒り15g）※	4.4
果物類	キウイフルーツ（黄肉種80g）※	2.0
種実類	落花生（炒り15g）※	1.5
油	オリーブオイル（12g）※	0.9

不足すると…

赤血球の膜が弱くなるため、赤血球の寿命が短くなり、不足分の赤血球の生産が追いつかなくなって発生する溶血性貧血を起こします。また、LDLコレステロールの酸化を抑えられなくなるため、動脈硬化が進行しやすくなります。

とり過ぎると…

過剰症が起きにくいビタミンですが、とり過ぎると出血することがあります。

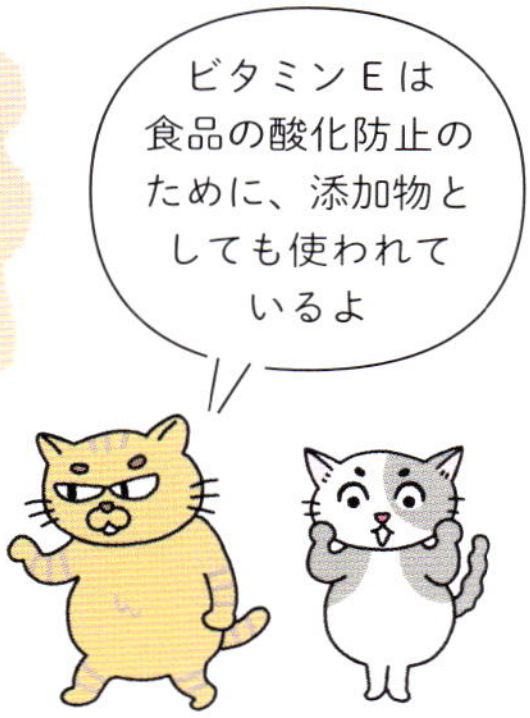
ビタミンEは食品の酸化防止のために、添加物としても使われているよ

栄養素 4 脂溶性ビタミン

ビタミンK

ビタミンKとして働く成分はフィロキノンと、メナキノン類の2種類。どちらも生理効果は同じです。

1日の摂取基準（目安量）

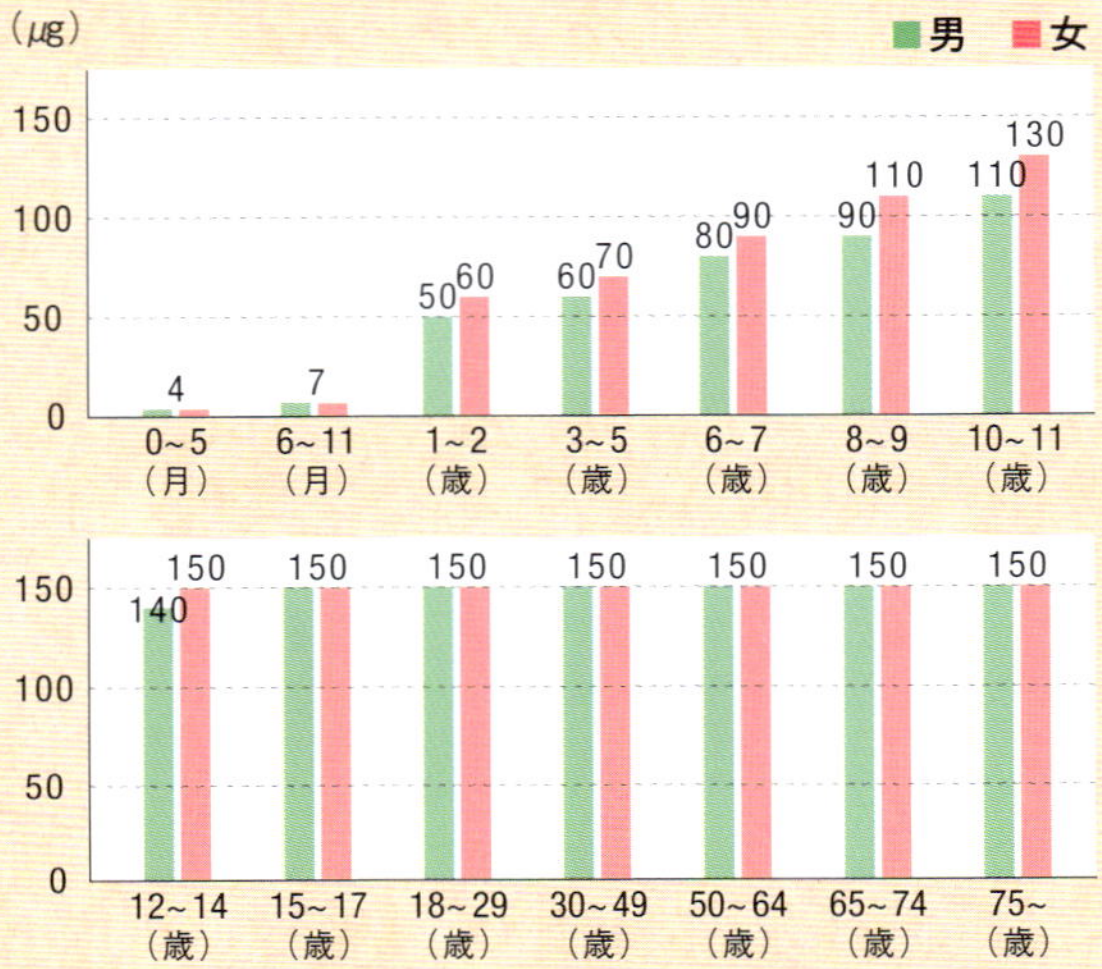

おもな働き 1 止血する物質の生成に使われる

けがをして出血しても、時間がたつと止まります。これは、血液中に血液凝固作用のあるたんぱく質が存在しているからです。このたんぱく質は肝臓でつくられますが、その際に補酵素として使われるのがビタミンKです。

一方、どこかが出血して止血しても、ほかの部分の血液はいつも通り流れていなければなりません。そのために作用するのが血液の凝固を抑える物質ですが、ビタミンKはその生成にも不可欠です。

おもな働き 2 健康な骨づくりをサポート

ビタミンKは吸収されたカルシウムが骨に沈着するのを助けます。ビタミンDと並んで、健康な骨をつくるのに欠かせないビタミンです。骨粗しょう症の予防にも役立つとして、治療薬としても使われています。

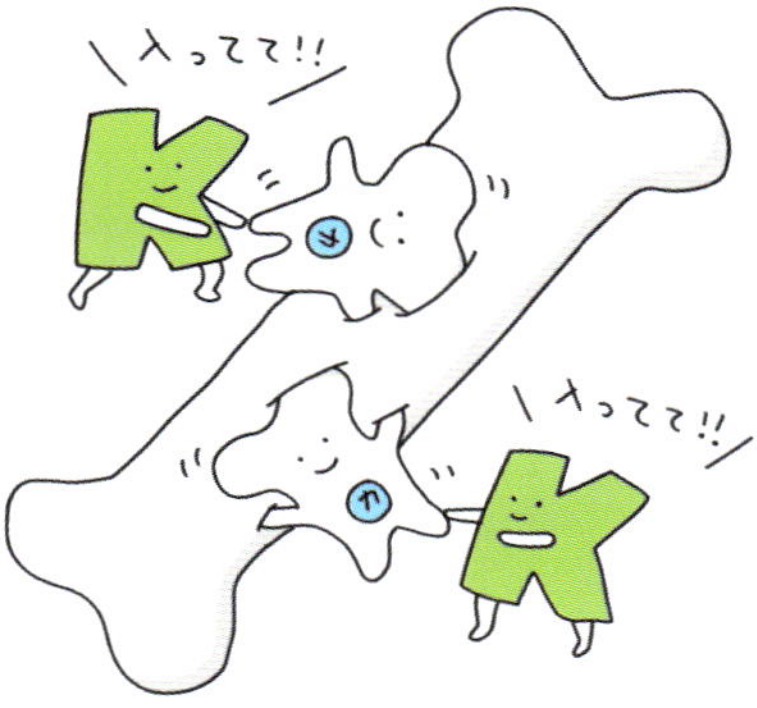

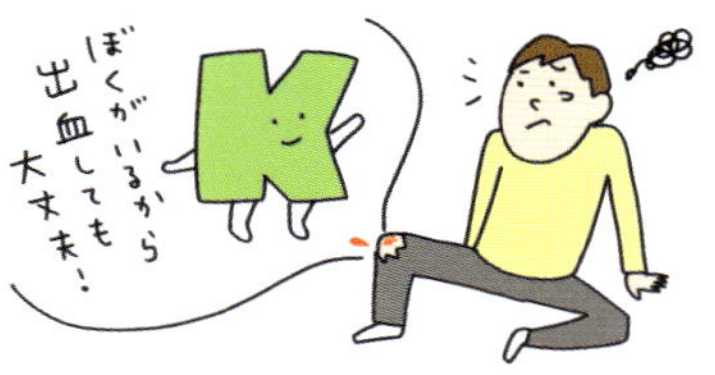

Q どんな食品に入っている？

A 緑色の野菜や海藻、発酵食品に豊富

フィロキノンは植物の葉緑素でつくられるため、緑色の野菜や海藻に豊富です。メナキノン類は微生物の発酵によって生成されるため、納豆やチーズなどの発酵食品に多く含まれます。

ビタミンKを多く含む食品
（100g当たりの含有量）　（μg）

豆・豆製品	納豆	870
野菜類	モロヘイヤ	640
野菜類	あしたば	500
野菜類	つるむらさき	350
野菜類	カブの葉	340
野菜類	ぎょうじゃにんにく	320
野菜類	ほうれん草	270
野菜類	春菊	250
野菜類	ブロッコリー	210
野菜類	小松菜	210

Q 効率のよい食べ方は？

A 油を使った料理で吸収率アップ

油に溶ける性質のある脂溶性ビタミンです。加熱しても壊れにくいので、炒め物や揚げ物などにすると効率よく吸収できます。

ただ、ビタミンKは血液の凝固を促します。そのため、血液を凝固しにくくする薬であるワーファリンを服用していたり、血栓症があって血液凝固を抑える薬を服用していたりする場合は、薬が効かなくなってしまうため、ビタミンKの摂取を控えたほうがよいでしょう。

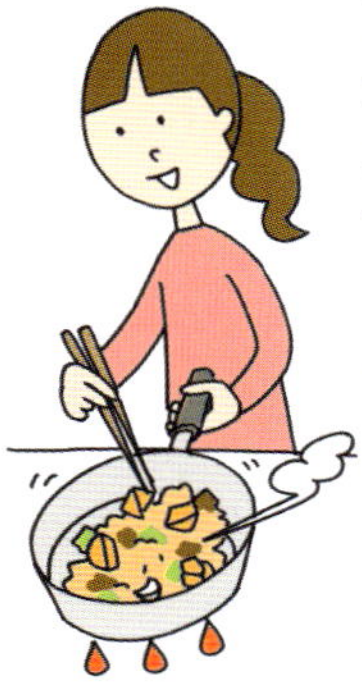

不足すると…

不足の心配はほとんどありませんが、不足すると出血しやすく、止血しにくくなります。また、骨へのカルシウムの沈着が悪くなるので骨がもろくなることがあります。新生児は腸や頭蓋内での出血を起こすことがあります。

とり過ぎると…

過剰症の心配はほとんどありません。

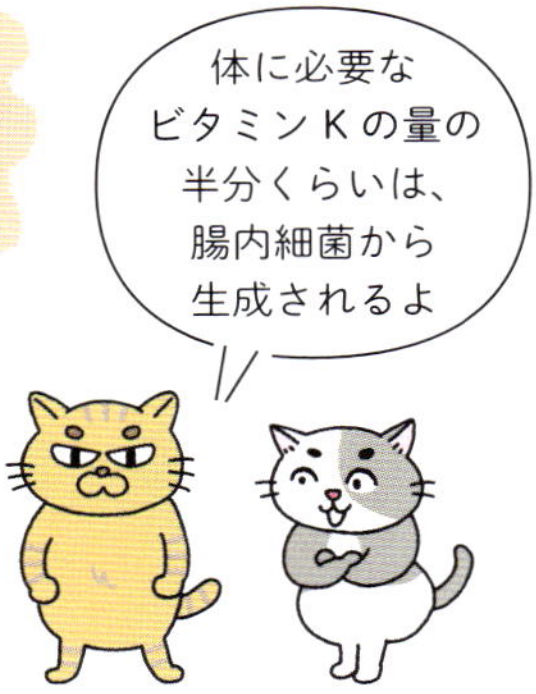
体に必要なビタミンKの量の半分くらいは、腸内細菌から生成されるよ

栄養素 4 水溶性ビタミン

ビタミンB1

糖質をエネルギーに変えるときに使われます。米をエネルギー源にする日本人には重要なビタミンです。

1日の摂取基準（推奨量）

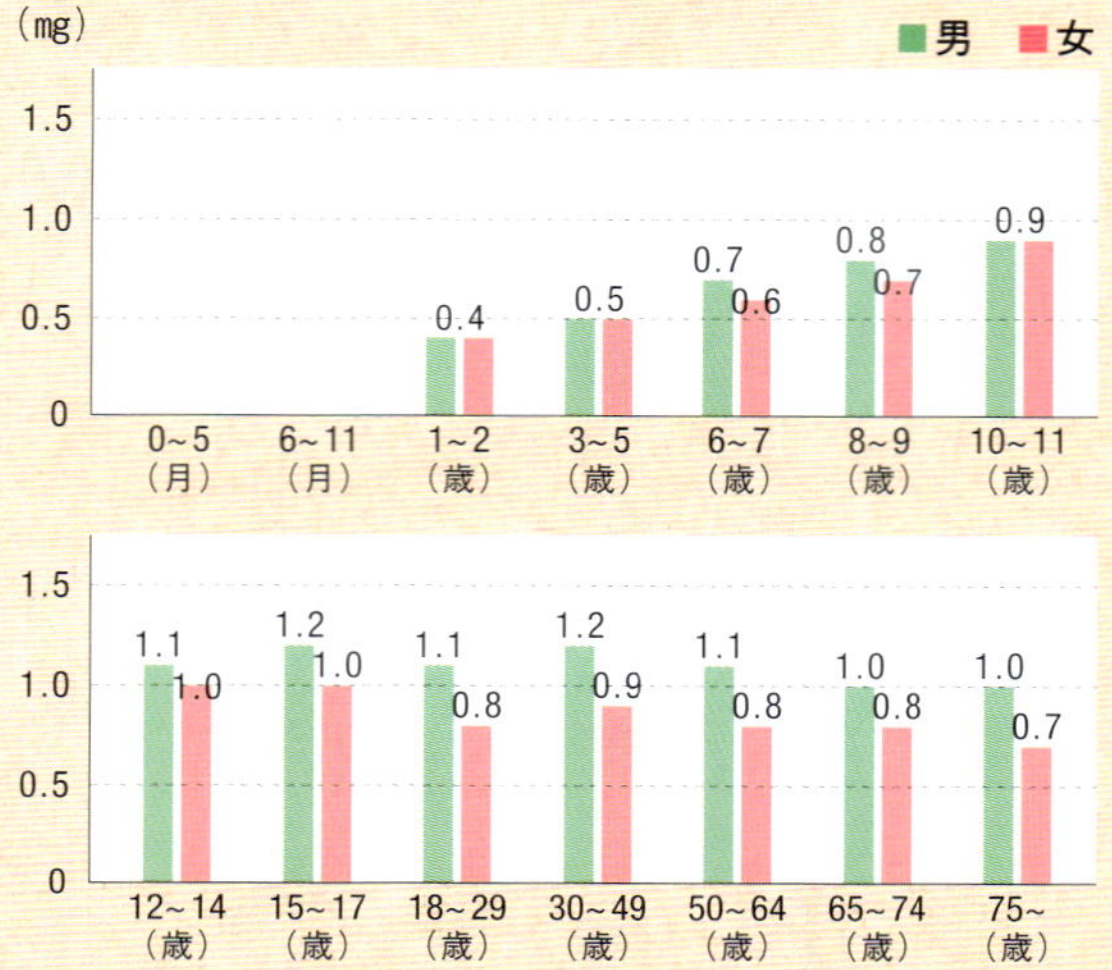

＊身体活動レベルがふつうの場合の推定エネルギー必要量を用いて算定。

おもな働き 1 糖質の代謝をサポート

食事から摂取された糖質は、酵素の働きで分解されることでエネルギーに変わります。この酵素を働かせるために必要な補酵素の役割をするのが、ビタミンB1です。

脂質がエネルギーとして使われるときに比べ、糖質がエネルギーとして使われる際には多量のビタミンB1が必要です。

昔から日本人は米を主食としています。つまり糖質からのエネルギー摂取が多いということ。その分ビタミンB1をたくさん必要とするため、ビタミンB1欠乏症になりやすい傾向があります。

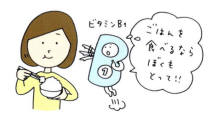

おもな働き 2 神経機能を正常に保つ

中枢神経や手足の末梢神経の働きをコントロールするとき、脳は大量のエネルギーを必要とします。脳のエネルギー源は、ブドウ糖という糖質。ビタミンB1が糖質の代謝を助けることで、脳にエネルギーが行き渡り、神経機能を正常に維持することができるのです。

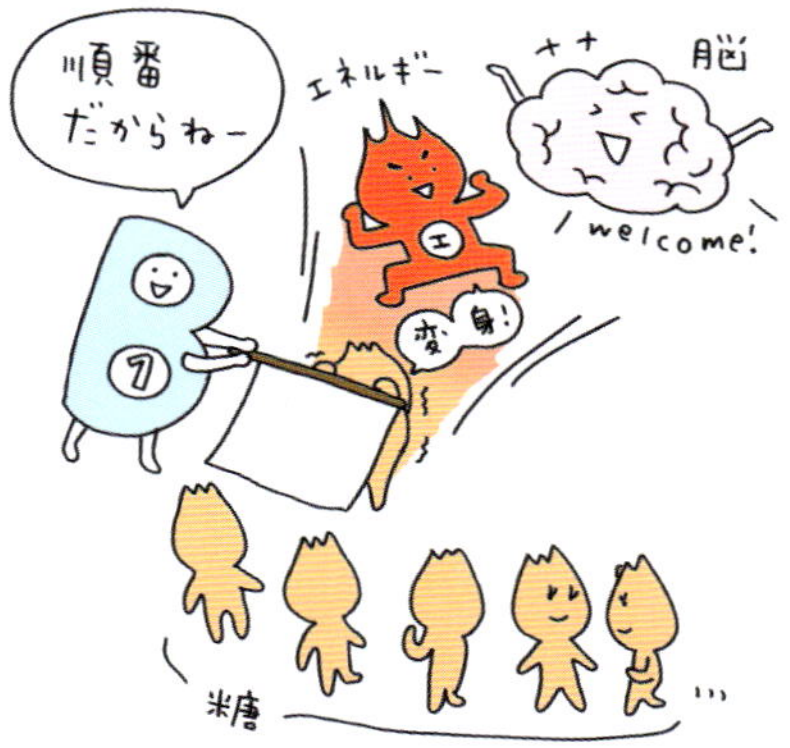

Q どんな食品に入っている？

A 豚肉、魚介、ぬかや胚芽にたっぷり

豚肉、とくに赤身に多く、加工品のハムやソーセージにも豊富です。魚介ではウナギ、たらこに多く、穀類ではぬかや胚芽に豊富なため、玄米や胚芽精米などのあまり精製していない食品に多く含まれます。

ビタミンB1を多く含む食品
（※以外は100g当たりの含有量）（mg）

肉類	豚ヒレ肉	1.32
肉類	豚もも脂身つき	0.90
肉類	焼き豚	0.86
魚介類	ウナギ（かば焼き）	0.75
肉類	豚ロース脂身つき	0.69
肉類	鶏レバー	0.38
肉類	豚レバー	0.34
魚介類	紅サケ	0.26
種実類	落花生（炒り30g）※	0.10
野菜類	枝豆（30g）※	0.10

Q 効率のよい食べ方は？

A 香り成分アリシンと組み合わせて

ねぎ類、にら、にんにくに含まれるアリシンという香り成分は、ビタミンB1と結合すると血液中に長く留まる性質があります。そのためこれらの食品とあわせてとると、摂取したビタミンB1が排泄されるのが抑えられ、ビタミンB1を長時間利用することができます。

また、主食を白米から玄米や胚芽精米にかえることで、ビタミンB1を日常的にとることができます。ただビタミンB1は水溶性ビタミンのため、洗い過ぎるとせっかくのビタミンが流出してしまいます。なるべく手早く洗うなど工夫をするようにしましょう。

不足すると…

糖質の代謝が悪くなるため、むくみ、エネルギー不足による疲労感やいらいらなどが起こります。

慢性的な不足では脚気、ウェルニッケ脳症※などの病気になります。

とり過ぎると…

必要量を超えると排泄されるので、とり過ぎる心配はほぼありません。

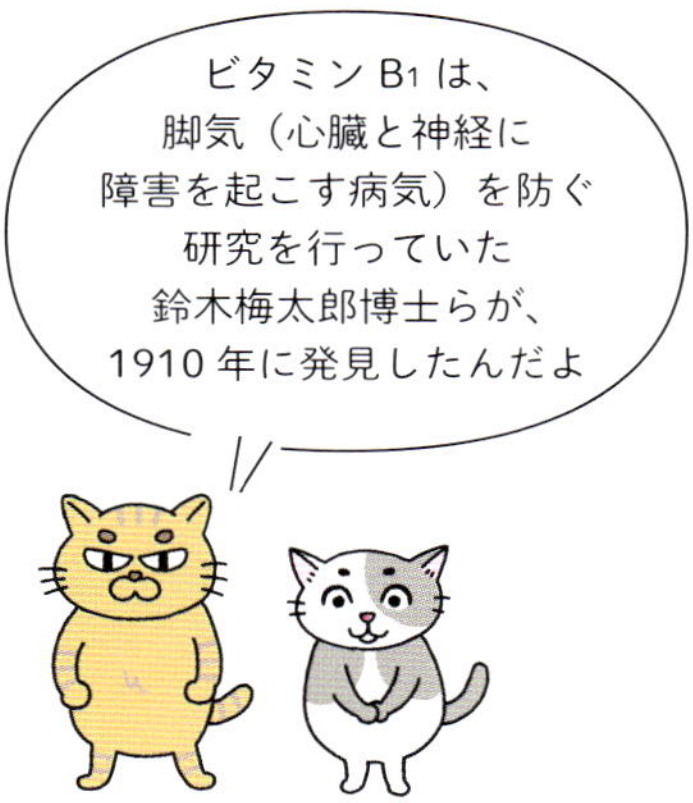
ビタミンB1は、
脚気（心臓と神経に
障害を起こす病気）を防ぐ
研究を行っていた
鈴木梅太郎博士らが、
1910年に発見したんだよ

※ウェルニッケ脳症は、神経の重い病気。眼球運動障害、運動失調、意識混濁を起こします。

栄養素 4 水溶性ビタミン

ビタミンB2

糖質や脂質、たんぱく質の代謝に欠かせないビタミン。水溶性ですが、やや水に溶けにくい性質です。

1日の摂取基準（推奨量）

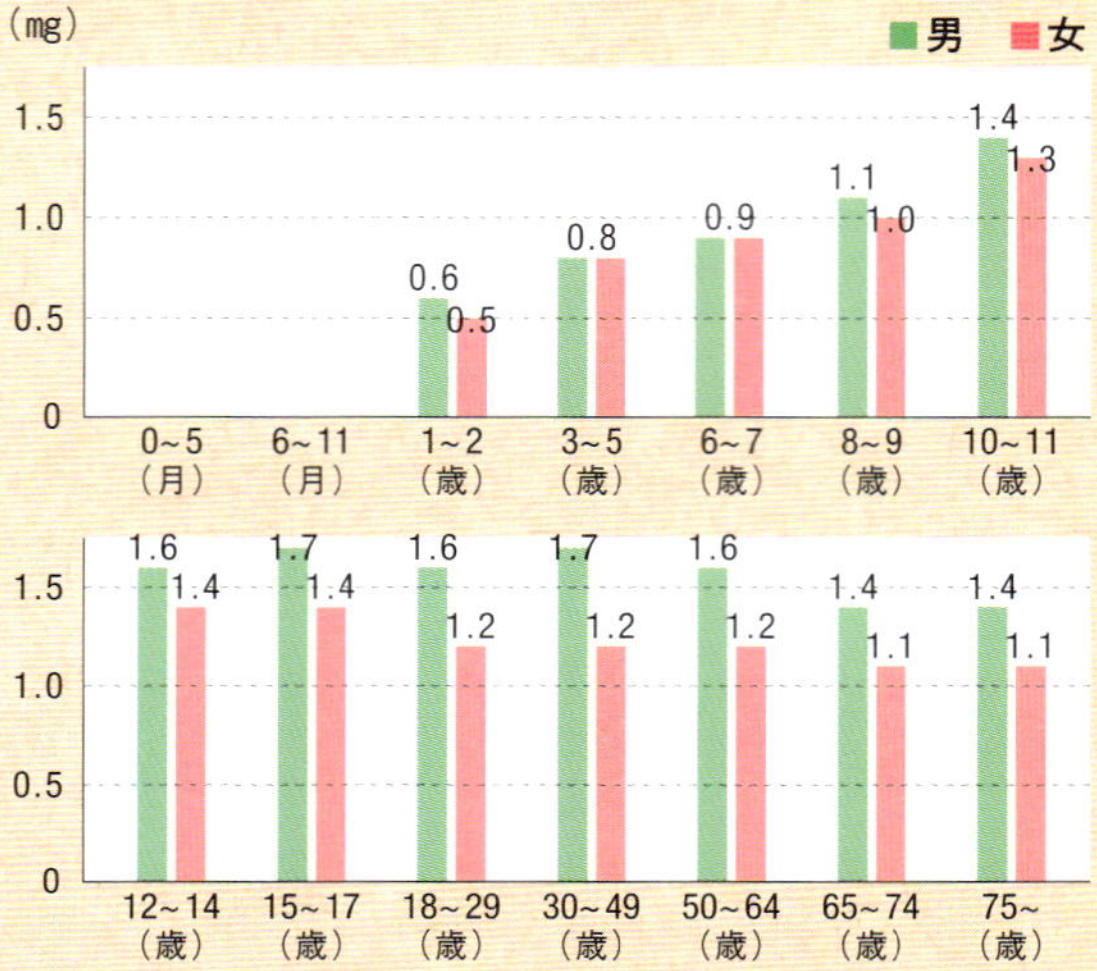

＊身体活動レベルがふつうの場合の推定エネルギー必要量を用いて算定。

おもな働き 1 三大栄養素の代謝を助ける

炭水化物（糖質）、脂質、たんぱく質という三大栄養素をエネルギーに変えるために不可欠な補酵素として働きます。なかでも脂質を代謝するときに多く消費されます。

おもな働き 2 発育を促進させる

ビタミンB2は、別名「発育のビタミン」ともよばれます。これは、たんぱく質の合成を助けて皮膚や髪、爪などの細胞の再生と新生をサポートするため。発育促進において重要な役割を担っています。

おもな働き 3 過酸化脂質の分解を助ける

ビタミンB2は、老化や生活習慣病の原因となる過酸化脂質を消去する働きに関わります。過酸化脂質とは、不飽和脂肪酸が活性酸素などにより酸化されてできる物質のことです。過酸化脂質に関わるビタミンには、ビタミンEとビタミンB2があります。ビタミンEが過酸化脂質の生成を抑えるのに対し、ビタミンB2は過酸化脂質を分解する酵素の働きを助けます。

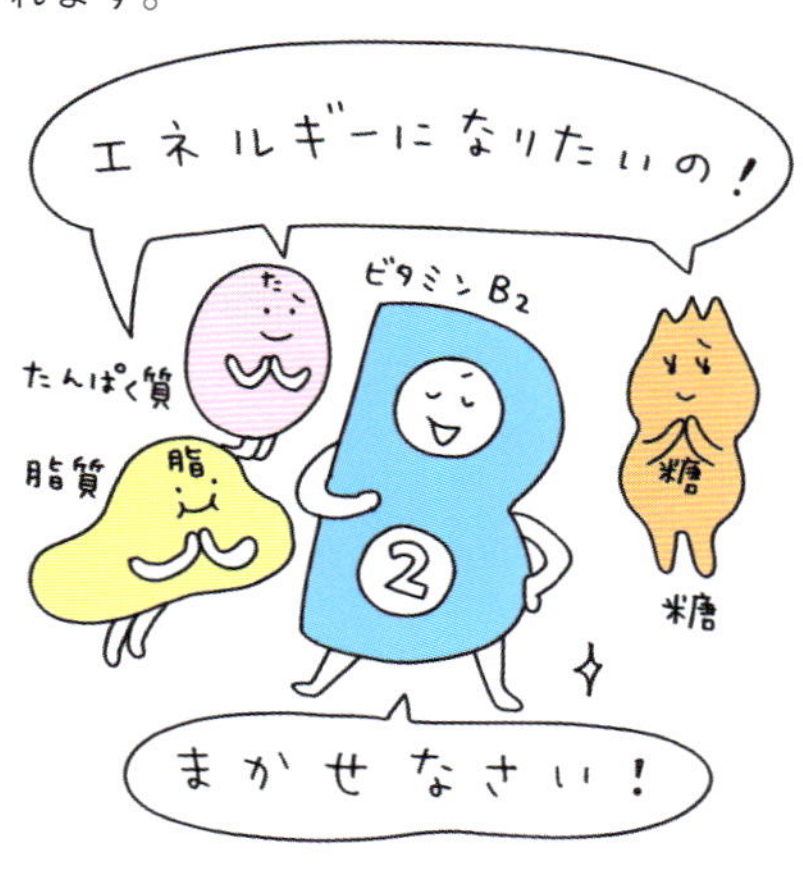

Q どんな食品に入っている？

A レバー、卵、チーズに豊富

含有量に差はありますが、幅広い食品に含まれています。レバー、チーズ、卵に多く、魚介では青魚やウナギなども供給源です。種実類、きのこ類のほか、野菜は青菜類、大豆製品では納豆に豊富です。

Q 効率のよい食べ方は？

A どんな調理法でも問題なし

水溶性ビタミンですが、比較的水に溶けにくく、加熱しても壊れにくいので調理法を選びません。ただし光に当てると分解が進むので、食品を紙で包むなどして保存するようにしましょう。

ほとんどの食品に含まれているので、バランスのよい通常の食事を心がけるのがおすすめです。

ビタミンB2を多く含む食品
（※以外は100g当たりの含有量）（mg）

肉類	豚レバー	3.60
肉類	牛レバー	3.00
肉類	鶏レバー	1.80
魚介類	ウナギ（かば焼き）	0.74
魚介類	マイワシ	0.39
魚介類	ブリ	0.36
魚介類	マガレイ	0.35
種実類	アーモンド（炒り 30g）※	1.04
卵類	鶏卵（55g）※	0.37
牛乳・乳製品	カマンベールチーズ（30g）※	0.14

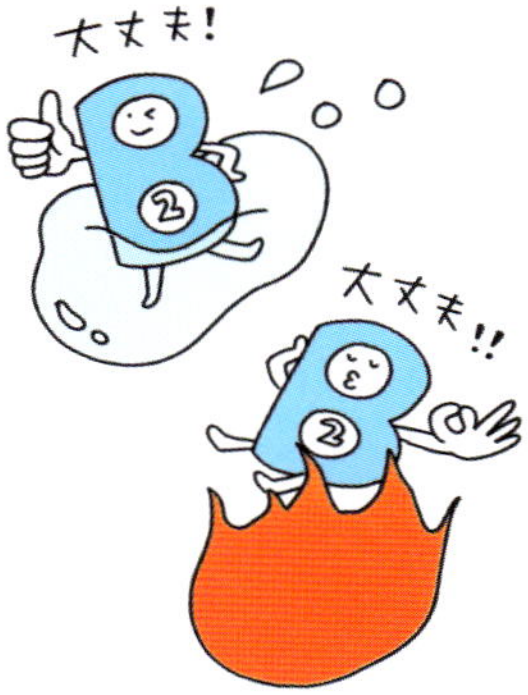

不足すると…

肌荒れ、髪のトラブル、口角炎や口内炎などの口内のトラブル、ニキビなどの脂漏性皮膚炎が起こります。

慢性的に不足すると、エネルギー代謝が上手くできなくなるため、成長期の子どもの成長障害を起こすことがあります。

とり過ぎると…

ビタミンB2は、とり過ぎた分は排泄されるので、過剰症の心配はありません。

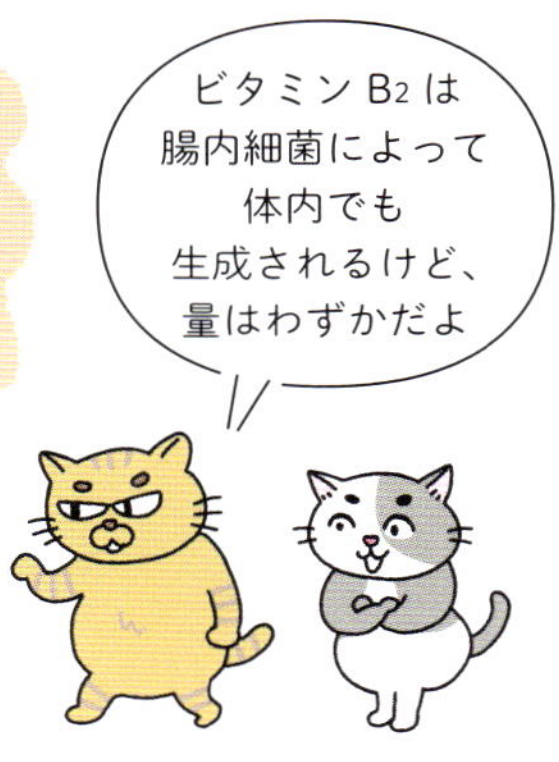

ビタミンB2は
腸内細菌によって
体内でも
生成されるけど、
量はわずかだよ

栄養素 4 水溶性ビタミン

ナイアシン

ビタミンB群の一種です。
体内でアミノ酸の一種トリプトファンからも合成されます。

1日の摂取基準（推奨量）

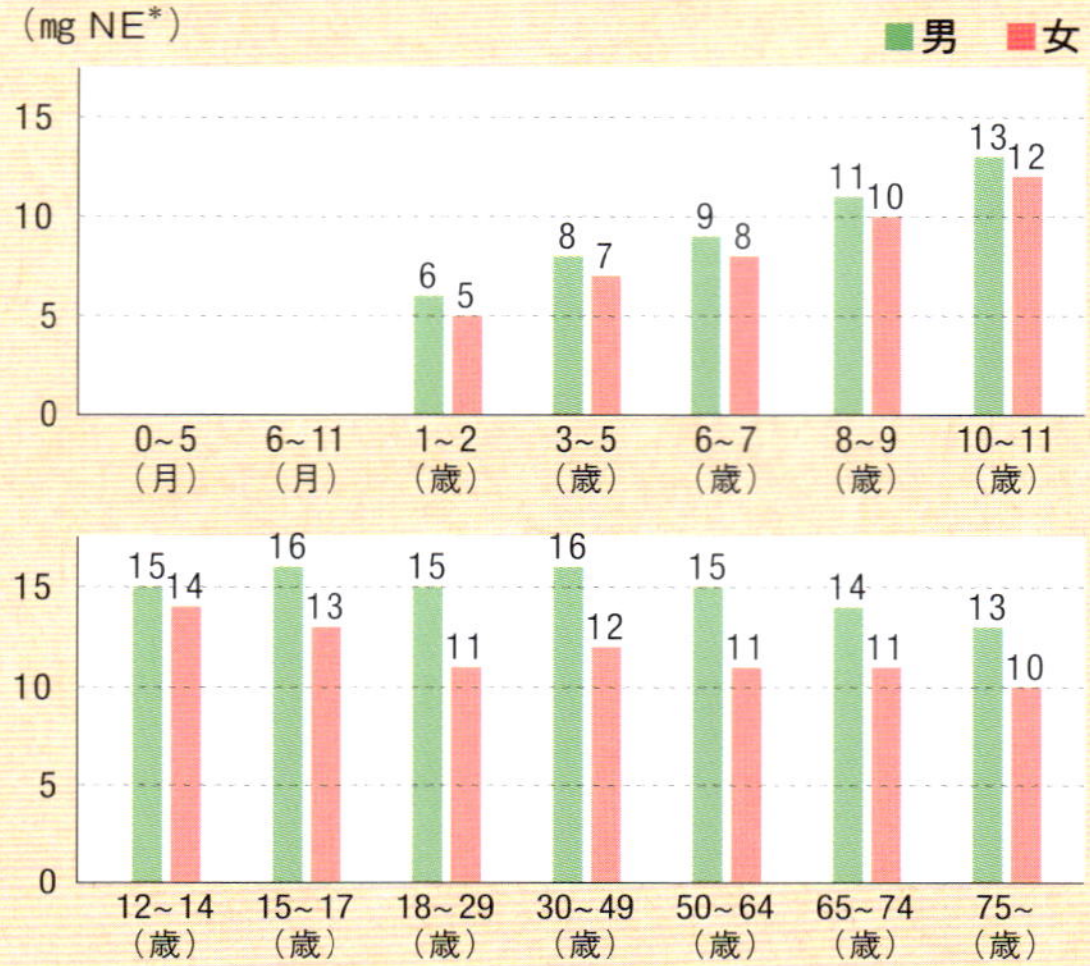

＊NE=ナイアシン当量=ナイアシン+1/60トリプトファン
＊身体活動レベルがふつうの場合の推定エネルギー必要量を用いて算定。

おもな働き 1 糖質や脂質の代謝を助ける

食品としてとり込まれたナイアシンは、体内でNAD（ニコチンアミドアデニンジヌクレオチド）またはNADP（ニコチンアミドアデニンジヌクレオチドリン酸）という補酵素に変わります。

このうちNADが、糖質や脂質をエネルギーに変える酵素を働かせるのに必要な補酵素として使われます。

それだけではなく、NADは体内で非常に多くの酵素に対して補酵素として働き、エネルギー産生のほかに、ホルモンの合成やDNAの修復、細胞の分裂など、幅広い反応に関与します。

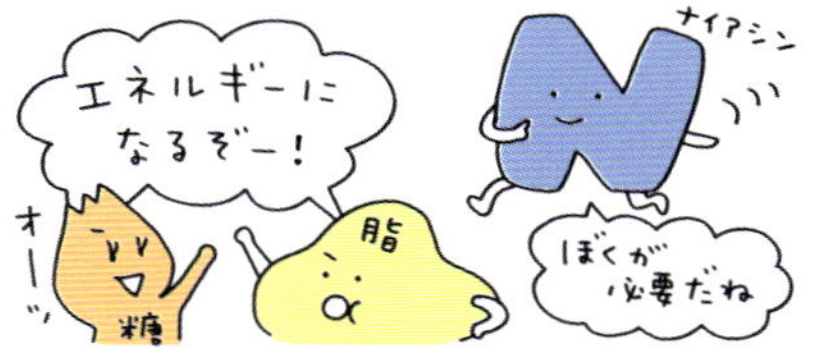

おもな働き 2 アルコールの分解を助ける

ナイアシンは、摂取したアルコールの代謝にも不可欠です。

アルコールを摂取すると、体内で分解される過程でアセトアルデヒドという物質を生成します。このアセトアルデヒドを分解する際にナイアシンが補酵素として働きます。

ちなみにアセトアルデヒドは、二日酔いなどで見られる吐き気や頭痛の原因となる物質です。

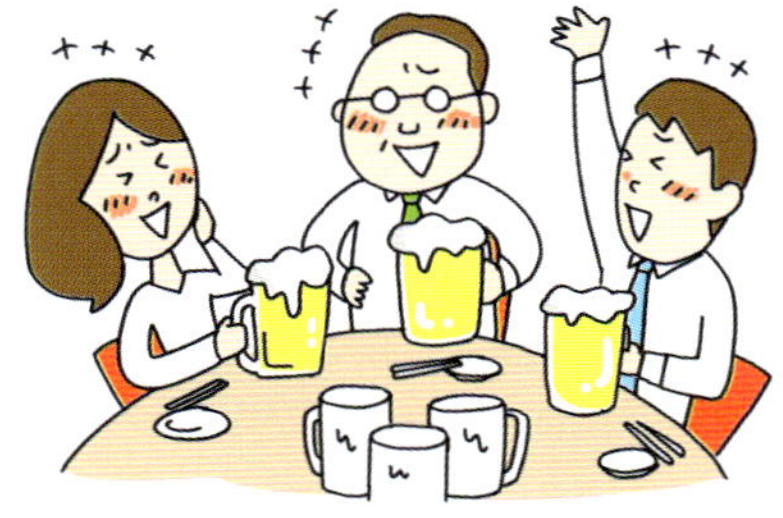

Q どんな食品に入っている？

A 肉や魚介、きのこ類などに豊富

豊富なのは動物性食品。とくにレバーやカツオなどに多く含まれます。植物性食品では、きのこ類などにも豊富です。また、トリプトファンを含む卵や乳製品などをとると、体内でナイアシンに合成されます。

ナイアシン※を多く含む食品
（100g当たりの含有量）
※ナイアシン当量の数値を示しています。（mgNE）

魚介類	カツオ（春獲り）	24.0
魚介類	カツオ（秋獲り）	23.0
魚介類	キハダマグロ	22.0
魚介類	ゴマサバ	20.0
肉類	豚レバー	19.0
肉類	牛レバー	18.0
肉類	鶏むね（皮なし）	17.0
肉類	鶏ささみ	17.0
肉類	焼き豚	17.0
魚介類	マサバ	16.0

Q 効率のよい食べ方は？

A ほかのビタミンB群と組み合わせよう

ナイアシンは熱や酸、アルカリ、光などに比較的強く、体内での利用率も60%ほどあります。水に溶ける性質はありますが、とくに気をつけて調理などしなくても効率よく摂取できるビタミンです。

ただし、ビタミンB群は1種類だけでなく、複数を一緒にとることで作用が強まります。そのためナイアシンだけでなく、ほかのビタミンB群と一緒にとるようにするのがポイントです。

また、ナイアシンは体内でトリプトファンから合成もできるので、たんぱく質を適量とることでも補給できます。

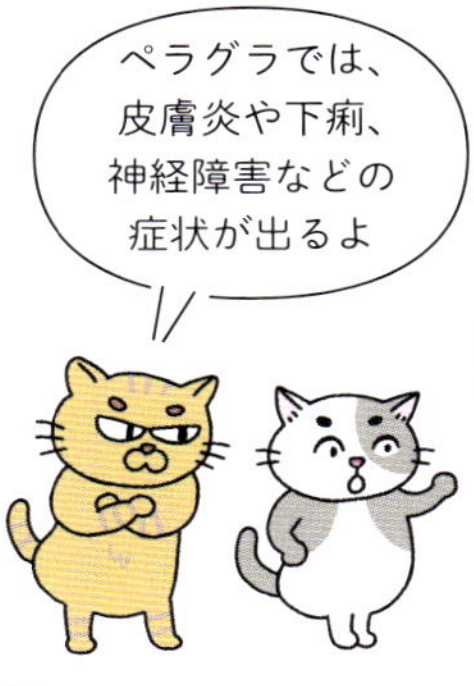
ペラグラでは、
皮膚炎や下痢、
神経障害などの
症状が出るよ

不足すると…

トリプトファンから体内で合成できるため、日本では欠乏症の心配はほぼありません。

ただ、アルコール依存症の人ではアルコールの代謝に多量に使われるため、ペラグラという欠乏症が起こる恐れがあります。

とり過ぎると…

一度に大量にとると、下痢や便秘などの胃腸障害、肝機能低下などの肝障害を起こすことがあります。血管が拡張するので、皮膚が赤くなることもあります。

栄養素 4 水溶性ビタミン

ビタミンB6

ビタミンB6として働く成分は3種類。ピリドキシン、ピリドキサール、ピリドキサミンで、すべて同じ働きです。

1日の摂取基準（推奨量）

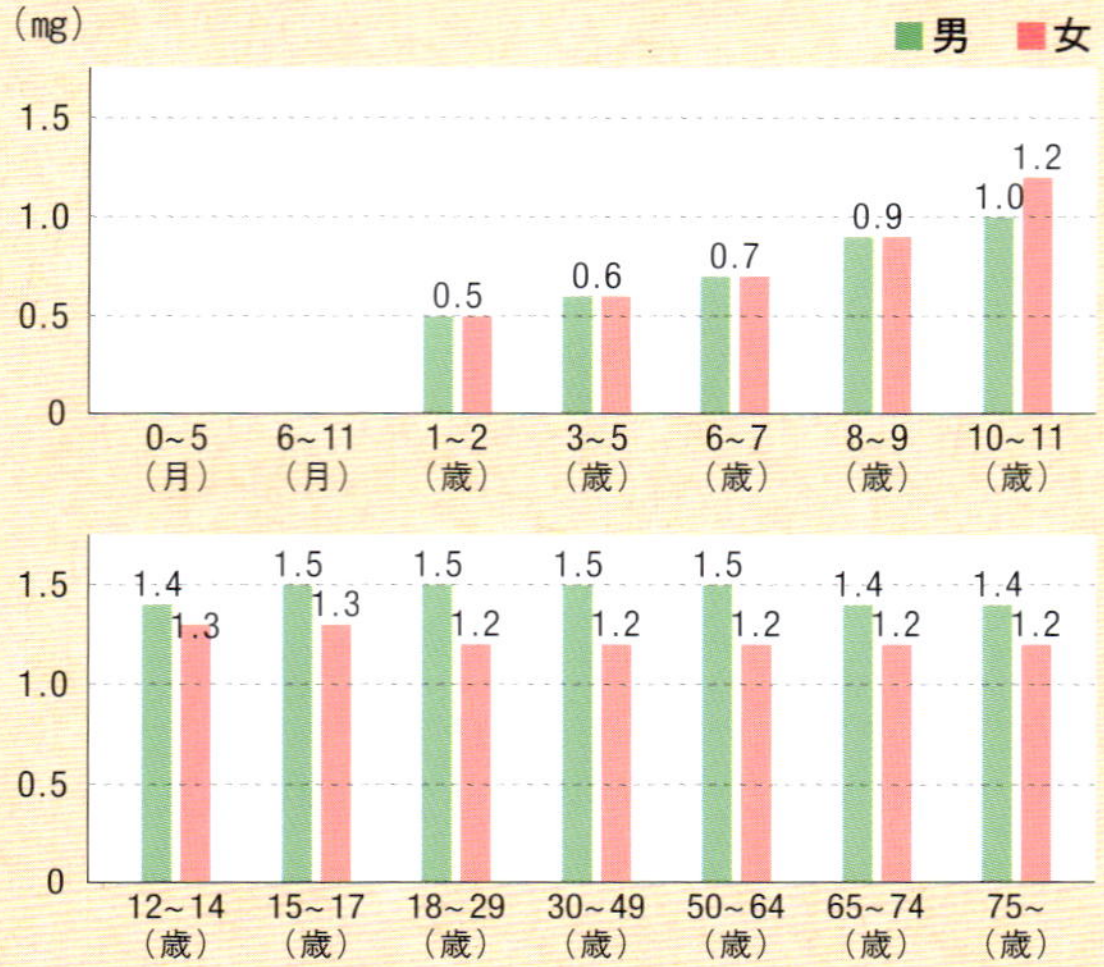

＊たんぱく質食事摂取基準の推奨量を用いて算定。

おもな働き 1 たんぱく質の代謝をサポート

体内のたんぱく質は、分解と合成を繰り返して一定量を保っています。ビタミンB6は食品からとったたんぱく質を分解してアミノ酸にし、必要に応じて体内のたんぱく質を再合成する過程を補酵素としてサポートします。

また、糖質や脂質の摂取が足りない場合、そのままではエネルギー不足を起こしてしまいます。それを防ぐため、体に蓄積したたんぱく質は分解されエネルギー源になります。この過程でも、ビタミンB6は補酵素として働きます。

おもな働き 2 脳の神経機能の維持を助ける

ビタミンB6はアミノ酸の代謝の補酵素としても働くことから、アミノ酸を材料とする脳の神経伝達物質の合成に作用します。神経伝達物質は脳の神経細胞の情報を伝達している物質で、脳が正常に働くために欠かせないものです。

おもな働き 3 さまざまな生理作用をサポート

ビタミンB6は、脂質の代謝や赤血球の合成をサポートするほか、ホルモンの働きの調整などにも作用します。

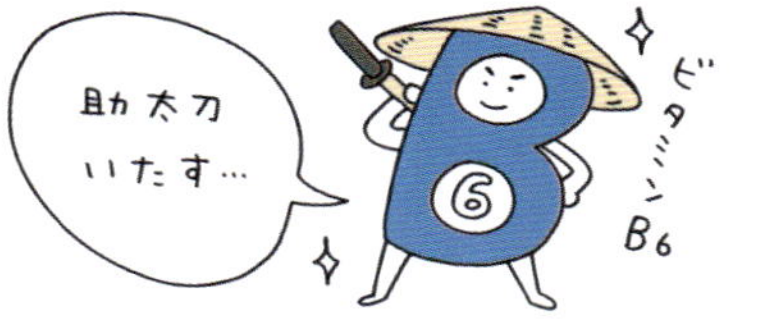

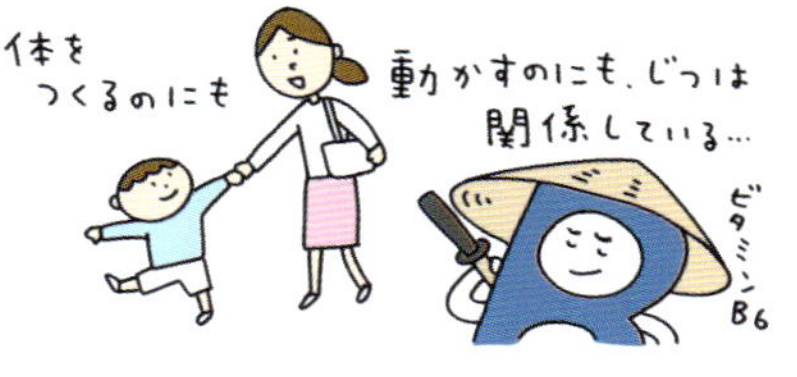

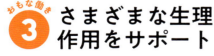

Q どんな食品に入っている？

A 肉や魚介のほか、野菜や種実類にも

ビタミンB_6は、おもに肉や魚介などの動物性食品に多く含まれますが、野菜や種実類などいろいろな食品に含まれる、とりやすいビタミンです。肉類ではレバーのほか鶏ささみ、魚介ではマグロの赤身に豊富です。

ビタミンB_6を多く含む食品
（100g当たりの含有量）　（mg）

魚介類	ミナミマグロ	1.08
肉類	牛レバー	0.89
魚介類	クロマグロ	0.85
魚介類	カツオ	0.76
魚介類	シロサケ	0.64
肉類	鶏ささみ	0.62
魚介類	マサバ	0.59
果物類	バナナ	0.38
野菜類	パプリカ（赤）	0.37
野菜類	ブロッコリー	0.30

Q 効率のよい食べ方は？

A 加工品より生の食品から摂取を

加熱や光に弱く、水に溶ける性質があります。すでに加熱や調理がしてある冷凍品などの加工品よりも、生の食品を選ぶのがおすすめです。

ビタミンB_6の必要量は、たんぱく質1g当たり0・019mgとされ、たんぱく質の摂取量によって変わるのが特徴です。これはビタミンB_6の働きがおもにたんぱく質の代謝であるためです。ビタミンB_6とたんぱく質はセットにして献立を考えるとよいでしょう。日本人の平均的なビタミンB_6摂取量は大きくは不足していませんが、植物性食品がおもな献立になる場合は、ビタミンB_6を多く含む食品を選ぶこともポイントです。

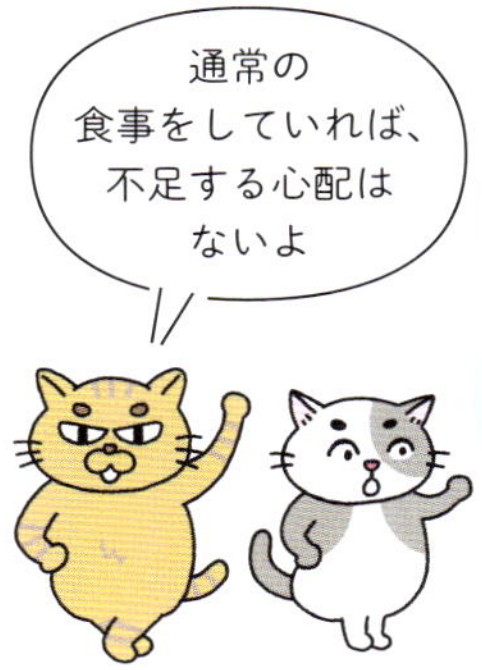
通常の
食事をしていれば、
不足する心配は
ないよ

不足すると…

神経障害や皮膚炎などを起こすことがあります。また、不足すると月経前症候群やつわりの原因となり、ビタミンB_6がこれらの症状をやわらげる効果があることも報告されています。

とり過ぎると…

継続的に過剰摂取を続けると、感覚情報を伝える神経の障害が起こります。さまざまな感覚に支障をきたすほか、手足のしびれ、痛みなどの症状が出ます。

栄養素 4 水溶性ビタミン

ビタミンB12

ビタミンB12として働く成分は、アデノシルコバラミンなど5種類。ミネラルのコバルトを含む成分です。

1日の摂取基準（目安量）

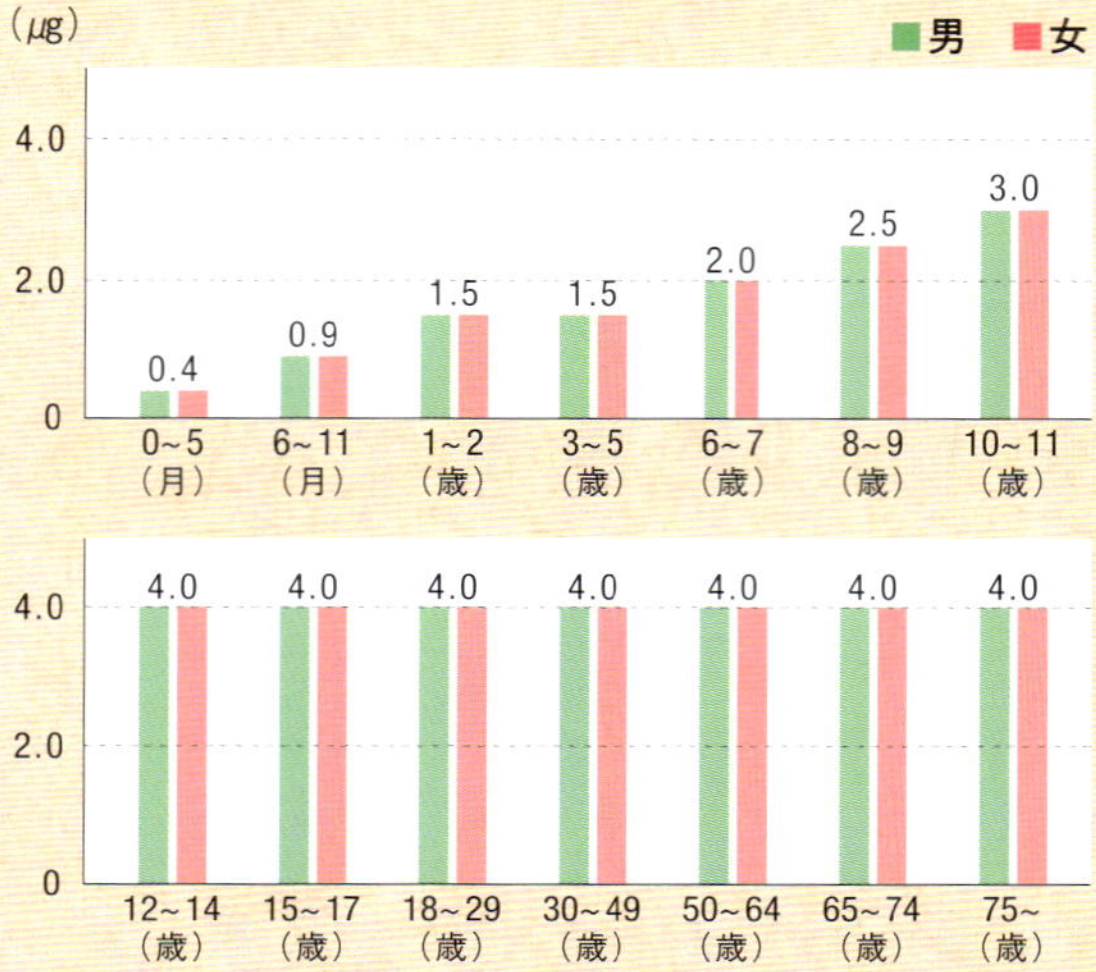

＊2025年版では、推定平均必要量を設定せず、適正なビタミンB12の栄養状態を維持できる摂取量として設定。

おもな働き 1 赤血球の生成に不可欠

赤血球は体内で常につくり変えられており、その寿命は4か月です。ビタミンB12は、赤血球の成熟をサポートします。

この働きにはビタミンB12だけでなく、葉酸（→P108）の存在も欠かすことができず、どちらかが不足しても正常な赤血球をつくることはできません。

おもな働き 2 DNAの合成を助ける

DNAはデオキシリボ核酸の略称で、細胞の遺伝情報を担い、細胞が正常に機能するために働きます。このDNAの合成にも、ビタミンB12と葉酸の協力が必須です。

おもな働き 3 末梢神経の機能維持に働く

ビタミンB12は、たんぱく質や神経細胞内の核酸の合成を助ける働きにより、傷ついた末梢神経の回復などにも関わっています。中枢神経へも影響するため、睡眠障害などの改善にも関与していると見られています。

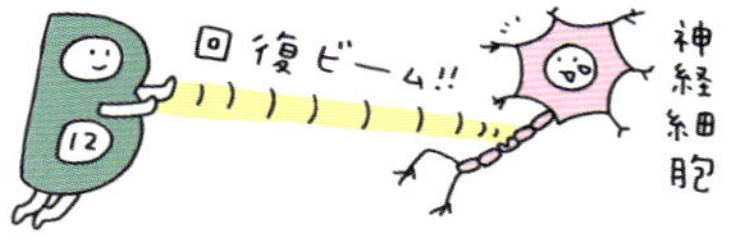

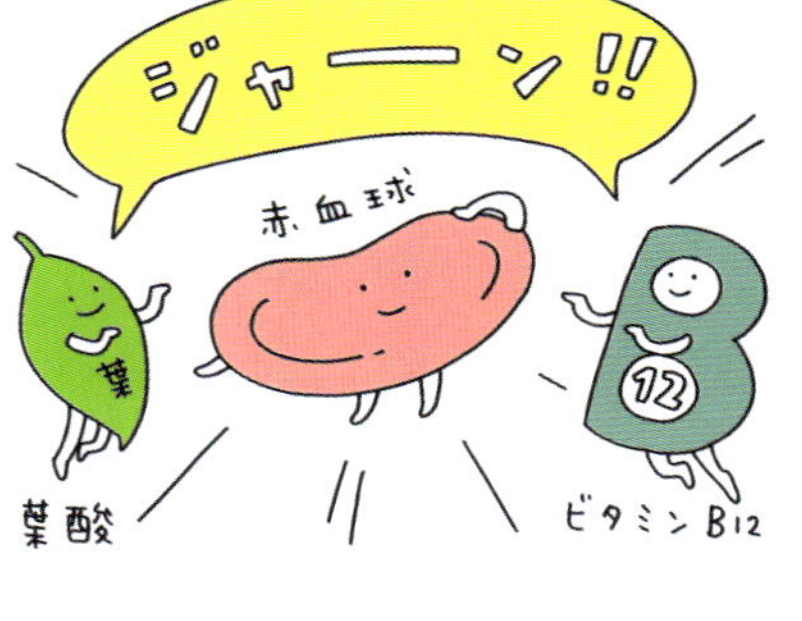

どんな食品に入っている？

基本的に動物性食品にしか含まれない

ビタミンB12は、原則的に動物性食品にしか含まれませんが、例外として、海藻ではいくつか多く含んでいるものがあります。

量はわずかですが、納豆など発酵食品にも含まれています。

ビタミンB12を多く含む食品
（100g当たりの含有量）　（μg）

魚介類	アカガイ	59.0
肉類	牛レバー	53.0
肉類	鶏レバー	44.0
肉類	豚レバー	25.0
魚介類	カキ	23.0
魚介類	サンマ（皮つき）	16.0
魚介類	マイワシ	16.0
魚介類	マサバ	13.0
魚介類	ホッケ	11.0

効率のよい食べ方は？

汁ごと食べる工夫も効果的

ビタミンB12は加熱しても比較的壊れにくいビタミンです。ただ、煮ると成分が溶け出るので、汁ごと食べられるスープなどがおすすめです。

基本的に動物性食品にしか含まれないので、厳格な菜食主義者はビタミンB12不足になりがちです。またビタミンB12は、胃から分泌される内因子というたんぱく質と結合して吸収されるので、胃の手術をした人も不足しがち。このような人たちは、サプリメントでの補給などが必要です。

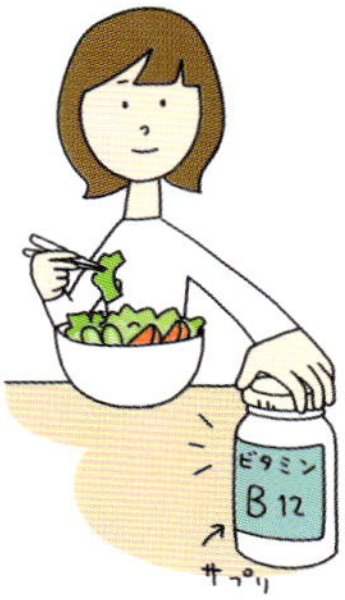
ビタミン
B12
サプリ

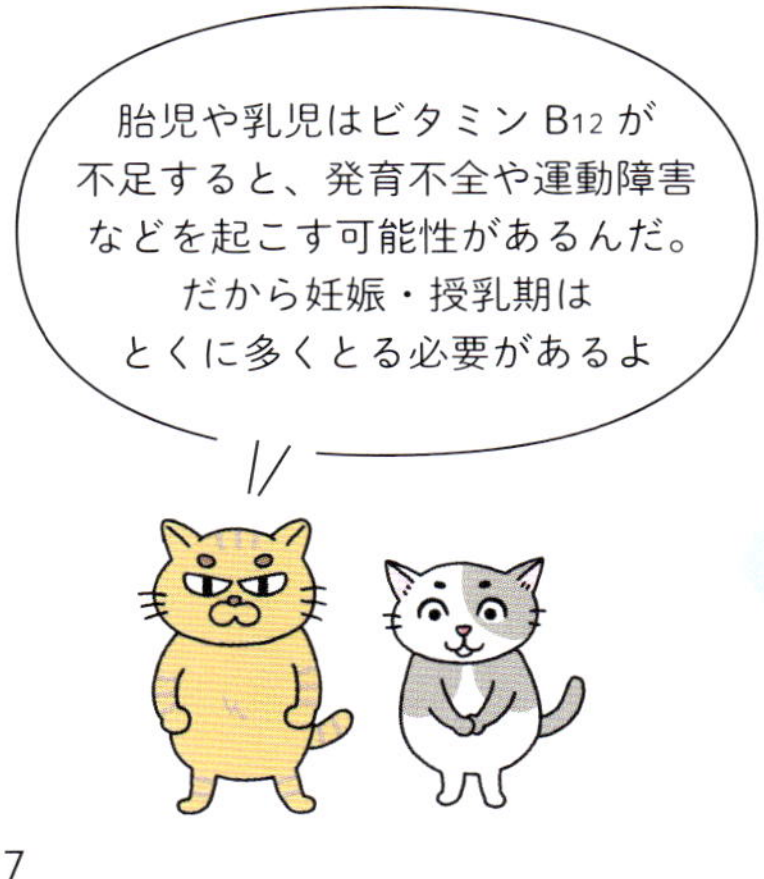
胎児や乳児はビタミンB12が不足すると、発育不全や運動障害などを起こす可能性があるんだ。だから妊娠・授乳期はとくに多くとる必要があるよ

不足すると…

赤血球が上手くつくれなくなるため、貧血の原因になります。このほか、動脈硬化の引き金になったり、神経障害を起こしたりすることもあります。

とり過ぎると…

1回の食事に含まれる量はそれほど多くはなく、通常の食事では過剰症の心配はありません。

栄養素 4 水溶性ビタミン

葉酸

ほうれん草の抽出物から発見された、ビタミンB群の一種。プテロイン酸にグルタミンが結合した構造です。

1日の摂取基準（推奨量）

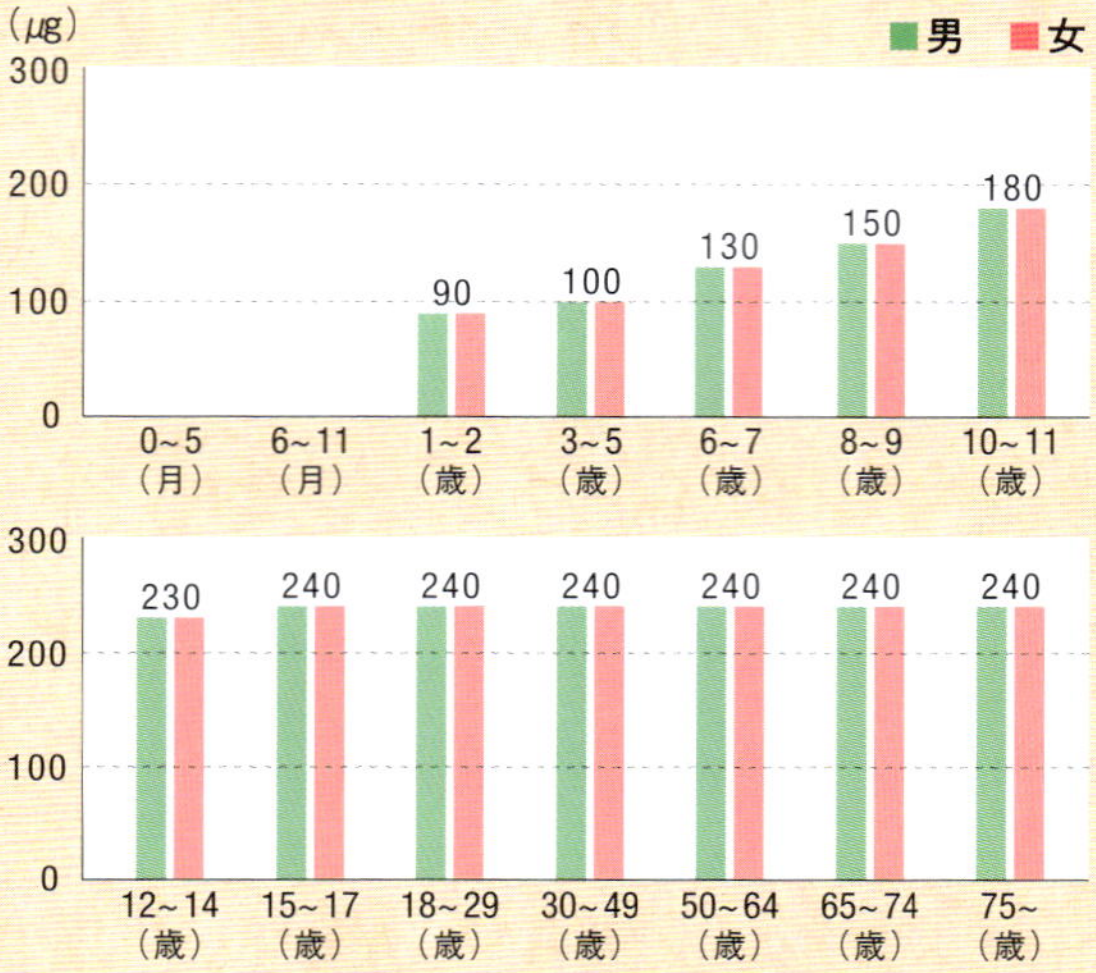

おもな働き 1 細胞の新生をサポート

葉酸は、新しい細胞が合成されるとき、細胞の遺伝子情報が詰まっているDNAを合成するための補酵素として働きます。

新しい細胞が合成されるには、細胞の遺伝子情報を正確にコピーして分裂することが必要です。葉酸が関わり細胞が正確に分裂することで、正常な細胞が新たに生まれ、新陳代謝や成長が達成できるのです。

このような働きから、細胞増殖が盛んな胎児の発育には不可欠です。そのため、妊娠の可能性のある女性や妊婦にとっても重要なビタミンです。

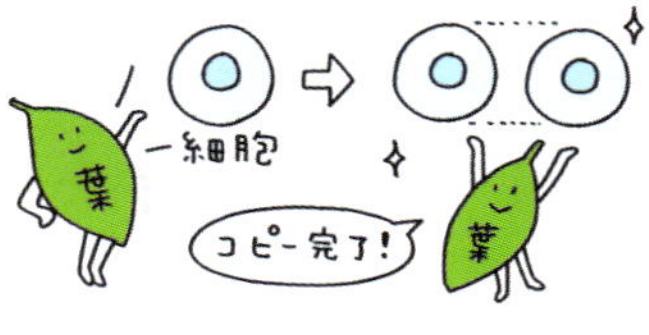

おもな働き 2 正常な造血作用を促す

体内では、常に新しい赤血球がつくられています。葉酸はビタミンB_{12}とともに働き、赤血球のもとになる赤芽球をつくります。そして正常な造血を促すことで、赤血球がつくられるのを助けます。そのため葉酸は「造血のビタミン」ともいわれます。

おもな働き 3 動脈硬化を予防する

葉酸が動脈硬化の危険因子であるホモシスチンの増加を防ぐ効果があることが報告されています。

Q どんな食品に入っている？

A 葉野菜、レバー、小魚が葉酸の宝庫

名前の通り、葉野菜に豊富です。とくに緑色の野菜に多く含まれています。果物、海藻、豆類にも多く含まれています。動物性食品の中ではレバーに非常に多く、魚介では丸ごと食べる小魚や貝類に豊富です。

葉酸を多く含む食品
（100g 当たりの含有量）　（μg）

肉類	鶏レバー	1300
肉類	牛レバー	1000
野菜類	枝豆	320
野菜類	ブロッコリー	220
野菜類	ほうれん草	210
野菜類	グリーンアスパラガス	190
野菜類	春菊	190
野菜類	小松菜	110
野菜類	オクラ	110
果物類	ライチ	100

Q 効率のよい食べ方は？

A 鮮度のよいうちにビタミンC・B12と一緒に

水に溶ける性質で、光や加熱に弱く、酸化もしやすい栄養素です。食品を買ってきたらすぐに冷蔵庫など冷暗所に保存し、新鮮なうちに食べるようにします。

ゆでるとアスパラガスは9割、菜の花やブロッコリーは6割ほどの葉酸が減ってしまいます。水への流出を防ぐには、電子レンジ加熱や、少ない湯で蒸しゆでにするなど工夫が必要です。

造血作用などでともに働くビタミンB12や、葉酸の働きを強くするビタミンCとともにとると、より効果が期待できます。

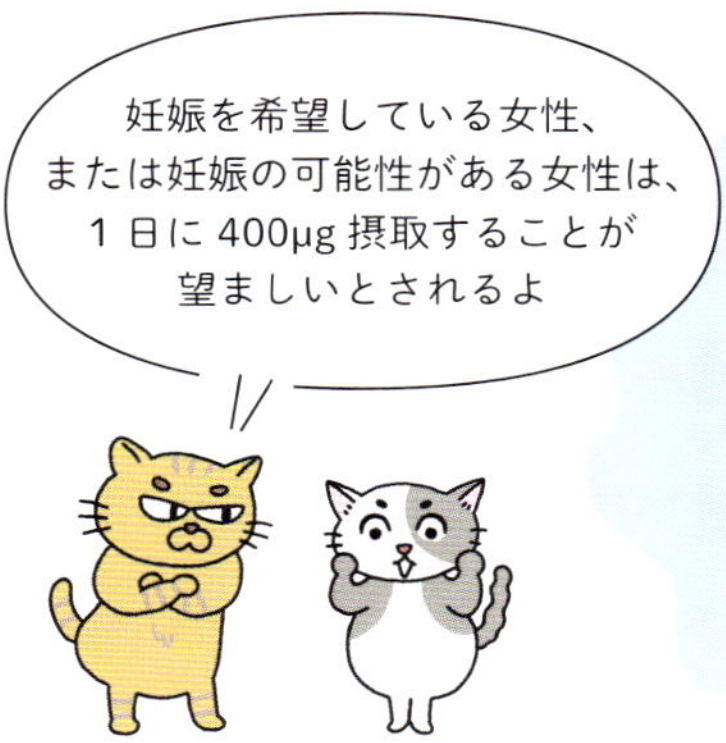
妊娠を希望している女性、
または妊娠の可能性がある女性は、
１日に400μg摂取することが
望ましいとされるよ

不足すると…

赤芽球ならびに赤血球が正常につくれないため、貧血（巨赤芽球性貧血）を起こしやすくなります。妊娠初期では、胎児の神経管閉鎖障害の発症の確率が高まります。

とり過ぎると…

食事でとる分には、過剰症の心配はありません。サプリメントでの過剰摂取では発熱やじんましんなどが起こることがあります。

栄養素 4 水溶性ビタミン

パントテン酸

以前はビタミンB_6とよばれていました。体内で腸内細菌によって生成されます。食品にはコエンザイムAとして存在。

1日の摂取基準（目安量）

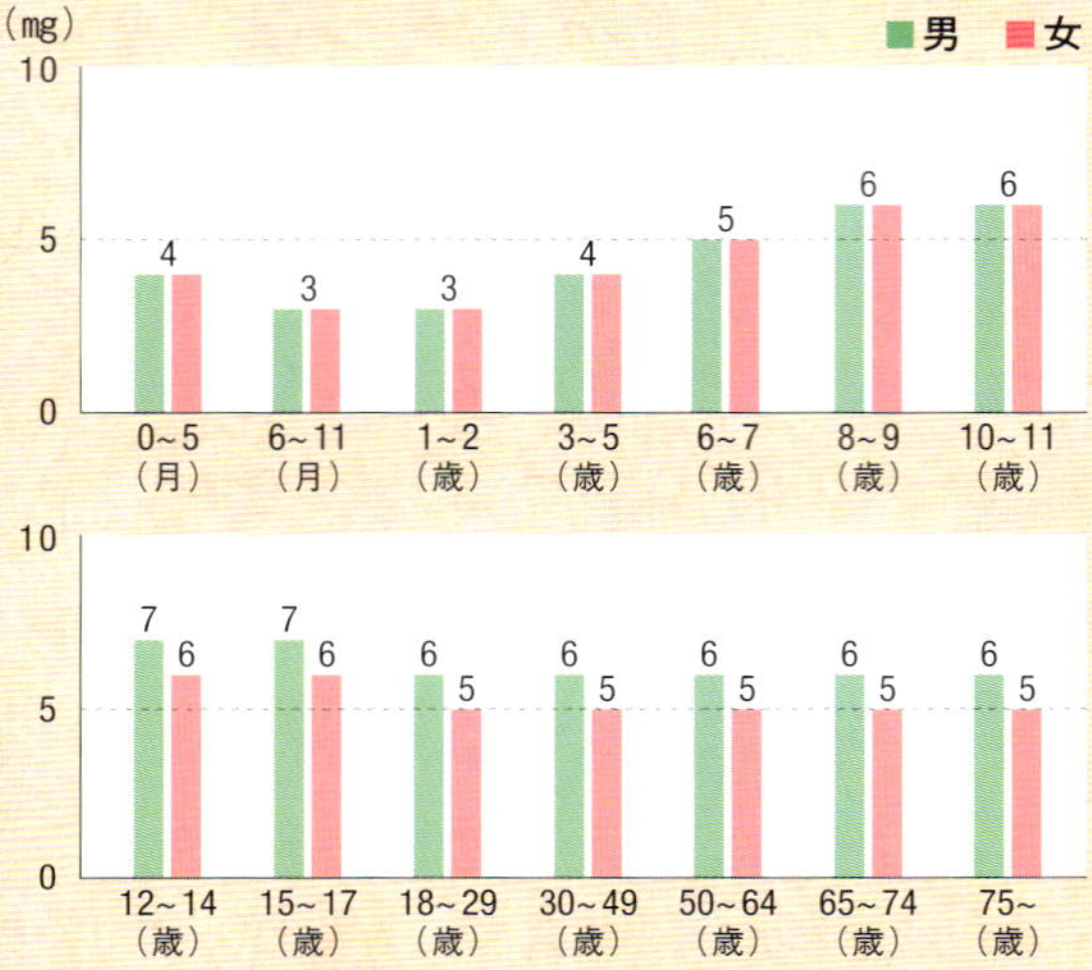

おもな働き 1 コエンザイムAの構成成分になる

パントテン酸は食品中ではコエンザイムAの形で存在しており、食品として摂取されると消化管でパントテン酸に分解され、体内に吸収されます。

そのあと、肝臓で再びコエンザイムAに合成され、体内ではコエンザイムAの構成成分として働きます。

コエンザイムAは補酵素として体内の非常に多くの反応に働くため、パントテン酸は体の機能を維持することに広く関与する栄養素といえます。

おもな働き 2 エネルギーの産生をサポート

パントテン酸は体内でコエンザイムAになり、エネルギー代謝に関わる多くの生体反応の補酵素として働きます。

炭水化物（糖質）、たんぱく質、脂質の三大栄養素の代謝にも不可欠です。また、HDL（善玉）コレステロールの合成のサポートにも働きます。

おもな働き 3 ホルモンの合成に関与

パントテン酸が関与する代謝反応のひとつに、副腎皮質ホルモンの合成があります。

副腎皮質ホルモンは、体にストレスがかかると副腎から分泌され、血糖値を上げることでストレスに対抗する働きがあります。

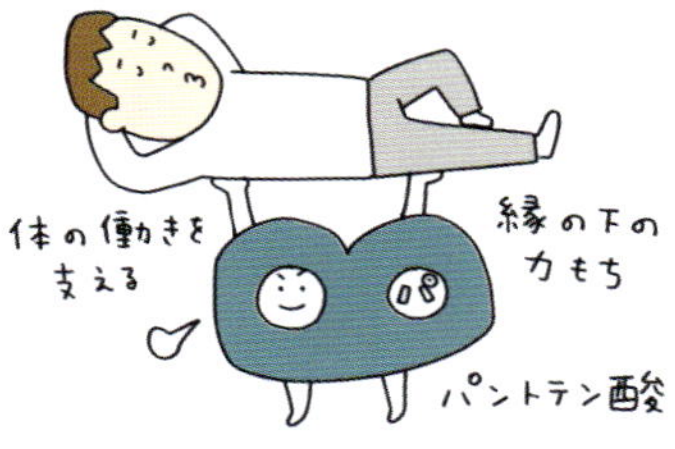

Q どんな食品に入っている？

A 幅広い食品にまんべんなく含まれる

動物性食品、植物性食品全般に幅広く含まれており、とりやすいビタミンです。なかでも多いのは動物性食品ではレバー、鶏肉、魚卵、卵などです。植物性食品ではきのこ類、野菜、納豆に豊富です。

パントテン酸を多く含む食品
（100g 当たりの含有量）（mg）

肉類	鶏レバー	10.00
肉類	豚レバー	7.19
豆・豆製品	納豆	3.63
野菜類	モロヘイヤ	1.83
野菜類	ブロッコリー	1.42
魚介類	ギンザケ	1.37
魚介類	アトランティックサーモン	1.31
野菜類	カリフラワー	1.30
魚介類	ウナギ（かば焼き）	1.29
魚介類	シロサケ	1.27

Q 効率のよい食べ方は？

A ゆでるときは、少ない湯やレンジ加熱を

幅広い食品に含まれているので、通常の食事をバランスよくとっていれば不足の心配はありません。

水に溶ける性質があり、モロヘイヤ、カリフラワーに含まれるパントテン酸は、ゆでると4割ほど流出することがわかっています。流出を抑えるには、なるべく少ない湯でゆでるか、電子レンジで加熱するなど工夫が必要です。

調理では、成分が溶け出た煮汁ごと食べられるスープなどがおすすめです。鶏肉やきのこ類に豊富なので、鶏がらでとったスープや干ししいたけのだしなどは、よい供給源になります。

とり過ぎると…
過剰症の心配はありません。

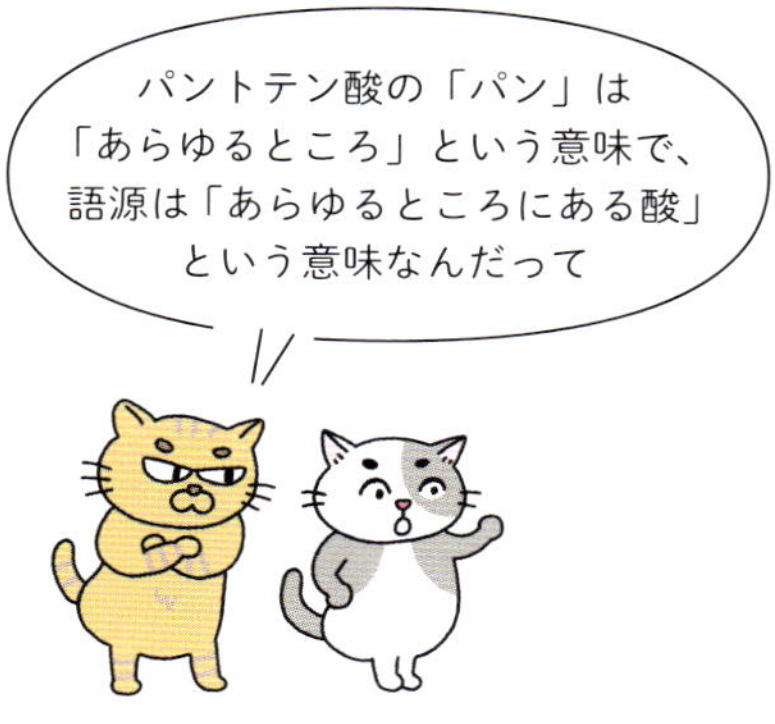
パントテン酸の「パン」は「あらゆるところ」という意味で、語源は「あらゆるところにある酸」という意味なんだって

不足すると…
通常は不足する心配はありませんが、不足した場合は神経障害や副腎障害などが起こることがあります。

栄養素 4 水溶性ビタミン

ビオチン

ビタミンB群の一種。腸内細菌によって合成されます。体内では補酵素として働きます。

1日の摂取基準（目安量）

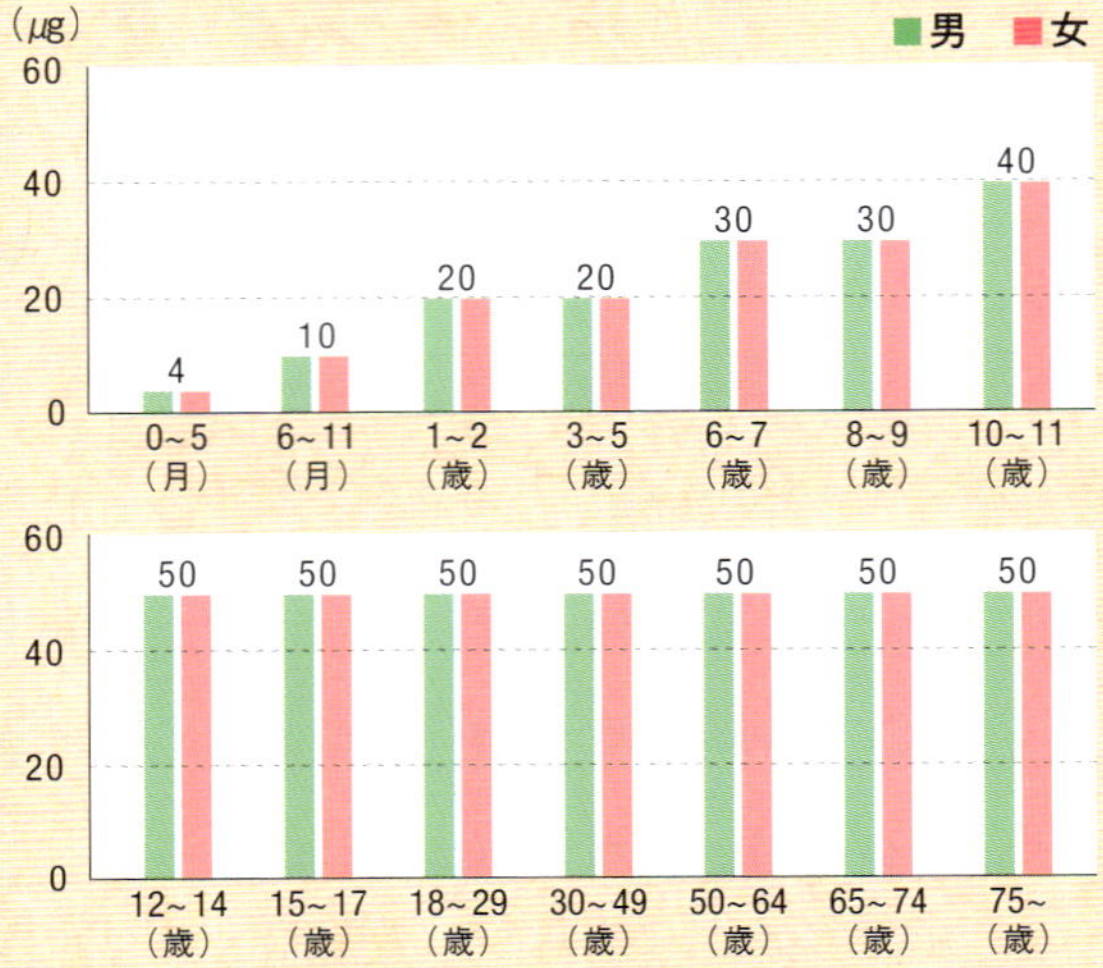

おもな働き 1 三大栄養素の代謝をサポート

ビオチンは、体内で補酵素として炭水化物（糖質）、たんぱく質、脂質のエネルギー代謝に関与します。

糖質の代謝ではピルビン酸カルボキシラーゼ、アミノ酸代謝では3-メチルクロトノイルCoAカルボキシラーゼ、脂肪酸代謝ではアセチルCoAカルボキシラーゼやプロピオニルCoAカルボキシラーゼなどの補酵素として働きます。

おもな働き 2 皮膚の炎症を抑える

皮膚の炎症は、ヒスタミンという物質が原因のひとつです。ビオチンは、ヒスタミンの増加を抑える働きがあることから、皮膚の健康保持やアトピー性皮膚炎の治療に有効と見られています。爪や髪の健康を保つことにも関与しています。

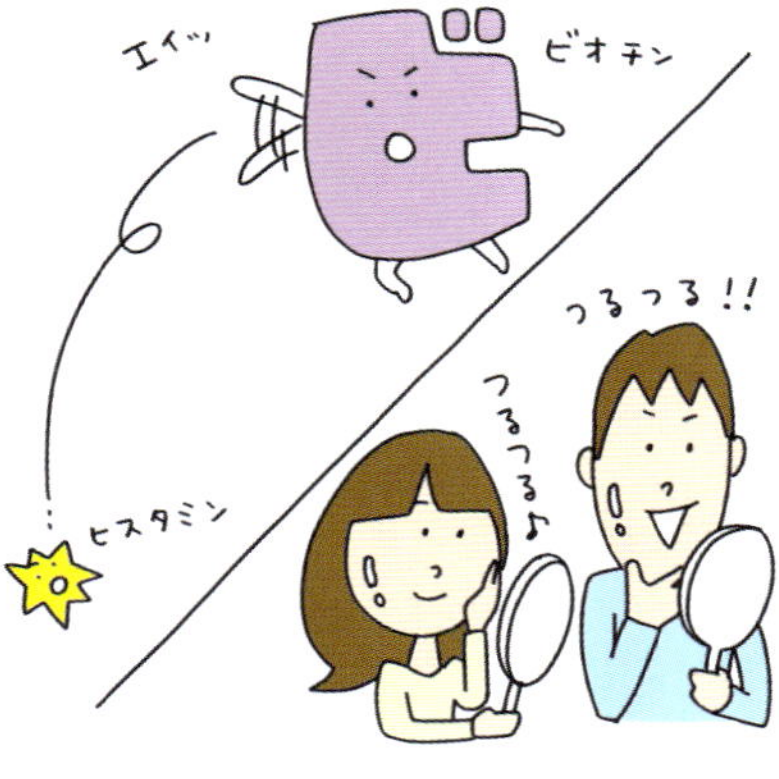

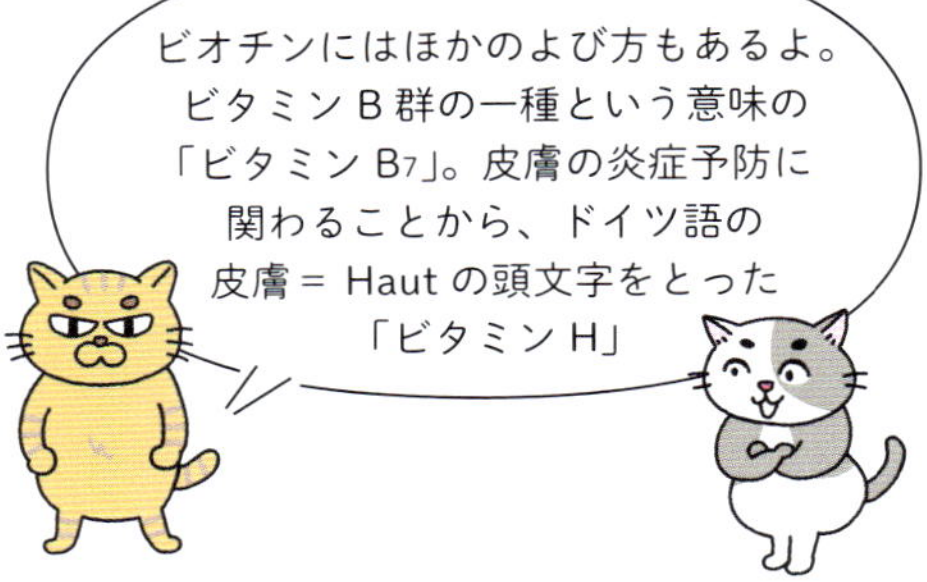

ビオチンにはほかのよび方もあるよ。
ビタミンB群の一種という意味の
「ビタミンB7」。皮膚の炎症予防に
関わることから、ドイツ語の
皮膚＝Hautの頭文字をとった
「ビタミンH」

Q どんな食品に入っている？

A レバー、種実類、大豆製品にたっぷり

種実類ではピーナッツやアーモンド、大豆製品では納豆に豊富に含まれています。肉類ではレバーに多く含まれます。卵はとくに卵黄に豊富です。きのこ類にも比較的多く含まれています。

Q 効率のよい食べ方は？

A ゆでる、煮るなど自由な調理でOK

水溶性ビタミンですが、食品中ではたんぱく質であるリジンと結合した形で存在しており、ゆでたり煮たりしても流出しにくくなっています。加熱しても安定しているので、調理によって壊れることを気にする必要がありません。

しかし、一緒に生の卵白を大量にとると、吸収されなくなることも。卵白に含まれるアビジンという成分との結合が原因ですが、通常の食事ではほとんど心配はありません。

ビオチンを多く含む食品
（100g 当たりの含有量）　（μg）

肉類	鶏レバー	230.0
種実類	バターピーナッツ	96.0
肉類	豚レバー	80.0
肉類	牛レバー	76.0
きのこ類	まいたけ	24.0
卵類	鶏卵	24.0
豆・豆製品	納豆	18.2
きのこ類	まつたけ	18.0
野菜類	枝豆	11.0
豆・豆製品	大豆（ゆで）	9.8

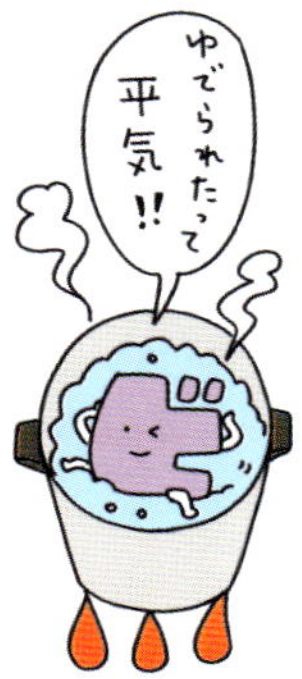
ゆでられたって平気!!

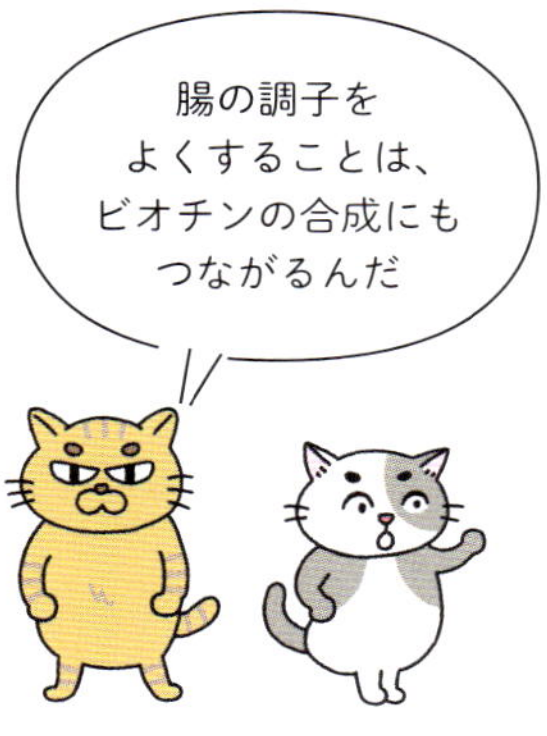
腸の調子をよくすることは、ビオチンの合成にもつながるんだ

とり過ぎると…

通常の食事では、過剰摂取の心配はありません。

不足すると…

腸内細菌からもつくられるので、不足の心配はほぼありません。腸内細菌の働きが弱い乳児では、ビオチンが不足することで皮膚炎が起こることがあります。

栄養素 4 水溶性ビタミン

ビタミンC

アスコルビン酸ともよばれます。多くのほ乳動物は体内で合成できますが、人はできません。

1日の摂取基準（推奨量）

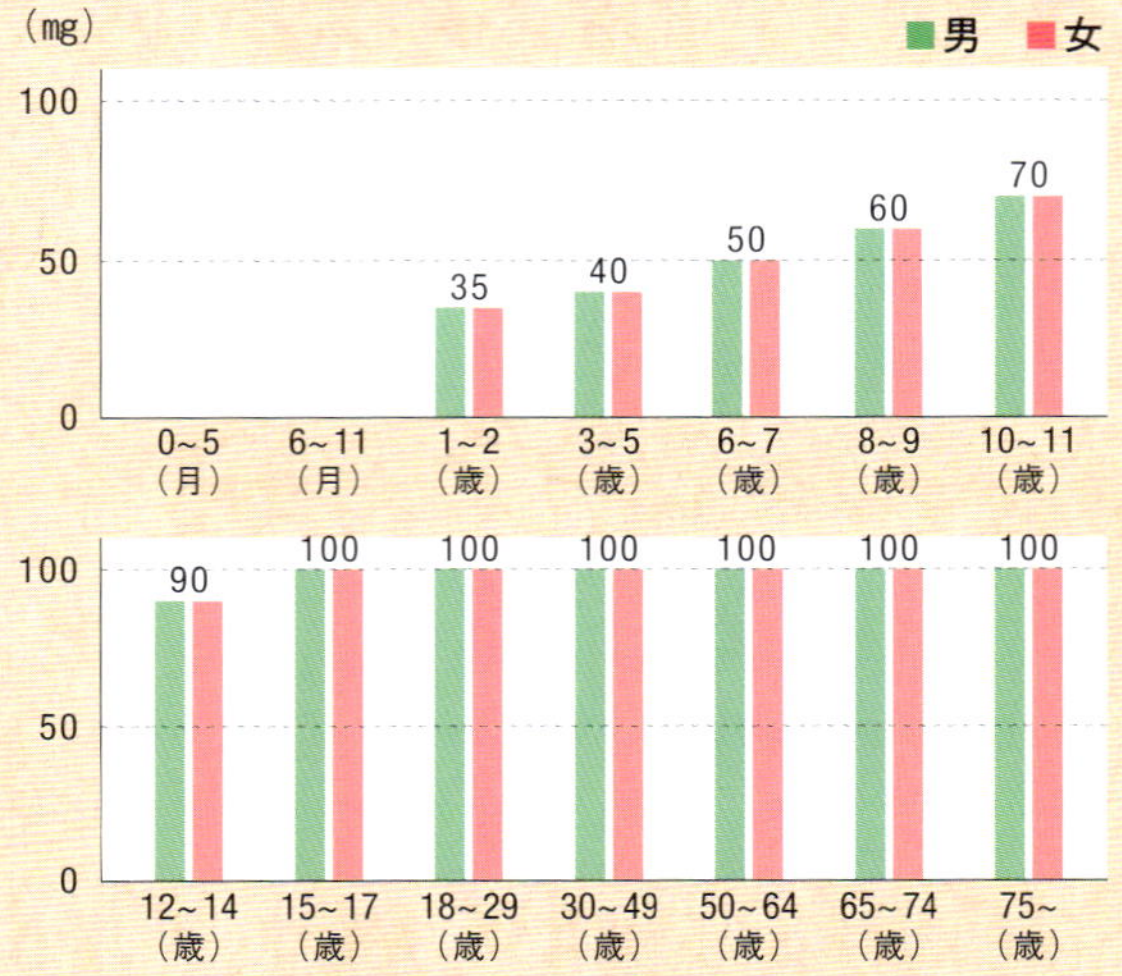

おもな働き 1 コラーゲンの合成に関わる

人間の体に存在するたんぱく質の約1/3はコラーゲンです。ビタミンCはそのコラーゲンの合成に関わっています。

コラーゲンには細胞同士をつなぐ役割があります。コラーゲンが不足すると血管や筋肉、皮膚、骨などの結合組織が弱くなり、健康な状態を保てなくなります。

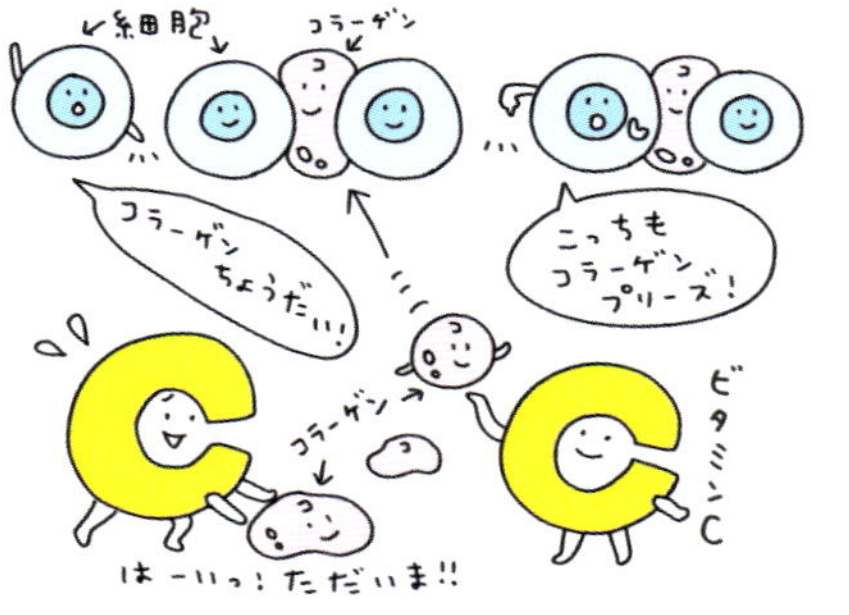

おもな働き 2 メラニン色素の生成の抑制

日焼けは、皮膚のアミノ酸の一種であるチロシンが酸化され、メラニン色素に変わるのが原因。ビタミンCの抗酸化作用はメラニン色素の生成を抑え、日焼け予防に役立つとされます。

おもな働き 3 強い抗酸化作用をもつ

細胞膜に存在する不飽和脂肪酸は、酸化されると過酸化脂質になり、老化や生活習慣病などの引き金となります。ビタミンCには強い抗酸化作用があり、自分が酸化されることで、過酸化脂質が増えるのを防ぎます。またLDL（悪玉）コレステロールが酸化されるのを防ぐ働きもあり、血管疾患の予防にも役立つとされます。

Q どんな食品に入っている?

A 野菜、果物、いも類にも豊富

野菜では緑黄色野菜に豊富で、キウイフルーツやいちご、柿などの果物にも多く含まれます。じゃがいもなどのいも類にも豊富です。動物性食品にはほとんど含まれていません。

ビタミンCを多く含む食品
(100g当たりの含有量)

(mg)

野菜類	赤ピーマン	170
野菜類	芽キャベツ	160
野菜類	ブロッコリー	140
野菜類	菜ばな(洋種)	110
野菜類	かぶの葉	82
野菜類	カリフラワー	81
果物類	キウイフルーツ	71
果物類	かき・甘がき	70
果物類	いちご	62
いも類	じゃがいも	28

Q 効率のよい食べ方は?

A 新鮮なうちに食べきって

水に溶けやすく、加熱すると壊れやすく、光や空気によって酸化されやすいので、鮮度のよいものをなるべく早く食べるようにしましょう。ただ、いも類に含まれるビタミンCは、いものでんぷんによって守られるため加熱に強く、効率よくとることができます。

一度に多くとっても余剰分は体外に排泄されます。そのため毎食適量を補給することが、体内での働きを潤滑にするポイントです。

喫煙やアルコール飲料の摂取、ストレスでビタミンは消費されるため、当てはまる場合は積極的に補給しましょう。

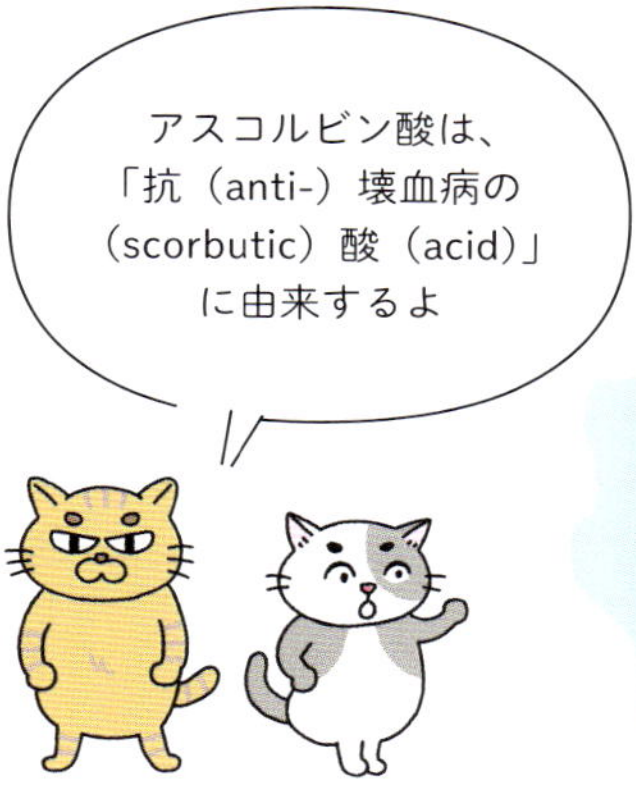
アスコルビン酸は、「抗(anti-)壊血病の(scorbutic)酸(acid)」に由来するよ

不足すると…

不足するとコラーゲンの合成が減って毛細血管が弱くなるため、皮下や歯茎から出血を起こす壊血病になります。

とり過ぎると…

通常の食事では、とり過ぎる心配ありません。サプリメントで1日3～4g以上摂取すると一時的に下痢を起こすこともありますが、一過性のものなので心配はありません。

腎機能障害がある場合は、結石のリスクが高まります。

栄養素 5

ミネラルってどんな栄養素？

体内で合成できないので食事からの摂取が必須の「無機質」

人間の体の約95%を構成する主要な元素は、酸素（O）、炭素（C）、水素（H）、窒素（N）の4つ。それ以外のカルシウム（Ca）やリン（P）などすべての元素をミネラル（無機質）といいます。

私たちの体に必要な必須ミネラルは16種類で、多量ミネラルと微量ミネラルに分けられます。どのミネラルも人間の体内では合成できないので、食事での摂取が必要です。生体のさまざまな機能の維持に必要で、不足すると欠乏症になり、体の不調の原因に。反対にとり過ぎると過剰症の危険もあります（→P26）。

役割 1

体の成分になる

骨や歯の材料になるカルシウムをはじめ、ミネラルの中には、体の構成成分として利用されるものがあります。例えば、鉄は赤血球のヘモグロビンの材料になります。

役割 2

神経や筋肉を正常に保つ

ミネラルには、神経の伝達がスムーズに行われるようにしたり、筋肉の収縮が正常に行われるようにしたりする働きがあります。熱中症でミネラルが失われると筋肉のけいれんが起こったり、不足すると神経や筋肉の働きに異常が現れたりします。

役割 3

代謝を促進する

ミネラルは、三大栄養素からエネルギーをつくり出すとき、古くなった細胞を新しくつくり直すときなどに必要不可欠な栄養素です。

役割 4

体の恒常性を維持する

人は、体内を一定のよい状態に保つ性質（恒常性）をもっていますが、そこでミネラルは重要な役割を果たしています。例えば、体内の水分量を調整して血圧をコントロールしたり、体液をアルカリ性に保ったりする働きがあります。

摂取基準のない必須ミネラルもある

必須ミネラルのうち、塩素、イオウ、コバルトは、厚生労働省が作成した「日本人の食事摂取基準 2025年版」に摂取量の基準が定められていません。これは、塩素はおもにナトリウムと結合した形（食塩）で摂取されることが多いなど、ほかの栄養素と一緒に補給できるので、単独での基準量が必要ないからです。

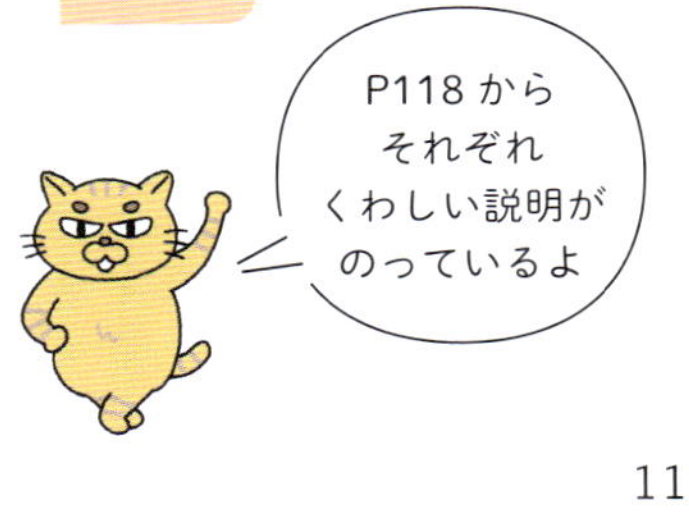
P118から
それぞれ
くわしい説明が
のっているよ

ミネラルいろいろ

多量ミネラルとは？

ミネラルのうち、体内に存在する量が比較的多いもののことです。主要ミネラルともいいます。

微量ミネラルとは？

体内の含有量が多量ミネラルよりも少ないミネラルのことです。必須ミネラルでないものも含めると22種類あります。

多量ミネラル

ナトリウム (→ P118)	体内の水分量の調整や筋肉の収縮などに働いています。	**カリウム** (→ P120)	心臓や筋肉の機能を維持し、ナトリウムとともに、体内の水分量を調整します。
カルシウム (→ P122)	骨や歯の材料になるほか、神経鎮静作用、筋肉調整作用などがあります。	**リン** (→ P124)	骨や歯の材料になるほか、エネルギー代謝にも関わります。
マグネシウム (→ P125)	骨の材料になるほか、血管収縮を抑え血圧を調整するなどの作用があります。	**塩素** (→ P136)	ナトリウムと一緒に体内の水分量をコントロールします。
イオウ (→ P136)	アミノ酸の構成成分として、皮膚や爪、毛など、組織の材料になります。		

微量ミネラル

鉄 (→ P126)	全身に酸素を運搬する赤血球中のヘモグロビンの材料になります。	**亜鉛** (→ P128)	皮膚や体の成長に関わるほか、免疫機能や、味覚を正常に保つ働きに関わります。
銅 (→ P130)	鉄の吸収を促進したり、酵素の材料になって代謝をサポートしたりします。	**マンガン** (→ P132)	エネルギー代謝や骨形成に必要で、さまざまな酵素の構成成分にもなります。
ヨウ素 (→ P133)	甲状腺ホルモンの成分で、エネルギー代謝や発育促進に関わります。	**セレン** (→ P134)	強い抗酸化作用があり、活性酸素の抑制に働きます。
クロム (→ P135)	インスリンの働きを助けるほか、糖質や脂質の代謝に必要な栄養素です。	**モリブデン** (→ P137)	補酵素として尿酸の産生を助けるほか、さまざまな酵素の成分になります。
コバルト (→ P137)	ビタミンB_{12}の成分となり、赤血球の生成などに関わります。		

栄養素 5 多量ミネラル

ナトリウム

ナトリウムは体内に約100gあり、3割は骨に、残りはほぼ細胞外液に存在します。

1日の摂取基準（目標量）

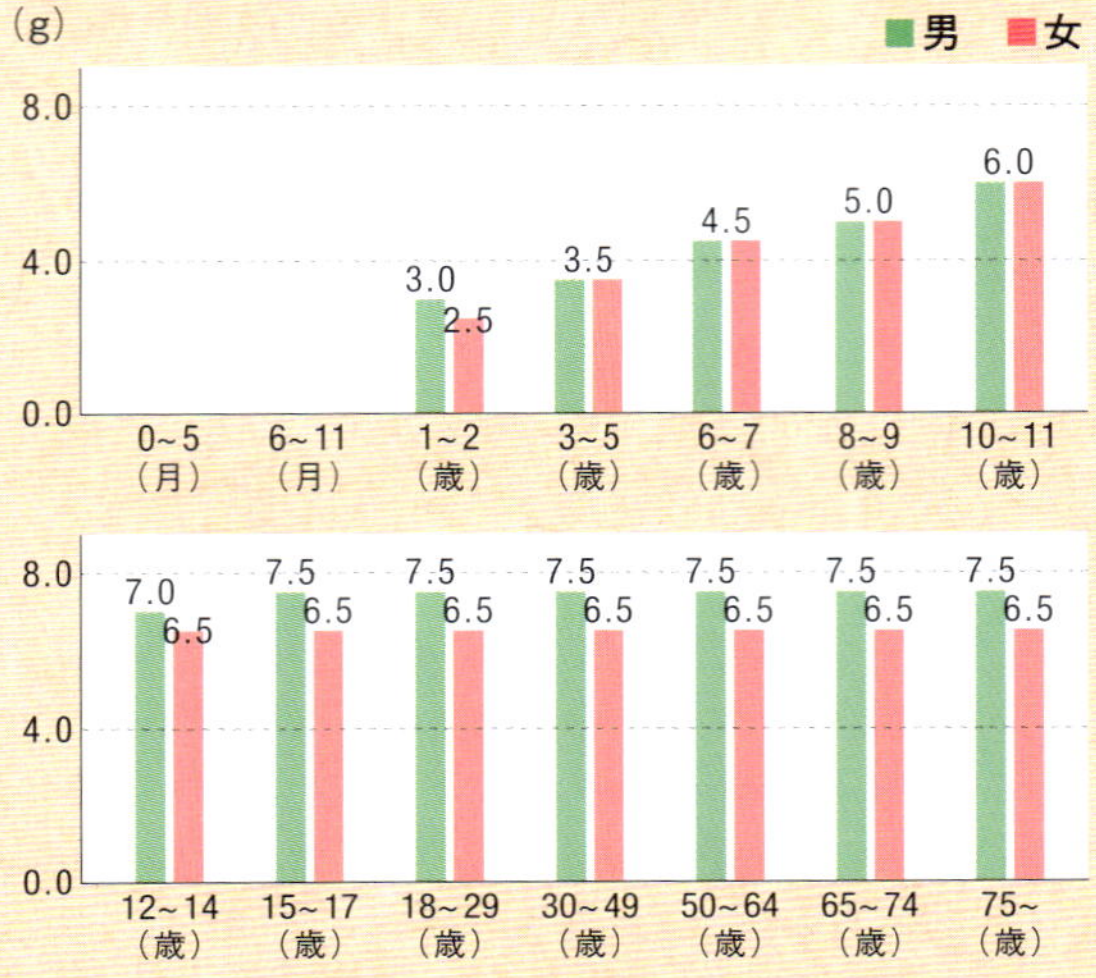

＊食塩相当量として算出。
＊表に示した数値未満の量を摂取することが望ましい。

おもな働き 1 細胞の浸透圧を維持する

ナトリウムは細胞外液に多く存在し、細胞内液に多いカリウム（→P120）との濃度のバランスによって細胞の浸透圧を維持し、水分量を調整しています。これによって細胞の適正な水分が保たれ、生命活動を維持するための活動が可能になります。

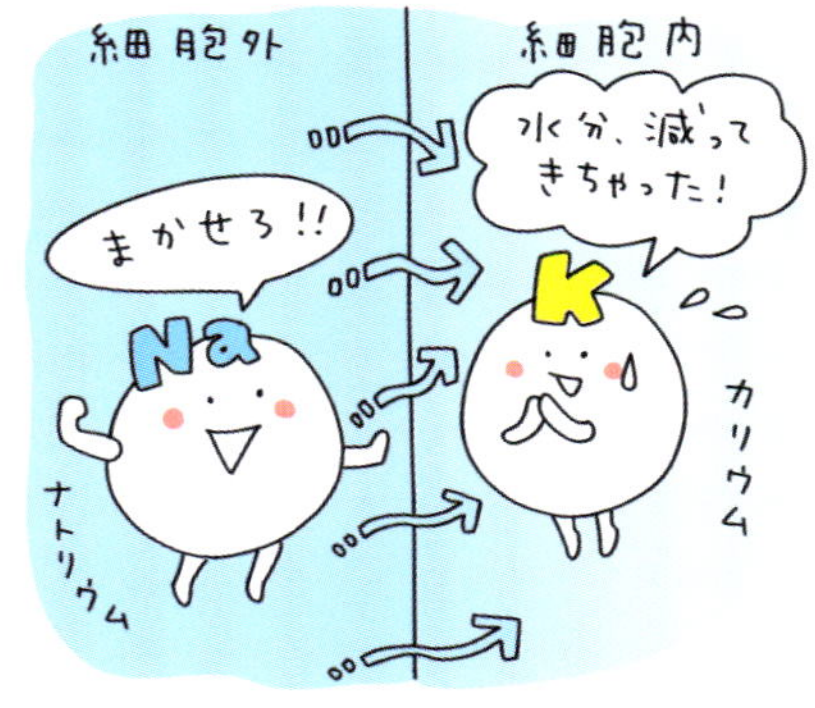

おもな働き 2 筋肉の正常な収縮に働く

細胞の内側と外側に存在するナトリウムとカリウムは、互いに移動することで細胞に微量の電流を発生させ、筋肉の収縮に作用します。

おもな働き 3 血液の性質を正常に保つ

血液は通常pH7.4の弱アルカリ性で、pH7.0以下の酸性になると死亡率がきわめて高くなります。ナトリウムは水素イオンなどとのバランスにより、血液のpHを正常に保つのにも役立ちます。

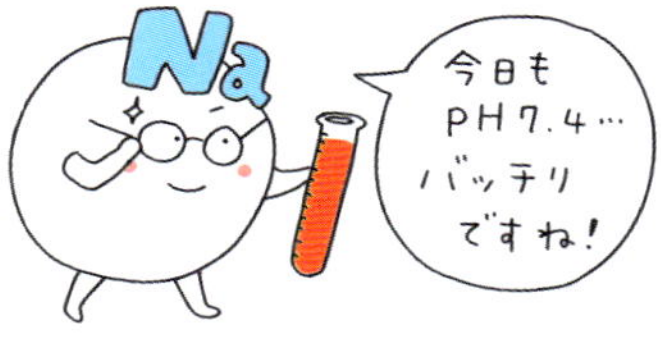

Q どんな食品に入っている？

A 調味料や保存食、総菜や冷凍食品にも

ナトリウムは大部分が食塩として摂取されます。このため食塩、みそ、しょうゆなどの調味料、漬け物などの塩蔵品や保存食、市販総菜や冷凍食品などに多く含まれます。パンやめん類にも多く含まれています。

ナトリウムを多く含む食品

（mg）

調味料	食塩 小さじ1（6g）	2340
	薄口しょうゆ 大さじ1（18g）	1134
	濃口しょうゆ 大さじ1（18g）	1026
	淡色辛みそ 大さじ1（17g）	833
加工食品	たらこ 1/2腹（40g）	720
	食パン6枚切り 2枚（120g）	564
	アジのひもの（80g）	536
	ロースハム 2枚（40g）	364
	シラス干し 半乾燥（10g）	260
	プロセスチーズ（20g）	220

Q 効率のよい食べ方は？

A 調理を工夫し調味料を減らして薄味に

ナトリウムは、普段の食事でもとり過ぎが心配される成分。とり過ぎは高血圧や生活習慣病の原因になります。調味料や加工食品に多く含まれているので、摂取量を減らすには酸味やスパイス、だしの旨みなどを利用して薄味に調味する習慣をつけることが大切です（→P68）。

余分なナトリウムの排泄を助けるカリウムを含んだ食品もしっかりとるようにします（→P120）。

外食や市販の総菜は保存性をよくするために塩分濃度を濃くしてあります。利用回数を減らすなどの工夫も必要です。

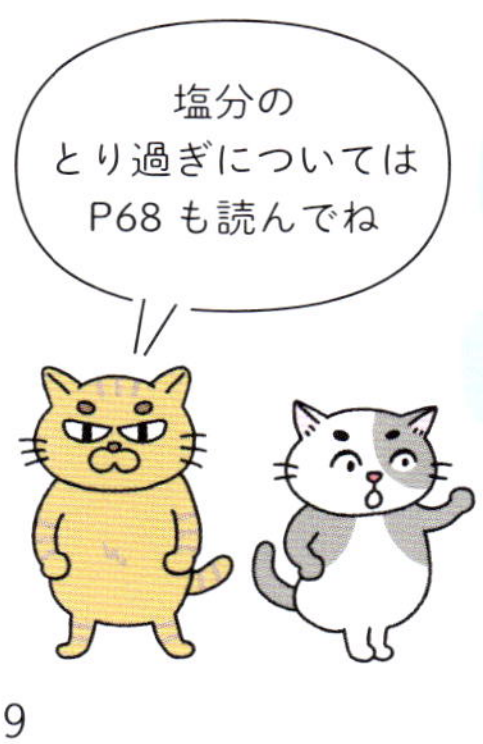
塩分の
とり過ぎについては
P68も読んでね

不足すると…

通常の食事であれば、不足の心配はありません。

熱中症などで大量の汗をかくなどして急激に不足すると、血圧が低下し、疲労感やだるさを感じます。また筋力の低下、筋肉のけいれん、食欲不振などを起こす場合もあります。

とり過ぎると…

むくみや高血圧の原因となります。高血圧は動脈硬化などの血管疾患の引き金になります。また、腎機能の低下を引き起こす場合もあります。高血圧や慢性腎臓病予防のためには、1日の食塩摂取を6g未満とすることが推奨されます。

長期的に摂取過剰が続くと、胃がんのリスクが高くなる可能性があります。

栄養素 5 多量ミネラル

カリウム

カリウムは成人の体内に体重1kg当たり約2gあり、大部分は細胞内液に存在します。

1日の摂取基準（目標量）

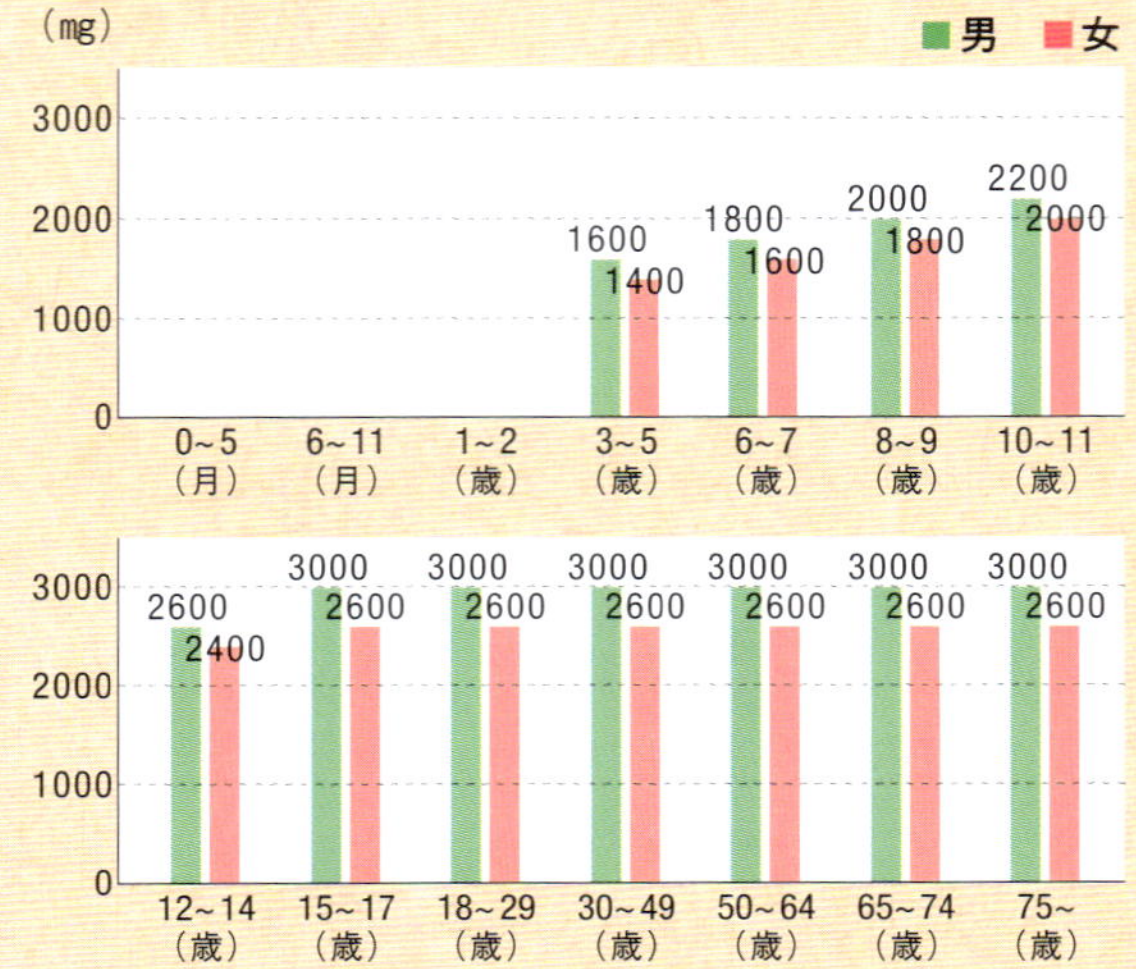

＊表に示した数値はすべて「以上」を示す。

おもな働き 1 細胞の浸透圧を維持する

カリウムは、体内では総量の98%が細胞内液に存在し、細胞外液にあるナトリウム（→P118）とお互いに作用しながら細胞の浸透圧を維持し、どちらかの水分量が多くならないよう、バランスを調整しています。

カリウムとナトリウムは、どちらかが不足しても細胞が機能しなくなり、生命維持ができなくなってしまいます。

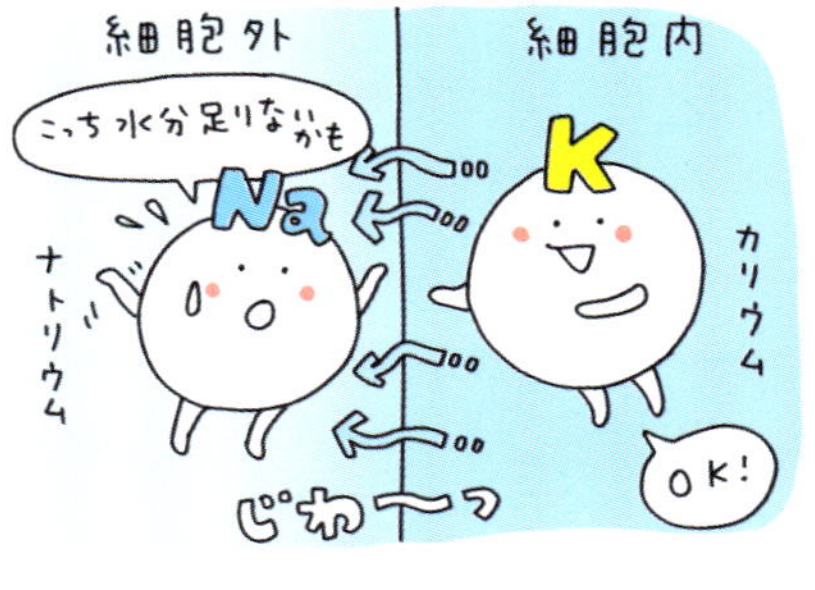

おもな働き 2 ナトリウムの排泄を促進

カリウムは、腎臓で尿中へのナトリウム排泄を促進しています。それによりナトリウムのとり過ぎによる高血圧を予防しているとされます。

おもな働き 3 心臓機能や筋肉機能の調節

カリウムは生体反応に必要な酵素を活性化させます。また筋肉の収縮を調整する作用もあり、これにより心臓の機能や筋肉の機能を正常に保つことができます。

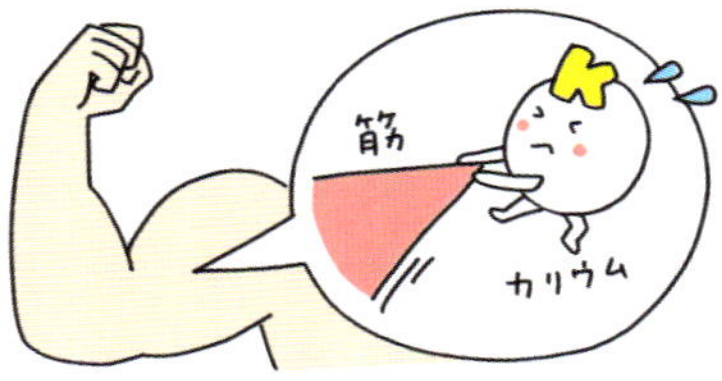

Q どんな食品に入っている？

A ほとんどの食品に含まれている

ほとんどの食品に含まれています。とくに野菜、果物、いも類、海藻など植物性食品に豊富です。大豆製品では納豆に多く含まれます。これらの食品をバランスよくとっていれば、不足することはありません。

カリウムを多く含む食品
（100g 当たりの含有量）

（mg）

野菜類	ほうれん草	690
豆・豆製品	納豆	690
野菜類	さといも	640
野菜類	枝豆	590
果物類	アボカド	590
野菜類	小松菜	500
野菜類	にら	500
野菜類	ブロッコリー	460
野菜類	れんこん	440
果物類	バナナ	360

Q 効率のよい食べ方は？

A 汁ごと食べられる料理でむだなく摂取

水に溶ける性質があり、青菜をゆでると約50％、いもは20％ほどが流出してしまいます。塩もみなどで細胞が壊れた場合も流出しやすくなります。汁ごととれるみそ汁やスープなどなら、むだなく摂取できます。

また、ドライフルーツやのりなど海藻の乾物は、成分が凝縮されているため、おすすめです。

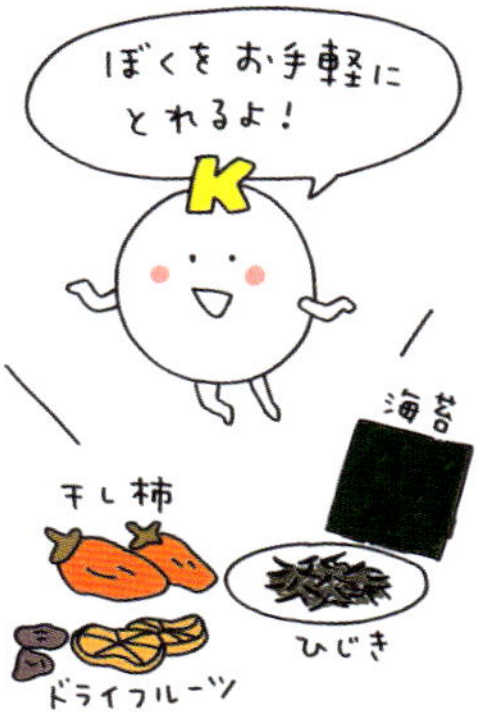
ぼくをお手軽にとれるよ！
K
海苔
干し柿
ひじき
ドライフルーツ

とり過ぎると…

過剰に摂取した分は、尿中に排泄されます。

ただし、腎機能が低下していると上手く排泄できず、不整脈や胃腸障害を起こすことがあります。

不足すると…

通常の食事では、不足の心配はありません。不足するとナトリウムが排泄しづらくなるため、血圧が高くなることがあります。また、筋肉の収縮が正常に行われなくなり、筋力低下などの原因になります。

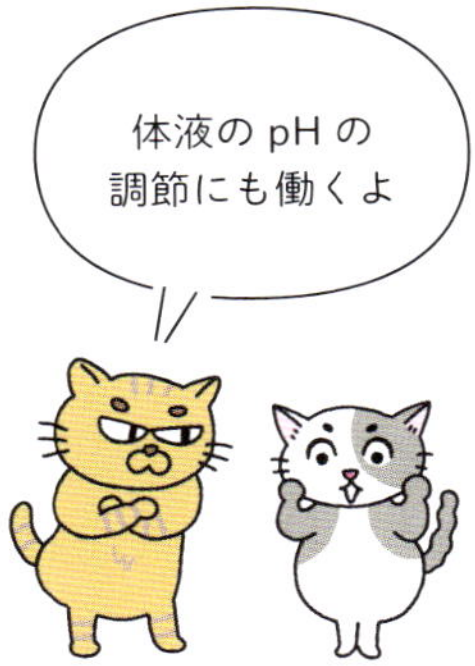
体液の pH の調節にも働くよ

栄養素 5 多量ミネラル

カルシウム

カルシウムは人体に最も多く存在するミネラルです。99%が骨や歯に、残りの1%は血液中に存在します。

1日の摂取基準（推奨量）

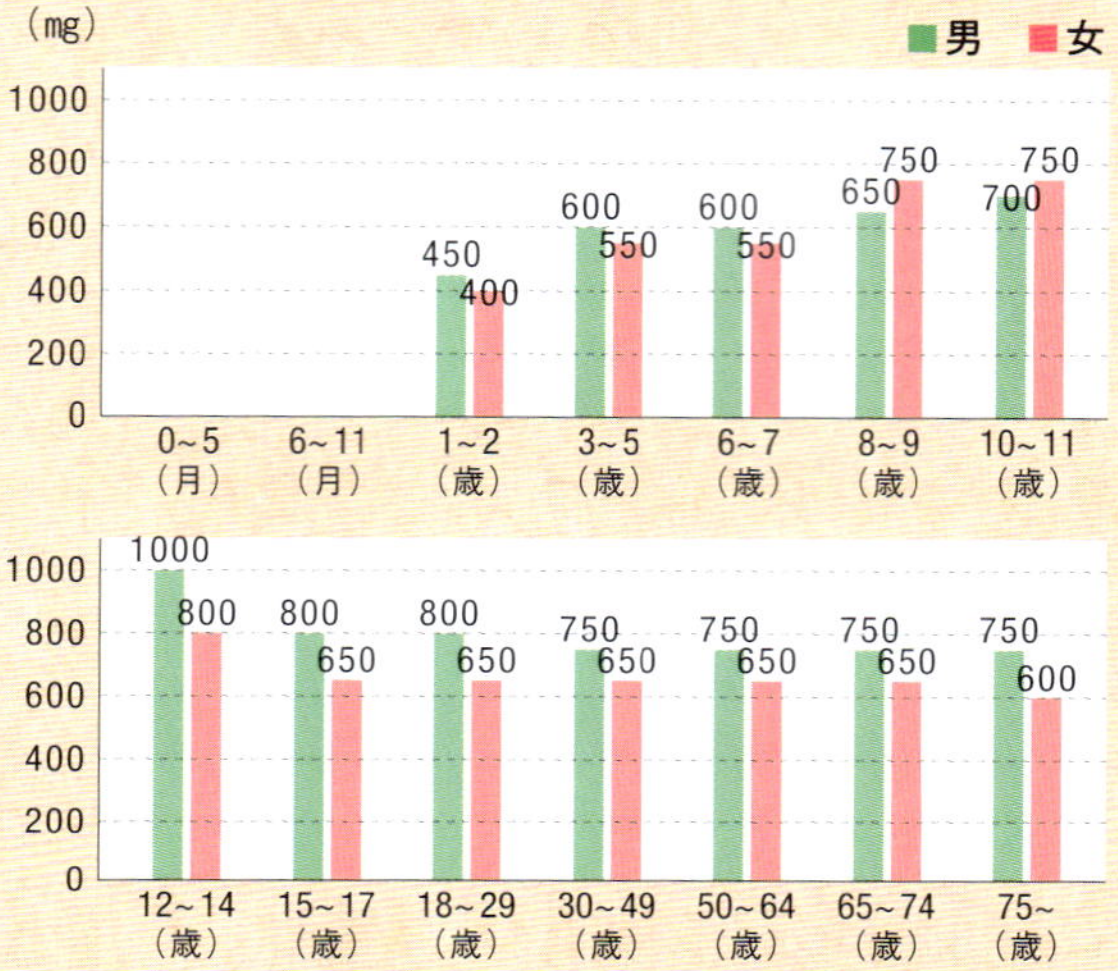

おもな働き 1 丈夫な骨や歯をつくる

カルシウムは骨や歯の主成分。丈夫な骨や歯をつくるのに欠かせません。食べ物から摂取したカルシウムは小腸から吸収され、体内で歯や骨の材料であるヒドロキシアパタイトに合成され、歯や骨を形成します。骨はカルシウムの貯蔵庫としての役割もあり、血液や細胞でカルシウムが不足すると、骨から溶け出していきます。

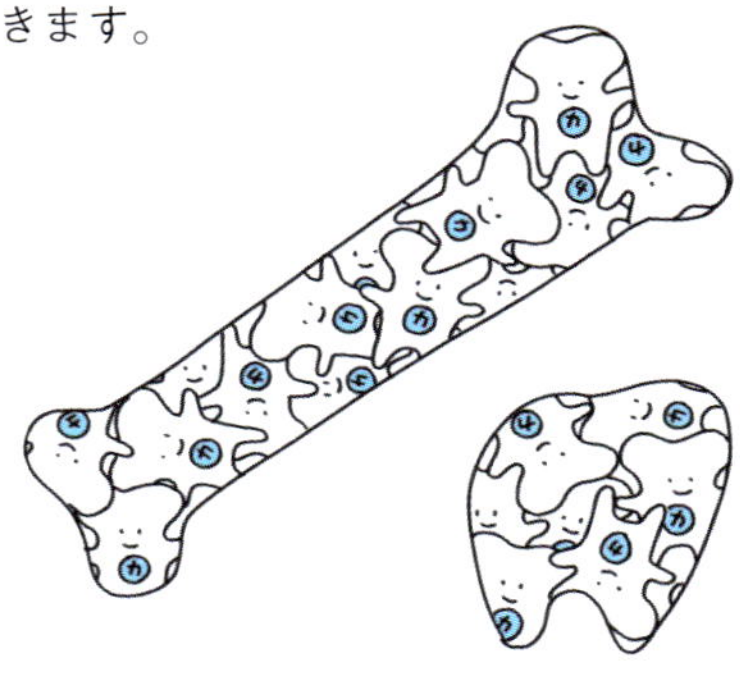

おもな働き 2 神経の情報を伝達する

カルシウムは血液中で常に一定の濃度を保っています。細胞の内外で、濃度差などを利用して神経伝達物質などを運び、さまざまな情報を伝達しています。

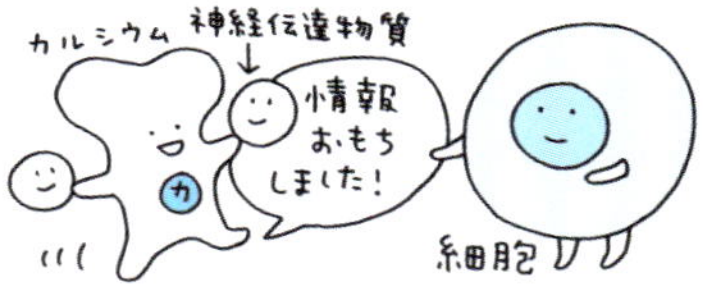

おもな働き 3 筋肉の動きを調整する

筋肉が行う収縮と弛緩は、カルシウムが調整しています。例えば、心臓の拍動も一種の筋肉運動であるため、正常に拍動するためにはカルシウムの働きが重要です。

Q どんな食品に入っている？

A 牛乳・乳製品に豊富で、小魚にもたっぷり

動物性食品に多く、なかでも牛乳、乳製品に豊富です。魚介では骨ごと食べられる小魚や殻ごと食べる桜エビ、シラス干しなどに多く含まれます。植物性食品では青菜類、大豆製品にも豊富です。

Q 効率のよい食べ方は？

A ビタミンDと一緒にとろう

カルシウムは体内で吸収されにくい栄養素です。ビタミンDはカルシウムの吸収を促すうえ、骨にカルシウムが沈着するのを助ける働きもあり、一緒にとることでカルシウムを効率よく摂取できます。

カルシウムの吸収率が最も高い食品は乳製品です。これは、乳製品にはカルシウムの吸収を助けるカゼインホスホペプチドというアミノ酸の化合物が含まれているためといわれています。

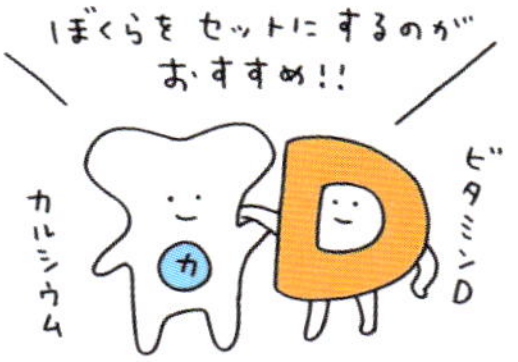
ぼくらを セットにするのが おすすめ!!
カルシウム
カ
ビタミンD

カルシウムを多く含む食品
（※以外は100g当たりの含有量）（mg）

魚介類	ワカサギ	450
魚介類	カラフトシシャモ（生干し）	350
野菜類	モロヘイヤ	260
野菜類	かぶの葉	250
豆・豆製品	生揚げ（厚揚げ）	240
野菜類	水菜	210
野菜類	小松菜	170
牛乳・乳製品	プレーンヨーグルト	120
牛乳・乳製品	牛乳（コップ1杯）	110
牛乳・乳製品	プロセスチーズ（20g）※	630

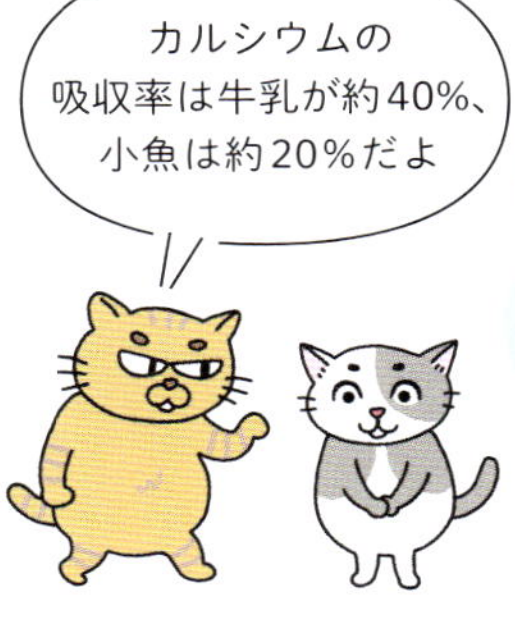
カルシウムの
吸収率は牛乳が約40%、
小魚は約20%だよ

不足すると…

成長期では、健康な骨や歯の発育に支障が出ます。加齢によって骨がもろくなる骨粗しょう症の引き金にもなります。また、筋肉のけいれんなどが起こりやすくなります。

とり過ぎると…

通常の食事では過剰症の心配はありません。

サプリメントのカルシウム剤とビタミンD剤の併用で血中カルシウム濃度が上がり、血管などにカルシウムが沈着したり、消化吸収障害や便秘などを起こしたりすることがあります。また、尿路結石を起こすこともあります。

栄養素 5 多量ミネラル

リン

体内に含まれるリンの量は、体重の約1％といわれ、カルシウムの次に多いミネラルです。

1日の摂取基準（目安量）

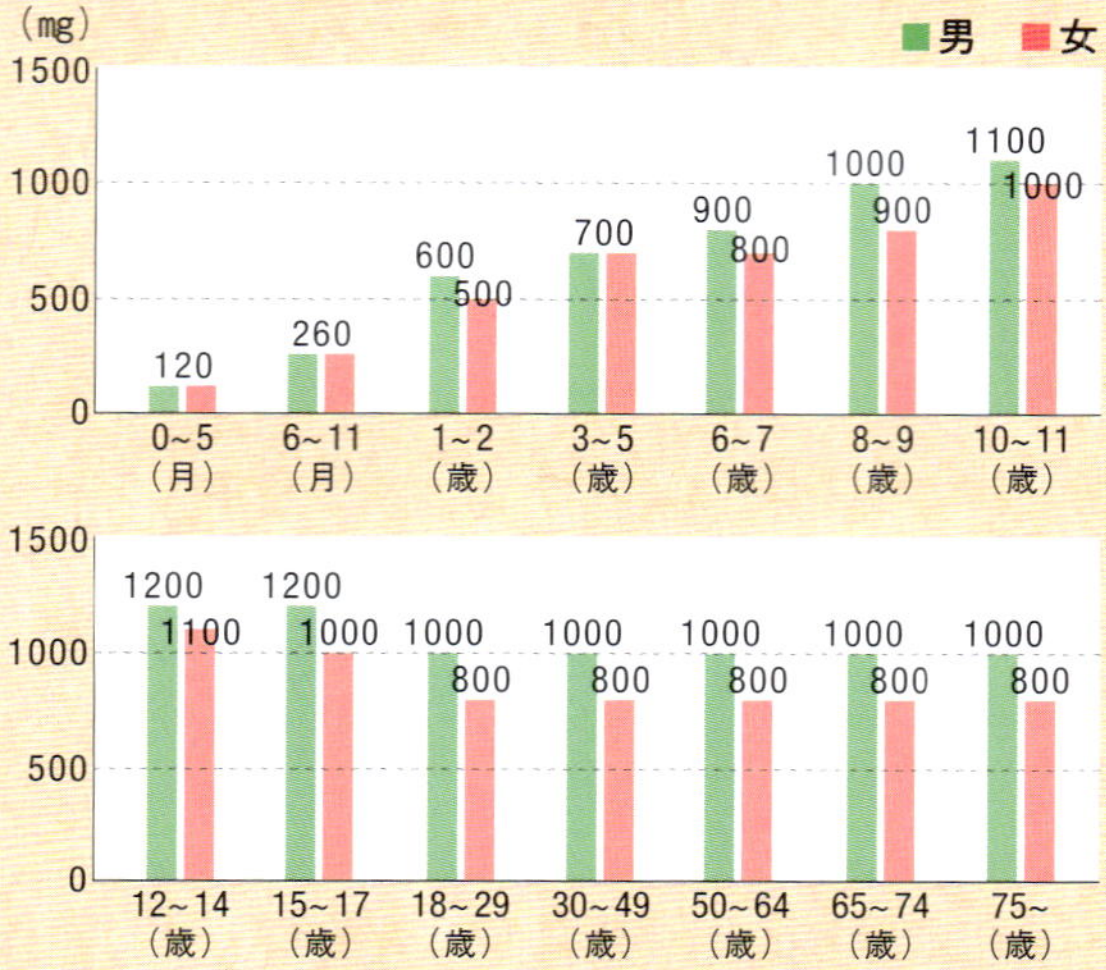

どんな食品に入っている？

細胞に存在しているため、肉や魚介、乳製品、穀類など幅広い食品に豊富です。清涼飲料水、加工食品などには添加物としても含まれています。

効率のよい食べ方は？

リンは体内に吸収されやすい栄養素です。レトルト食品など加工食品をよく食べる場合は、とり過ぎに注意が必要です。

不足すると…

通常の食事での不足は心配不要。疾病や薬剤の影響で不足すると、神経症状、骨の軟化などが発生。

とり過ぎると…

副甲状腺機能の異常が起きるほか、カルシウムの吸収障害が起きて骨量が減ることがあります。

おもな働き 1 骨や歯の材料になる

リンはすべての細胞に存在しており、体内にあるリンの約80%は骨や歯の材料に使われます。体内でリンはカルシウムと結合してヒドロキシアパタイトという形に変わり、骨格を形成し、骨の硬度を保つために働きます。

おもな働き 2 エネルギー産生に関わる

リンはエネルギー代謝に不可欠なATP（アデノシン三リン酸）の構成成分として働きます。ATPは、体のエネルギー源である糖質、脂質、たんぱく質が、代謝の過程で二酸化炭素と水に分解されるときに生成される成分。ATPが分解されてADP（アデノシン二リン酸）に変わるときにエネルギーが産生されます。

栄養素 5 多量ミネラル

マグネシウム

マグネシウムは体内に25gほどあり、50～60％は骨に貯蔵され、残りは細胞内液に存在します。

1日の摂取基準（推奨量）

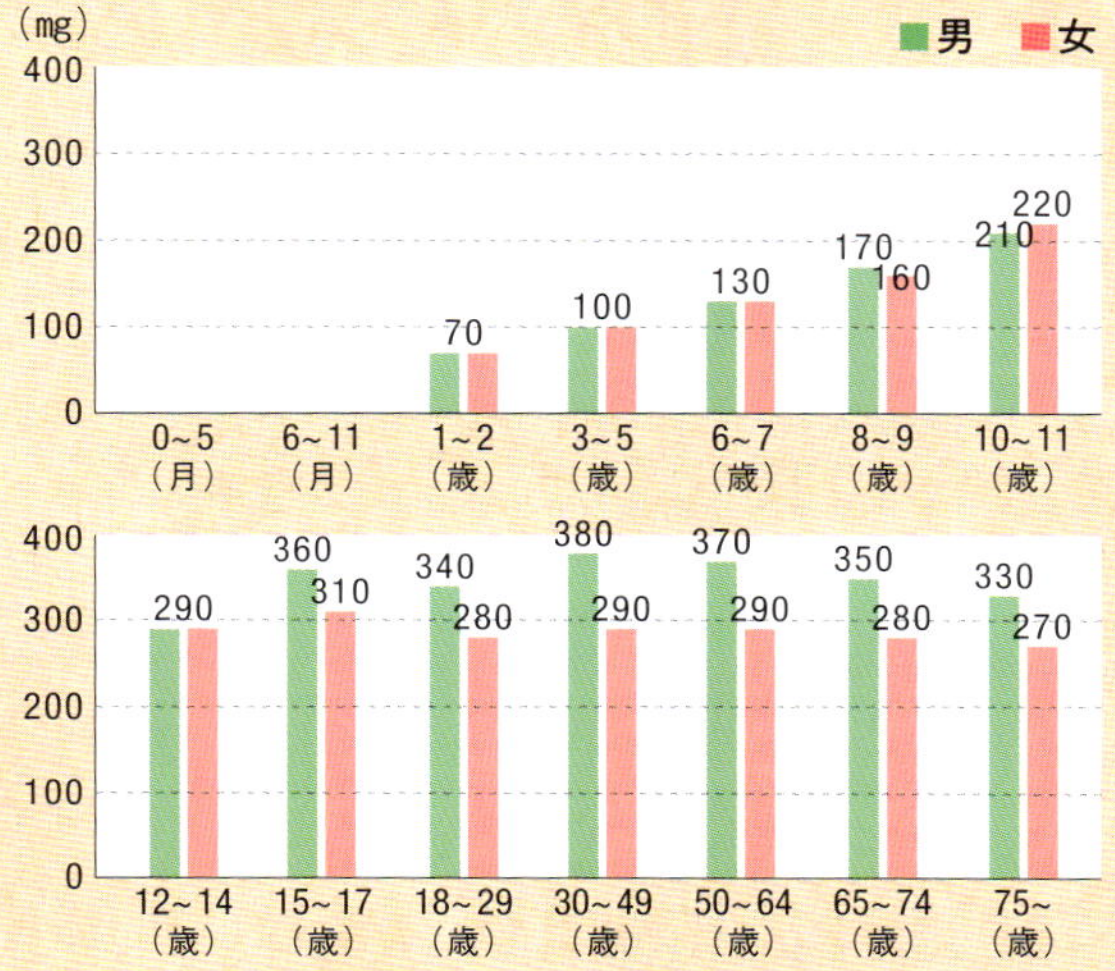

どんな食品に入っている？

ほとんどの食品に広く含まれています。とくに種実類、葉野菜に豊富です。未精製の穀類である玄米やそば、大豆製品にも多く含まれます。

効率のよい食べ方は？

マグネシウムは、体内でカルシウムと拮抗してさまざまな生体反応に関わることが多いため、カルシウムとのバランスが重要と考えられています。

不足すると…

通常では欠乏症の起きにくい栄養素です。慢性的に不足すると、虚血性心疾患の危険性も。

とり過ぎると…

過剰に摂取しても尿や汗として排泄されるため、健康障害などの心配が少ない栄養素ですが、下痢を起こすこともあります。

おもな働き 1 骨の形成に関わる

マグネシウムは、カルシウムと同様に骨や歯の形成を助ける働きをしています。血液中のマグネシウムが減少すると骨からとり出され、濃度が一定になるように調整されています。

全身の細胞で代謝などの生体反応を促す補酵素の成分にもなり、エネルギー産生やたんぱく質合成などに役立ちます。

おもな働き 2 血圧を調整する

マグネシウムは、カルシウムと拮抗して血圧を調整します。マグネシウムは動脈を弛緩させて血圧を下げ、カルシウムは収縮させて血圧を上げます。

栄養素 5 微量ミネラル

鉄

鉄は体内で60～70％が血液に、約4％が筋肉（機能鉄）に存在し、残りは肝臓、ひ臓、骨髄に存在します。

1日の摂取基準（推奨量）

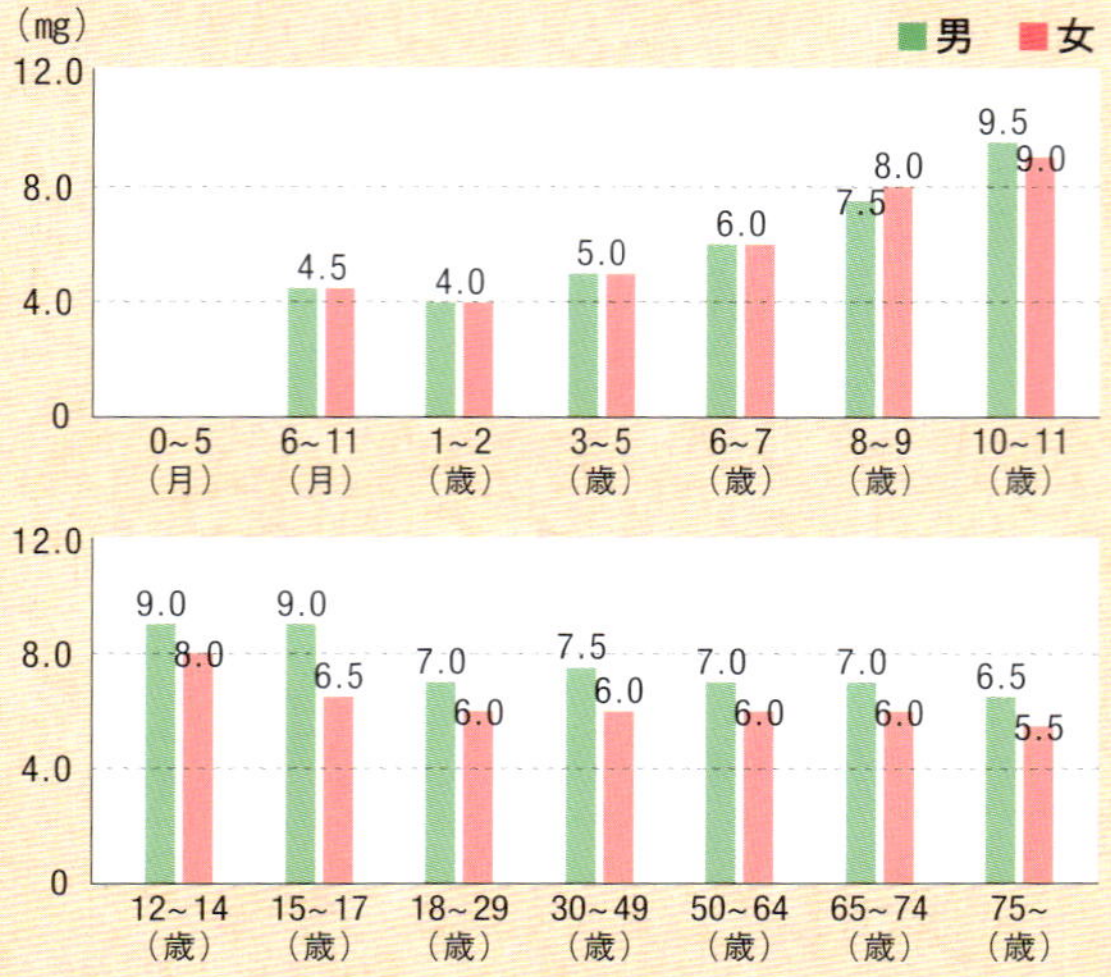

＊女性は月経がない日の推奨量を示した。

おもな働き 1 全身に酸素を運ぶ

鉄は赤血球中のヘモグロビンという成分の材料となります。

ヘモグロビンは酸素と結びつきやすい性質があり、血液の流れによって肺で酸素をとり込み、体中の細胞に酸素を運びます。細胞では二酸化炭素を集め、肺に運んで体外に排出するのを助けます。

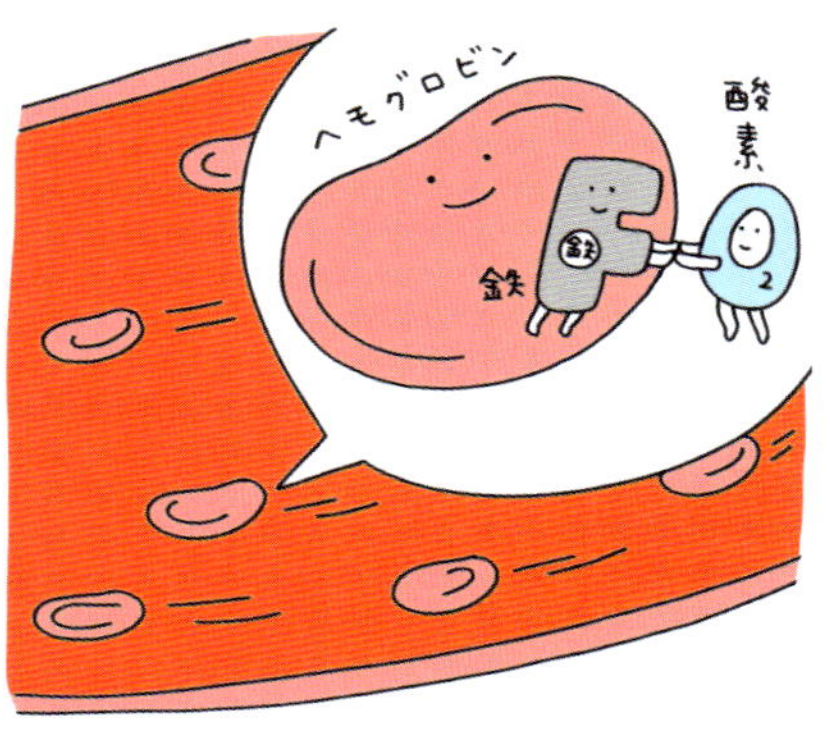

おもな働き 2 エネルギーの産生に関わる

体内の細胞には鉄を含有した酵素があり、エネルギーを産生します。鉄が欠乏して貧血になると、酸素が不足して細胞の働きも落ち、エネルギーの産生が悪くなります。

おもな働き 3 筋肉が酸素をとり込むのを助ける

鉄はミオグロビンという成分の材料となり、筋肉中に存在します。ミオグロビンは血液中から筋肉に酸素をとり込むために働きます。

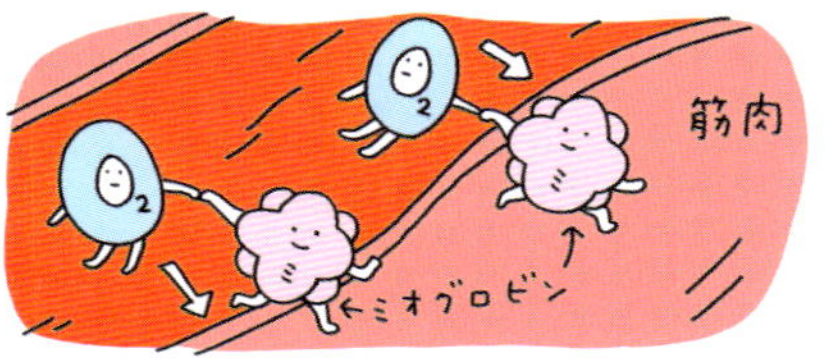

Q どんな食品に入っている？

A レバー、赤身の肉、魚介が鉄の宝庫

鉄はおもに動物性食品に多く含まれています。レバーや赤身の肉、魚介は鉄の宝庫です。

野菜では青菜類、大豆製品にも比較的豊富です。一部の海藻にも含まれています。

鉄を多く含む食品
（100g 当たりの含有量）

		(mg)
魚介類	アサリ（缶詰水煮）	30.0
肉類	豚レバー	13.0
肉類	鶏レバー	9.0
魚介類	アカガイ	5.0
豆・豆製品	がんもどき	3.6
野菜類	小松菜	2.8
肉類	牛ヒレ	2.4
魚介類	マイワシ	2.1
野菜類	ほうれん草	2.0
魚介類	ゴマサバ	1.6

Q 効率のよい食べ方は？

A 動物性食品をビタミンCと一緒に

食品中の鉄はヘム鉄と非ヘム鉄に分けられます。動物性食品はヘム鉄、植物性食品は非ヘム鉄という形で存在し、ヘム鉄のほうが吸収されやすく、効率よくとることができます。

ビタミンCは鉄を吸収しやすい形に変える働きと、ヘモグロビンの生成を促す働きがあるので、一緒にとるようにするとよいでしょう。

逆に、紅茶や緑茶に多く含まれるタンニンなどは鉄の吸収を抑えるため、貧血などが気になる場合は一緒にとるのは避けましょう。

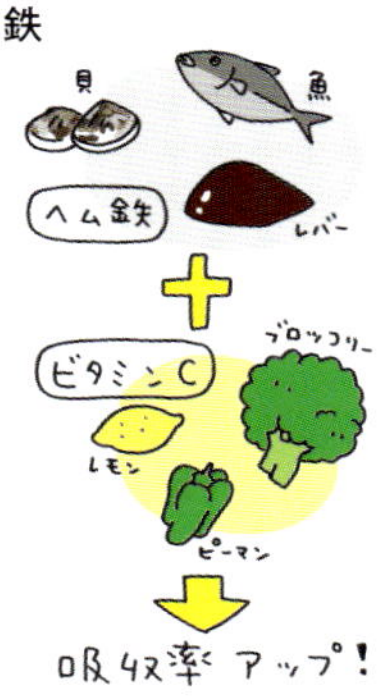

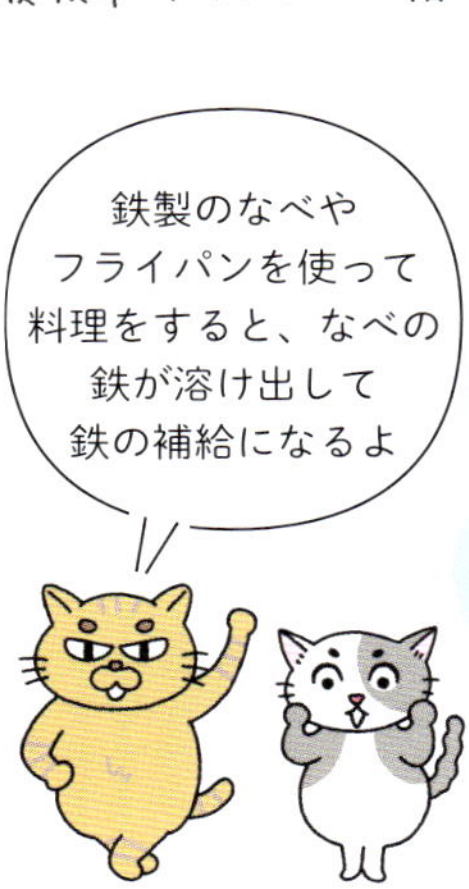
鉄製のなべやフライパンを使って料理をすると、なべの鉄が溶け出して鉄の補給になるよ

不足すると…

鉄欠乏性貧血を起こします。全身に酸素が運ばれにくくなるので、疲労感、息切れ、頭痛、食欲不振などを起こすことがあります。

必要量の多い成長期や、月経不順、子宮筋腫など出血症状がある場合は不足しやすくなります。

とり過ぎると…

鉄は吸収率が低く、体内で必要以上に吸収されないため、通常の食事では過剰症の心配はありません。

サプリメントなどで一定期間とり過ぎると、胃腸障害を起こし、嘔吐する場合などがあります。

栄養素 5 微量ミネラル

亜鉛

亜鉛は体内に約2gあり、血液や皮膚に多く存在します。骨、筋肉、腎臓、肝臓、脳にもあります。

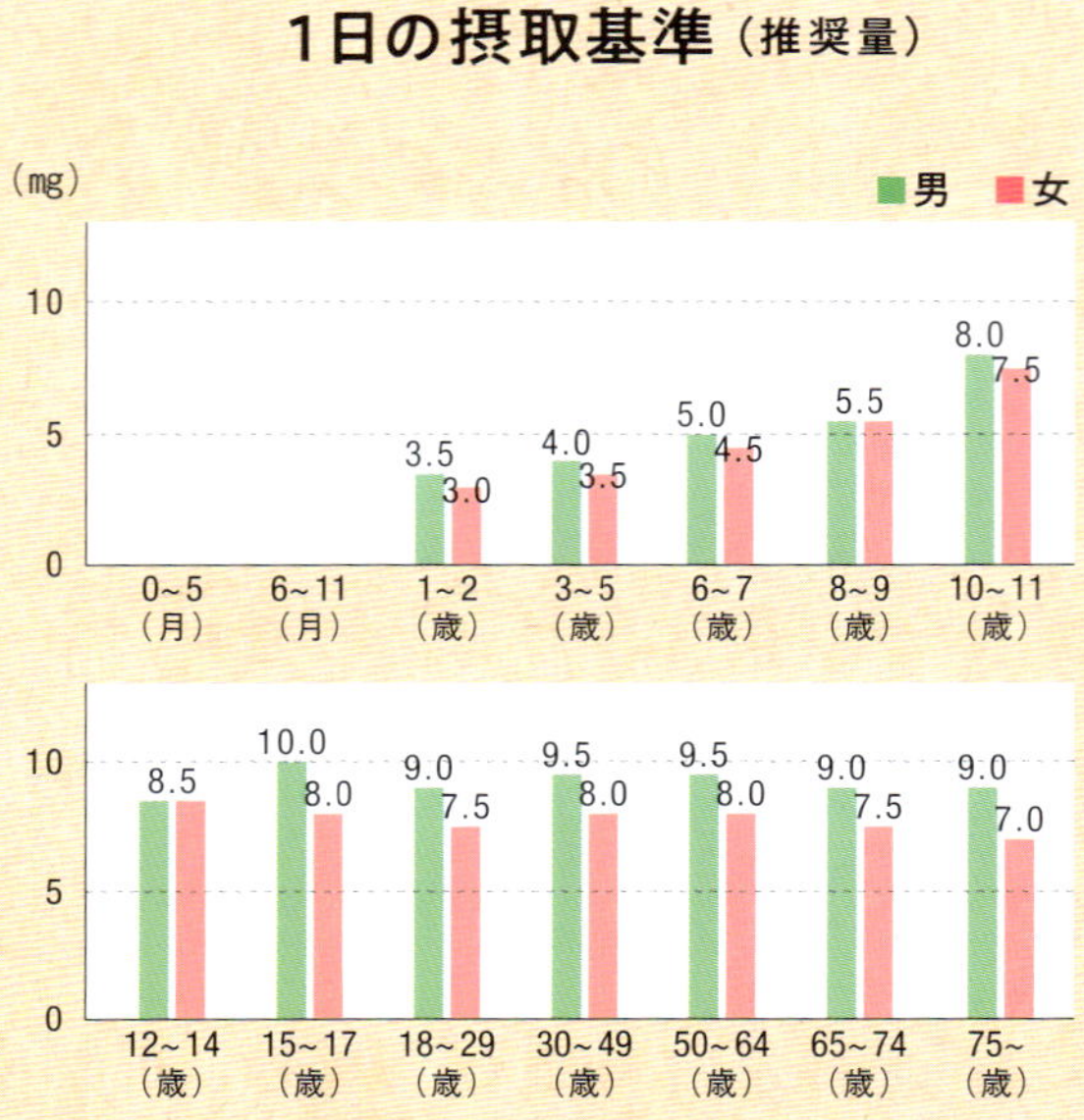

おもな働き 1 細胞の生成など代謝をサポート

新しい細胞をつくるためには細胞分裂が必要です。亜鉛はさまざまな酵素の補酵素として、細胞分裂が正常に行われるように働きます。

たんぱく質の合成にも補酵素として働くほか、DNAの合成にも必要で、炎症や傷を回復させるときにも使われます。体の成長には不可欠な栄養素です。

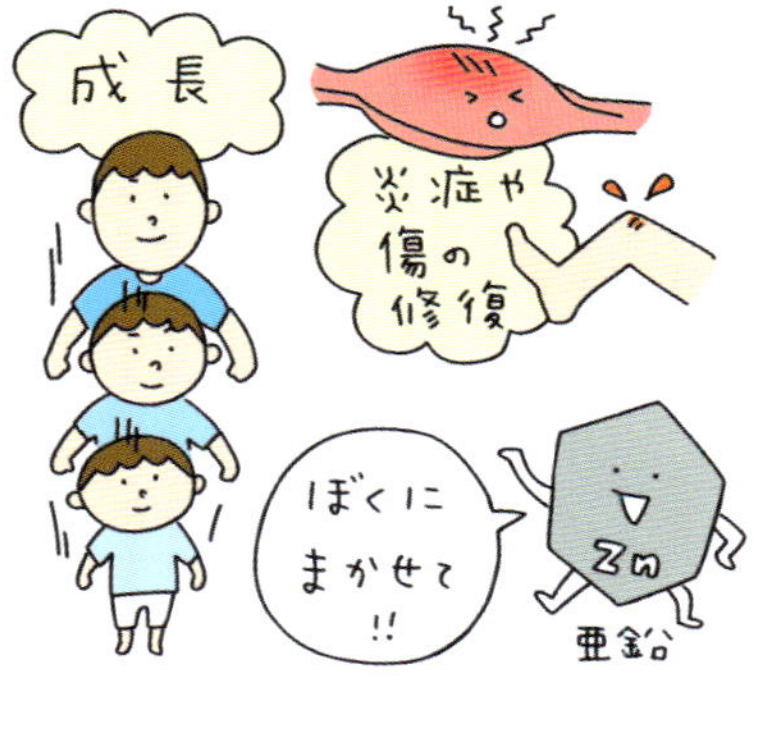

おもな働き 2 味覚を正常に保つ

味覚は、舌の表面にある味蕾という部分で感じとります。この味蕾の細胞の新陳代謝には亜鉛が必要なため、不足すると正確な味がわからなくなります。

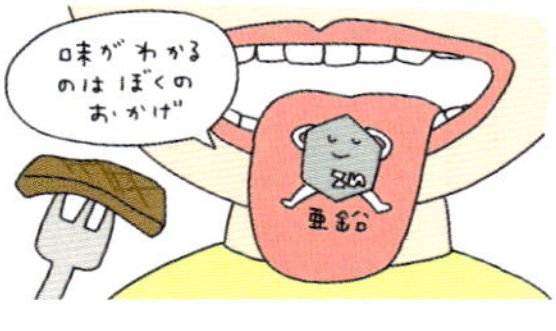

おもな働き 3 免疫力を維持する

亜鉛は免疫機能に関わる細胞の働きに作用し、免疫力を維持するのに役立ちます。このほか、亜鉛はインスリンの合成や、活性酸素を除去するSOD（スーパーオキシドジスムターゼ）という酵素の構成成分としても使われます。

Q どんな食品に入っている?

A たんぱく質を含む食品に豊富

亜鉛はすべての細胞に含まれる成分であるため、肉や魚介、大豆製品、穀類など、たんぱく質を含む食品に多く含まれます。とくに多いのはカキ、レバー、牛肉、タラバガニ、チーズなどです。

Q 効率のよい食べ方は?

A 加工食品はほどほどにし、自然の食品を食べよう

加工食品などには、亜鉛の吸収を阻害する添加物が使われることがあります。亜鉛不足にならないよう、加工食品の利用はほどほどに抑えたいものです。

極端なダイエットなどで食事内容が偏ったり、食事の量が減ったりしても摂取不足を招きます。バランスのよい食事を心がけることが大切です。

亜鉛を多く含む食品
(100g当たりの含有量)　(mg)

魚介類	カキ	14.0
肉類	牛ひき肉	7.6
肉類	豚レバー	6.9
魚介類	ホヤ	5.3
魚介類	タイラガイ	4.3
魚介類	毛ガニ	3.3
魚介類	タラバガニ	3.2
牛乳・乳製品	プロセスチーズ	3.2
豆・豆製品	納豆	1.9
卵類	卵	1.1

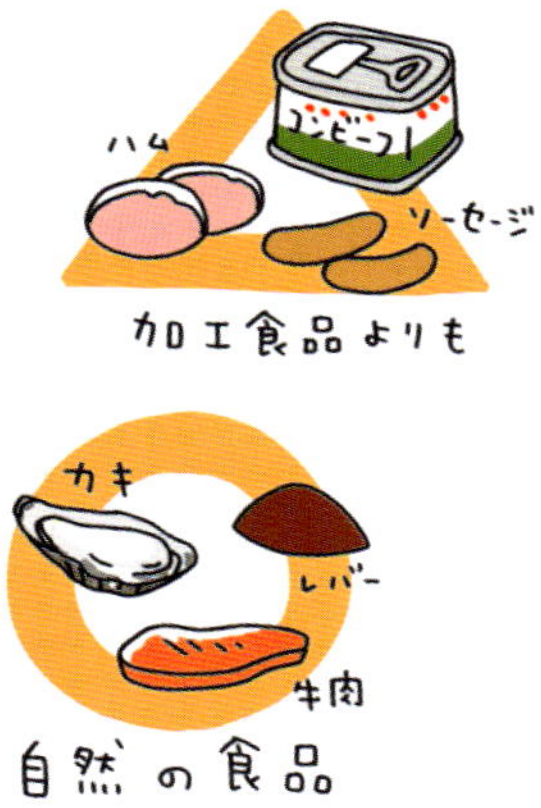
ハム
コンビーフ
ソーセージ
加工食品よりも
カキ
レバー
牛肉
自然の食品

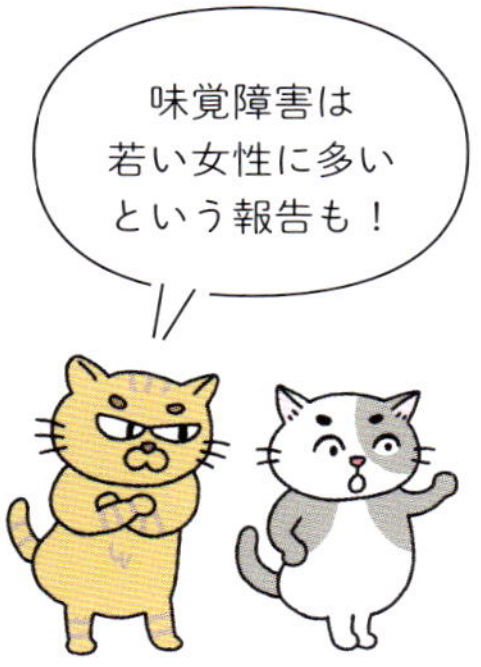
味覚障害は
若い女性に多い
という報告も!

不足すると…

免疫機能が落ちるため、風邪をひきやすくなったり、疲れやすくなったりします。成長障害、味覚障害、集中力の低下、生殖機能の低下を起こすこともあります。

とり過ぎると…

通常の食事では過剰症の心配はありません。サプリメントなどによる過剰摂取を続けると、銅や鉄の吸収が阻害され、貧血を起こす可能性があります。めまい、吐き気などの急性中毒を起こすこともあります。

栄養素 5 微量ミネラル

銅

銅は体内に約80mgあり、その半分は骨や筋肉に、約10%は肝臓に、残りは脳や血管に存在しています。

1日の摂取基準（推奨量）

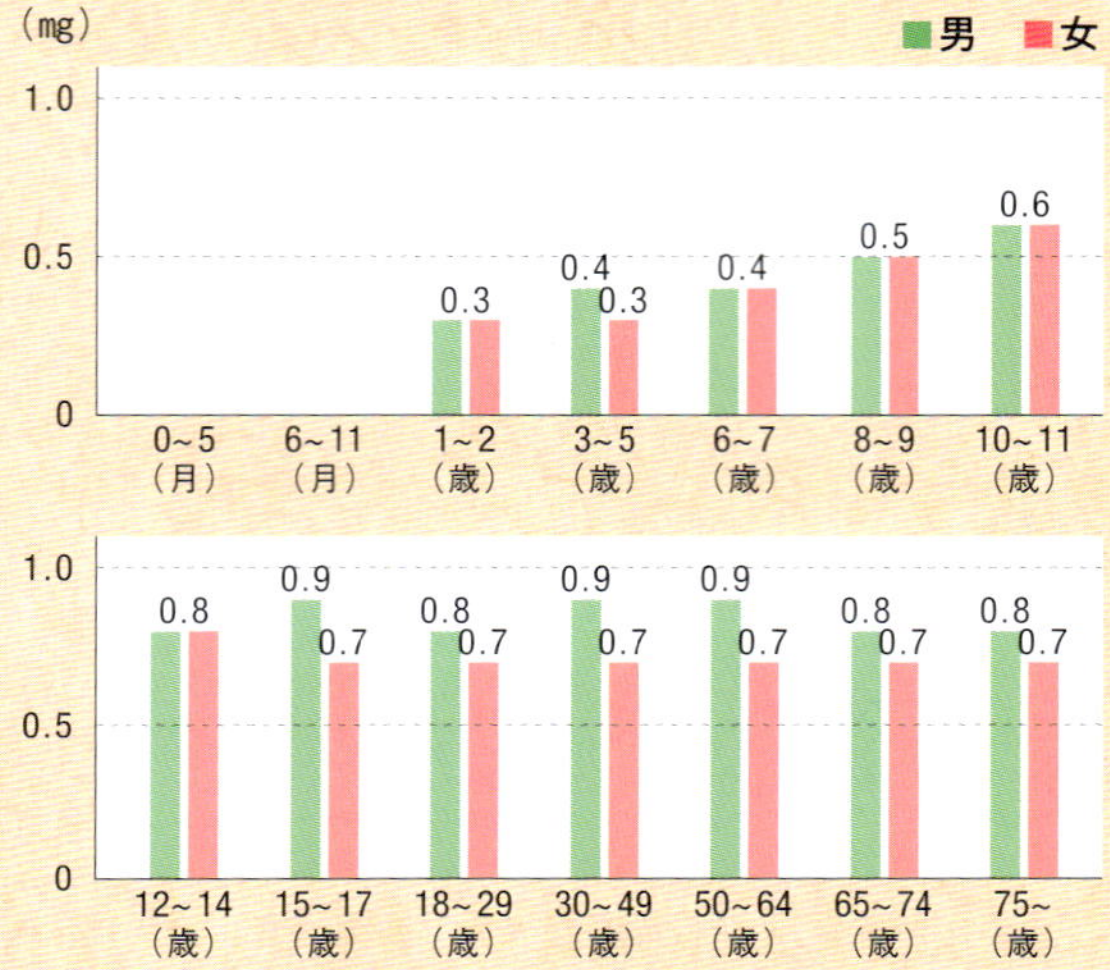

おもな働き 1 貧血の予防に関わる

赤血球にはヘモグロビンという赤い色素が含まれています。ヘモグロビンは鉄を含んでおり、酸素の運搬を行う重要な成分。このヘモグロビンを生成するには、銅の力を必要とします。

つまり鉄が十分にあっても銅が不足していると、ヘモグロビンを生成できず、結果として貧血を起こしてしまうのです。

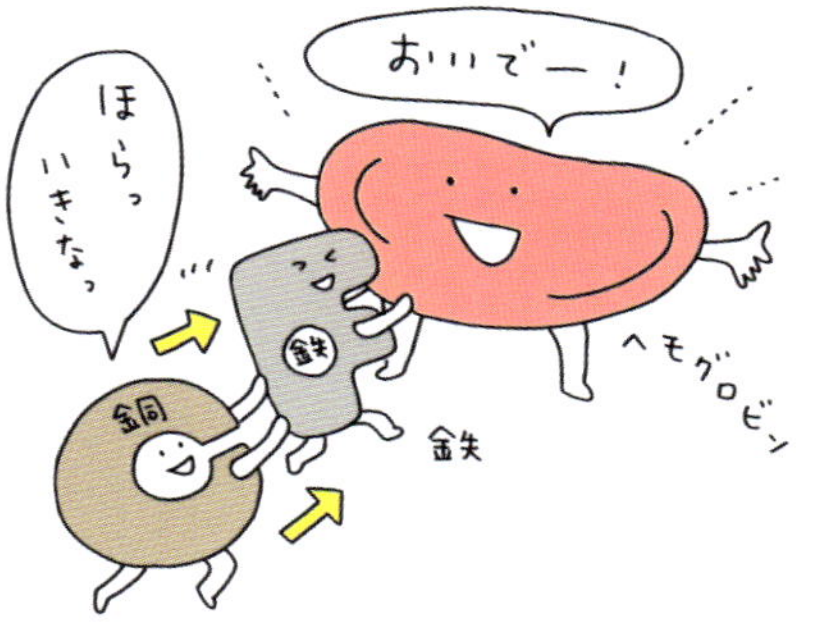

おもな働き 2 活性酸素を分解する

赤血球の中にあるSOD（スーパーオキシドジスムターゼ）という酵素は、活性酸素を分解する働きがあります。銅はSODの構成成分として関わっています。

おもな働き 3 酵素の材料として代謝をサポート

銅は、骨や血管壁をつくるコラーゲンを生成するための酵素やエネルギー産生に働く酵素の成分など、さまざまな酵素の材料となっています。

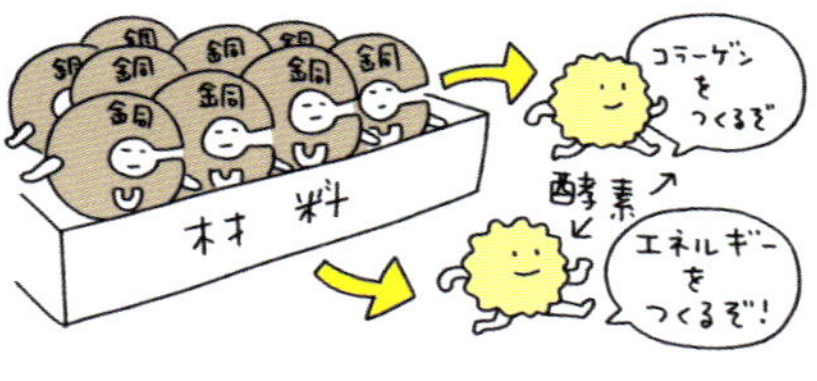

Q どんな食品に入っている？

A 魚介に多く、レバーにも含まれる

銅はシャコ、カキ、カニなどの魚介に豊富です。これは血液にヘモシアニンという銅を含んだたんぱく質が含まれているためです。

そのほか、レバーやくるみなどの種実類にも多く含まれます。

銅を多く含む食品
（100g 当たりの含有量）　（mg）

肉類	牛レバー	5.30
魚介類	シャコ	3.46
魚介類	ホタルイカ	3.42
魚介類	イイダコ	2.96
魚介類	カキ	1.04
肉類	豚レバー	0.99
豆・豆製品	納豆	0.60
魚介類	アマエビ	0.44
魚介類	タラバガニ	0.43
きのこ類	マッシュルーム	0.32

Q 効率のよい食べ方は？

A 普通の食生活をするのが大事

体内での吸収率は44～67％といわれていますが、摂取量によって吸収率が変わることが報告されています。また、亜鉛を大量に摂取すると銅の吸収を阻害することがわかっていますが、ふつうの食生活をすれば不足することも、とり過ぎることもありません。

食事からの摂取では心配ありませんが、サプリメントを利用している場合は、とり過ぎに注意が必要です。医師に確認しながら使いましょう。

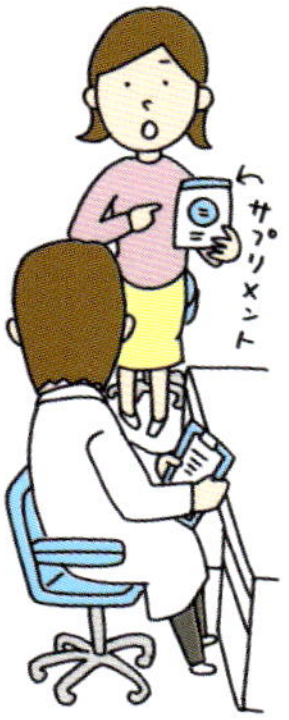

とり過ぎると…

過剰にとった分は便と一緒に排泄されるため、通常の食事では過剰症の心配はありません。

遺伝性疾患として、体内に銅が過剰に蓄積するウィルソン病があります。肝障害、腎不全、脳神経障害を発症します。

不足すると…

通常の食事では、不足の心配はありません。不足するとヘモグロビンが合成できないため貧血になります。成長障害、コレステロールや糖代謝の異常が起こる場合があります。遺伝性疾患として、先天的な銅欠乏症であるメンケス病があります。

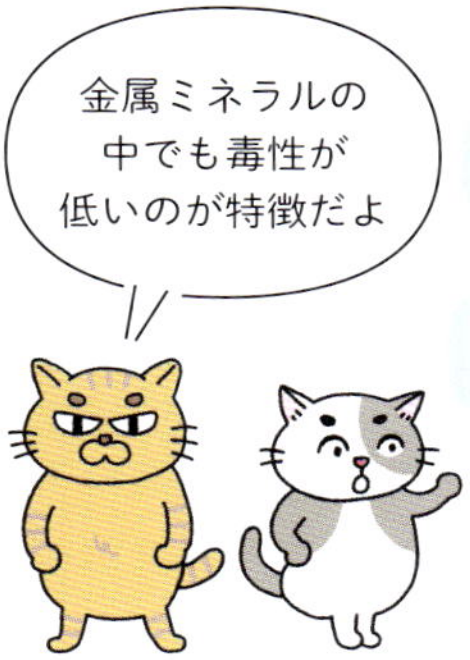
金属ミネラルの
中でも毒性が
低いのが特徴だよ

栄養素 5 微量ミネラル

マンガン

マンガンは体内に12～20mg含まれ、内臓など各組織にまんべんなく存在します。

1日の摂取基準（目安量）

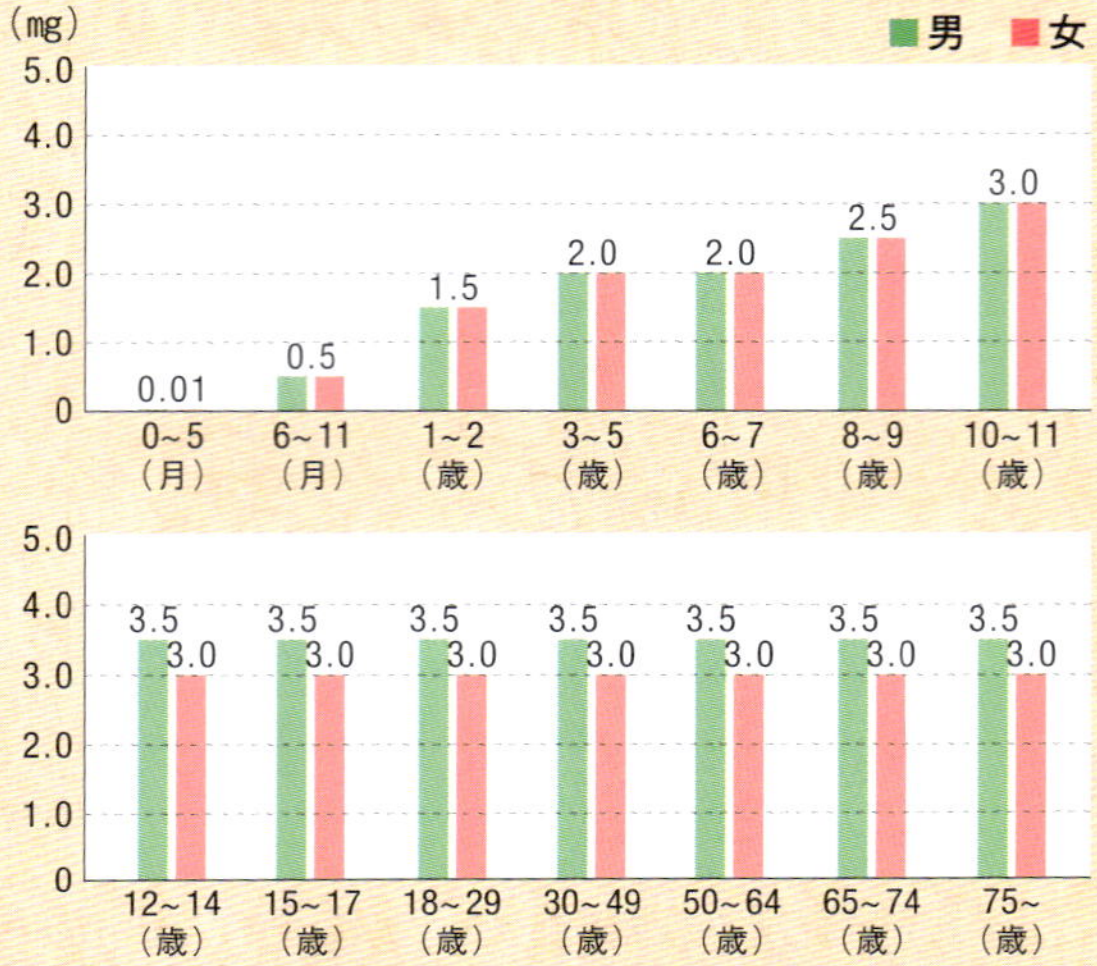

どんな食品に入っている?

植物性の食品である穀類、野菜、豆類に多く含まれます。これは、土壌にマンガンが含まれていて、植物がそれを吸収するためです。植物中に含まれる量は、育った土壌のマンガン含有量によって違いが出ます。

効率のよい食べ方は？

動物性食品にはあまり含まれないため、植物性食品から摂取するようにしましょう。

不足すると…

通常の食事では不足しません。成長障害が起こる可能性がありますが、実際の報告はありません。

とり過ぎると…

通常の食事では過剰摂取にはなりません。慢性中毒症では、脳の中枢神経障害が起こることがあります。

おもな働き 1 骨や糖質などの代謝に関与

マンガンは多種類の酵素の活性化に関与しています。そのためマンガンが不足すると骨代謝、糖質や脂質の代謝が正常に行えなくなると考えられています。糖尿病や肥満とも関連があるという報告もあります。

おもな働き 2 酵素の構成成分になる

抗酸化作用に働くSOD（スーパーオキシドジスムターゼ）という酵素の構成成分として働きます。このほか、尿素の合成に関わる酵素や乳酸の代謝に関わる酵素など、多くの酵素の構成成分となっています。

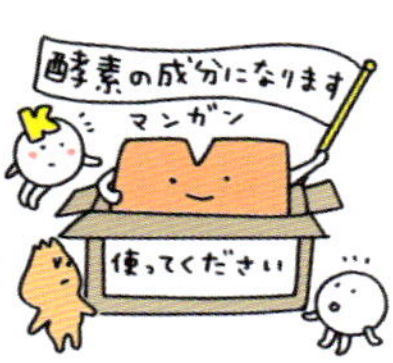

栄養素 5 微量ミネラル

ヨウ素

ヨウ素は体内に約25mg含まれ、70～80％は甲状腺に存在します。甲状腺はのどにあるホルモン産生の臓器です。

1日の摂取基準（推奨量）

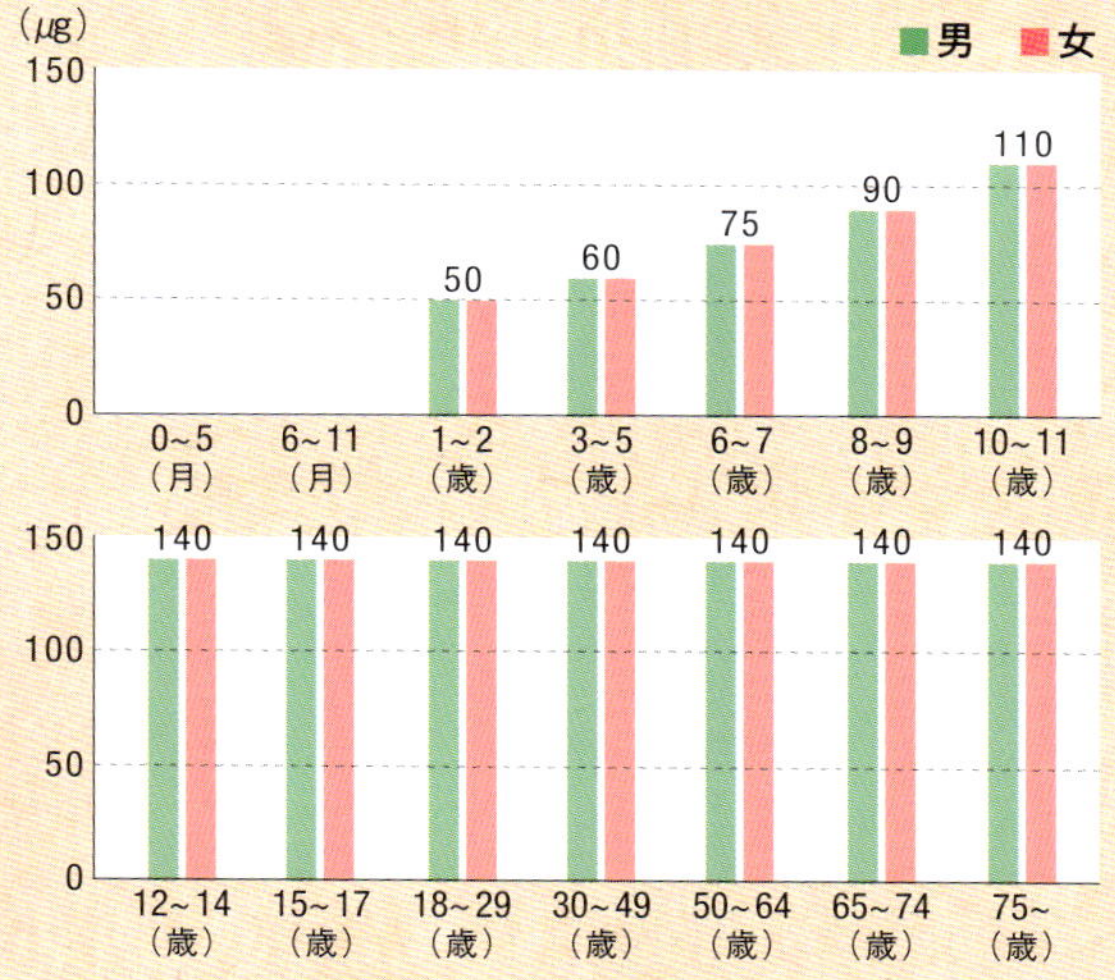

どんな食品に入っている？

海藻に次いで魚介に豊富で、貝類に多く含まれます。これはヨウ素が海水に多いためです。肉類、野菜にはあまり含まれません。

効率のよい食べ方は？

海藻、魚介を通常の食事で食べていれば不足の心配はありません。日本人の1日のヨウ素摂取量は約1.5mgで、必要量を大きく上回っています。

不足すると…

甲状腺腫や甲状腺機能の低下などが起こります。成長期では甲状腺ホルモンの不足による成長障害、精神遅滞の発症も。

とり過ぎると…

甲状腺腫や甲状腺機能の低下などが起こります。

おもな働き 1 甲状腺ホルモンの材料になる

ヨウ素は食事から摂取されると、胃と小腸でほぼ完全に吸収され、その多くが血液から甲状腺にとり込まれます。甲状腺から分泌されるホルモンであるチロキシン、トリヨードチロニンの構成成分になります。

おもな働き 2 基礎代謝を促し、成長を促進

ヨウ素が構成成分となっている甲状腺ホルモン（チロキシン、トリヨードチロニン）はエネルギー代謝に関わり、基礎代謝を増やす作用があります。またたんぱく質の合成などに関与し、胎児や成長期の子どもの発育を促進させる役割があります。

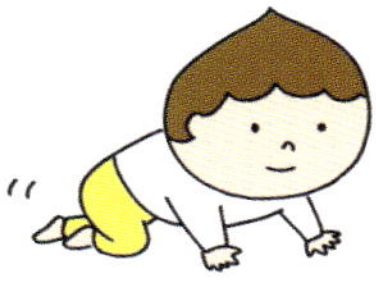

栄養素 5 微量ミネラル

セレン

セレンは体内に約13㎎含まれ、肝臓や腎臓に存在しています。別名セレニウムといわれます。

1日の摂取基準（推奨量）

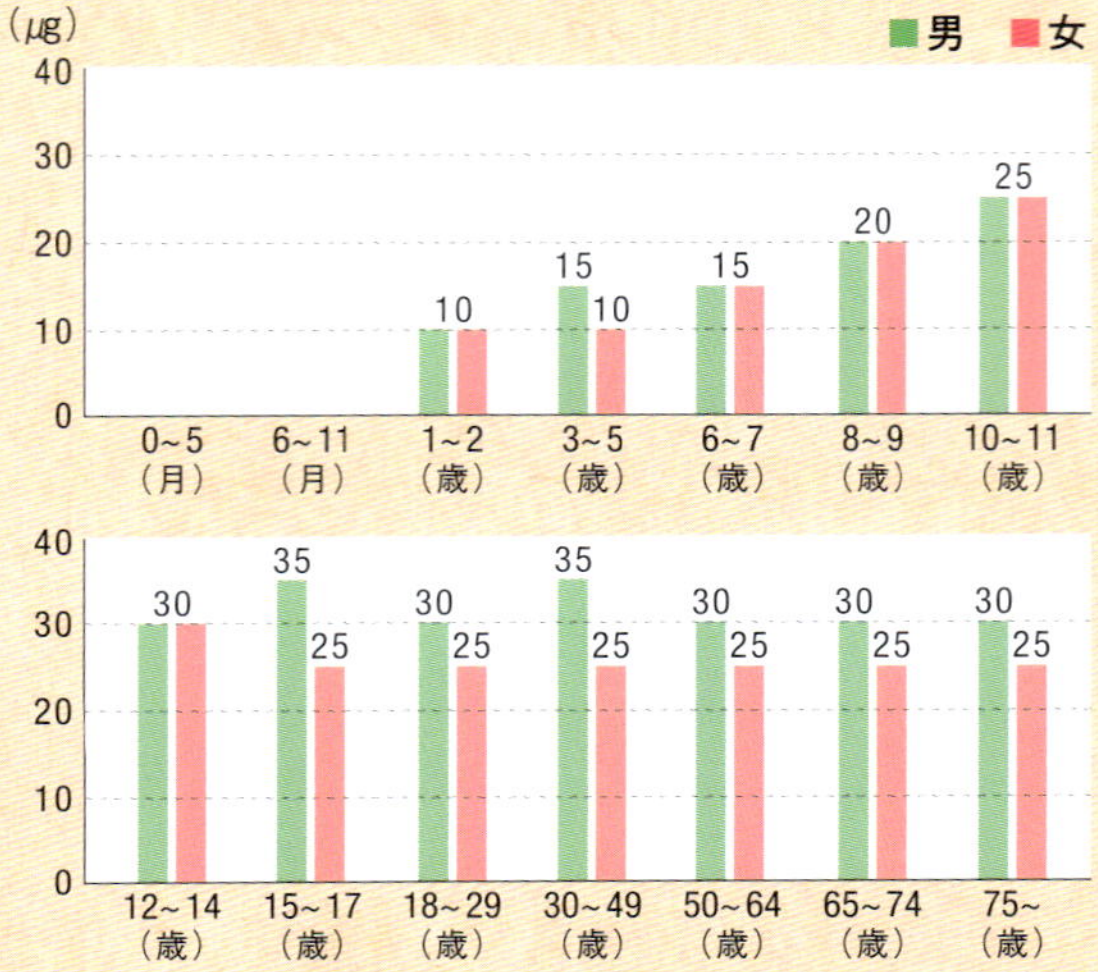

どんな食品に入っている？

動物性食品に多く、レバーなどの肉類、カニなどの魚介にも豊富です。同じ食品でも土壌や飼料の含有量で差が出ます。

効率のよい食べ方は？

日本の土壌は適度にセレンが含まれているため、通常不足しません。土壌のセレン濃度の低いニュージーランドや中国の一部地域では欠乏症の報告があります※。

不足すると…

通常はほとんど見られませんが、不足すると下肢の筋肉痛、皮膚の乾燥などが発生します。

とり過ぎると…

脱毛、爪がもろくなるなどの症状が出ます。神経障害、胃腸障害も見られます。

おもな働き 1 活性酸素の分解を助ける

グルタチオンペルオキシダーゼという酵素は、活性酸素を分解する働きがあります。この酵素を生成させるのにセレンは不可欠です。つまりセレンは、活性酸素によって不飽和脂肪酸が酸化してできる過酸化脂質の増加を防ぎ、細胞の老化を防ぐのに役立っています。

おもな働き 2 甲状腺ホルモンの代謝に関わる

セレンは酵素の成分として甲状腺ホルモン（→P133）の代謝、ビタミンCの代謝などに関与します。くわしい作用はわからないことも多い栄養素ですが、摂取量が少ないと皮膚異常、心筋症などが起こることから、健康に不可欠と考えられています。

※中国の風土病のひとつで、セレン不足による「克山病」という心筋症の一種があります。

栄養素 5 微量ミネラル

クロム

自然界に存在する3価クロムが栄養素として働きます。人工的な6価、4価のクロムには毒性があります。

1日の摂取基準（目安量）

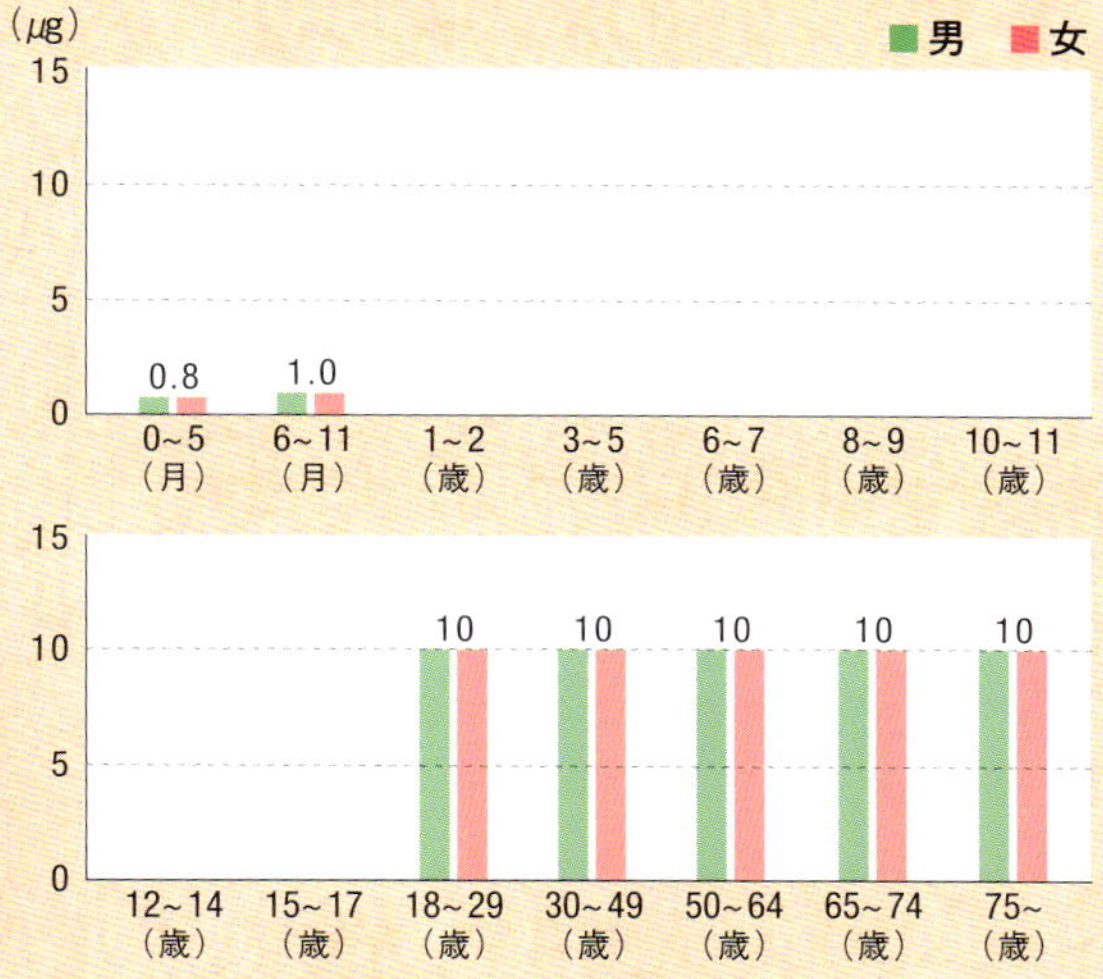

どんな食品に入っている？

クロムは微量ながらいろいろな食品に含まれています。1回にある程度の量を食べる肉、魚介、穀類などが供給源になります。

効率のよい食べ方は？

吸収率が0.5～2%と非常に低い栄養素ですが、通常のバランスのとれた食事であれば不足やとり過ぎの心配はありません。

不足すると…
通常は心配ありません。静脈栄養でクロムが配合されていない場合、糖代謝の異常が起こります。

とり過ぎると…
通常では心配はありません。胃腸障害、腎臓・肝臓の障害のほか、6価クロムでは皮膚炎やがんの発生も。

おもな働き 1 インスリンの働きを助ける

クロムは、ブドウ糖を細胞内にとり込むホルモンであるインスリンの働きを助け、糖代謝を正常に行えるようにします。インスリンの働きが悪くなると血液中の糖を利用できなくなるため、血糖値が上昇してしまい、糖尿病の引き金になります（→P182）。

おもな働き 2 糖質や脂質の代謝を促す

クロムには糖質や脂質の代謝を助ける働きがあります。ごく低い濃度ですが、人間のあらゆる組織で存在しています。糖尿病や脂質異常などの生活習慣病の予防効果が期待されています。ほかにも、免疫力や発育などに関係しているといわれています。

栄養素 5 多量ミネラル

塩素

体内に約150g含まれ、大部分は細胞外液に存在。通常は食塩として摂取します。

おもな働き 1

体液の浸透圧や性質を調整

塩素は細胞外液を構成する主成分として、細胞外と細胞内を行き来し、体液の浸透圧や酸性・アルカリ性の調整に働きます。

おもな働き 2

消化を促進する

塩素は体内で塩酸に変化して胃酸の構成成分となり、食べ物の消化を促します。また、消化酵素やすい液の働きにも必要です。

どんな食品に入っている?

塩素は食塩として摂取します。食塩、しょうゆ、みそなどの調味料、漬け物など塩分の強い食品に多く含まれます。

栄養素 5 多量ミネラル

イオウ

イオウは、体内ではイオウ化合物となり、※含硫アミノ酸などさまざまな形で組織などに存在しています。

おもな働き 1

皮膚、爪、髪などの成分になる

イオウは含硫アミノ酸の成分として組織のたんぱく質を構成します。中でも皮膚、爪、髪、軟骨、腱などに多く存在します。

おもな働き 2

糖質、脂質の代謝をサポート

ビタミンB_1やビオチンなどの成分となり、糖質や脂質の代謝に関係します。水銀やヒ素など有害成分の排泄にも作用します。

どんな食品に入っている?

肉、魚介、卵、牛乳、大豆製品などに豊富。イオウ化合物として、にんにく、にら、ねぎ類の香り成分にも含まれます。

※含硫アミノ酸…メチオニン、システインなどがこれに当たります。

栄養素 5 微量ミネラル

モリブデン

モリブデンは肝臓などに存在しますが、その量はわずかです。吸収されやすいという報告もあります。

おもな働き 1

尿酸の産生を助ける

キサンチンオキシダーゼなどの酵素の補酵素として働き、尿酸の産生を助けます。代謝の過程でできた有害物質の排泄にも活躍。

おもな働き 2

体のさまざまな代謝に関わる

モリブデンは酵素の成分となり、鉄の代謝に関与したり、糖質や脂質の代謝を間接的に助けたりする働きがあります。

どんな食品に入っている？

幅広い食品に含まれ、大豆製品、肉類ではレバー、野菜では枝豆やそら豆などに豊富です。通常は過不足の心配はありません。

栄養素 5 微量ミネラル

コバルト

体内に約2mg含まれ、ビタミンB_{12}の構成成分として不可欠です。

おもな働き 1

赤血球の生成に不可欠

コバルトの体内での働きは、ほぼビタミンB_{12}によるものと考えられています。赤血球の成熟に必要であり、貧血予防に役立ちます。

おもな働き 2

神経機能の働きに関わる

コバルトは神経の働きに関わっているため、不足すると神経過敏になったり、集中力や記憶力が低下したりすることがあります。

どんな食品に入っている？

ビタミンB_{12}を含む魚介類、肉類、乳製品などに含まれます（→P106）。コバルト単体では、摂取しても作用しないと考えられています。

栄養素 6

食物繊維

食物繊維は炭水化物の一種ですが、人間の消化酵素では消化されない成分。水溶性と不溶性に分けられます。

1日の摂取基準（目標量）

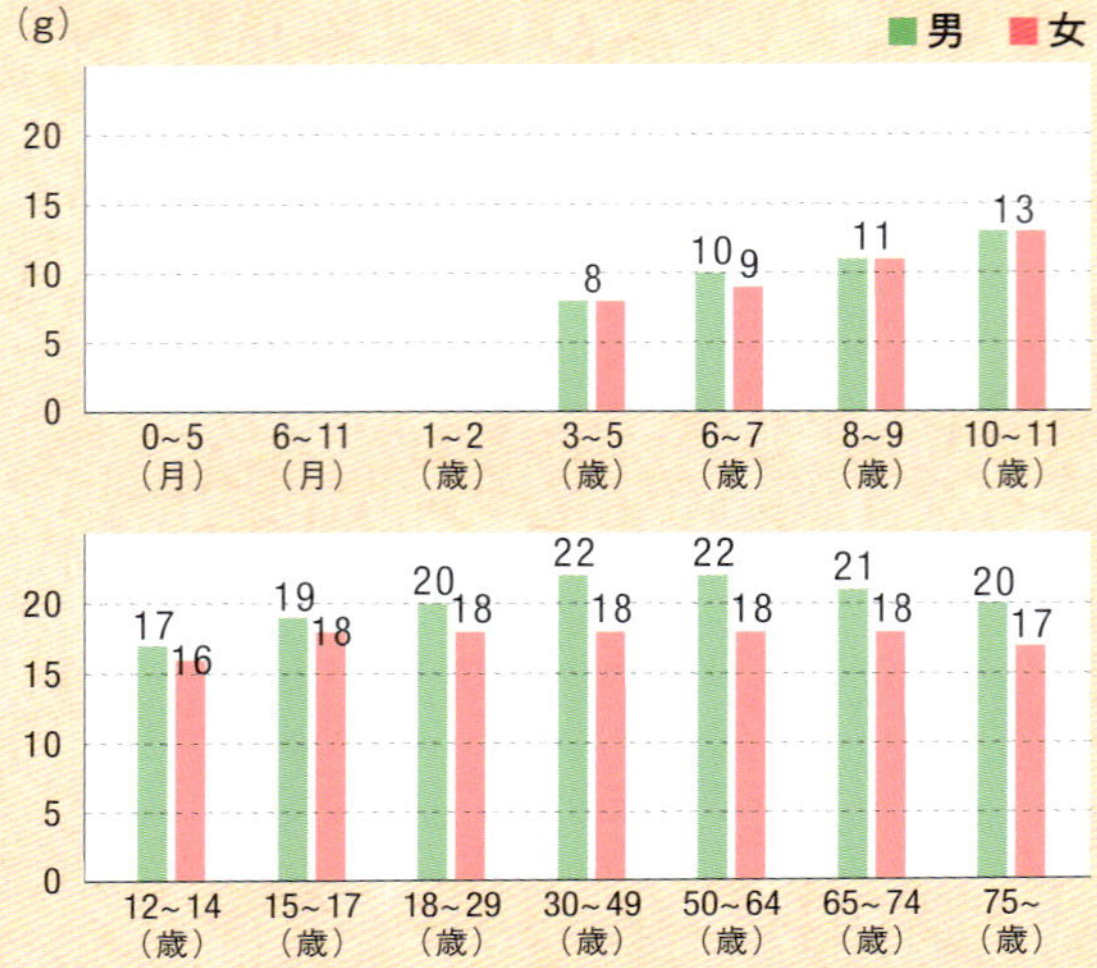

＊表に示した数値はすべて「以上」を示す。

おもな働き

1 正常な排便を促す

不溶性食物繊維をとると腸が刺激されてぜん動運動が盛んになります。また、便のかさも増します。これらの働きによってスムーズな排泄が促され、便秘予防につながります。

また、これらの働きは腸内環境を整えて、腸の病気の予防にも役立ちます。

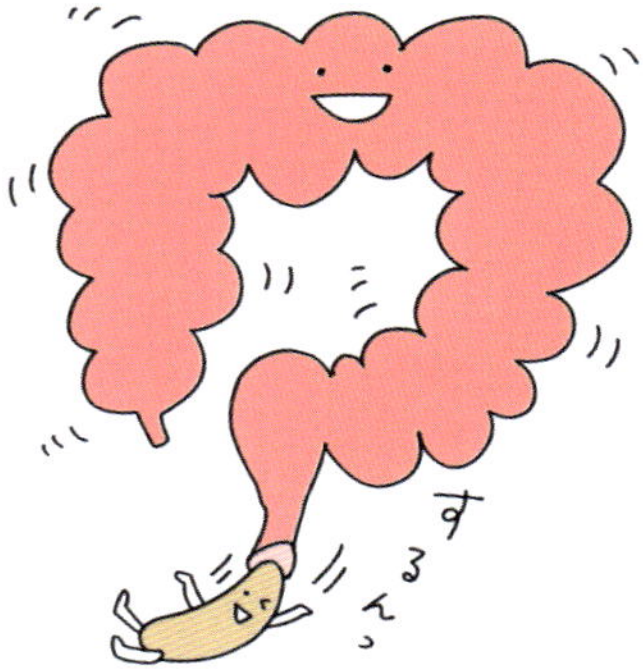

おもな働き

2 血糖値の上昇をゆるやかにする

水溶性食物繊維は水に溶けることで、そのとき食べたものの粘調性を高めます。食べたものがゆっくりと腸に移動するため血糖値の上昇がゆるやかになり、糖尿病の予防につながるとされます。

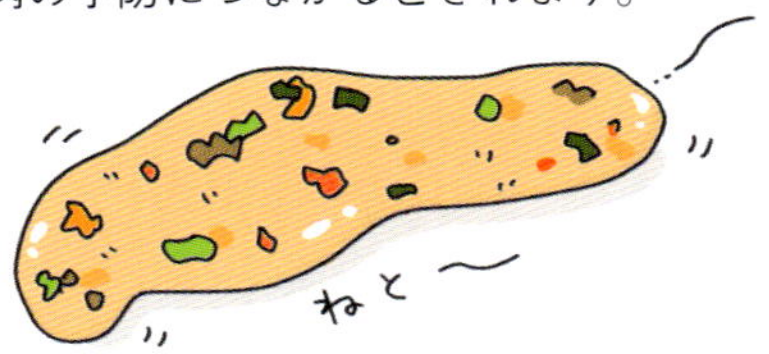

おもな働き

3 コレステロールの吸収を抑制する

水溶性食物繊維はコレステロールの腸での吸収を抑え、体外に排泄する働きがあります。脂質異常などの予防・改善効果が期待できます。

Q どんな食品に入っている？

A 植物性食品に豊富に含まれる

食物繊維はおもに植物の細胞壁の構成成分であるため、穀類、きのこ類、海藻、野菜など植物性食品に豊富です。穀類は1食に食べる量が多いので大きな供給源となりますが、精白したものは含有量が少なめです。

食物繊維を多く含む食品
（100g 当たりの含有量）

（g）

豆・豆製品	ひよこまめ（ゆで）	11.6
豆・豆製品	おから	11.5
豆・豆製品	納豆	9.5
いも類	じゃがいも（皮なし）	8.9
豆・豆製品	大豆（ゆで）	8.0
野菜類	モロヘイヤ	5.9
野菜類	ごぼう	5.7
野菜類	ブロッコリー	5.1
きのこ類	生しいたけ	4.9
きのこ類	エリンギ	3.4

Q 効率のよい食べ方は？

A 精白されていない穀類を主食に

外食が続いたり、無理なダイエットで食事量が減ったりすると不足しやすくなります。適量の食物繊維は腹もちをよくするので、ダイエットにも上手く活用したいものです。

積極的にとるには、主食を白米より胚芽米や玄米、パンならライ麦パンなど、なるべく精白されていないものにするのがおすすめ。野菜、海藻、豆類、きのこ類も欠かさずとるようにします。

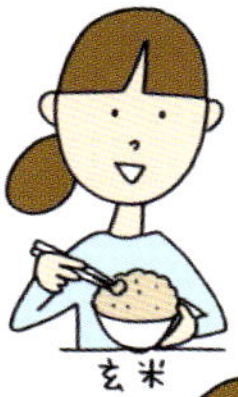
玄米

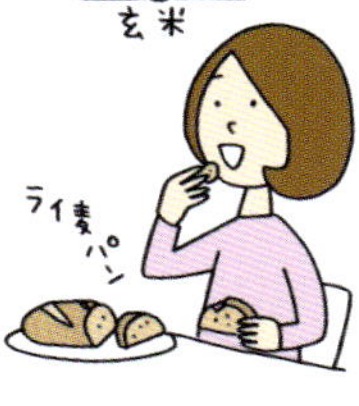
ライ麦パン

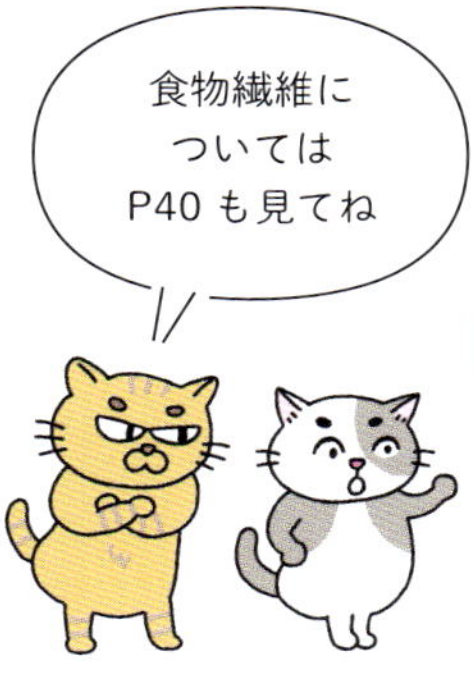
食物繊維について は
P40 も見てね

不足すると…

腸内環境が悪くなり、便のかさも増えないため、便秘が起こります。摂取量が少ないと腸の病気の原因になるほか、心筋梗塞や糖尿病などの生活習慣病の発症率が高くなることがわかっています。

とり過ぎると…

通常の食事では過剰症の心配はありません。加工品などで食物繊維や難消化性オリゴ糖が添加された食品では、軟便になることがあります。また、大量摂取によってほかの栄養素の吸収が阻害されることがあります。

そのほかの成分

機能性成分って何？

食品中の、栄養素以外の成分で、さまざまな生理機能をもつ

栄養素のほかにも、食品に含まれる成分にはさまざまな生理機能をもつものがあります。このような成分は機能性成分とよばれ、体へのよい影響が期待されています。今現在は、機能性成分の働きは科学的に証明されたものばかりではありませんが、今後研究が進んでいく分野として注目されています。

ただ、体によい働きがあるものも、それだけ摂取すれば健康になるというわけではありません。新しい情報に振り回され過ぎず、まずは栄養バランスのよい食事を心がけましょう。

ポリフェノール

ポリフェノールは植物のほとんどに存在する色素や苦みの成分です。薄い黄色または無色のフラボノイド、濃い色のノンフラボノイドに大別できます。抗酸化作用、ホルモンの働きを促進する作用などが注目されており、食品や医薬品にも活用されています。

アントシアニン

赤ワインやブルーベリーなどの青紫色の色素に含まれており、強い抗酸化作用があることから動脈硬化や老化の予防に効果が期待されています。また、視力回復や炎症を抑える作用も期待されており、研究が進められています。

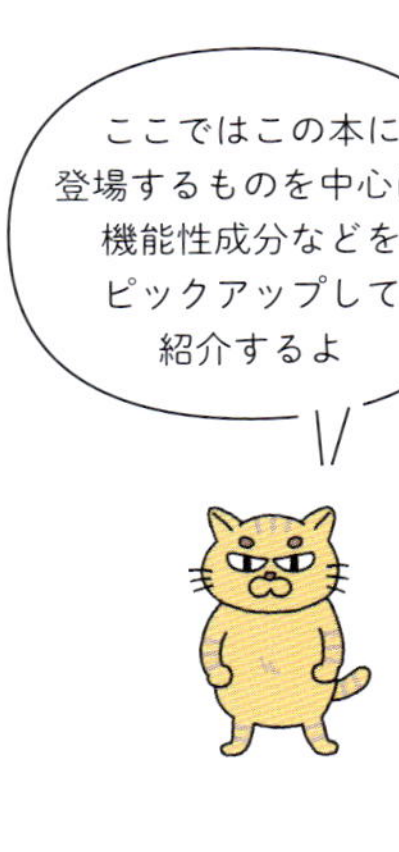
ここではこの本に登場するものを中心に、機能性成分などをピックアップして紹介するよ

イソフラボン

大豆、レッドクローバー、クズといったマメ科の植物に豊富。女性ホルモンと似た作用があり、骨粗しょう症や更年期障害、動脈硬化、冷え性などの予防、改善が期待されます。

カカオマスポリフェノール

カカオに多く含まれるため、チョコレートやココアなどから摂取できます。高血圧の改善のほか、抗酸化作用、疲労回復効果が期待できます。

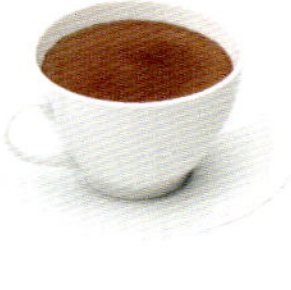

カテキン

紅茶や緑茶に含まれる渋み成分。抗酸化作用、抗菌作用、コレステロールを下げる作用、口臭予防などの効果があるとされています。

クロロゲン酸

コーヒー豆に多く含まれています。ラットでは、食後の血糖値の上昇が抑えられるという研究データがあり、糖尿病発症リスクを低下させたり、血圧を低下させたりする作用が期待されます。

ケルセチン

ほとんどの植物に含まれていますが、とくに玉ねぎの皮に豊富です。ブロッコリー、かんきつ類、緑茶にも多く、抗炎症作用や脂肪吸収の抑制、血管をしなやかに保つ働きなどがあるといわれています。

ゴマリグナン

ごまに含まれる抗酸化物質。体内で増え過ぎた活性酸素をとり除く作用があると考えられ、老化予防に役立つと期待されています。セサミン、セサミノールなどはゴマリグナンの一種です。

サポニン

大豆などに含まれる渋みやえぐみ成分で、脂質代謝を促す作用が期待されています。

ショウガオール

ショウガなどに豊富で、胃液の分泌を促すほか、殺菌作用があるとされます。また、月経困難症やめまいの改善も期待されています。

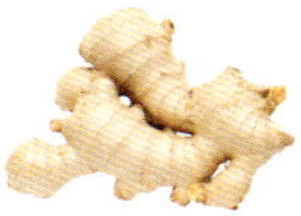

タンニン

種子に多く含まれる渋み成分で、赤ワインに豊富なことで知られています。緑茶、紅茶、柿などにも含まれます。タンニンには強い抗酸化作用があると考えられています。

テアフラビン

紅茶をつくる際に、茶の葉を発酵させる過程で産生される紅色の色素。健康効果は明らかになっていませんが、抗酸化作用や口腔ケア効果、インフルエンザウイルスへの抗ウイルス効果が注目されています。

ナスニン

アントシアニンの一種で、なす特有のポリフェノールで紫色をしています。抗酸化作用があると考えられています。

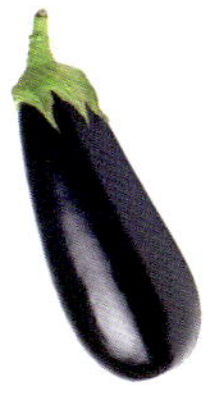

カロテノイド

カロテノイドは、おもに黄色、赤色、オレンジ色の脂溶性色素です。カロテン類とキサントフィル類に大別できます。抗酸化作用があり、体内でビタミンAに変わるものもあります。植物性食品、動物性食品の両方に含まれ、野菜や果物、魚のサケなどに豊富です。

アスタキサンチン

エビやカニなどの甲殻類に、たんぱく質と結合して存在している赤橙色の色素成分です。サケ、マス、タイといった赤色の身や皮をもつ魚に豊富な色素成分としても知られています。抗酸化作用があるとされ、動脈硬化の改善にも有効と考えられています。

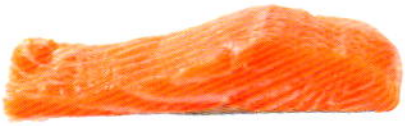

α－カロテン

カロテンの中でβ－カロテンに次いで2番目に多い色素成分です。体内でビタミンAに変換されて働きますが、効力はあまり強くありません。

植物性食品全般に多く含まれ、とくに緑黄色野菜などに豊富です。

カプサンチン

カプサンチンは、緑色の色素であるクロロフィルが分解され、赤色に変わった色素成分。赤ピーマンや唐辛子に含まれています。抗酸化作用があり、活性酸素を除去する働きや老化を抑える働きが期待されます。

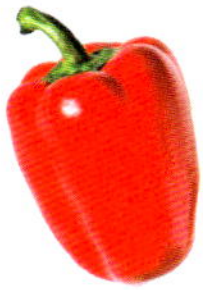

ゼアキサンチン

ゼアキサンチンは黄色、オレンジ色、赤色の色素成分で、果物のほか緑黄色野菜や卵黄に含まれています。体内でビタミンAに変わることはありません。

人間の体では合成できない成分です。網膜の黄斑部という、色覚を認知する細胞の多いところに蓄積し、ものがくっきり見えるようにする働きを助けたり、抗酸化作用を発揮したりしていると考えられています。

β－カロテン

β－カロテンは黄色、オレンジ色をした色素成分。体内でビタミンAとして働く効力が強いのが特徴です。かぼちゃ、にんじん、ほうれん草など色の濃い野菜に豊富です。

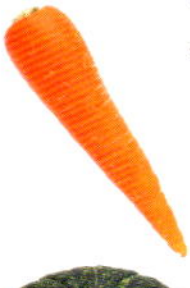

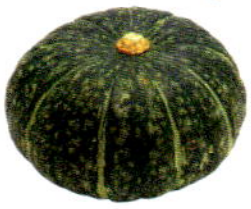

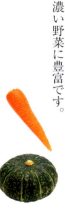

β-クリプトキサンチン

かんきつ類、唐辛子、柿、とうもろこし、かぼちゃなどに豊富な黄色、オレンジ色の色素成分です。体内でビタミンAとなります。骨粗しょう症の予防や改善、免疫力の強化が期待されています。

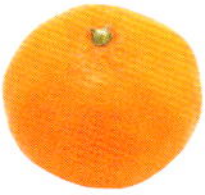

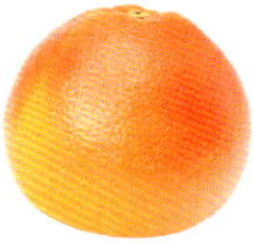

リコピン

リコピンは赤い色素成分で、すいかやトマト、柿、ピンクグレープフルーツなどに含まれており、抗酸化作用が強いことがわかっています。また、血圧改善の有効性も示されています。

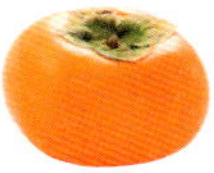

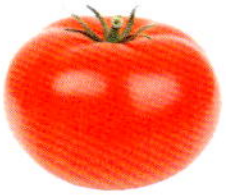

ルテイン

ルテインは植物由来の緑色、黄色の色素成分で、ブロッコリー、ほうれん草、とうもろこし、卵黄などに含まれています。体内でビタミンAには変換されません。

目の網膜に存在し、スマートフォンなどから出るブルーライトから網膜を守る働きがあるといわれています。

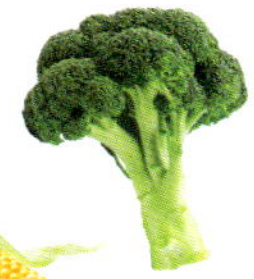

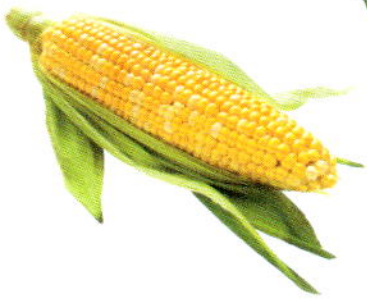

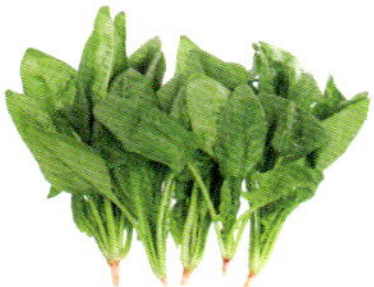

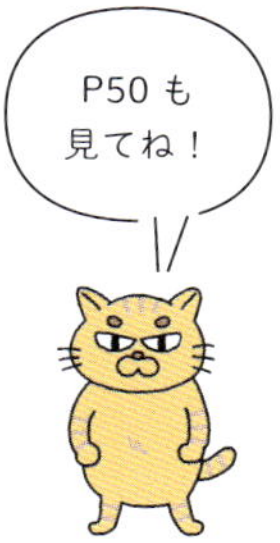

イオウ化合物

イオウ化合物は、イオウを含んだ化合物のこと。強力な抗酸化作用や抗菌作用があることがわかっています。

アリシン

アリシンは、にんにくなどに含まれるアリインが酵素により変換された成分。殺菌・抗菌作用があります。生でにんにくを食べると大量のアリシンができ、腸内細菌を殺して、人によっては胃腸障害を引き起こすこともあります。

スルフォラファン

スルフォラファンはブロッコリーにわずかに含まれている成分。強い抗酸化作用と、肝臓における毒素分解を促進させる作用があると考えられます。

食物繊維

食物繊維は、食品中の成分のうち、人間の消化酵素では消化されないものの総称です。種類によってさまざまな生理作用があります。エネルギー源とならないため、糖質制限食に利用されているものもあります。

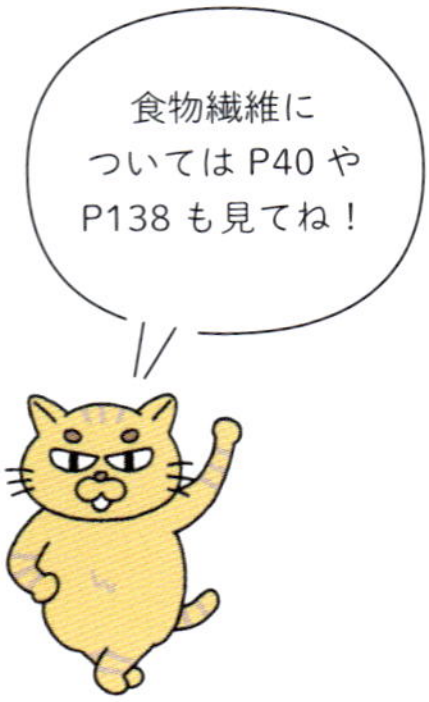
食物繊維についてはP40やP138も見てね！

イヌリン

ごぼう、きくいもなどキク科の植物に豊富です。糖質制限食として利用されています。

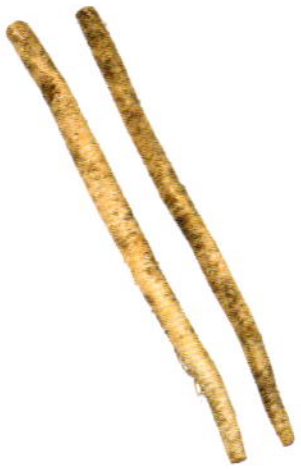

キチン・キトサン

カニやエビといった甲殻類に多く含まれる不溶性食物繊維です。食品や飲料に粘り気をつけるための食品添加物として使用が認められています。免疫力のアップ、コレステロールの上昇を防ぐなどの効果が期待されています。

グルコマンナン

グルコマンナンは、針葉樹の細胞壁やこんにゃくいもに豊富な水溶性食物繊維です。コンニャクマンナンはグルコマンナンの一種。便秘の予防と改善効果が期待される成分です。肥満の成人における血中コレステロールの低下に効果があるとされています。

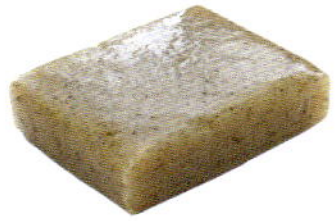

フコイダン

フコイダンは海藻のぬめりの部分に含まれています。わかめ、こんぶ、もずく、めかぶなどに豊富ですが、海藻によって組成や分子量が異なります。免疫力をアップする、血圧の上昇を抑える、肝機能をよくするなどの効果が期待されています。

ペクチン

ペクチンは植物の細胞間に存在して、構造を保つのに役立っています。かんきつ類、りんごなどに豊富です。粘り気をつけるための食品添加物として加工食品に使用することが認められ、整腸作用も期待されています。

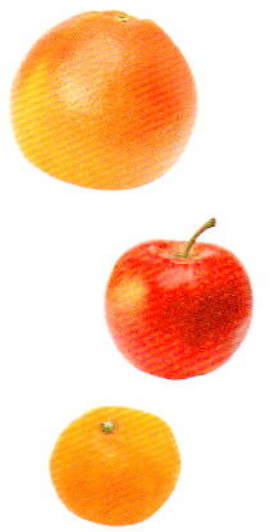

オリゴ糖

オリゴ糖は単糖が2～10個程度結合したものですが、明確な定義はありません。

大豆オリゴ糖

大豆から抽出されたオリゴ糖の一種で、オリゴ糖の中では最も甘みが強いものです。腸内の善玉菌を増やす働きがあります。

フラクトオリゴ糖

玉ねぎなどに含まれます。砂糖に酵素を働かせて人工的につくることができ、甘味料として使用されます。腸内の善玉菌を増やす働きがあります。

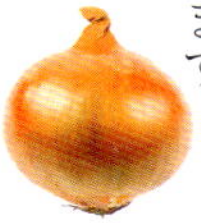

糖アルコール

糖アルコールは糖質の一種。単糖類に水素をくっつける「還元」をして生成され、加工食品の甘味料として利用されます。

キシリトール

樹木などから抽出したキシロースを還元してできる物質。キシリットともよばれます。虫歯予防に有効とされ、特定保健用食品にも使われています。

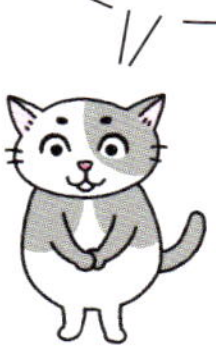

ソルビトール

さくらんぼや海藻などにも含まれます。甘く吸湿性があり水に溶けやすい性質から、甘味料として、また保湿性・柔軟性を高める目的で使われます。摂取し過ぎると腸内細菌の乱れを誘発し下痢になるため、さくらんぼ狩りなどでの食べ過ぎには注意しましょう。

おしえて

乳酸菌の働き

乳酸菌とは、糖類などを発酵させて乳酸を生成する細菌の総称で、菌によってすんでいるところが違います。食品では、米や麦などを発酵させたみそやしょうゆ、漬け物、日本酒や、牛乳などを発酵させたチーズやヨーグルトなどに存在しています。

乳酸菌は人間の腸内にも生息しています。おもなものとしてはブルガリア菌、ビフィズス菌などです。これらは人体に有益な働きをするため「善玉菌」とよばれ、人体に悪い影響を与える「悪玉菌」の繁殖を抑え、腸内環境を整えています。便秘の改善やコレステロールの低下、免疫力アップなどの効果があるとされており、乳酸菌のいくつかは特定保健用食品にも利用されています。

※たんぱく質・ペプチド

たんぱく質はアミノ酸がいくつも結合したもの、ペプチドはアミノ酸が2～100個程度の物質です。それぞれ生理活性機能があり、注目を集めています。

カゼイン

カゼインは、牛乳に含まれるたんぱく質の一種で、牛乳のたんぱく質の約80%を占めます。分岐鎖アミノ酸を多く含み、筋肉の合成促進効果が期待できます。

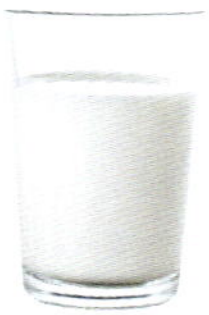

カゼインホスホペプチド

カゼインホスホペプチドはカゼインに酵素を働かせて分解した物質。カルシウムを溶けやすい状態に保つ性質があるため、小腸からのカルシウムの吸収を助ける働きがあります。

かつお節オリゴペプチド

かつお節オリゴペプチドは、かつお節から得られるペプチドです。血圧を上げる働きに関わるホルモンを産生する酵素の働きを阻害し、血圧の上昇を抑える可能性があり、研究が進められています。

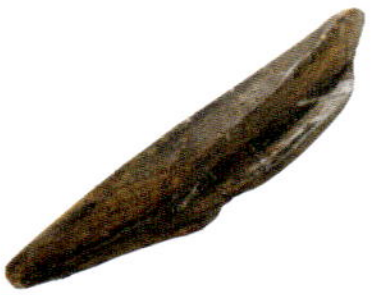

アミノ酸

アミノ酸はたんぱく質の構成成分ですが、それ自体にも機能性成分としての働きがあります。

アスパラギン酸

アスパラギン酸は体内で生成できる非必須アミノ酸の一種。体内でオキサロ酢酸になり、クエン酸回路に入って窒素代謝やエネルギー代謝に関わります。疲労を回復させ、抵抗力を高めるといわれています。

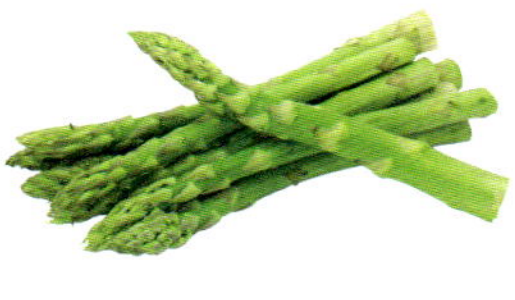

※たんぱく質は栄養素のため、正確には機能性成分ではありません。

オルニチン

オルニチンは、肝臓で尿素をつくるオルニチン回路を働かせるのに不可欠な物質。成長ホルモンの分泌や脂質の代謝の促進、疲労回復に効果があるといわれています。シジミに多く含まれています。

オルニチン自体の過剰摂取は問題ありませんが、シジミを多量に食べるのはシジミに含まれる不純物も多く摂取することになるため、通常の食事でとる量をはるかに超えるような食べ方は控えましょう。

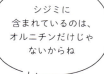

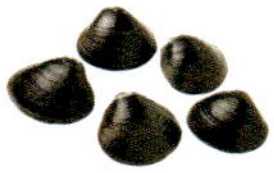

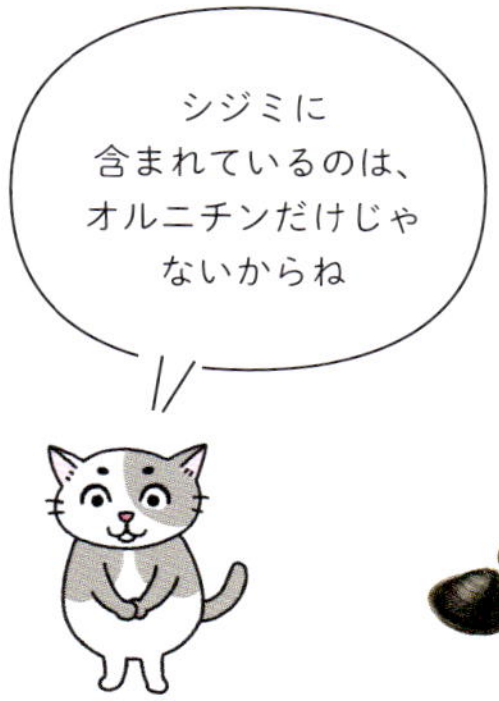

グルタミン

グルタミンはアミノ酸の一種で、アミノ酸の中で最も多く体内に含まれています。消化管粘膜の修復作用により、潰瘍で傷ついた胃などの粘膜を修復する効果が期待されています。

タウリン

タウリンは含硫アミノ酸が代謝される過程でできる物質。体内では心臓、筋肉、脳、脾臓、肺、骨髄などに存在しています。食品ではイカやタコなどの魚介に豊富です。肝機能を高める、血圧を下げるなどの効果が期待されています。

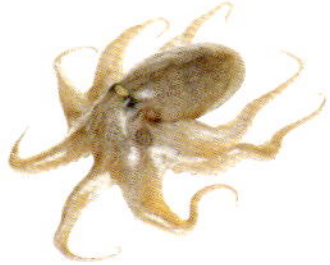

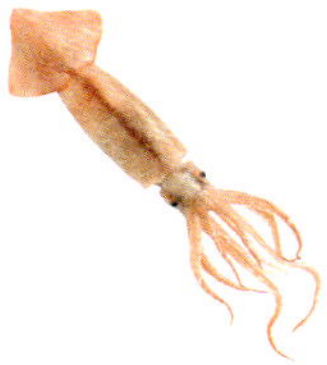

チロシン

チロシンは、動物性たんぱく質に含まれており、体内では必須アミノ酸であるフェニルアラニンから合成されます。甲状腺ホルモンや脳の神経伝達物質の生成に不可欠で、感情や精神機能の調整に関わっています。

リジン

リジンは必須アミノ酸の一種。ホルモン、酵素、抗体などの構成成分となり、細胞の成長や修復に作用します。不足すると成長障害の原因となります。植物性たんぱく質にはあまり含まれておらず、とくに穀類のたんぱく質への含有が少ないため、リジン不足を予防するには、穀類と動物性たんぱく質を組み合わせて摂取することが有効です。

そのほかの機能性成分

特定保健用食品に使用されたり、話題になったりした成分をいくつかとり上げて紹介します。

カフェイン

コーヒー豆、茶葉などに含まれており、苦みがあります。眠気や倦怠感、頭痛に有効とされて医薬品にも使われていますが、食品ではカフェインの品質や規格がばらばらなため、同じ効果があるかは不明です。通常の食事で摂取する分には基本的に心配ありませんが、過剰摂取には死亡例もあるため、カフェインの含まれたエナジードリンクの飲み過ぎや、眠気覚まし用錠剤などの用量を超えた使用はやめましょう。

カプサイシン

唐辛子のおもな辛み成分。副腎からのアドレナリンの分泌を促して、発汗や強心作用を促進します。

クエン酸

クエン酸はさわやかな酸味のある成分で、体内ではエネルギー産生に欠かせません。疲労回復効果があると考えられています。

グルコン酸

グルコン酸はほのかな酸味がある有機酸。はちみつ、大豆、米、発酵食品などに含まれ、ビフィズス菌を増やす働きがあります。

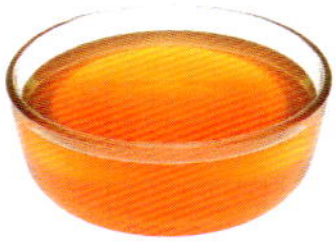

クロロフィル

植物の葉にたんぱく質と結合して存在する、光合成に不可欠な物質です。緑色の色素で、葉緑素ともよばれています。口臭・便秘予防への効果が着目されています。

ナットウキナーゼ

ナットウキナーゼは納豆に含まれるたんぱく質分解酵素で、大豆を発酵させる過程で産生されます。血栓を溶かす作用に関与するといわれています。

レシチン

卵黄、大豆などに含まれます。細胞膜や脳、神経組織などの主要構成成分であるリン脂質のなかでも代表的な成分です。コレステロールや中性脂肪を低下させる効果が期待されています。

4章

症状別・栄養素のとり方

栄養・食事の視点から
体の不調や生活習慣病への
対策を考えます。

風邪

どんな状態？

免疫力が低下し、ウイルスや細菌に感染している

疲れやストレス、睡眠不足、栄養不足などによって体が弱ると、風邪をひきやすくなります。風邪の原因となるウイルスや細菌に抵抗する免疫機能が低下してしまうからです。

体に侵入してきたウイルスや細菌が対抗するため、体は体温を上昇させます。これは、熱に弱い病原体が増殖しないようにしたり、免疫細胞の活動を促進したりと、免疫機能を活性化させるためです。せきや鼻水が出るのも、侵入してきたウイルスを体の外へ排出しようとする体の防御反応です。

対策は？

少量でも、栄養バランスのよい食事を心がけて

熱を発生させて体温を上げるにはその分、エネルギーが必要です。風邪を悪化させず早めに治すには、十分にエネルギーを補給して抵抗力をつける必要があるのです。エネルギー源となる糖質と、その代謝に必要なビタミンB_1をしっかり補給しましょう。さらに、免疫細胞の材料となるたんぱく質や免疫力を高めるとされるビタミンCをとって、少量でもよいので栄養バランスのよい食事を心がけることが大切です。

せきや鼻水が出るときには、のどや鼻の粘膜の保護に関わるビタミンAが効果的。ビタミンAや、体内でビタミンAに変化するβ-カロテンを多く含む食材を積極的にとるのがよいでしょう。また、風邪のときは消化吸収力が低下するため、胃腸に負担をかけない料理にすることも大切です。

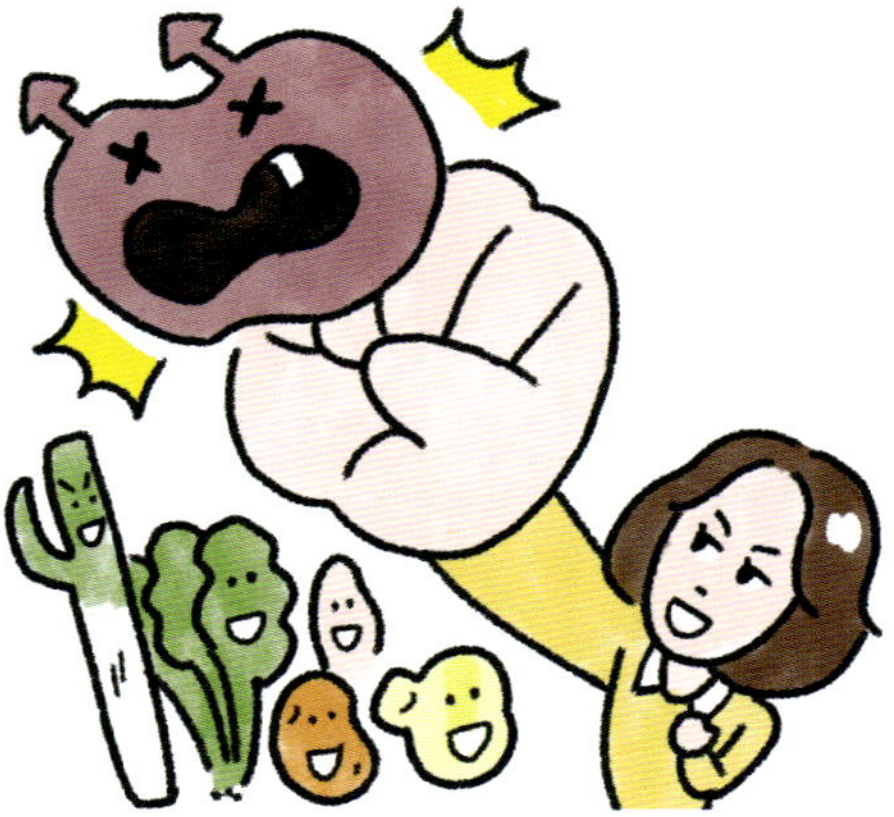

とりたい！
糖質
たんぱく質
ビタミンC

避けたい！
胃腸に負担をかける食事

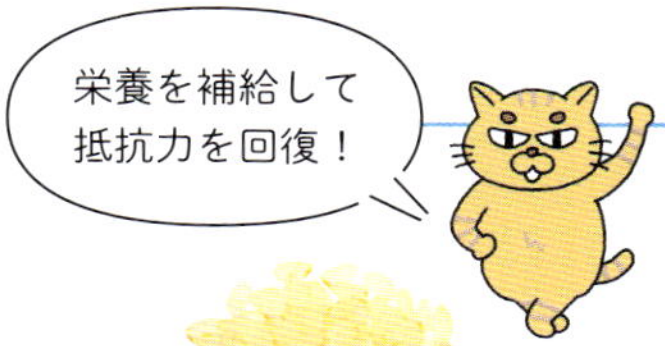

おすすめ食材

はいが精米

ビタミンB_1も多く含まれていて、効率よくエネルギーの補給が可能。

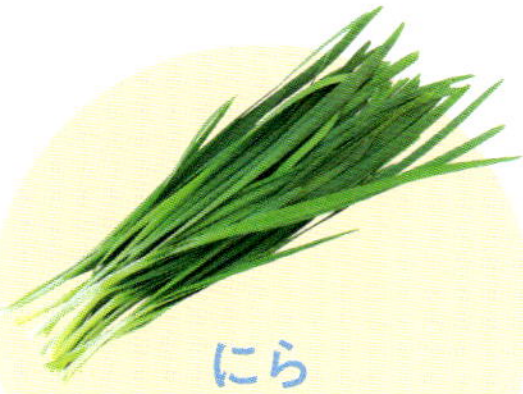

にら

β-カロテンやビタミンC、体を温めるとされる成分を含みます。

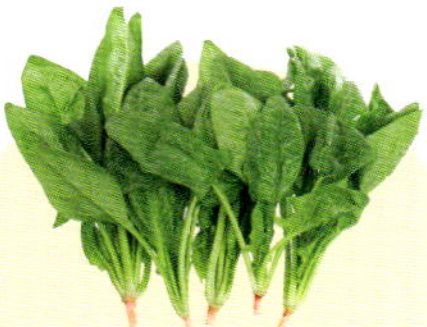

ほうれん草

ビタミンCや体内でビタミンAに変わるβ-カロテンが豊富。

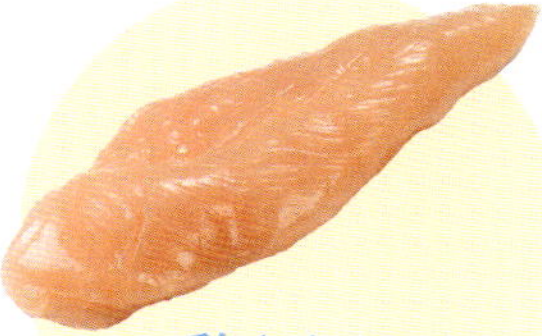

鶏ささみ

低脂質で胃腸にやさしく、風邪のときに最適。

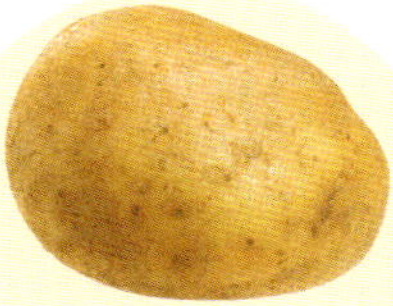

じゃがいも

糖質のほか、ビタミンCも多く含んでいます。

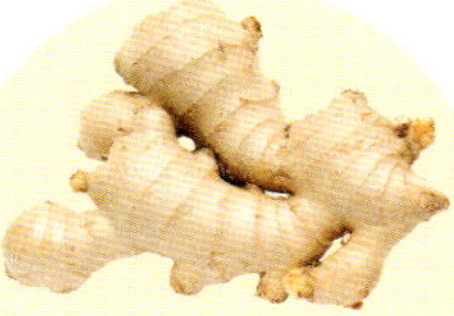

しょうが

辛み成分のショウガオールが体を温めるとされ、血行促進に期待が。

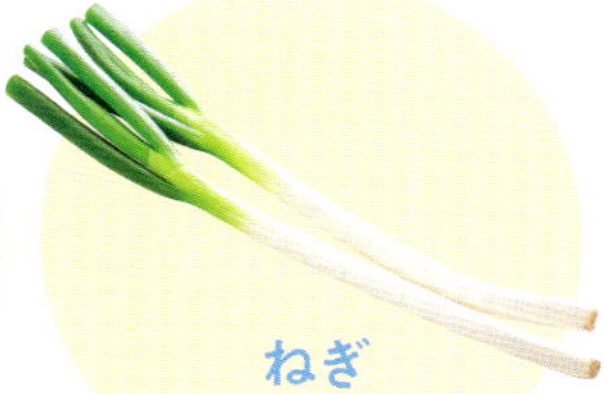

ねぎ

ビタミンCや、血流をよくする香り成分アリシンが豊富。

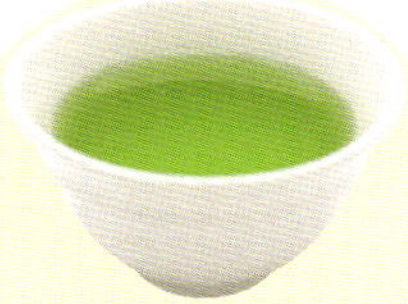

緑茶

水分補給に。抗ウイルス・抗菌作用もあるとされ、一石二鳥です。

おすすめ料理

中華風がゆ

鍋に水、酒、鶏ガラスープ、薄くそぎ切りにした鶏ささみを入れてひと混ぜする。洗った米を入れて火にかけ、おかゆをつくる。千切りにした大根、にんじん、しょうがを加えて混ぜ合わせ、仕上げにごま油を少量入れる。器に盛りつけ、香菜の葉をちらす。

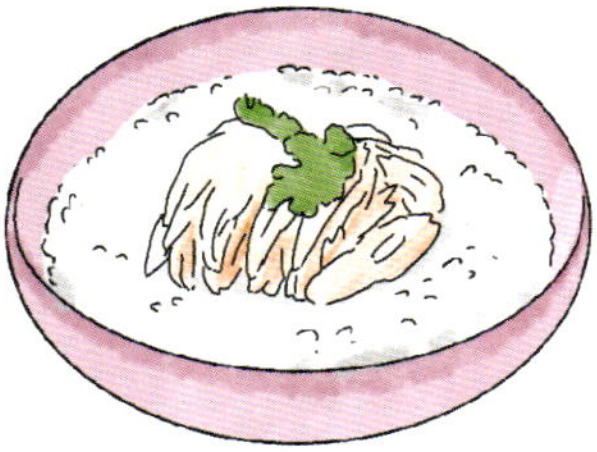

便秘

どんな状態？

食物繊維が不足し腸の働きや排便機能が低下

便秘とは、「本来体外に排出すべき便を、十分量かつ快適に排出できない状態」のこと。その状態が3か月続くのが慢性便秘です。病気によるものではない慢性便秘の場合、その原因には以下のようなものがあります。①便の材料になる食事の量、とくに食物繊維や水分の不足、②大腸の便を運ぶ機能の異常、③便意を感じる感覚や便を排出する力の低下。

便秘になると、腸内細菌の悪玉菌が増えるため、腹痛や吐き気などの症状が出ることもあります。

対策は？

食物繊維などで便の状態や腸内環境を改善

バナナのようななめらかな便がするっと出るのが排便の理想！ そのためには、消化されずに大腸まで送られ、便のもととなる食物繊維が必要です。

1日20gを目安に、不溶性食物繊維と水溶性食物繊維の両方をバランスよく食べましょう。不溶性は穀類や豆類に、水溶性は野菜や海藻、果物に多く含まれるので、いろいろな食材を食べるのがコツです。ただし、便秘の人の中には不溶性食物繊維をとり過ぎると腹痛を起こす人もいます。その場合は不溶性食物繊維は控えて、水溶性食物繊維を中心に摂取を。

便がかたくなるのを防ぐには、水分とともにマグネシウムの摂取を心がけます。マグネシウムは腸内の水分量を増やす働きをもっていて、下剤にも使用されるミネラルです。

また、腸内の悪玉菌が増えると正常に腸が働かなくなり、便秘や下痢の原因になります。乳酸菌の一種であるビフィズス菌とオリゴ糖を積極的に摂取して腸内の善玉菌を増やし、腸内環境を整えましょう。

そのうえで、決まった時間にトイレに入る習慣つけることが大切。起床後、コップ1杯の冷たい水や牛乳を飲むと胃腸の働きが活発になり、排便が促されるので効果的です。

とりたい！
食物繊維
マグネシウム
乳酸菌

避けたい！
水分不足
油っこい食事
過度な飲酒

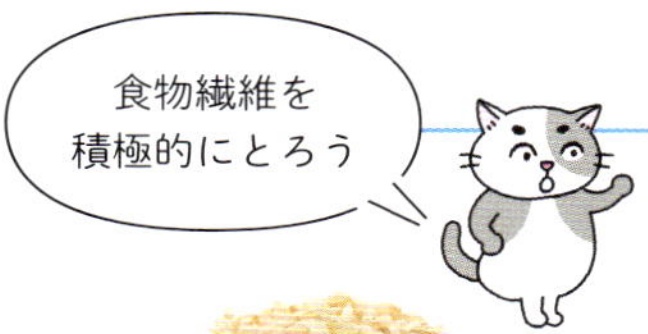

おすすめ食材

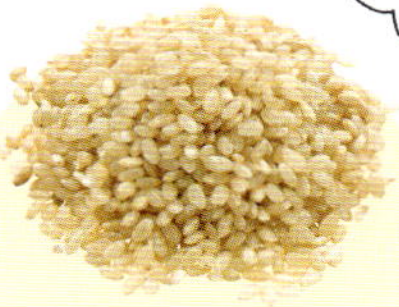

玄米

食物繊維は精白米の約6倍。糖質の分解に必要なビタミンB_1も豊富です。

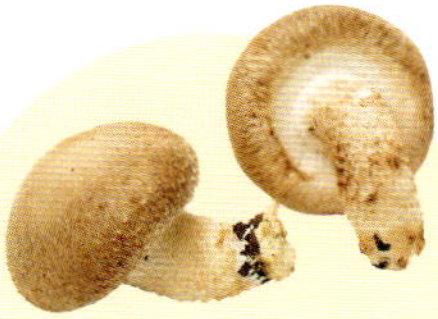

しいたけ

不溶性食物繊維が豊富。50ｇ(３〜４本)で2.45ｇの食物繊維がとれます。

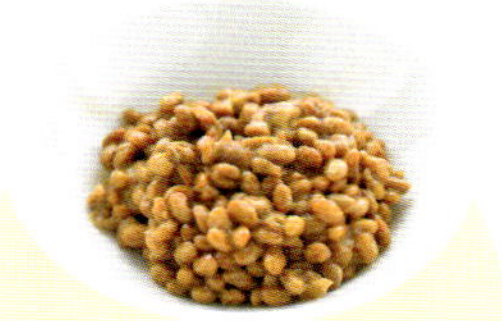

納豆

食物繊維を多く含み、納豆菌が善玉菌を助けるとされます。

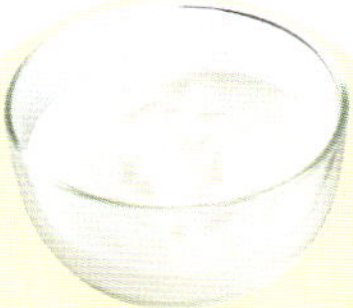

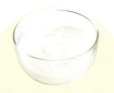

ビフィズス菌入りヨーグルト

毎日続けて食べることが大切。

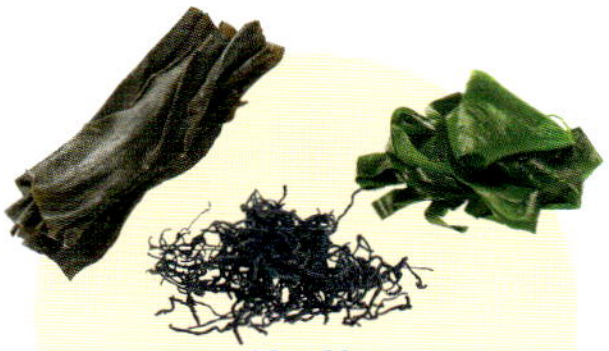

海藻
(切りこんぶ、ひじき、わかめなど)

水溶性食物繊維とマグネシウムが豊富です。

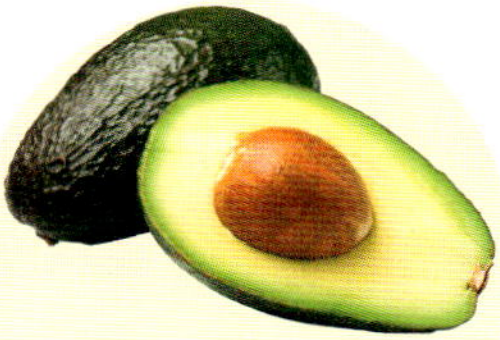

アボカド

70ｇ(1/2個)で、約3.92gもの食物繊維が摂取できます。

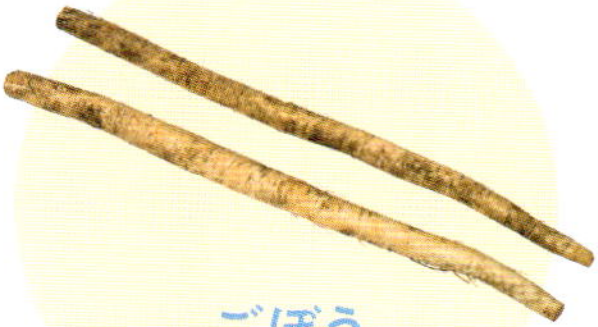

ごぼう

食物繊維とともにオリゴ糖も豊富で、腸内環境の改善に役立ちます。

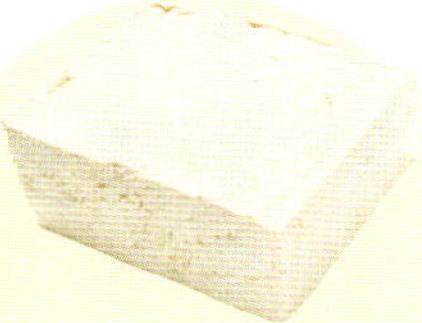

木綿豆腐

食品の中で、マグネシウムの多さはダントツです。

おすすめ料理

ごぼうときのこのマリネ

みじん切りにした玉ねぎとパセリ、酢、オリーブ油、砂糖、白ワイン、塩、粗びき黒こしょうを混ぜ合わせ、マリネ液をつくる。薄切りにしてアクを抜いたごぼう、そぎ切りにしたしいたけ、小房に分けたしめじをゆでて水気をきり、熱いままマリネ液に加え、冷まして味をなじませる。

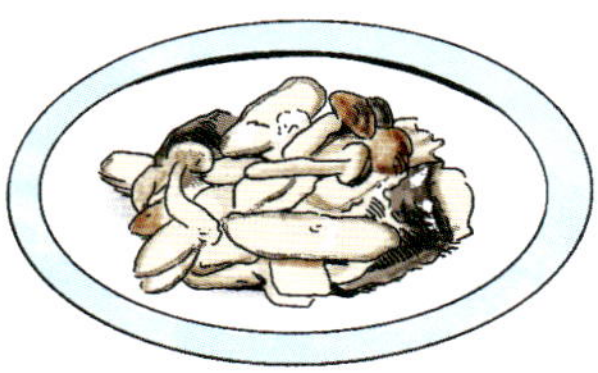

下痢

どんな状態？

体の防御反応や腸の働きに異常が発生

下痢とは、水分が異常に多い便が1日に何度も排出される状態のことです。下痢にはいくつかのタイプがあり、そのひとつが風邪などの感染症や食中毒、アレルギーなどによる下痢です。体内に入ってきた異物を排出しようと、腸内の水分分泌量が増えて、下痢になります。

暴飲・暴食や冷え、ストレスなどによって脳からの指令を大腸に伝える神経が上手く働かなくなり、腸の働きに異常が発生して起こる下痢もあります。腸のぜん動運動が活発になり過ぎて便が短時間で腸を通過するため、水分が十分に吸収されず、便の形になりきらないまま排出されて下痢になります。腹痛を伴う下痢や便秘を繰り返す過敏性腸症候群もこのタイプに該当します。この病気の原因はまだよくわかっていませんが、ストレスの影響があると考えられています。

そのほかクローン病や潰瘍性大腸炎など、腸の炎症が原因で起こる下痢や、人工甘味料のとり過ぎなどで腸からの水分吸収が妨げられて起こる下痢もあります。腹痛や嘔吐、発熱などほかの症状を伴う場合や、便に血が混ざっている場合、長期間にわたって下痢が続く場合など、病気が疑われる場合は医療機関を受診しましょう。

対策は？

胃腸にやさしい温かく消化のよい食事で栄養補給を

下痢が続くと、便と一緒に水分や栄養素も失われるので、体力を消耗しやすくなります。まずは水分を補給して脱水を防ぎましょう。ただしコーヒーや炭酸飲料、お酒などの刺激物は控えたほうがよいでしょう。

食事は消化のよいものを。おかゆやうどんなどの炭水化物だけでなく、ほかの栄養素もバランスよくとることが大切です。とくに、傷ついた粘膜の修復に必要なたんぱく質や、水分と一緒に失われるナトリウムやカリウムなどのミネラルの摂取を心がけて。

とりたい！
水分
たんぱく質
カリウム

避けたい！
消化の悪いもの
胃腸に負担をかける食事

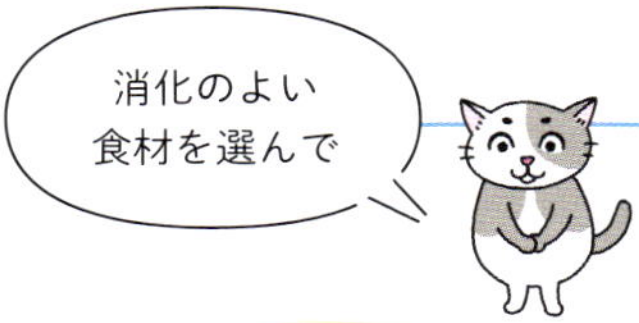

おすすめ食材

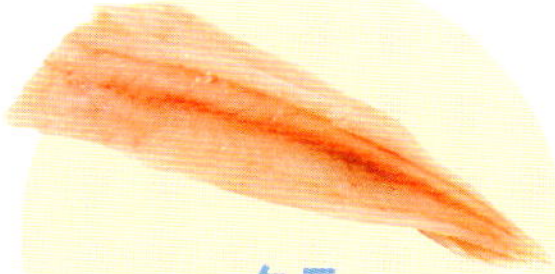

タラ

高たんぱくかつ低脂質で、消化もよくおすすめです。

卵

必須アミノ酸をバランスよく含んだ優秀なたんぱく源。

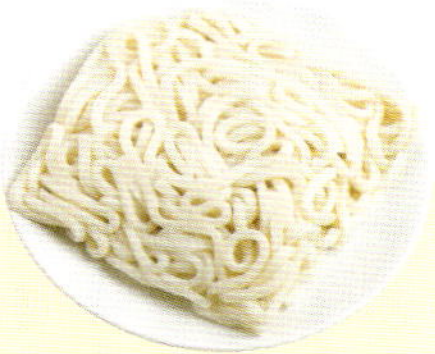

うどん

消化のよいエネルギー源です。よくかんで食べましょう。

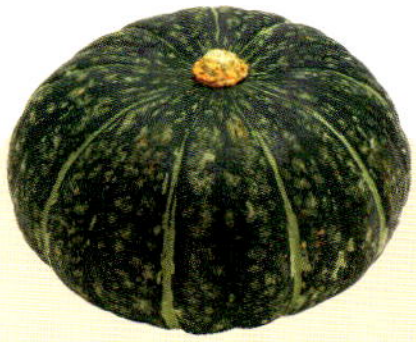

かぼちゃ

カリウムとともにビタミンも補給。やわらかく火を通して食べて。

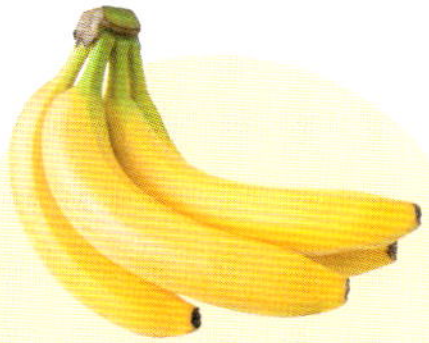

バナナ

手軽にエネルギー補給ができ、カリウムも豊富に含んでいます。

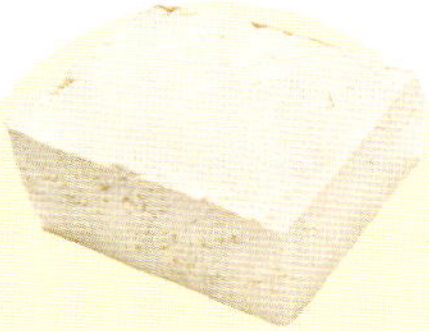

豆腐

胃腸にやさしいうえ、水分やたんぱく質をとることができます。

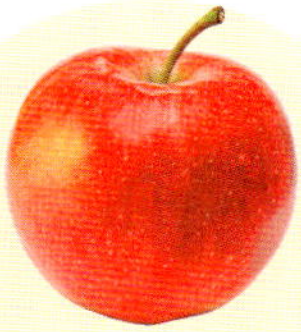

りんご

皮をむいてすりおろすなど食べやすく。水分、カリウムが豊富。

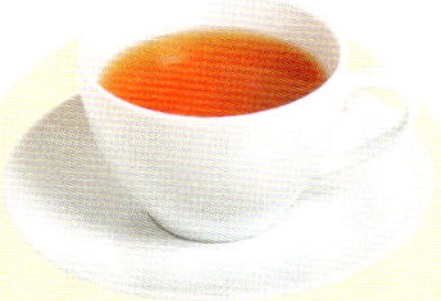

紅茶

下痢止めの作用があるといわれるタンニンを含んでいます。

おすすめ料理

やわらかかやくうどん

うどんは短く切って湯通しする。鶏ささみ、下ゆでしたにんじんとほうれん草をあらみじん切りにする。だし汁に鶏ささみを入れ、にんじんを加え、さらにほうれん草を入れる。しょうゆ、みりん、塩で味つけし、うどんを入れる。溶き卵を流し入れてふんわりしたら火を止める。

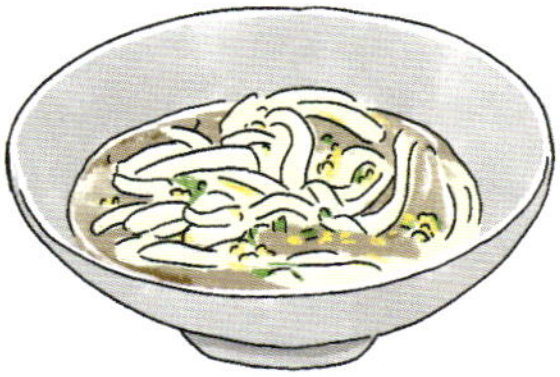

胃もたれ

どんな状態？

消化機能が低下、食べ物が胃に長く留まっている

胃もたれは一般的に食べ過ぎや飲み過ぎ、油っこい食事などの胃腸に負担のかかる食生活や、ストレスなどによる自律神経の乱れが原因で起こります。胃のぜん動運動が低下して消化不良になり、食べ物が長く胃に留まってしまうのです。

例えば多量のアルコールは、胃を強く刺激して胃の粘膜を傷つけ、胃の動きを悪くするため胃もたれを起こします。また、アルコールには利尿作用があるため、脱水症状になり、吐き気や頭痛を引き起こします。

対策は？

たんぱく質やビタミンUで胃の粘膜を修復

一時的な胃もたれの場合、まずはおなかがすくまで胃を休めることが大切。ただし水分補給は忘れずに。

食事をするときは、脂の多い肉や食物繊維が多くかたい野菜を避け、消化のよい食事を心がけます。とはいえ、たんぱく質は胃粘膜の材料になるので必要不可欠。胃粘膜を保護する働きがあるぬめり成分を含むオクラや長いも、胃粘膜の修復作用が期待されるビタミンUが豊富なキャベツやブロッコリーなどと一緒にとるとよいでしょう。

胃の消化吸収力が低下しているため、消化を助ける食べ物も効果的です。例えば大根には、でんぷんを分解するアミラーゼや、脂肪を分解するリパーゼなどの消化酵素が入っていて、食べ物の消化を促進する働きがあります。

とりたい！
たんぱく質
ビタミンU

避けたい！
食べ過ぎ
消化の悪い食べ物

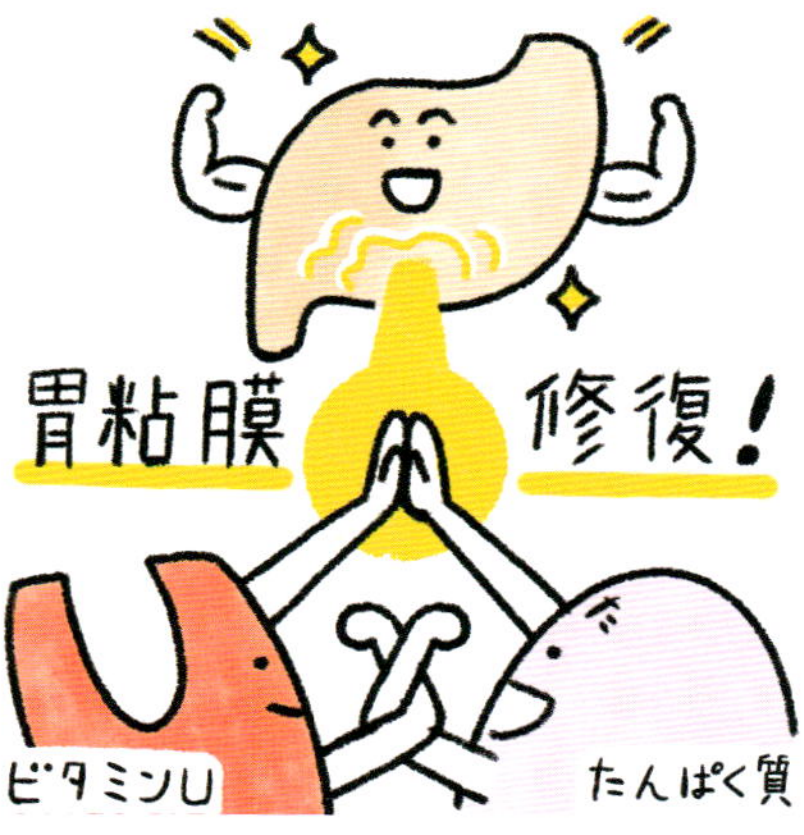

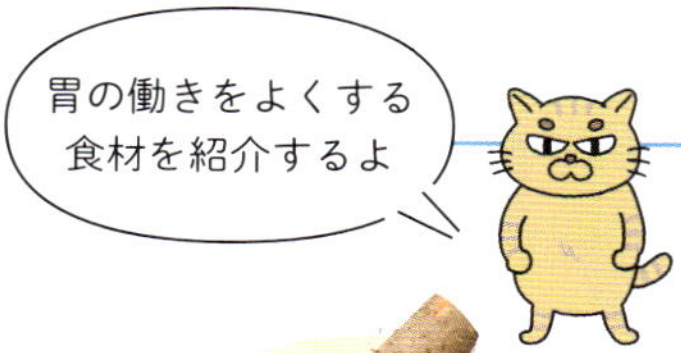

おすすめ食材

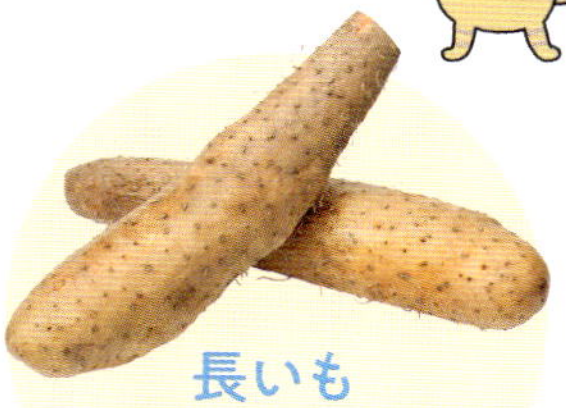

長いも

ぬめり成分を多く含みます。お酒を飲む前にとるのも効果的。

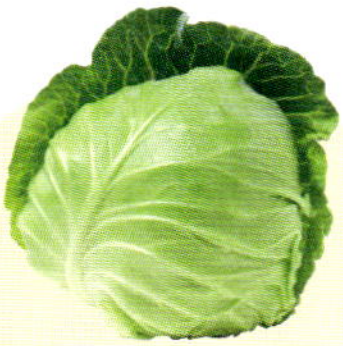

キャベツ

ビタミンU（別名キャベジン）が多く含まれています。

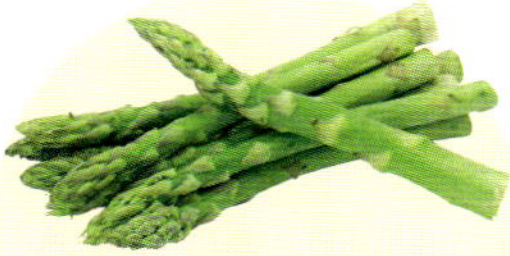

グリーンアスパラガス

ビタミンUや、たんぱく質の材料であるアスパラギン酸が豊富。

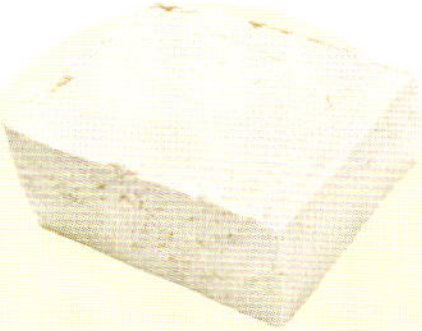

豆腐

脂質が少なく、消化吸収しやすいたんぱく源。

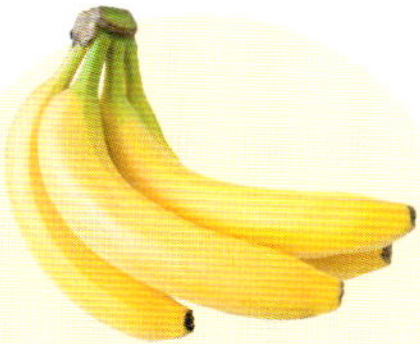

バナナ

水分とともに不足するカリウムの補給に。

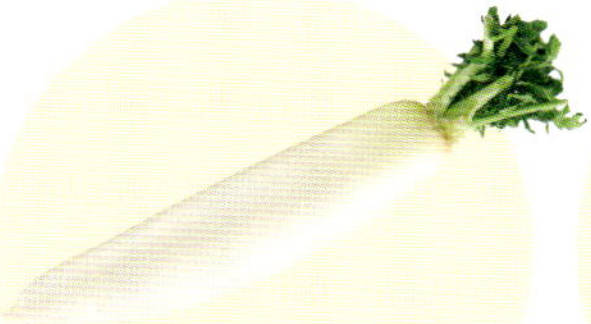

大根

アミラーゼは熱に弱いので、すりおろすなどして食べるのが◎。

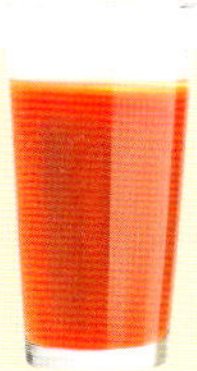

トマトジュース

飲酒後、失われやすい水分とビタミンやミネラルを補給できます。

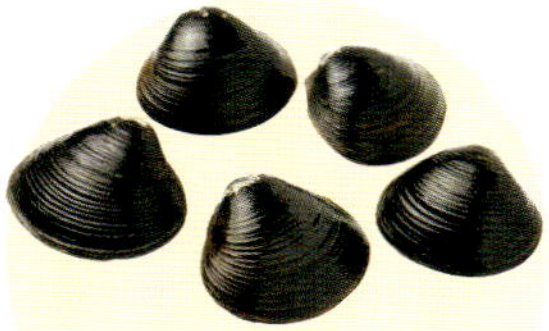

シジミ

アルコールを分解して肝機能を助けるといわれるオルニチンを含有。

おすすめ料理

大豆入り和風グラタン

小麦粉と牛乳を混ぜて電子レンジで加熱し、みそを加えソースにする。1cmに切ったグリーンアスパラガスと油抜きした厚揚げ、ゆで大豆を炒めて、塩、こしょうで調味し、少量のソースを加えて軽く混ぜる。油を塗った耐熱皿に具とソースを入れ、パン粉を振り、オーブントースターで焼く。

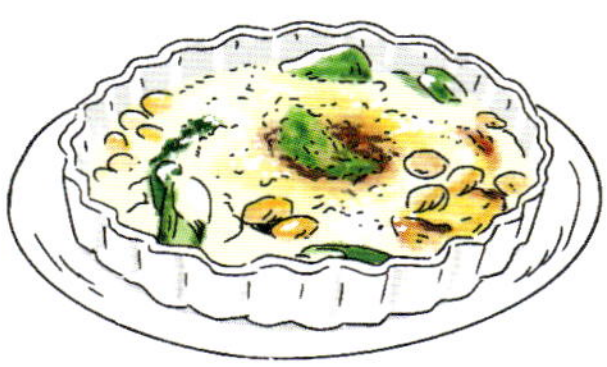

疲労・だるさ

どんな状態？

体内に過剰な活性酸素が発生している

働き過ぎや睡眠不足、ストレスなどで、人は肉体的な疲労や精神的な疲労を感じます。その原因物質のひとつとしてあげられるのが、活性酸素です（→P52）。活性酸素とは体内にとり込まれた酸素の一部が変化したもので、ほかの物質を酸化させる力が強い酸素のこと。細菌やウイルスを攻撃する働きなど、免疫機能で重要な役割をもっています。しかし、老化や過労などで体の機能が低下して体内に過剰に増えると、正常な細胞も攻撃してしまい、疲労や老化の原因になるのです。

対策は？

エネルギー源と抗酸化物質をとって疲労を撃退

疲労は思考力や注意力、体力を低下させるだけでなく、免疫力も弱めます。疲労が蓄積する前に対策をとる必要があります。

疲労回復の基本は、十分な睡眠と栄養バランスのよい食事をとること。三大栄養素とともに、その代謝に欠かせないビタミンB_1やB_2、パントテン酸などもしっかりとりましょう。

過度の運動による疲労では、筋肉の合成を促すアミノ酸や、エネルギーをつくり出すしくみである「クエン酸回路」がスムーズに機能するのを助けるクエン酸の摂取も効果が期待されます。

さらに積極的にとりたいのが、活性酸素から体を守る働きのある、抗酸化作用のある栄養素。代表的な栄養素としては、ビタミンCや鶏むね肉などに含まれるイミダゾールジペプチドなどがあります。

とりたい！
ビタミンB_1・B_2
パントテン酸
クエン酸

避けたい！
胃腸に負担をかける食事

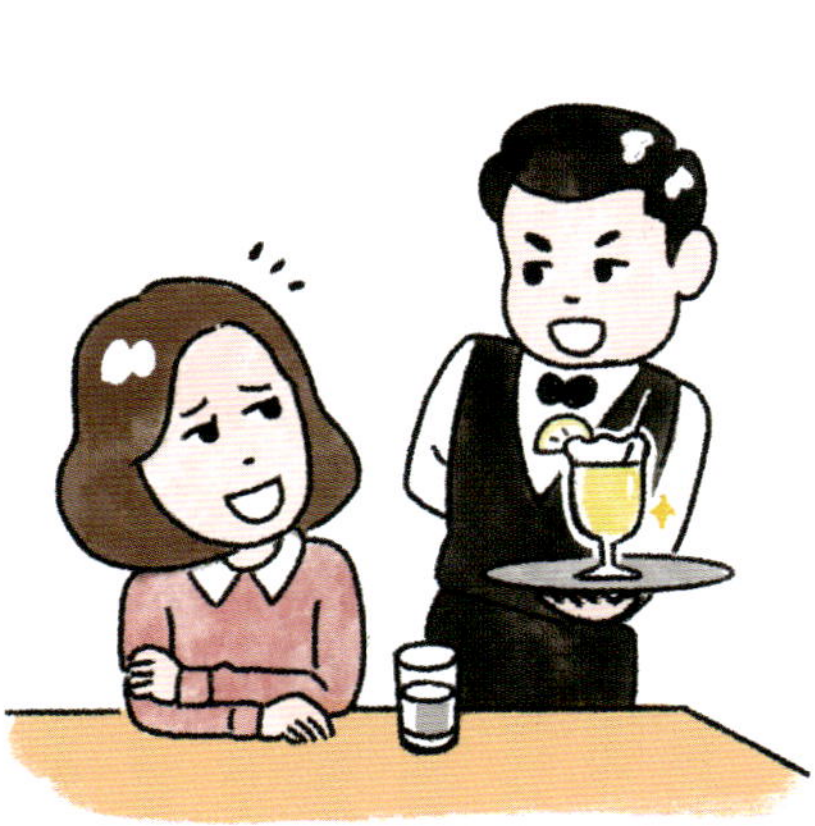

おすすめ食材

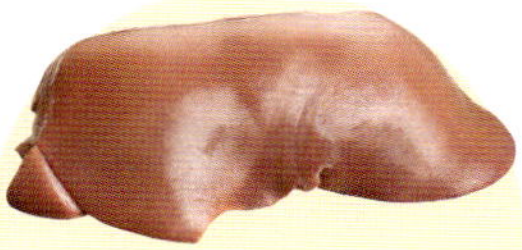

レバー

たっぷりのビタミンB群でエネルギーチャージ効果の期待大。

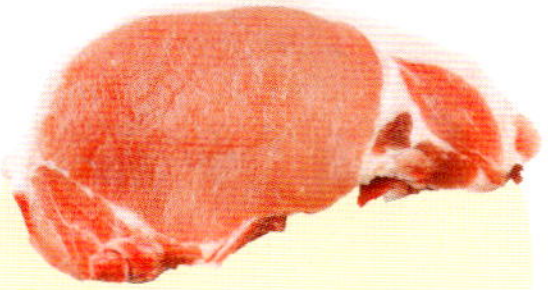

豚肉

ビタミンB_1を多く含みます。赤みの多い部位がおすすめ。

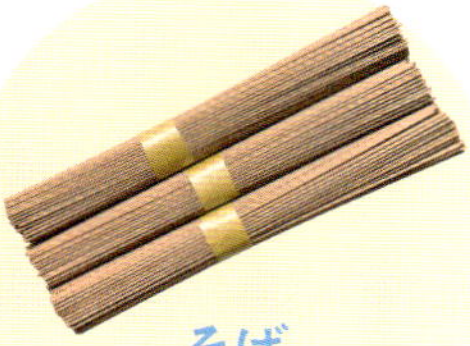

そば

ビタミンB_1・B_2の多い、優秀なエネルギー源。

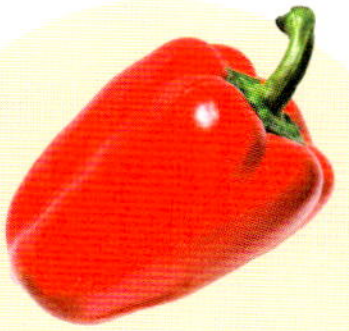

赤ピーマン

緑のピーマンよりもビタミンCが多く、強い抗酸化作用があります。

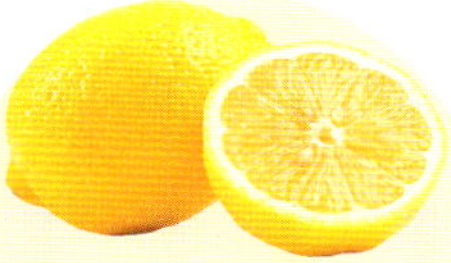

レモン、グレープフルーツ

クエン酸やビタミンCの補給にぴったり。

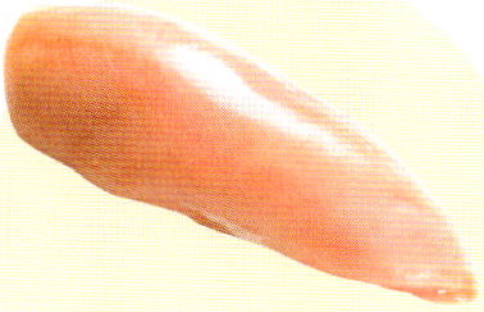

鶏むね肉

アミノ酸、抗酸化作用のあるイミダゾールジペプチドが豊富です。

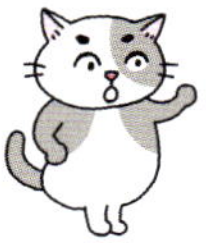

イミダゾールジペプチドは、
長時間飛び続ける渡り鳥の
原動力になっている栄養素。
疲労を軽くする効果が
研究で実証されているよ。

おすすめ料理

簡単回鍋肉

フライパンにサラダ油を熱し、みじん切りにしたにんにくを炒める。3cm角に切ったキャベツ、乱切りにした赤ピーマンとピーマン、湯通しした豚ロース肉を加え、しょうゆ、酒、砂糖、豆板醤、甜麺醤を混ぜ合わせたもの半量と炒め合わせる。野菜がしんなりしたら、もう半量を加える。

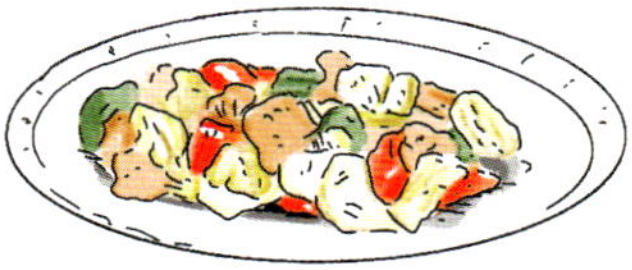

夏バテ

どんな状態？

食欲低下や水分・栄養不足でスタミナ不足に

夏、気温が高くなると、体力が低下して疲れやすくなったり、やる気が出なかったりします。このような夏バテが起こるおもな原因は、①暑さによる食欲低下で栄養が不足するため、②大量の汗で、体の水分やビタミン、ミネラルが失われるため、③室内と屋外の温度差に体がついていけず、自律神経が乱れるためなどです。暑さのピークが過ぎた秋口も油断は禁物。夏の疲れがどっと出て、夏バテの症状が出ることも。夏バテが続くと熱中症にもなりやすいので、注意が必要です。

対策は？

たんぱく質やビタミンなどを補給しよう

夏はさっぱりしたものや、喉ごしのよいめん類など偏った食事になり、その結果、たんぱく質が不足しがち。意識して肉や魚、卵などのたんぱく源をきちんととりましょう。

また、水分とともに、ビタミンやミネラルの補給も大切。とくに糖質の代謝に関わるビタミンB_1や、体の免疫力を高めるビタミンC、筋肉の働きや血圧を正常に保つカリウムなどを十分に摂取しましょう。食が進まないときは、食欲を刺激する作用があるカレー粉などの香辛料を利用するのも◎。

おすすめ食材

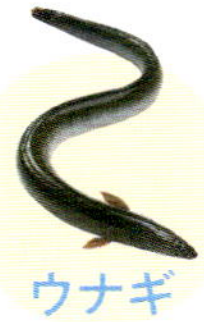

ウナギ

良質なたんぱく質やビタミンB_1・Aが豊富です。

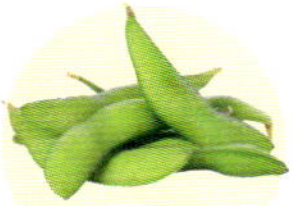

枝豆

たんぱく質、ビタミンB_1、カリウムがたっぷり。

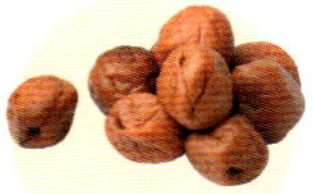

梅干し

エネルギー産生に関わるクエン酸を含みます。

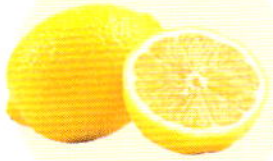

レモン

ビタミンCやクエン酸が豊富で、夏の疲労回復に期待が。

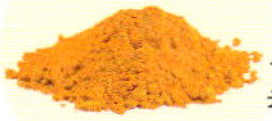

カレー粉

スパイスの刺激的な香りが、低下しがちな食欲を増進。

とりたい！
たんぱく質
ビタミンB_1
ビタミンC

避けたい！
冷たい飲み物・食べ物
アルコール

食欲不振

どんな状態？

ストレスや疲れなどにより自律神経が乱れる

食欲不振を引き起こす原因はさまざまですが、おもにストレスや疲労、不規則な生活などが考えられます。食欲や内臓の働きをコントロールする自律神経が乱れるため、空腹を感じなくなったり、胃腸の働きが悪くなったりするのです。炭水化物に偏った食事やビタミンB_1不足によってエネルギーが十分につくれなくなると、体の機能が低下して食欲不振になることもあります。

また、胃腸の病気やうつ病のような精神疾患が原因のことも。その場合、まず病気の治療が必要です。

対策は？

ビタミンB_1不足に注意しつつ規則正しい食事を

体力の維持・回復のために、少量でもよいので規則正しい食事を心がけましょう。とくにビタミンB_1が不足すると十分にエネルギーをつくれず、食欲も低下するので積極的に摂取を。食欲が出ないと、簡単に食べられるおにぎりやうどんなどで食事を済ませて栄養が炭水化物に偏りがちなので、たんぱく質の補給も大切です。できれば食欲を増進する作用をもつ香味野菜や酸味のある食べ物もプラスして。にんにくやねぎ、レモンなどのかんきつ類などがおすすめです。

おすすめ食材

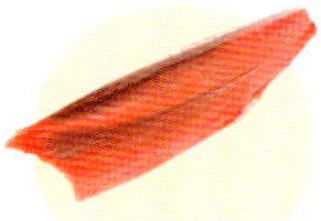

カツオ
エネルギー代謝を助けるビタミンB_1を含みます。

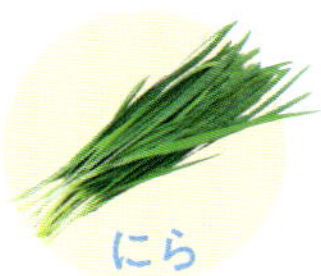

にら
香り成分アリシンに食欲増進効果があるとされます。

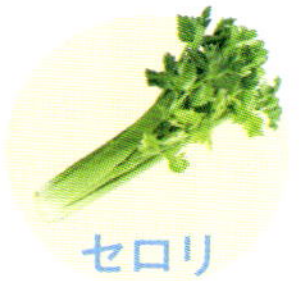

セロリ
独特な香りが食欲をアップさせます。

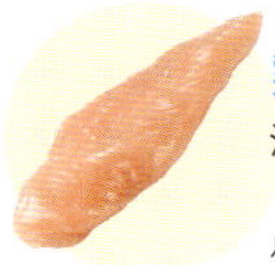

鶏ささみ
消化がよく胃にやさしい、食べやすさ満点のたんぱく源。

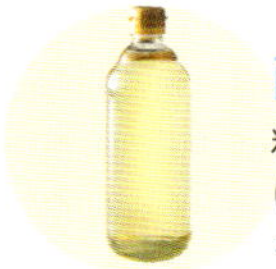

酢
料理に使うと、さっぱりとした味わいになります。

とりたい！
ビタミンB_1
たんぱく質

避けたい！
胃腸に負担をかける食事

冷え性・血行不良

どんな状態？

筋力が低下し自律神経が乱れている

手足や腰が冷える冷え性の症状は、血行不良によって起こります。血液には体内の熱を全身に運ぶ役割があるからです。血行が悪くなるのは、血液循環を助ける筋力の低下や、ストレスや不規則な生活、寒暖差などによって血流をコントロールする自律神経が乱れることが原因です。

栄養不足も冷えの原因になります。エネルギー不足で、体内で十分に熱がつくれなくなるためです。そのほか、膠原病や甲状腺の病気によって冷え性が引き起こされることもあります。

対策は？

たんぱく質とビタミンB_6で筋力低下を防止

「冷えは万病のもと」といわれるように、血行不良による冷え性は肩こりや関節痛、めまい、アレルギー、月経痛、不眠などさまざまな不調を招きます。生活の中で血流を改善する対策をとりましょう。

食事で大切なのは、筋肉とエネルギーの材料になるたんぱく質と、その代謝に関わるビタミンB_6を十分摂取することです。とくに、もともと男性より筋肉が少ない女性は、冷え性に悩まされがち。食事と運動で筋力アップに努めましょう。血行を促進する働きのあるビタミンEが豊富な食べ物や、しょうがやにんにくなどをとるのも効果的です。

そのほか食事以外では、就寝前の入浴もおすすめ。ぬるめのお湯でゆっくり温まれば血行がよくなり、自律神経を整える効果もあります。

とりたい！
たんぱく質
ビタミンB_6
ビタミンE

避けたい！
冷たい飲み物・食べ物

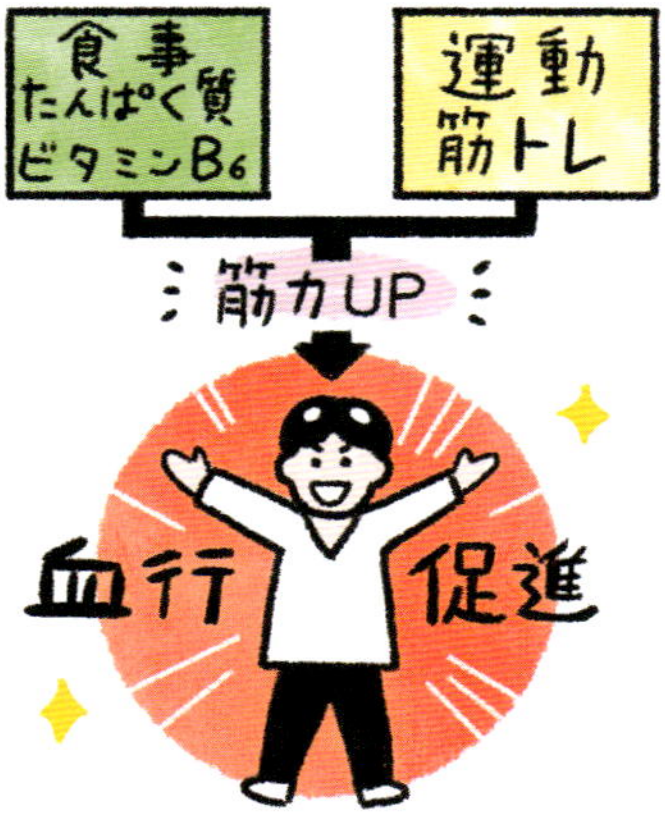

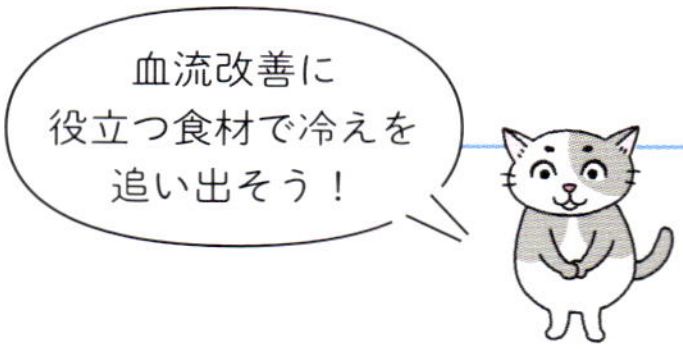

おすすめ食材

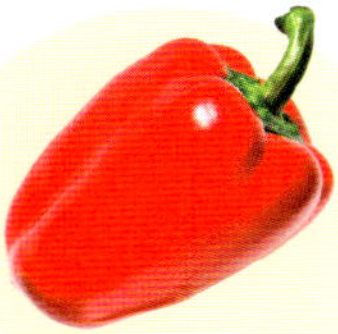

赤ピーマン

ビタミンB_6を多く含む野菜のひとつ。

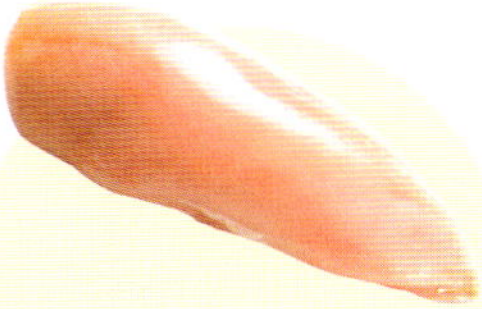

鶏むね肉

必須アミノ酸をバランスよく含むたんぱく源。

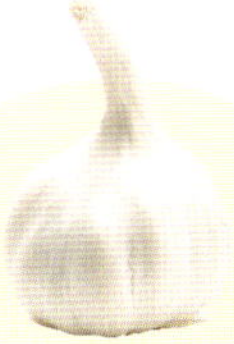

にんにく

血液の流れをよくするとされる香り成分アリシンを含みます。

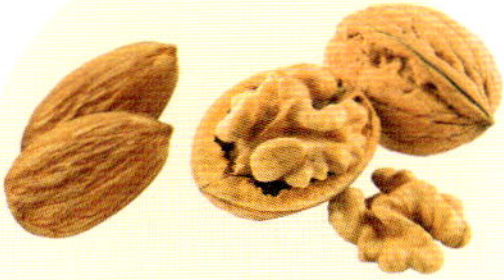

アーモンドなどのナッツ類

血管を広げて血液の流れをよくするビタミンEや良質な脂質がいっぱい。

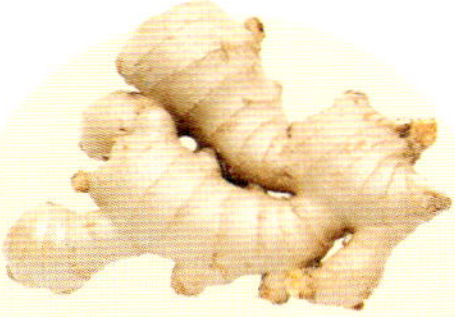

しょうが

辛み成分のショウガオールが体を温めるとされ、血行促進に期待が。

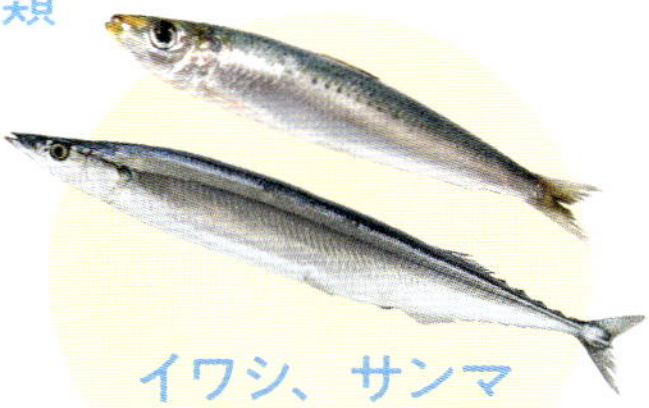

イワシ、サンマ

エネルギー源の脂質や、血液の流れをよくするといわれるIPA（EPA）が豊富。

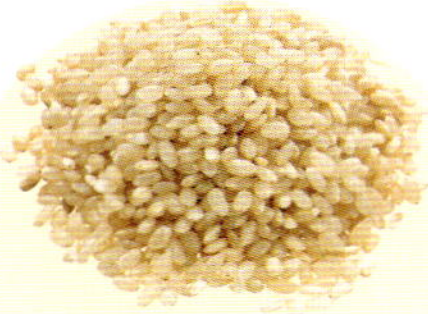

玄米

ビタミンB_6のほか、糖質を分解するビタミンB_1も多く含んでいます。

おすすめ料理

サンマ入りビビンバ

にら、大豆もやし、ぜんまい、にんじんは食べやすい長さに切り、それぞれゆでる。ごま油、豆板醤、酢、塩、こしょうを混ぜ、各野菜に均等に和える。3等分に切って焼いたサンマ、野菜をご飯にのせ、みじん切りの白ねぎとにんにく、しょうゆ、豆板醤、酒、ごま油、しょうが汁を混ぜてかける。

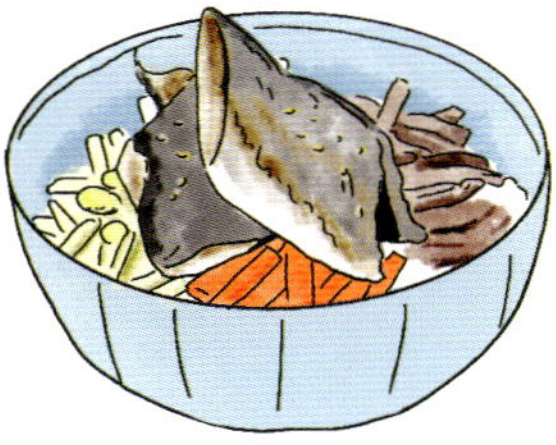

貧血

どんな状態?

血液中のヘモグロビンの原料 鉄不足が原因

貧血とは、血液中の赤血球に含まれる赤い色素（ヘモグロビン）の濃度が低下した状態です。ヘモグロビンには全身に酸素を運ぶ働きがあるため、貧血になると体が酸欠のような状態に。疲労感や息切れ、頭痛などの症状が現れます。最も多い貧血の種類は、ヘモグロビンの材料である鉄が不足する「鉄欠乏性貧血」です。栄養バランスの悪い食事のほか、潰瘍や痔などが鉄不足の原因になります。このほか、赤血球の生成に必要なビタミンB_{12}や葉酸が不足しても貧血になります。

対策は?

食生活を見直し、ヘム鉄と非ヘム鉄をバランスよく摂取

鉄欠乏性貧血の改善をするためには、食生活の見直しから始めましょう。無理なダイエットをしたり、朝食を抜いたりすると、食事からとれる鉄の量が減ってしまいます。とくに女性の場合、月経や妊娠などで多くの鉄を必要とするため、規則正しい食事で十分に補給するよう心がけましょう。

食品中の鉄には、肉や魚など動物性食品に含まれる「ヘム鉄」と、野菜など植物性食品に含まれる「非ヘム鉄」があります。その吸収率を比べると、ヘム鉄は15～25％、非ヘム鉄は2～5％です。吸収がよいのはヘム鉄ですが、食事全体の栄養バランスも考えヘム鉄、非ヘム鉄を組み合わせてとるのが効果的。鉄の吸収率を高めるビタミンCやヘモグロビンの材料となるたんぱく質も十分とりましょう。また、かんきつ類や酢、梅干しなどの酸っぱい食べ物も胃酸の分泌を促して鉄の吸収を助けます。

反対に緑茶や紅茶、コーヒーに含まれる苦み成分のタンニンは、鉄の吸収を阻害するとされます。食事と一緒に飲むのはやめましょう。また、食品添加物として使われるリン酸塩も鉄の吸収を悪くするといわれます。ハムやソーセージ、練り製品などの加工食品の食べ過ぎは禁物です。

とりたい!
鉄
ビタミンC
たんぱく質

避けたい!
緑茶・紅茶・コーヒー
加工食品

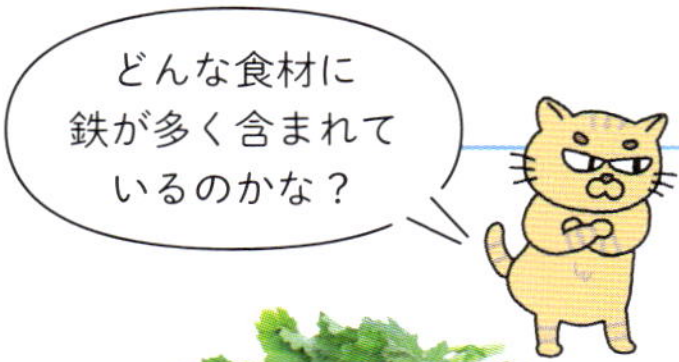

おすすめ食材

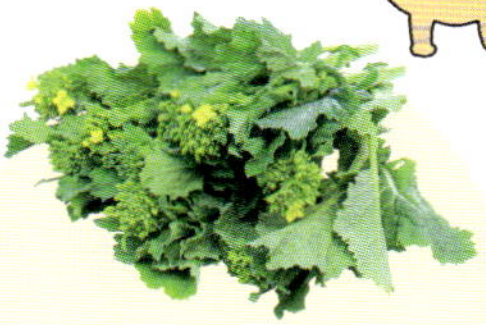

菜の花

鉄とともに、鉄の吸収をよくするビタミンCも多く含みます。

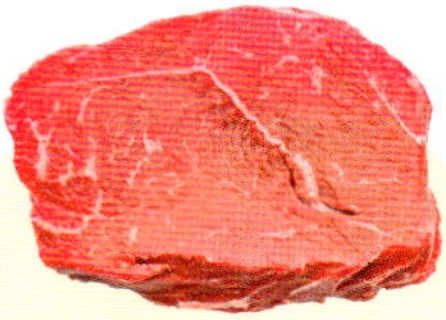

牛赤身肉

良質なたんぱく源で、鉄も豊富。レバーより脂質が少ないのが特徴。

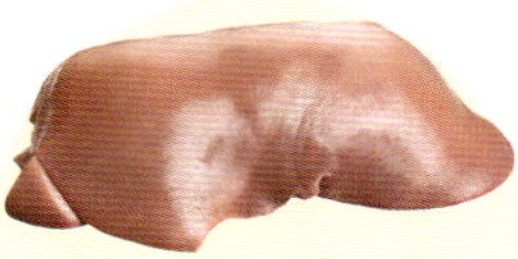

レバー

鉄の含有量は、食品の中でダントツ。効率よい鉄の補給が可能。

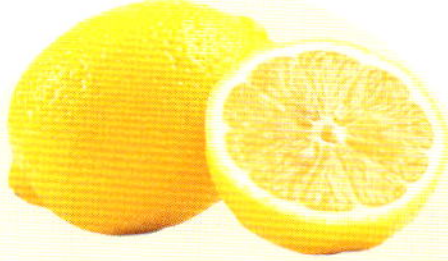

レモン

胃酸の分泌を促し、鉄の吸収をよくします。ビタミンC補給にも。

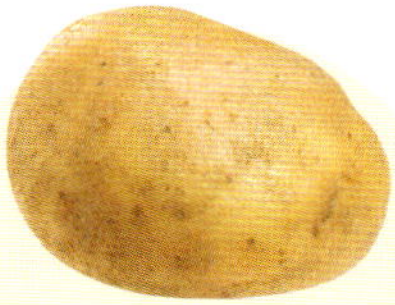

じゃがいも

でんぷんが調理の熱からビタミンCを守って、無駄なく摂取できます。

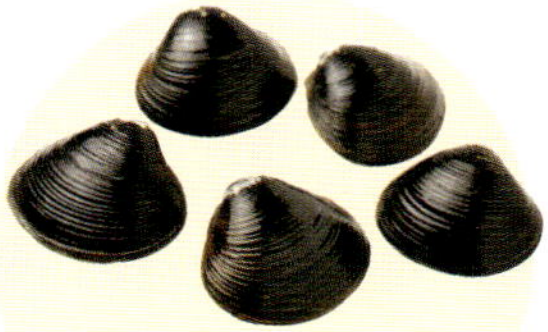

シジミ

赤血球の生成に必要なビタミンB_{12}と鉄をたっぷり含んでいます。

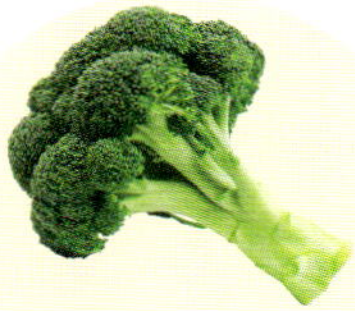

ブロッコリー

正常な赤血球をつくるのに必要な葉酸を多く含みます。

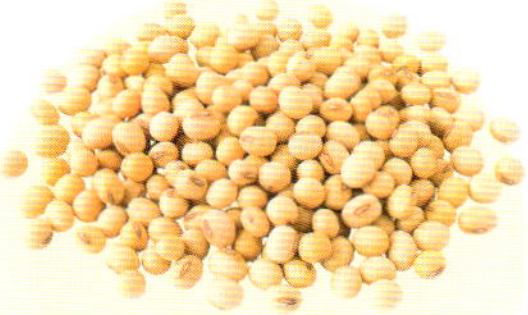

大豆

優秀なたんぱく源で、ヘモグロビンの生成を助ける銅も豊富です。

おすすめ料理

ひじきと鶏レバーのごま煮

鶏レバーは小さめのひと口大に切って氷水で洗い、水気をとる。鍋にごま油を熱して鶏レバーを炒め、色が変わったら、水で戻したひじき、細切りにしたにんじんを加えて手早く炒める。だし汁、酒、砂糖、しょうゆ、みりんを入れて煮たら、すりごまを加え、煮汁がほとんどなくなるまで煮る。

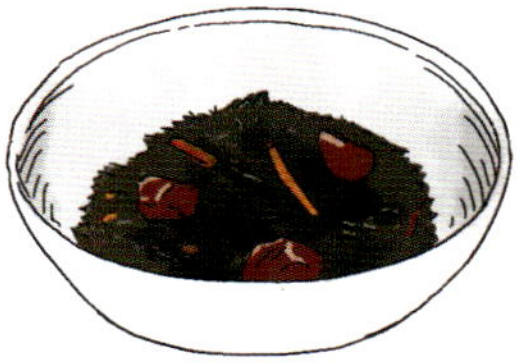

花粉症

どんな状態？

免疫機能の異常で起こるアレルギー疾患

花粉症は、花粉が原因のアレルギー性疾患で、鼻炎や結膜炎などが見られます。侵入してきた花粉を追い出そうと体の免疫機能が過剰に反応して、くしゃみや鼻水、目のかゆみ、涙目といった症状が現れるのです。重症の人では微熱やだるさ、皮膚のかゆみといった全身症状が出ることもあります。

原因となる花粉は約50種類で、スギ花粉のほかヒノキやイネ科の植物、ブタクサなどがあります。飛散する花粉の種類や飛散時期は、地域によって少しずつ違います。

対策は？

免疫機能を整え症状を悪化させる活性酸素を撃退

花粉症の治療は、薬を使って症状を抑える対症療法が主流です。症状が軽い時期に治療を行うと重症化を防ぐことができます。

ケアとして最も大切なことは、花粉を「つけない」「とり除く」ことです。外出時はマスクやゴーグル、帽子などでガードし、体をはらって花粉を落としてから家に入るなどの対策を。

同時に、体の免疫機能を正常に保つことが症状の緩和に役立ちます。腸には体の免疫細胞60%が集まっているともいわれており、その環境が悪化すると免疫機能に異常が生じるため、ヨーグルトなどの発酵食品や食物繊維をとって腸内環境を整えましょう。また、ビタミンB_6は免疫を正常に保つ働きに関わるので十分に摂取しましょう。

過剰な活性酸素（→P52）はアレルギー症状を悪化させるといわれています。ビタミンA・C・Eなどの抗酸化作用に強い栄養素を積極的にとるとよいでしょう。

とりたい！
食物繊維
ビタミンB_6
ビタミンC

避けたい！
油っこい食事
過度な飲酒

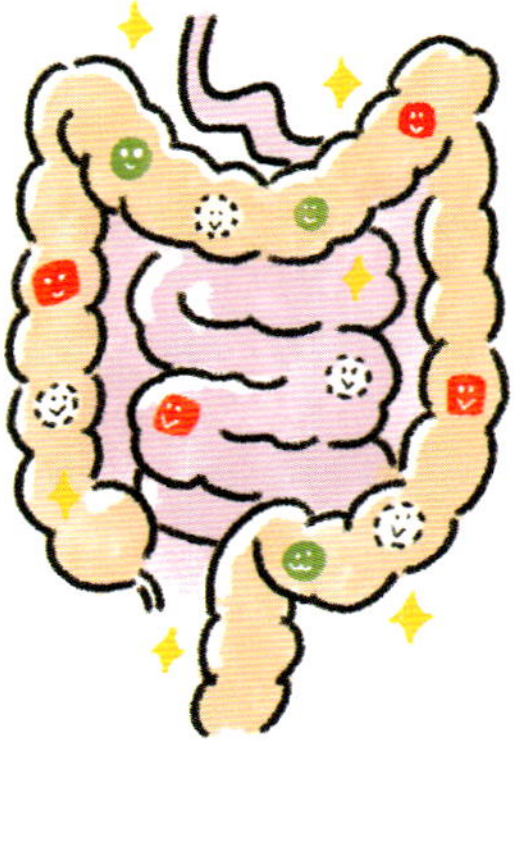

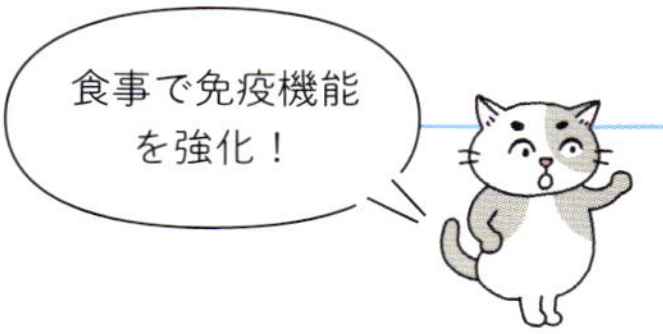

おすすめ食材

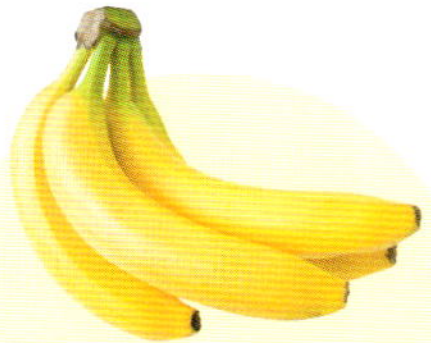

バナナ

免疫機能を正常に保つ働きに関わるビタミンB6を多く含みます。

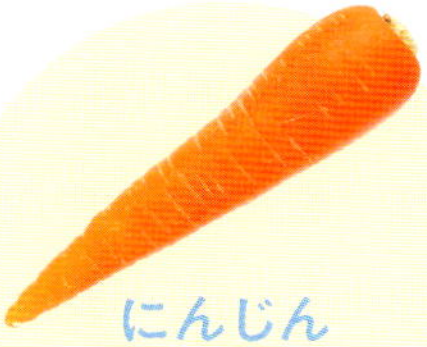

にんじん

β-カロテンが多く、抗酸化作用を発揮。粘膜を健康に保つ効果も。

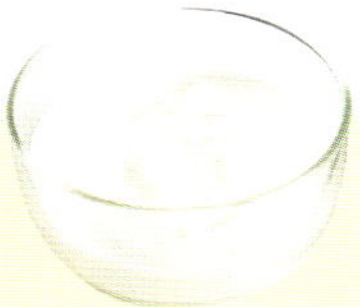

ヨーグルト

乳酸菌が腸内環境を整えます。

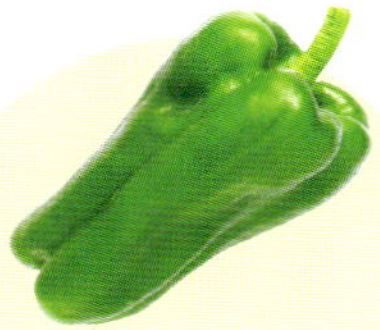

ピーマン

ビタミンCやβ-カロテンをたっぷり含んでいます。

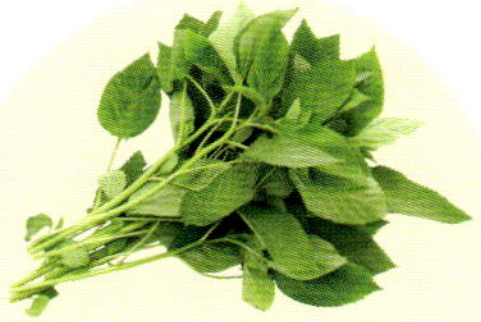

モロヘイヤ

たっぷりのビタミンC・Eとβ-カロテンが、強い抗酸化作用を発揮。

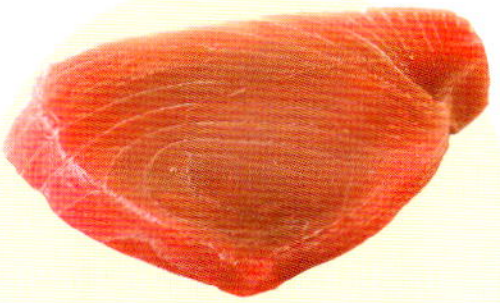

マグロ

アレルギー症状を緩和する効果が期待されるIPA（EPA）、DHAや、ビタミンB6を豊富に含みます。

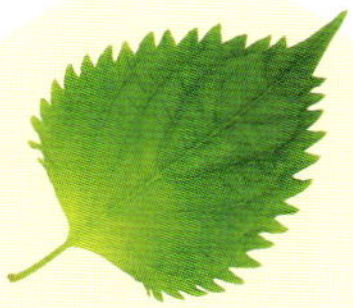

しそ

β-カロテンによる抗酸化作用が期待されます。

おすすめ料理

マグロとアボカドのサラダ

アボカドは縦半分にして種をとり、5mm幅に切ってレモン汁をかける。マグロは5mmのそぎ切りにして、アボカドと交互に盛り合わせる。プレーンヨーグルト、練りわさび、薄口しょうゆ、白こしょう、えごま油を混ぜ合わせたものをかけ、彩りとしてあさつきなどをのせる。

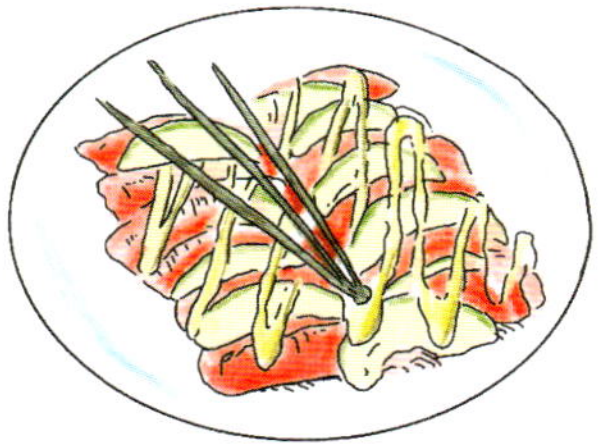

更年期障害

どんな状態？

女性ホルモンが急激に減少し不快症状が起こる

女性の場合、更年期とは閉経を挟んだ10年間のことをいいます。この時期、女性ホルモンのエストロゲンが急速に減少し、ホルモンバランスが悪くなります。すると、ホルモンの分泌をコントロールする自律神経も乱れやすくなり、自律神経失調症のような症状が起こります。これが更年期障害です。代表的な症状としては冷えやのぼせ、肩こり、頭痛、いらいらや憂うつ感、めまいなどがあります。

ただし、更年期障害はすべての女性に現れるわけではなく、症状の種類や程度も人によって違います。体質や性格、人間関係によるストレスなど、さまざまな要因が重なって発症すると考えられています。

一方、更年期の女性すべてに起こりやすく注意が必要なのが、骨密度の低下や血中コレステロールの増加です。これはエストロゲンに骨からカルシウムが流出するのを抑えたり、コレステロール値を調整したりする働きがあるためです。

ちなみに男性も30歳以降、男性ホルモンのテストステロンが減少を始めて、40代後半以降に更年期障害が起こることがあります。頻度は少ないですが、その場合、疲労感やうつ症状、筋肉痛などの症状が現れます。

対策は？

女性ホルモンに似た作用のある成分を摂取

大豆に含まれるポリフェノールの一種、イソフラボンには、エストロゲンと似た作用があります。そのため、豆腐や納豆などの大豆製品は、更年期の症状の緩和や、骨粗しょう症やコレロール増加の予防が期待できます。

男性の更年期障害には亜鉛が効果的とされます。亜鉛には精巣機能を高める作用があり、テストステロンの分泌を促進すると考えられています。

そのほか、脂質異常症や骨粗しょう症を予防する食事を心がけることも大切です。

とりたい！
イソフラボン
カルシウム
食物繊維

避けたい！
脂質のとり過ぎ

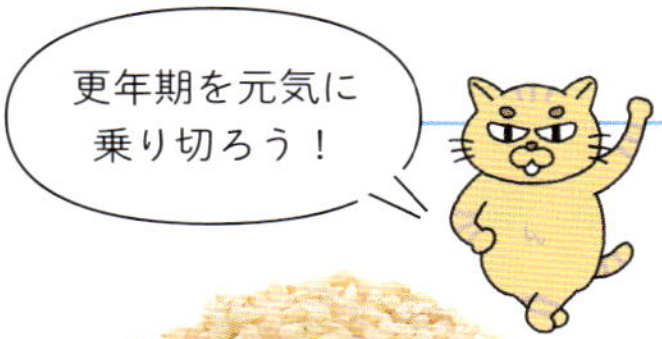

おすすめ食材

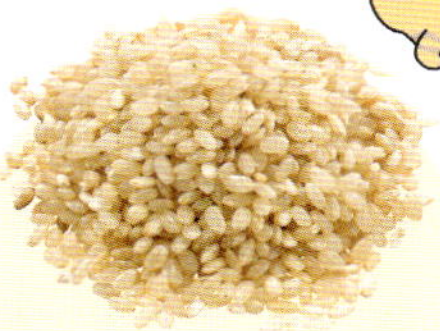

玄米

精白米よりも食物繊維をたっぷり補給できます。ビタミンB_1も豊富。

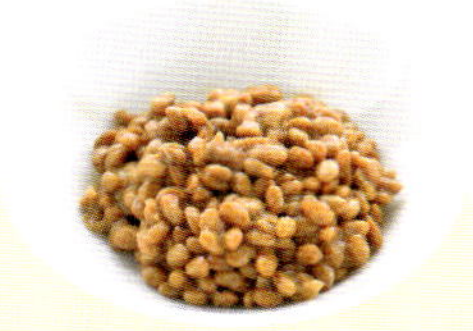

納豆

イソフラボンのほか、カルシウムを骨に沈着させるビタミンKも豊富。

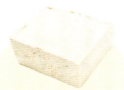

豆腐

エストロゲンに似た作用のあるイソフラボンがたっぷり。

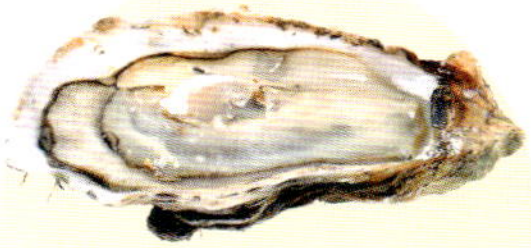

カキ

低脂質で亜鉛たっぷり。セレンや鉄なども豊富に含みます。

牛乳

カルシウムのほか、カリウム、リン、マグネシウムなどミネラルの宝庫。

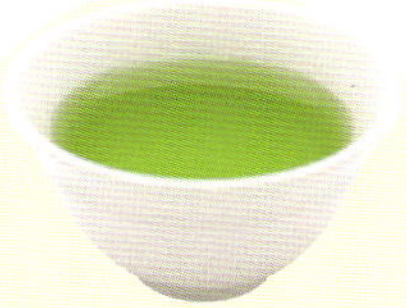

緑茶

旨み成分のテアニンに、精神安定作用があるといわれています。

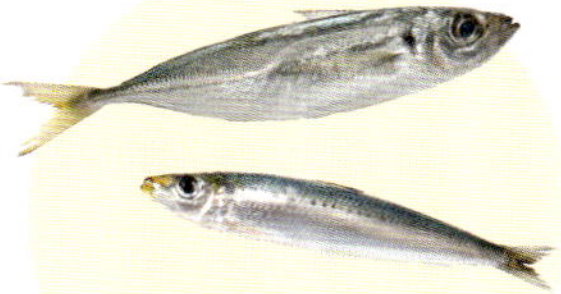

アジ、イワシ

コレステロール値を抑える作用があるとされるIPA（EPA）がとれます。

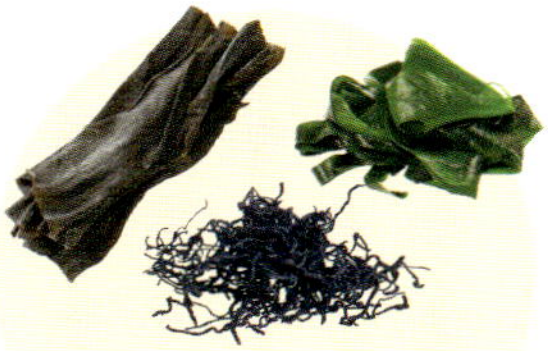

海藻

多く含まれる水溶性食物繊維がコレステロールの吸収を阻害します。

おすすめ料理

ブロッコリーとひじきの納豆和え

フライパンにごま油を熱し、小房に分けたブロッコリーを加えて塩を振り、弱火で焼き色がつくまで焼く。ひじきは、水で戻してからゆでて、冷ましておく。ボウルで納豆とレモン汁、豆板醤、練り辛子、しょうゆを混ぜ合わせたあと、ひじきとブロッコリーを加えて和える。

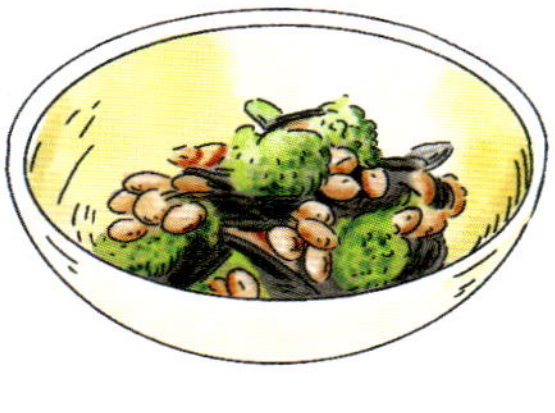

月経痛

どんな状態？

子宮の収縮を促すホルモンが多く分泌される

月経痛には2種類あり、そのひとつが病気による月経痛です。子宮筋腫や子宮内膜症などが原因になります。痛みがひどい場合や症状がだんだん悪化していく場合などは、医療機関を受診しましょう。もうひとつは病気が原因ではない月経痛です。月経中はプロスタグランジンというホルモンが増え、子宮の収縮を促して月経血を排出します。このホルモンの分泌量が多いと月経痛が起こります。

　月経痛が強く、生活に支障がある状態は月経困難症とよばれます。

対策は？

骨盤内の血行を促進して痛みを緩和

骨盤内の血流が悪く、うっ血があると月経痛は悪化します。ストレッチなどの軽い運動や、湯船につかって体を温めるなど、血行をよくする生活を心がけましょう。そのうえで体を温めて、血行をよくするとされる食べ物や、月経痛緩和の効果が期待されるＩＰＡ（ＥＰＡ）をとるのも効果的。冷たいものや血管を収縮させるカフェインなどは控えましょう。

　痛みがある場合は我慢せずに鎮痛剤の服用を。痛みの原因となるプロスタグランジンをブロックできる薬が有効。

おすすめ食材

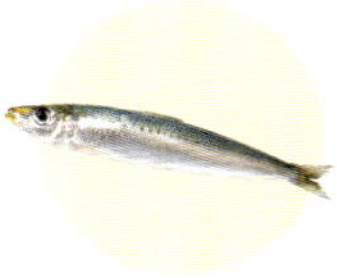

イワシ

IPA（EPA）が月経痛をやわらげる効果が期待されます。

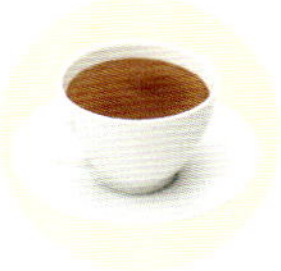

ココア

血管を拡張して血行を促進する効果が期待されます。

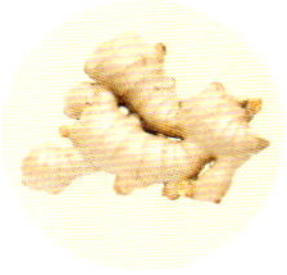

しょうが

辛み成分のショウガオールには、体を温める効果があるとされます。

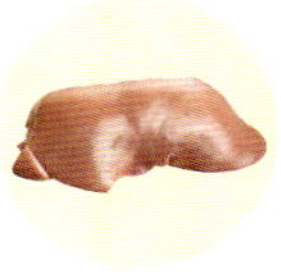

レバー

月経で失われやすい鉄を補給。貧血によるだるさの改善に期待。

とりたい！
体を温め、血行をよくする食べ物

避けたい！
冷たい食べ物・飲み物
カフェイン

ニキビ

どんな状態？

肌の新陳代謝が乱れ、皮脂が毛穴に詰まり細菌が増殖

ニキビは、毛穴に詰まった皮脂が原因。その皮脂を栄養源としてアクネ菌などのニキビの原因菌が増殖し、炎症が起きて悪化します。皮脂分泌の多い思春期だけでなく、大人にもできるのは古い角質のせい。肌表面の角質層では角質がアカとなってはがれ落ち、新陳代謝を繰り返しています。しかし、ストレスや不規則な生活などで代謝が悪くなると、角質が厚くなって毛穴をふさいでニキビの原因になります。また、月経前などホルモンバランスの乱れで悪化することもあります。

対策は？

肌の代謝や抵抗力に関わるビタミンを摂取

肌の新陳代謝がスムーズに行われるように、栄養バランスのよい食事と十分な睡眠をとって規則正しい生活を心がけましょう。朝晩、洗顔をして肌を清潔に保つことも大切です。

そのうえで積極的に摂取するとよいのが、肌の再生を促すビタミンB_2や、肌の健康に役立つビタミンB_6です。

また、便秘になって便が腸に長く留まると腸から老廃物がとり込まれ、ニキビを悪化させます。食物繊維や発酵食品などを十分にとって便秘を予防することも大切です。

おすすめ食材

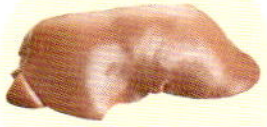

牛レバー
ビタミンB_2・B_6を多く含みます。

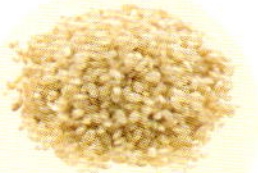

玄米
ビタミンB_6が多く、食物繊維も含んでいます。

卵
ビタミンB_2と、肌の材料となるたんぱく質が豊富。

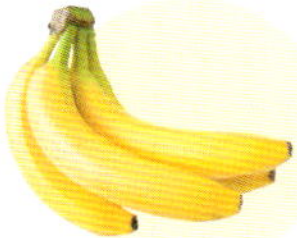

バナナ
善玉菌のえさになるオリゴ糖が豊富。発酵食品とあわせて。

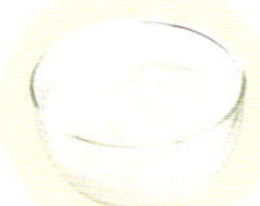

ヨーグルト
腸内環境を整える働きがあります。

とりたい!
ビタミンB_2
ビタミンB_6
食物繊維

避けたい!
油っこい食事

肌の老化（シミ・シワ）

どんな状態？

活性酸素がつくった過酸化脂質が細胞を傷つける

肌の老化を引き起こす物質は、体内の活性酸素（→P52）です。過剰な活性酸素は皮脂を酸化させて過酸化脂質をつくります。過酸化脂質は肌の細胞を傷つけ、シミやシワ、たるみなどの原因となると考えられています。

過剰な活性酸素をつくり出す原因のひとつが紫外線です。紫外線を浴びるとシミのもととなるメラニン色素が生成されるだけでなく、体内に活性酸素が増え、肌の老化が進行します。そのほか、ストレスや過度な運動なども活性酸素を増やす原因になります。

対策は？

紫外線のブロックと抗酸化物質の摂取

肌の老化を防ぐには、過剰な活性酸素のもととなる紫外線から肌を守ることを心がけて。日焼け止めや日傘などでできるだけ紫外線を浴びないようにしましょう。そのうえで、強い抗酸化作用のあるビタミンA・C・Eや、皮膚の再生や新生を促すビタミンB_2などの栄養素を積極的に摂取することをおすすめします。

このほか、しっかり睡眠をとることも重要です。新陳代謝を活発にする成長ホルモンは睡眠中に多く分泌されるためです。

おすすめ食材

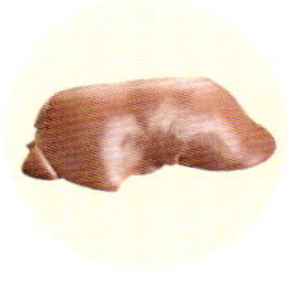

レバー

皮膚の新陳代謝などを促進するビタミンB_2の補給に。

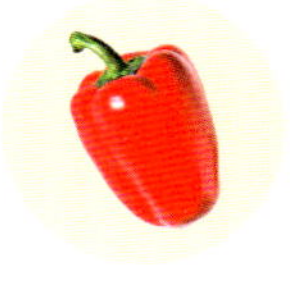

赤ピーマン

野菜の中でビタミンCの多さはダントツです。

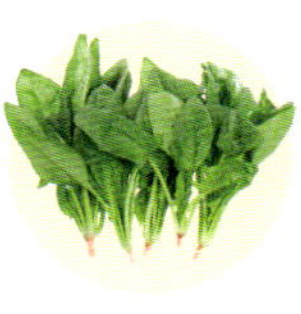

ほうれん草

抗酸化作用のあるβ-カロテンがたっぷり。

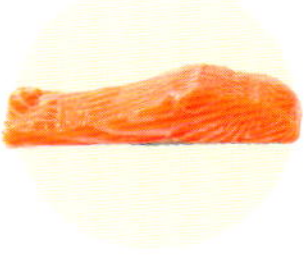

サケ

赤い色素成分のアスタキサンチンには、強い抗酸化作用があります。

とりたい！
ビタミンA
ビタミンC
ビタミンE

避けたい！
油っこい食事
過度な飲酒

口内炎

どんな状態？

口の中や周辺の粘膜が炎症を起こしている

口内炎は口の中や周辺の粘膜に起こる炎症の総称で、できた部位によって舌炎、口唇炎、口角炎などとよばれることもあります。原因はいくつかありますが、最も多いのが、円形で灰色の小さな潰瘍ができるアフタ性口内炎です。歯や歯ブラシで傷つけたり、やけどなどの傷に雑菌が感染して起こりますが、疲労やストレス、ビタミン不足なども関係するといわれています。そのほか、ヘルペスやカンジダ菌など、ウイルスや菌による口内炎や、アレルギー性の口内炎などもあります。

対策は？

粘膜の健康を保つビタミンを積極的に摂取して

口内炎が口の中に何個もあったり患部がただれていたりする場合や、症状が長く続く場合は、医療機関を受診しましょう。感染症や自己免疫疾患などのほかの病気が隠れている場合も考えられます。

口内炎がひとつで症状もひどくないなら、疲労をためないように規則正しい生活を心がけ、口の中を清潔にしてようすを見ましょう。食事ではとくに、皮膚や粘膜の健康維持に関わるビタミンB$_2$・B$_6$・Cが不足しないように注意しましょう。

おすすめ食材

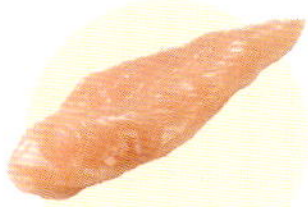

鶏ささみ

ビタミンB$_6$を多く含んでいます。

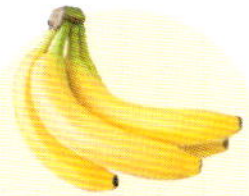

バナナ

ビタミンB$_6$を手軽に補給することができます。

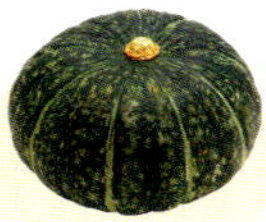

かぼちゃ

β-カロテンが豊富。粘膜を丈夫にする働きがあります。

卵

多く含んでいるビタミンB$_2$には、皮膚や粘膜の再生を促す働きがあります。

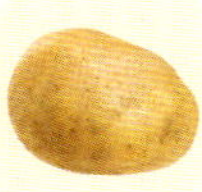

じゃがいも

ビタミンCが豊富。じゃがいものビタミンCは熱に強いのが特徴です。

とりたい！
ビタミンB$_2$
ビタミンB$_6$
ビタミンC

避けたい！
かたい食べ物
刺激の強い食べ物

疲れ目

どんな状態？

目の筋肉のこりや目の乾きによって不調が起こる

疲れ目のおもな原因はふたつ。ひとつは筋肉のこりです。パソコン作業などで目を酷使したり、度の合わないメガネをかけたりすることで目のピントを合わせる「毛様体筋」が緊張して起こります。もうひとつの原因はドライアイ。加齢やまばたきの減少などによって、目の表面を守る涙の量や質が変化して目が乾き、目がしょぼしょぼする、痛い、かすむといった疲れ目の症状が起こります。疲れ目が慢性化すると、目の症状だけでなく、肩こりや頭痛など体に症状が現れることもあります。

対策は？

目を休めて目の健康に必要な栄養素の摂取を

ドライアイの人は、まず医療機関で診療を受けることが大切。ドライアイが改善すれば目の疲れもやわらぎます。生活の中では、目を適度に休めることを心がけて。とくにパソコンやスマートフォンを使うときは、ときどき目を閉じて休憩しましょう。その際、目を温めて血行をよくすると効果的です。

食事では、目の機能や健康を保つ役割があるビタミンAなどを十分にとりましょう。また、サケに含まれるアスタキサンチンは、疲れ目の緩和に役立つ可能性があるといわれています。

おすすめ食材

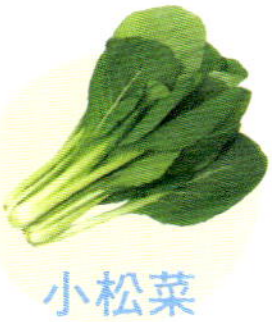

小松菜

β-カロテンのほか、ビタミンCを多く含みます。

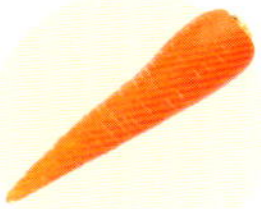

にんじん

体内でビタミンAとして働くβ-カロテンが豊富。

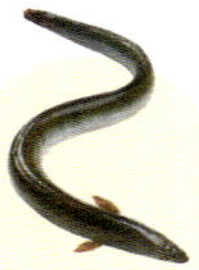

ウナギ

目の粘膜の健康を保つビタミンAが豊富です。

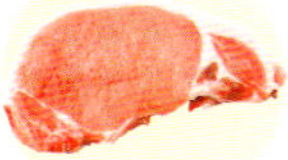

豚肉

視神経の働きに関わるビタミンB_1の補給に。

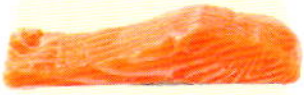

サケ

赤い色素成分のアスタキサンチンを豊富に含みます。

とりたい！
ビタミンA
アスタキサンチン

避けたい！
長時間のパソコン作業

二日酔い

どんな状態？

飲酒による複数の原因が重なり吐き気などが発生

二日酔いは、アルコールの過剰摂取により頭痛や胸やけ、吐き気が起こる症状。アルコールが肝臓で代謝される際、アセトアルデヒドという物質が産生されます。以前はその分解が追いつかないことが二日酔いの原因と考えられていました。しかし現在では、アルコールの利尿作用による脱水や、アルコールにより糖代謝が上手くいかず低血糖になるアルコール性低血糖、アルコールが胃など消化器官の粘膜を刺激して起こる炎症など、いくつかの原因が絡み合っていると考えられています。

対策は？

水分補給を第一に、胃にやさしい食事をしよう

まず、脱水状態を補正することがいちばんです。ナトリウムも失われているので、水だけでなく少量の食塩も一緒に摂取を。さっぱりしていて食べやすい梅干しもおすすめです。

消化がよいおかゆなどで糖質を補充し、胃粘膜の修復に役立つとされるビタミンUの摂取も心がけて。また予防としては、胃粘膜を保護するため、空腹状態での飲酒は避けましょう。飲酒の直前に、胃粘膜保護の効果のある牛乳やヨーグルトなどの乳製品をとるのもよいでしょう。

おすすめ食材

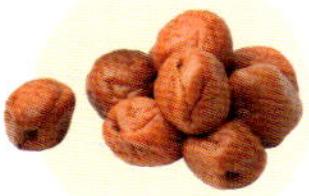

梅干し
食塩をとれるうえ、さっぱりとして食べやすくおすすめ。

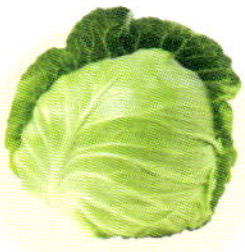

キャベツ
胃粘膜修復に役立つとされるビタミンUが豊富。

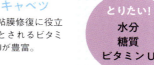

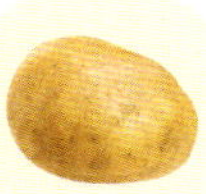

じゃがいも
糖質をたっぷり含んでいます。

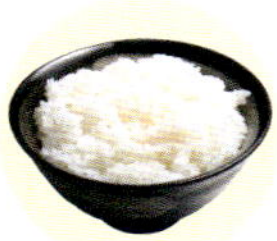

ご飯
おかゆなど消化しやすくして糖質を補給できます。

とりたい！
水分
糖質
ビタミンU

避けたい！
刺激の強い食べ物

ストレス（いらいら・落ち込み）

どんな状態？

生活の変化が刺激となって心身に不調が出る

ストレスとは、日常生活で起こる変化が刺激となって生じる心や体の反応のこと。いらいらや気分の落ち込み、食欲低下・増加、疲労感など、さまざまな症状があります。気温や有害物質、病気、睡眠不足なども原因になりますが、いちばん多いのは家庭や職場での悩みや不安、怒りなどの心理的・社会的要因です。ときには結婚や出世などうれしい出来事も原因になります。このようなストレス状態が長く続くと心身が疲弊して、心の病気にかかってしまうこともあります。

対策は？

まずは休養＆ビタミンCやアミノ酸を補給

ストレスに気づいたら、まず心と体を休ませて。睡眠を十分にとって、自分がリラックスして楽しめることをして気分転換しましょう。

エネルギー不足になると体も心も元気が出ず、ストレスに対する抵抗力が低下するので、栄養バランスのよい食事をとることも大切。抗ストレスホルモンの生成に必要といわれるビタミンCや、精神を安定させる働きがある神経伝達物質、セロトニンの原料となるトリプトファン（アミノ酸の一種）なども十分補給しましょう。

おすすめ食材

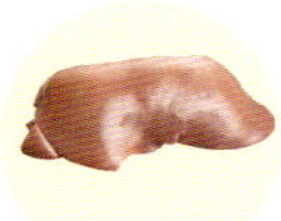

レバー
セロトニンなどの神経伝達物質の生成に使う鉄を補給。

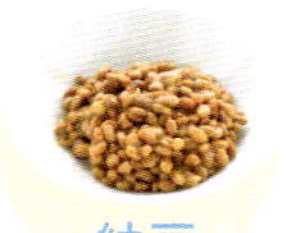

納豆
トリプトファンを豊富に含みます。

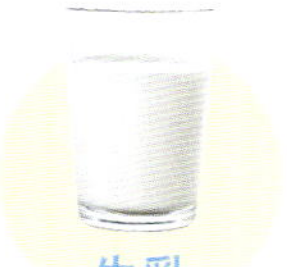

牛乳
セロトニンの原料となるトリプトファンが豊富です。

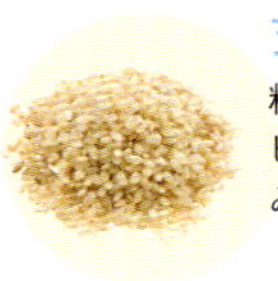

玄米
糖質の分解に関わるビタミンB_1を多く含みます。

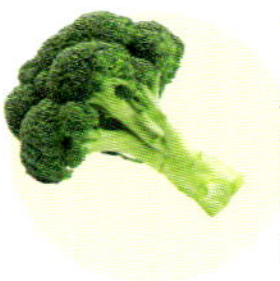

ブロッコリー
ストレスへの抵抗力を高めるのに役立つとされるビタミンCを多く含有。

とりたい！
ビタミンC
トリプトファン
鉄

避けたい！
過度な飲酒

不眠

どんな状態？

ストレスや病気などさまざまな原因で快眠できない

不眠には、①寝つきが悪い入眠障害、②眠りが浅くて何度も目が覚める中途覚醒、③朝早く目が覚めてしまう早朝覚醒、④睡眠時間は十分なのに寝た気がしない熟眠障害の4タイプがあります。原因は、ストレスや生活習慣の乱れ、騒音などの環境の問題のほか、痛みやかゆみなどの症状やうつ病などの精神的な病気などもあげられます。

不眠は生活習慣病のリスクを高め、症状を悪化させることがわかっています。自分でケアしても改善しない場合は、専門医の受診を。

対策は？

早起きと日光浴で睡眠リズムを整えて

睡眠のリズムを整えるには、朝起きる時間を一定にして、起床後に日光を浴びる習慣をつけましょう。太陽の光には体内時計を調整する働きがあります。適度な運動や、自分なりのストレス解消法を見つけてストレスをためないことも大切です。

食生活ではお酒やカフェイン類を控えめに。お酒を飲んで寝ると、眠りが浅くなります。反対に、ビタミンB_{12}や体内時計の調整に役立つといわれるマグネシウムなどは不眠の予防に関係があるといわれています。

おすすめ食材

いちご

ストレスで失われがちなビタミンCの補給にぴったり。

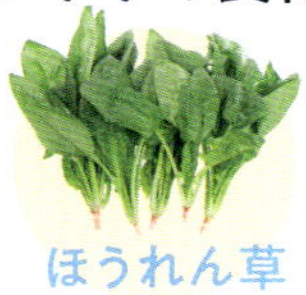

ほうれん草

マグネシウムのほか、鉄やビタミンも多く、栄養満点。

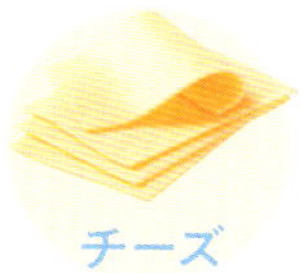

チーズ

ビタミンB_{12}や、神経の働きに関わるカルシウムも豊富。

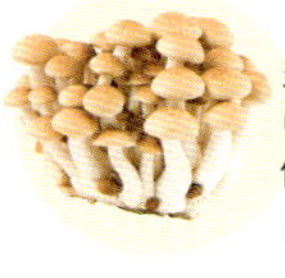

しめじ

多く含むオルニチンには、快眠を助ける働きが期待されています。

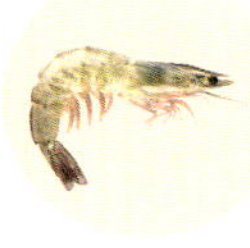

エビ

睡眠の質の向上に関わるとされるアミノ酸の一種、グリシンを多く含みます。

とりたい！
ビタミンB_{12}
マグネシウム

避けたい！
寝酒
就寝前のカフェイン

肥満

どんな状態?

皮下脂肪や内臓脂肪がたまり、体重が増え過ぎる

肥満は体に脂肪がたまり過ぎた状態のことで、皮膚の下の組織にたまる皮下脂肪型と、腹部の内臓のまわりにたまる内臓脂肪型があります。いわゆるメタボリックシンドロームといわれる内臓脂肪型の肥満は、脂質異常症や糖尿病につながりやすいので要注意です。

自分が肥満かどうかを判断するには、BMI（体格指標）を確認しましょう（→P48）。ただ、BMIでは内臓脂肪の蓄積はわからないため、メタボリックシンドロームについては危険度の目安として使いましょう。

対策は?

エネルギー控えめで満足感のある食事と運動の習慣が大切

おもな対策は、食事のエネルギー量を適正にすると同時に、活動量を増やして消費するエネルギー量を増やすことです。まず、1日に必要なエネルギー量を目安に（→P66）、食事の内容や量、食べる時間を見直しましょう。

食事の量を極端に減らすと、必要な栄養が不足して体調をくずしたり、ストレスからリバウンドしてしまう恐れがあります。食物繊維の多い食品はかさが多くかみごたえもあり、満腹感を感じることができます。食べ過ぎを防ぎ、エネルギーをとり過ぎない食事ができるためおすすめです。また、ビタミンB_1は糖質をエネルギーとして消費するのに必要です。不足しないようにしましょう。

たんぱく質の多い食品をとることも大切です。たんぱく質は筋肉をつくる栄養。筋肉がつくと、それだけで消費するエネルギーが増えます。

そして筋肉をつけるにはたんぱく質をとるだけでなく運動も必要です。しかし運動といっても難しく考え過ぎなくて大丈夫。歩くときは早足で、1日の合計で1時間歩くだけでも下半身の筋肉がきたえられます。また、連続して20分以上歩くと脂肪が燃焼し始めるともいわれています。時間をまとめてとれる人は試してみましょう。

とりたい!
食物繊維
ビタミンB_1
たんぱく質

避けたい!
糖質・脂質の多い食事
間食

かみごたえのある
食品で食べ過ぎ防止

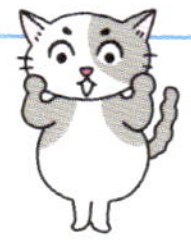

おすすめ食材

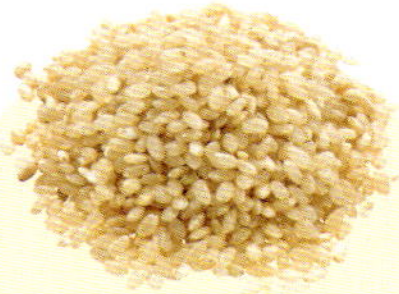

玄米

主食は、糖質と一緒に食物繊維がたっぷりとれる玄米が最適。

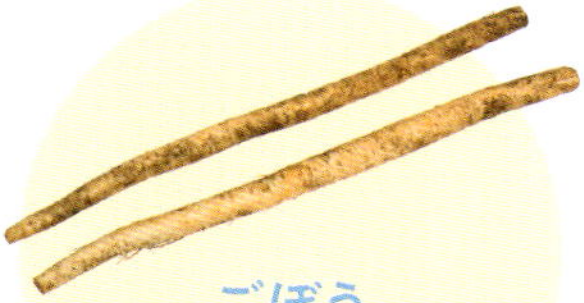

ごぼう

食物繊維が豊富で低エネルギーです。ボリューム感はたっぷり。

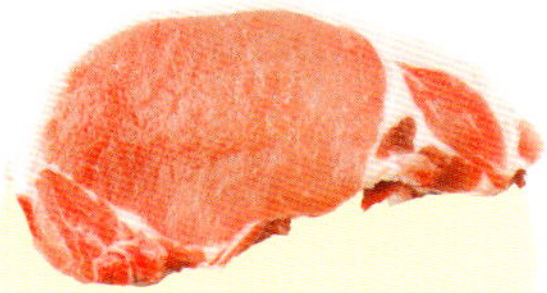

豚肉

たんぱく質やビタミンB1が豊富。とくにヒレ肉がおすすめです。

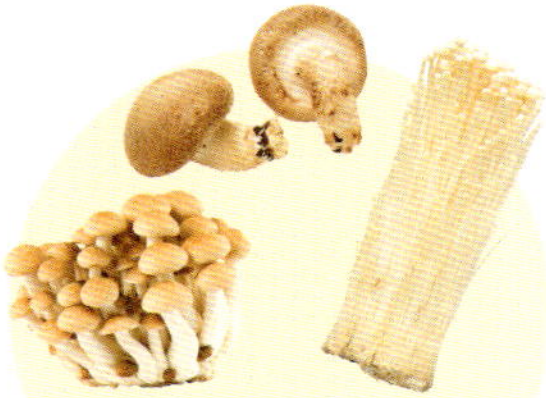

きのこ類

ほぼエネルギーゼロで食物繊維の宝庫です。

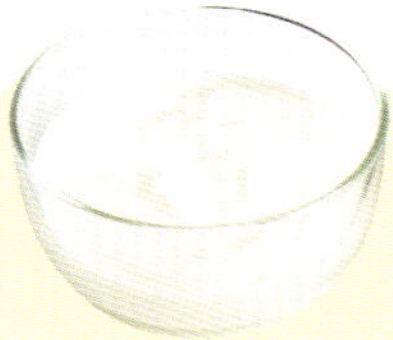

ヨーグルト

乳酸菌で便秘解消。便秘は肥満を招くという研究結果もあります。

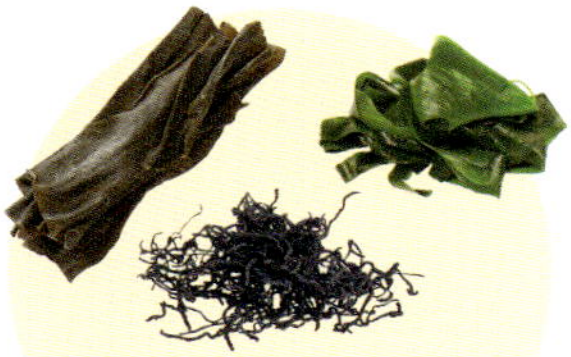

海藻

食物繊維のほかにもミネラルがとれます。

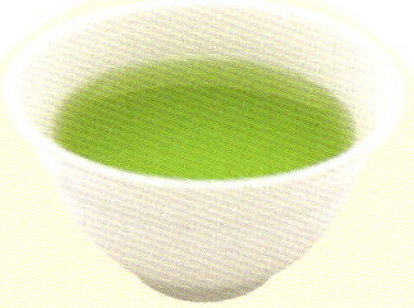

緑茶

体脂肪の消費を助けるといわれるカテキンを含みます。

おすすめ料理

ごぼう入りハンバーグ

ごぼうは厚めで短いささがきにしてアクを抜く。ボウルに牛ひき肉、溶き卵、みじん切りにした玉ねぎ、千切りにしたしょうが、塩を入れて軽く混ぜたあと、ごぼうを加えて混ぜ合わせる。楕円形にまとめ、サラダ油を熱したフライパンで両面を焼く。皿に盛りつけて好みの野菜を添える。

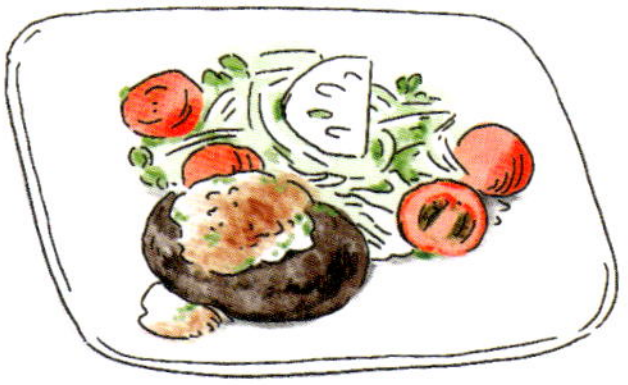

高血圧

どんな状態?

血液を押し流そうとして血管に高い圧力がかかる

血圧とは、心臓が血管内に血液を押し出すときに血管にかかる圧力のこと。血液量が多かったり血管が狭かったりすると、それを末端の血管まで押し流すために高い圧力がかかります。この圧力が高い状態が高血圧です。高い圧力がかかり続けた血管はしなやかさを失い、いたんで、脳卒中や虚血性心疾患を引き起こす要因のひとつでもある動脈硬化が進みます。

　高血圧の原因ははっきりとはわかっていませんが、加齢や遺伝的要因のほか、喫煙や飲酒、不規則な食生活、運動不足、肥満、不眠、ストレスなどが関係しているといわれています。また、余分な塩分は水分を集めて血液の量を増やし、血圧を高くする原因となります。塩分による血圧の上がりやすさには個人差があり、影響を受けやすい人は「食塩感受性高血圧」を起こしやすくなります。

　高血圧は、自覚症状がほとんど現れないのが特徴ですが、血圧がかなり高くなると頭痛やめまい、肩こり、耳鳴りなどが起こることがあります。

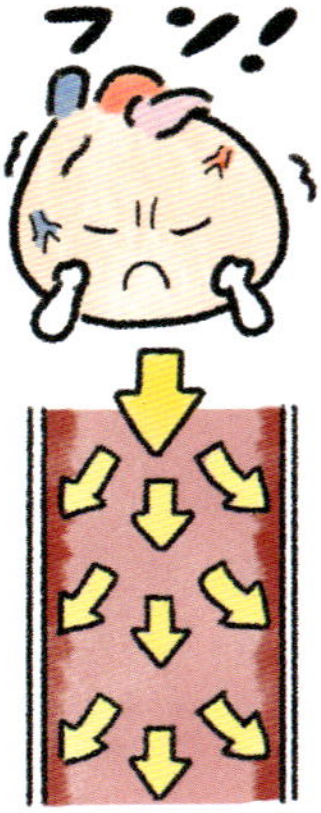

対策は?

まずは減塩し、カリウムなども摂取

高血圧治療の食事で最も大切なのは減塩です。日本人は1日10gくらいの食塩をとりますが、まずは8g未満を目指しましょう。調味料を使い過ぎず、味つけは薄めに。ただ飽きないように、だしや香辛料などで調理の工夫をしたいものです(→P68)。また、余分なナトリウムを体外に排出するにはカリウムをとることがおすすめです。

　ナットウキナーゼやアリシンは血管内で血が固まって「血栓」となるのを防ぎ、脳卒中や心筋梗塞などを予防することが期待されています。

とりたい!
カリウム
ナットウキナーゼ
アリシン

避けたい!
食塩のとり過ぎ
運動不足
喫煙

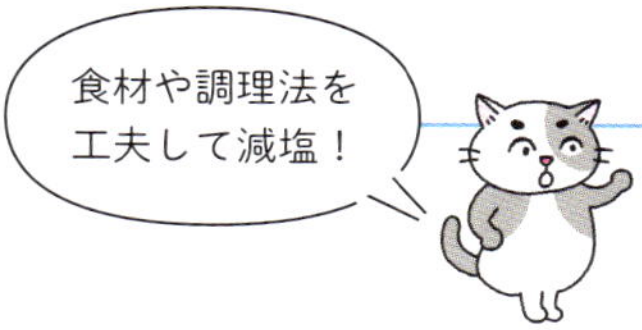

おすすめ食材

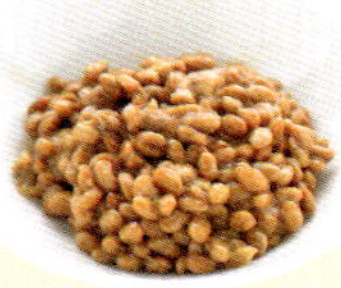

納豆

ナットウキナーゼは熱に弱いので、加熱せずに食べましょう。

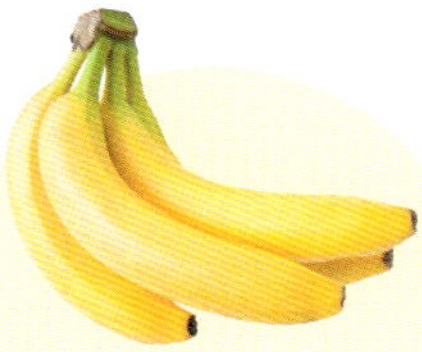

バナナ

カリウムとマグネシウムのWパワーで血圧を安定させます。

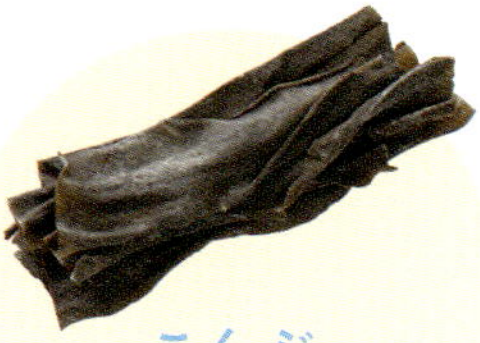

こんぶ

カリウムが豊富で、余分なナトリウムの排出に働きます。

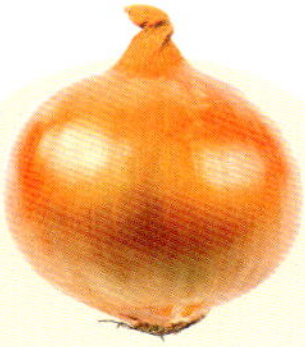

玉ねぎ

辛み成分のアリシンが血栓を予防するとされます。

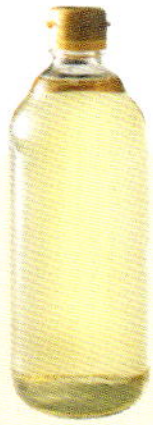

レモン

果汁を調味料がわりに使って減塩対策に。

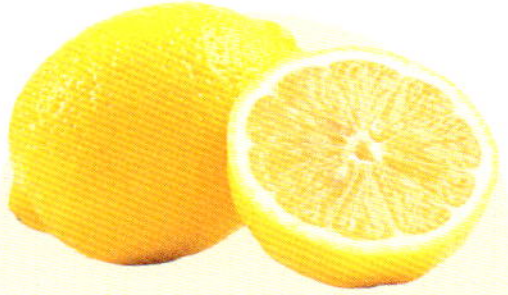

酢

酸味を加えて味にアクセントをつけ、減塩対策。

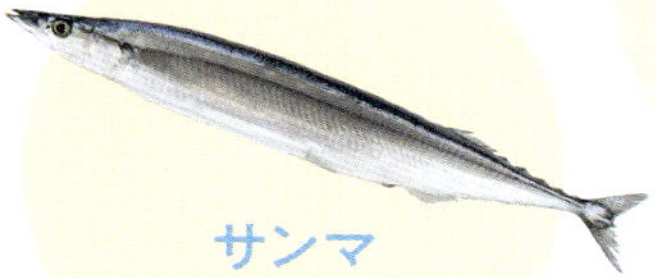

サンマ

血管系の病気を予防するIPA（EPA）、DHAが豊富です。

おすすめ料理

焼き魚の和風マリネ

だし汁、ワインビネガー、しょうゆ、砂糖、薄切りのにんにくを混ぜ合わせて、マリネ液をつくる。サンマはひと口大に切って塩を振り、オーブントースターで焼く。熱いままマリネ液に入れ、薄切りにした玉ねぎ、きゅうり、みょうがを加え、ぴたっとラップをして約30分漬ける。

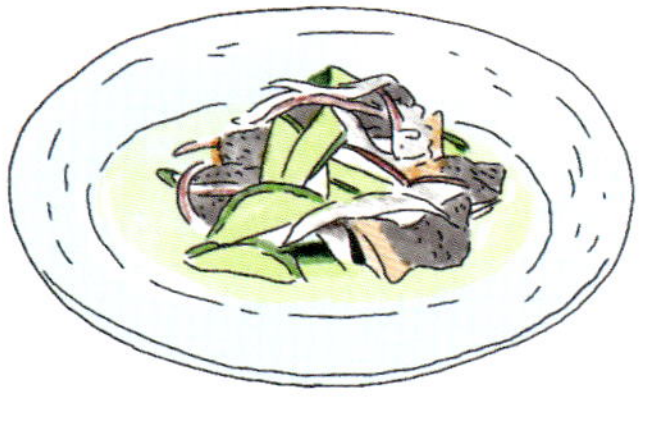

血糖値が高い（糖尿病）

どんな状態？

「インスリン」が十分に働かず、血液中の糖が増加

血液中の糖、すなわち血糖は、食事からとった糖質が消化・分解されたブドウ糖のこと。血液に混ざって体中に運ばれ、各細胞でエネルギーとして消費されます。

この過程に関わるのが、すい臓から分泌されるホルモン「インスリン」です。インスリンはブドウ糖が細胞内に入るときに働き、血液中のブドウ糖の量（血糖値）を一定範囲におさめる働きがあります。インスリンが十分に働かないと、ブドウ糖は細胞にとり込まれず血液中にあふれてしまいます。この状態が続くと、糖尿病を招きます。

原因は体質や食べ過ぎ、運動不足などの生活習慣です。一度に食べる量が多いとすい臓にも負荷がかかるため、やがて機能が低下し、インスリンを十分につくれなくなります。また、運動不足による肥満はインスリンの働きの低下につながります。

血糖は増え過ぎると、血管を傷つけ、心臓病や腎不全などさまざまな合併症を引き起こす恐れがあります。

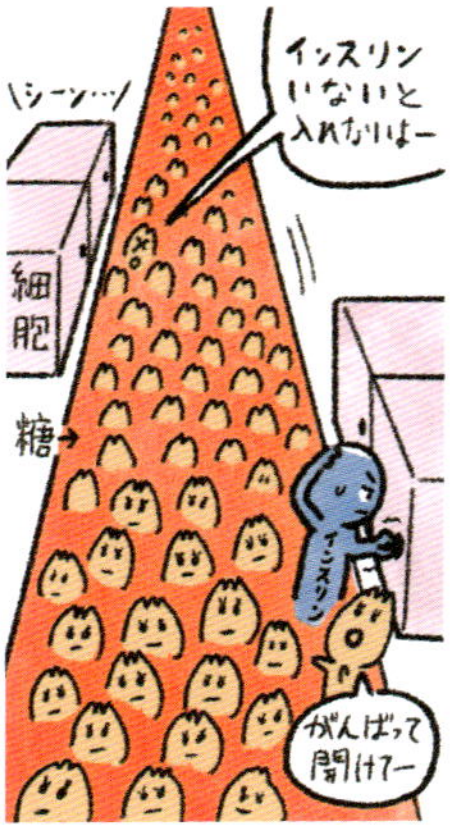
インスリンいないと入れないよー
\シーン…/
細胞
糖→
インスリン
がんばって開けてー

対策は？

食べ過ぎ厳禁、炭水化物の量に注意

すい臓に負荷をかけ過ぎないように、食べ過ぎや間食は控えましょう。朝食や昼食を抜いて、その分夕食の量を増やすといった食生活もよくありません。急激な血糖値の上昇を起こすため、すい臓が疲弊する原因となるからです。規則正しい食生活を心がけましょう。

炭水化物の量を毎食一定にし、食後の血糖値の上昇をゆるやかにする食物繊維を多くとることも大切。食物繊維を多く含む食品はかさもあり、食べ過ぎ防止にも◎。油を使った料理やアルコールのとり過ぎも要注意です。

とりたい！
食物繊維
ビタミンＢ群
たんぱく質

避けたい！
食べ過ぎ
不規則な食事
運動不足

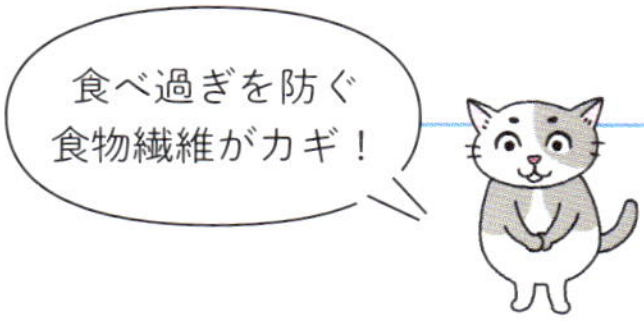

おすすめ食材

えのきたけ

食物繊維が豊富。歯ごたえがあり満足感も加わります。

豆腐

糖質が少なく、良質なたんぱく質やミネラルが豊富です。

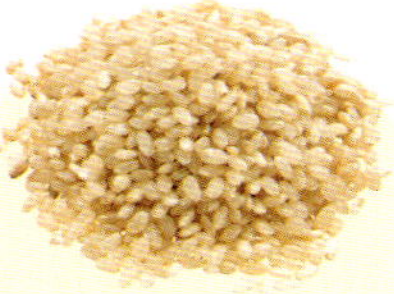

玄米

精白米よりも食物繊維、ミネラル類が豊富で理想的な炭水化物。

にんにく

血流をよくする効果に期待の香り成分アリシンを含みます。

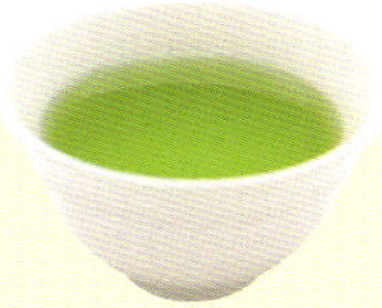

緑茶

血糖上昇を抑える効果があるとされ、期待されています。

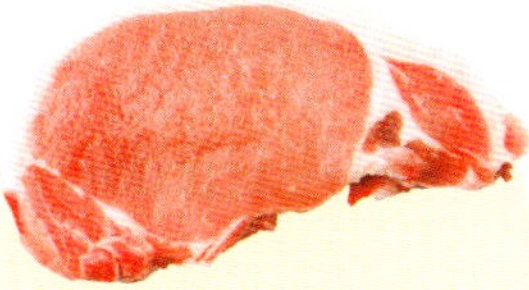

豚肉

たんぱく質の宝庫。ビタミンB群もしっかりとれます。

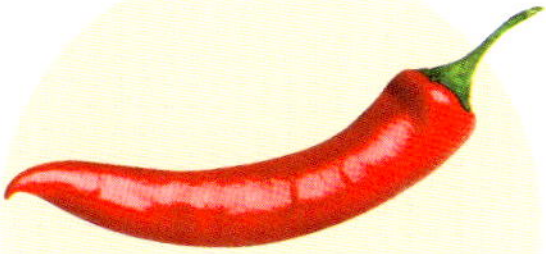

唐辛子

辛み成分のカプサイシンがエネルギー消費を助けるとされます。

おすすめ料理

豆腐ステーキの和風あんかけ

豆腐は水切りして小麦粉をまぶし、両面を焼く。鍋にしょうが汁、しょうゆ、酒、みりん、塩を加えただし汁を煮立て、薄切りにした玉ねぎ、細切りにしたにんじんとしいたけ、ほぐしたえのきたけを加え、水溶き片栗粉でとろみをつける。豆腐にかけ、葉ねぎやみつばなどの薬味をのせて一味唐辛子を振る。

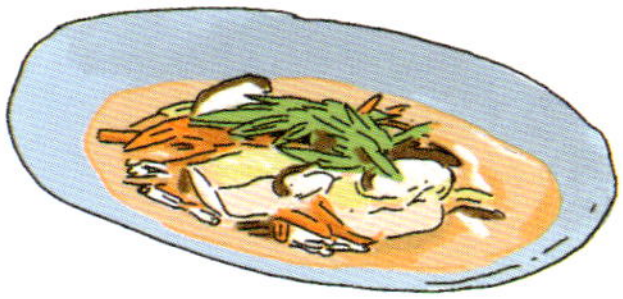

血中コレステロール値・血中中性脂肪値が高い

どんな状態？

血液中の脂質が増え過ぎ、血液や血管に影響

血中コレステロールも血中中性脂肪も、血液中の脂質のこと。コレステロールは細胞膜やホルモンの原料に、中性脂肪はブドウ糖が不足したときのエネルギー源になります。

しかし、悪玉コレステロールとよばれるＬＤＬコレステロールや、中性脂肪が増え過ぎて血中の値が高くなると、血管がいたみ、動脈硬化が起こりやすくなります。このように、血中の脂質の値が高くなった状態を脂質異常症といい、おもな原因は高エネルギーの食事や運動不足です。

対策は？

エネルギーは控えめ、野菜と魚を積極的にとって

油を使った料理や脂肪分の多い肉類、炭水化物に偏った高エネルギーの食事を改めましょう。栄養バランスのよい食事をすることが改善への第一歩です。また、食べ過ぎや飲み過ぎを控えることも大切です。

積極的にとりたいのは野菜や魚。野菜に含まれる食物繊維は余分な脂質や糖質の吸収を抑え、便にして体の外に排出します。魚の脂質などに含まれる不飽和脂肪酸には、ＬＤＬコレステロールを減少させる働きがあるといわれています。また、野菜や魚にはミネラルやビタミンがたっぷり。これらは脂質や糖質がエネルギーとして使われるのを助ける役割があり、血液中にＬＤＬコレステロールや中性脂肪が増えるのを予防します。

ＬＤＬコレステロールは活性酸素と結びつくと、血管細胞への攻撃性を高めます。そのため、抗酸化作用の強いポリフェノール（→Ｐ50）やβ－カロテン、ビタミンＣ・Ｅを積極的にとりましょう。

とりたい！
食物繊維
β－カロテン
ビタミンC

避けたい！
エネルギー量の多い食事

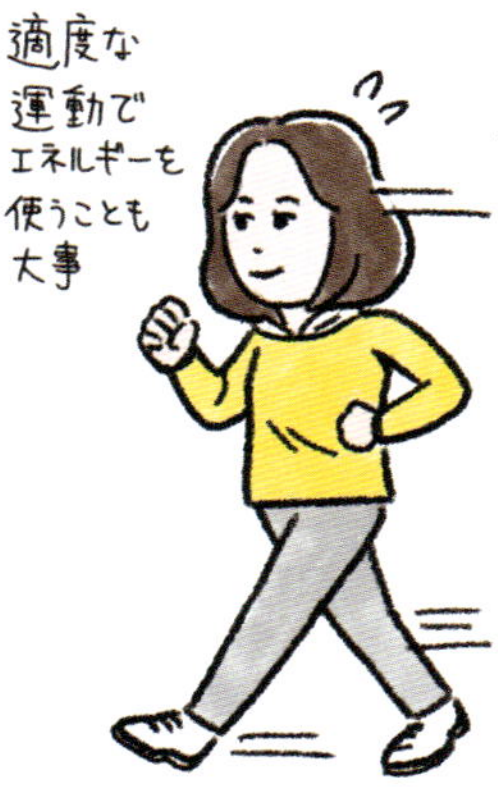

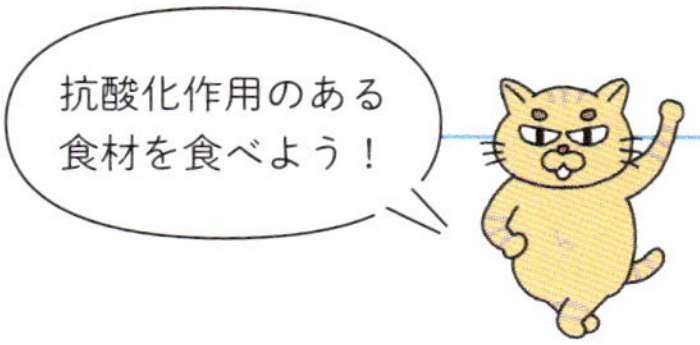

おすすめ食材

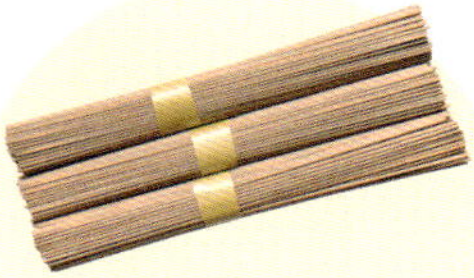

そば

ポリフェノールのルチンが豊富で、動脈硬化の予防が期待されます。

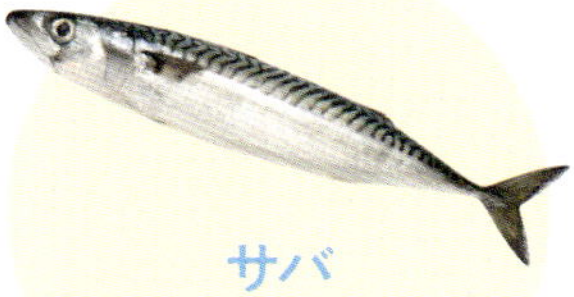

サバ

脂の多い魚ですが、その中に不飽和脂肪酸を含んでいます。

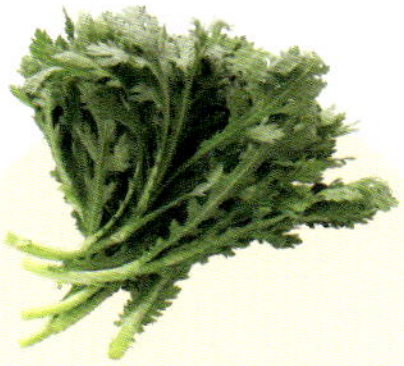

春菊

β-カロテンやビタミンCなど抗酸化作用のある成分が豊富。

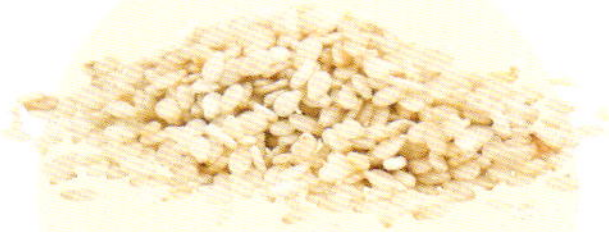

ごま

ビタミンEを豊富に含み、抗酸化作用に期待できます。

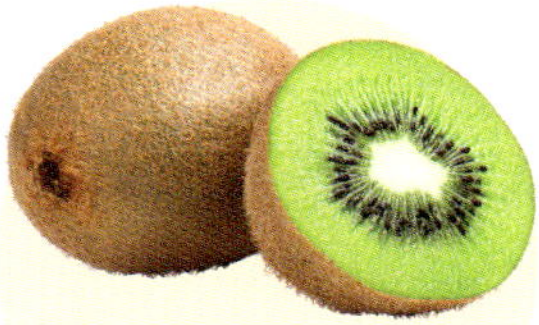

キウイ

食物繊維、ビタミンC、そしてポリフェノールも豊富。1日1個が理想。

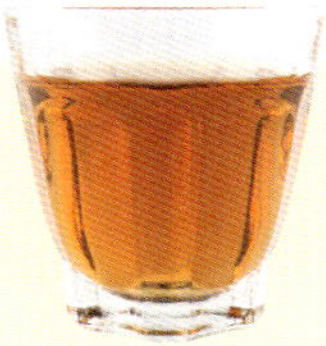

ウーロン茶

ポリフェノールが豊富で、抗酸化作用に期待できます。

おすすめ料理

サバのぴり辛みそ煮

サバはそぎ切りにし、両面に塩を振る。耐熱性の器に、サバと薄切りのしょうがを交互に並べる。みそ、豆板醤、酒、鶏がらスープの素を混ぜ合わせて上からかけ、ラップをして電子レンジで加熱する。熱湯にさっとくぐらせた春菊を適当な長さに切り、添える。

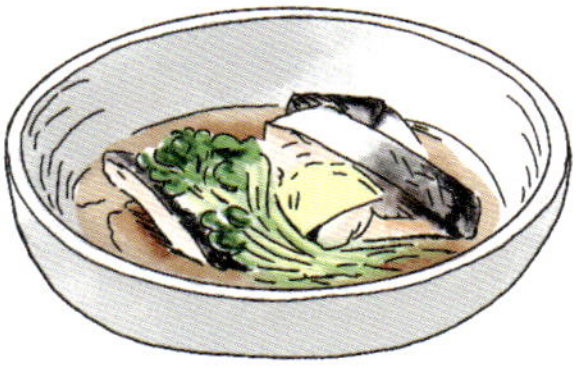

動脈硬化

どんな状態？

血管がかたくなり、血液の通り道が狭くなる

動脈は、酸素や栄養を全身に運んでいる血管です。血液を送り出すのは心臓ですが、動脈もポンプのように血液を運ぶ作業を行っています。

この動脈がしなやかさを失い、弾力性のないかたい状態になるのが動脈硬化。すると血液を上手く送り出せず、心臓に負担をかけてしまいます。また血管の内側が狭くなり十分な血液が流れないため、酸素や栄養が体に行き渡らなくなり、あらゆる臓器が正しく機能しなくなります。さらに、血管の内側がもろくなり、血管が詰まったり、血栓ができたりして、脳梗塞や心筋梗塞を招くこともあります。

動脈は、そもそも加齢とともに弾力性が失われてかたくなるものなので、とくに自覚症状はないまま動脈硬化は誰にでも起こります。しかし、喫煙習慣や高血糖（糖尿病）、血管への負担となる高血圧などが重なると、年齢以上に硬化が進みます。とくに動脈硬化を早めるのは、いわゆる悪玉とよばれるLDLコレステロール。LDLコレステロールは酸化を受けると動脈の血管壁に障害を与え、その結果、血管が厚くなり血液の通り道を狭くします。

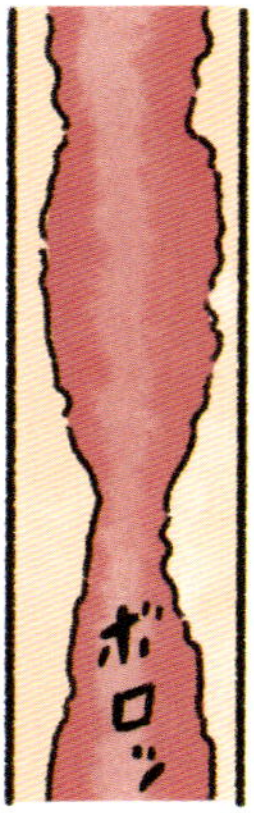

対策は？

バランスのよい食事を心がけ、抗酸化成分を摂取

まずは喫煙習慣を見直し、高血糖（→P183）、高血圧（→P181）、高コレステロールを防ぐ食事（→P185）をとり入れることが大切です。これらのどの食事法も、まずは3食バランスよく食べながらも適切なエネルギー量に抑え、良質のたんぱく質、ビタミンとミネラルをとることを基本にしています。

また、活性酸素はコレステロールの酸化を促進して攻撃性を高めます。活性酸素を除去するために抗酸化成分を含む食品を積極的にとりましょう。

とりたい！
食物繊維
たんぱく質
抗酸化成分

避けたい！
塩分・糖分・脂肪分のとり過ぎ

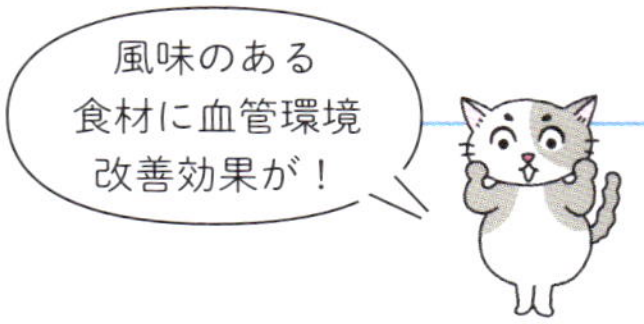

おすすめ食材

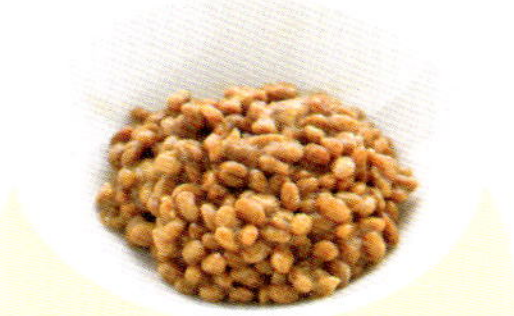

納豆

血栓を溶かす効果が期待されるナットウキナーゼを含みます。

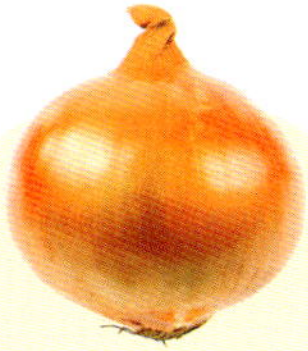

玉ねぎ

香り成分アリシンに血行を促進する作用があるといわれます。

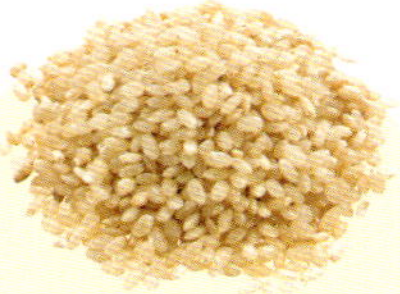

玄米

食物繊維が多く、少量でも満腹感を得られるうえ、ミネラルも豊富。

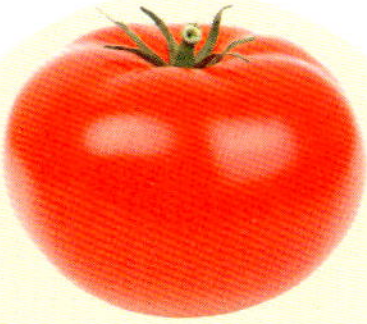

トマト

赤い色素成分リコピンには血圧改善作用があります。

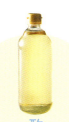

酢

塩やしょうゆのかわりに使って減塩し、高血圧を予防します。

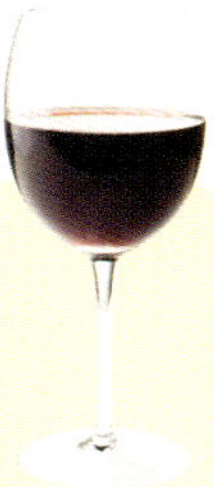

赤ワイン

抗酸化作用のあるポリフェノールが豊富。ただし1日1杯程度に。

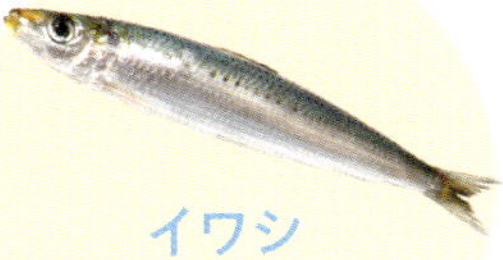

イワシ

コレステロールを減少させる効果が期待されるIPA（EPA）を含みます。

おすすめ料理

イワシ入りトマトスープ

イワシは細かくたたき、みじん切りの玉ねぎとにんにく、塩、こしょうと混ぜる。鍋にオリーブ油とみじん切りのにんにくを熱し、食べやすい大きさに切った大根、ピーマンを炒める。缶詰のホールトマト、トマトジュース、水、コンソメを加えて煮たら、イワシのたたき身をすくって加える。

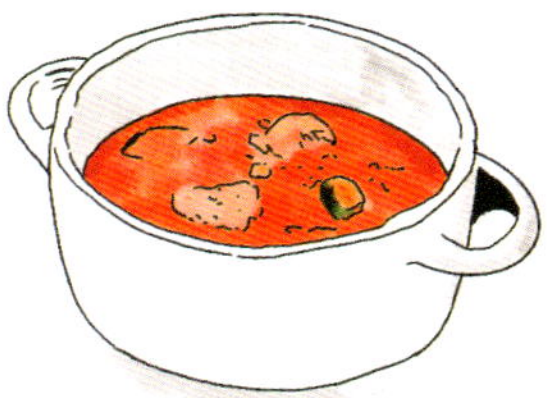

尿酸値が高い（痛風）

どんな状態？

尿酸が体内にたまり、足などに激痛

尿酸は、細胞核などに多く存在する※プリン体の代謝物で、体内で毎日一定量が産生され、通常は尿と一緒に体の外に排出されます。

体内で尿酸ができ過ぎたり、尿酸が上手く排出されずに体内にたまったりすると血液中の尿酸の割合が増え、血中の尿酸値が高くなります。たまった尿酸は関節内などで結晶化し、関節に激しい痛みを伴う発作が起こります。これが、痛風という病気です。遺伝的な体質や肥満、アルコール摂取などが原因とされます。

対策は？

プリン体の多い食品は少量にし、尿の酸化も予防

尿酸値が高くなるのを防ぐには、尿酸のもととなるプリン体が多く含まれる食品を控えること、肥満を防ぐ食生活を心がけることが大切です。

プリン体の多い食品には、牛や豚の内臓（ホルモン）や魚の干し物、エビやカニなどがあります。アルコールは尿酸値を上げるので、アルコール類は控えましょう。また尿酸を尿に排出しやすくするために、水分は1日に2ℓを目安に水やお茶類で補うようにしましょう。

プリン体が少ない食品としては、野菜や海藻があげられます。これらは尿をアルカリ性にする働きもあります。尿酸は尿の酸性度が高いと尿の中で結晶化し尿結石を生じやすいため、その点でもおすすめです。

体内に尿酸がたまらないよう、キャベツなど利尿作用のある食材をとり入れていくのもよいでしょう。

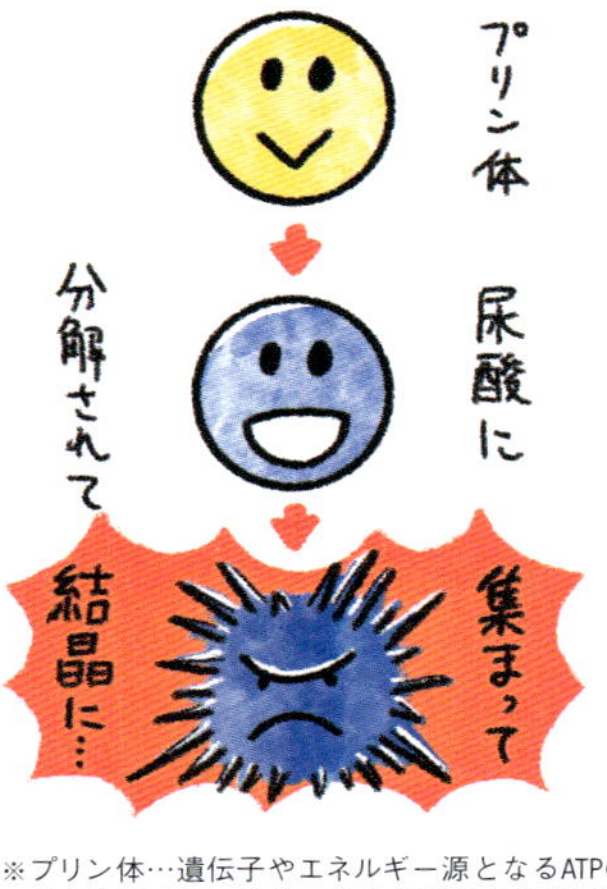

とりたい！
食物繊維
野菜
海藻

避けたい！
プリン体の多い食品
アルコール

※プリン体…遺伝子やエネルギー源となるATPの材料であり、生命活動に必要な成分。体内でもつくられており、食品からの摂取量は全体の約20%です。

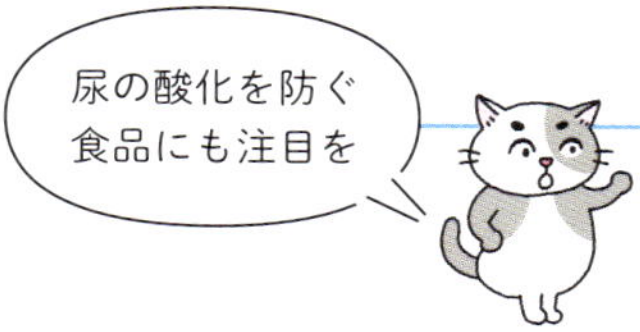

おすすめ食材

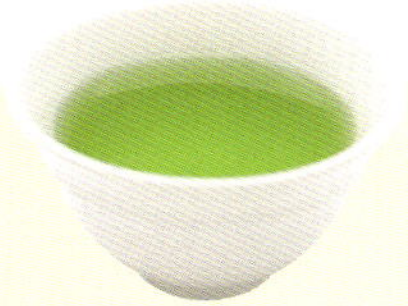

緑茶

水分補給はエネルギーのないものを積極的に。

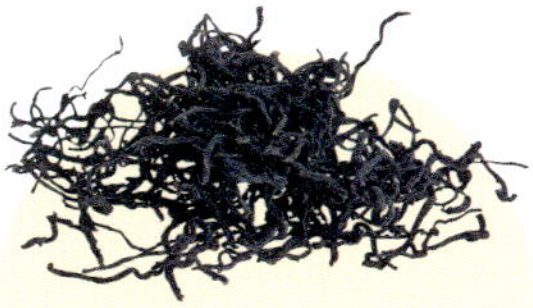

ひじき

尿をアルカリ化させる食品。食物繊維も豊富で肥満予防にも◎。

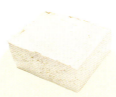

豆腐

植物性たんぱく質でプリン体も少なめのため、おすすめです。

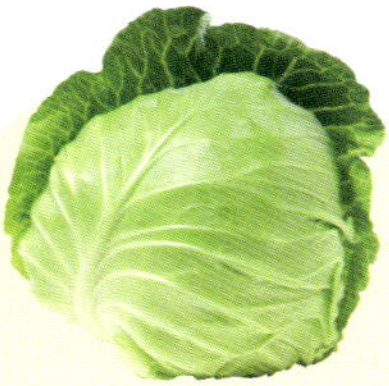

キャベツ

利尿作用があり、カリウムも豊富。尿をアルカリ化させる作用も。

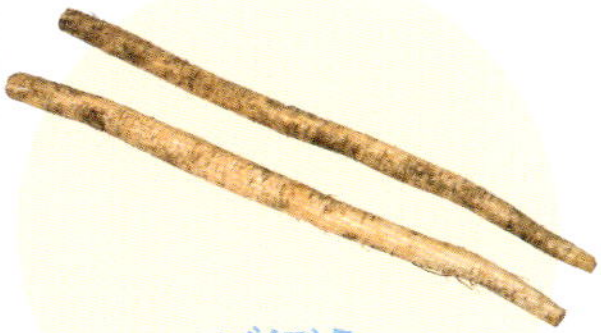

ごぼう

尿をアルカリ化させる働きがあります。

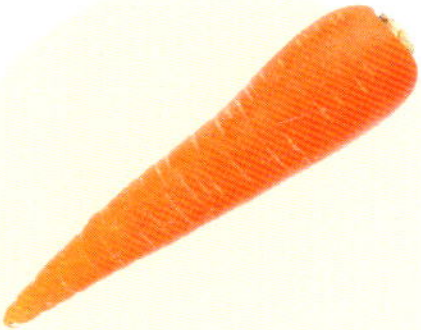

にんじん

尿をアルカリ化させる働きがあります。

おすすめ料理

キャベツの変わり白和え

耐熱容器に豆腐を入れ、電子レンジで加熱し、水気をきっておく。すり鉢で白煎りごまをすり、豆腐を加えてすり混ぜる。そこに、砂糖、塩、薄口しょうゆ、カッテージチーズを入れ、最後に牛乳を加えて混ぜ合わせる。さらに、細切りのきゅうり、キャベツ、ハムを加えて和える。

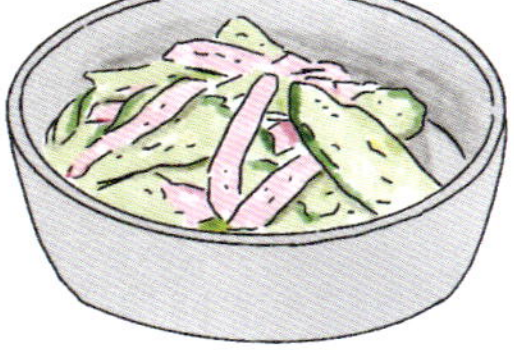

骨密度が低い（骨粗しょう症）

どんな状態?

骨の中がすかすかで骨折の危険性あり

骨の強度は骨の中身、網目状に詰まった組織によって保たれています。この組織が、乾いたスポンジのようにすかすかになるのが「骨密度が低い」状態です。この状態が進行すると骨がもろくなり骨折しやすくなる、骨粗しょう症になります。

骨粗しょう症のおもな原因は骨の主成分であるカルシウムの不足です。体が小さく、出産や授乳、更年期があることなどから、男性よりも女性に多く見られます。また、男女問わず高齢者によく見られます。

対策は?

カルシウムをしっかり摂取し骨の生成を促す

皮膚や髪などの組織と同様に、骨も新陳代謝を繰り返しています。主成分であるカルシウムが不足すると新しい骨組織をつくることができないので、カルシウムを十分にとることが必要です。カルシウムが豊富な乳製品や小魚、緑黄色野菜を積極的に食べましょう。

また、カルシウムを体に吸収しやすくすることもポイント。カルシウムの吸収を助ける栄養にはビタミンDがあります。またビタミンKはカルシウムを骨に沈着させ、骨組織の形成を促します。ビタミンDは干ししいたけや魚に、ビタミンKは納豆に豊富です。

ビタミンDは日光に当たると私たちの体の中で生成されるという特徴も。食品からとる以外にも、短時間でよいので日に当たるとよいでしょう。

女性は、更年期を迎え女性ホルモンの分泌が低下すると、骨密度もより低下しやすくなります。大豆製品に含まれるイソフラボンは女性ホルモンに似た働きをするので、おすすめです。

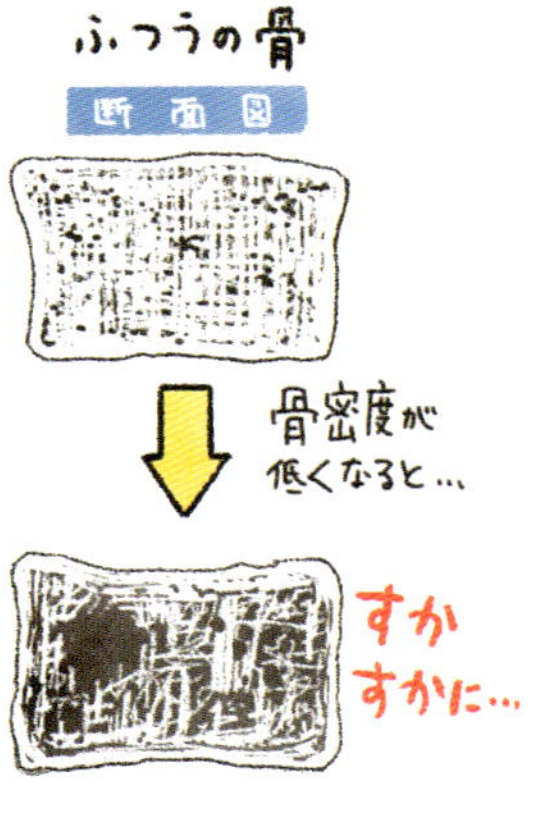

とりたい!
カルシウム
ビタミンD・K
イソフラボン

避けたい!
無理なダイエット
偏った食事

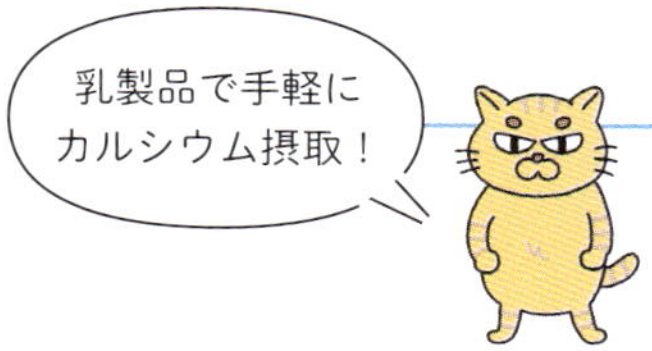

おすすめ食材

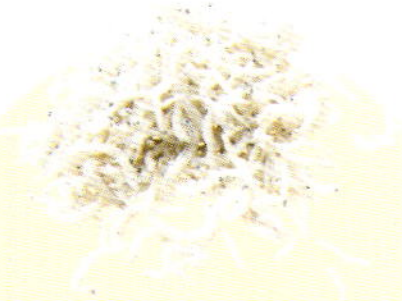

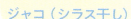

ジャコ（シラス干し）

カルシウムいっぱいの小魚。とくに頭や骨にはたっぷり含有。

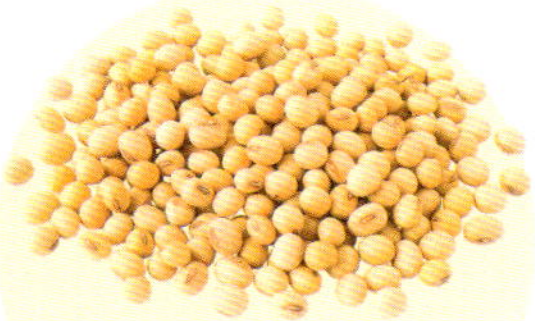

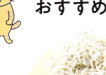

大豆

イソフラボンをたっぷり含んでいます。

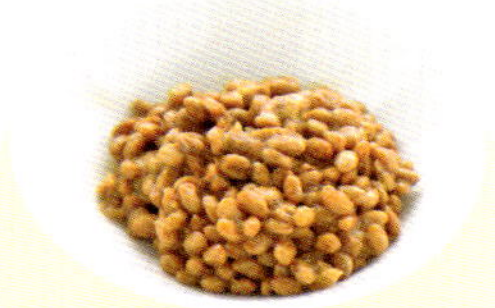

納豆

イソフラボンのほか、ビタミンKもとれます。

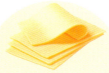

チーズ

カルシウムが豊富な食品の代表格。おやつとして食べても◎。

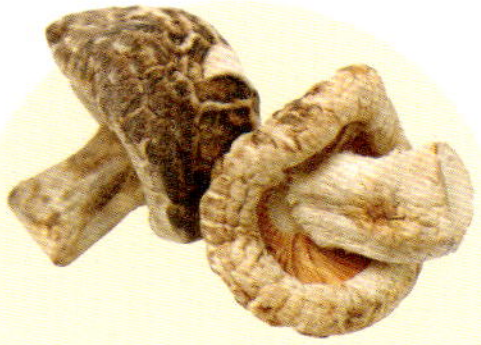

干ししいたけ

ビタミンDがたっぷり。生のしいたけを自分で干してもつくれます。

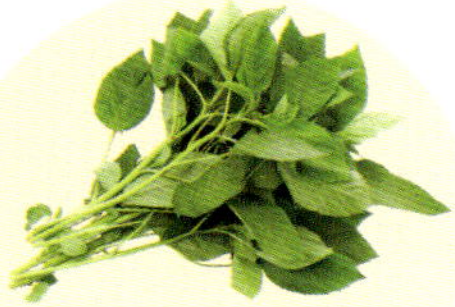

モロヘイヤ

カルシウムやビタミンKが豊富です。

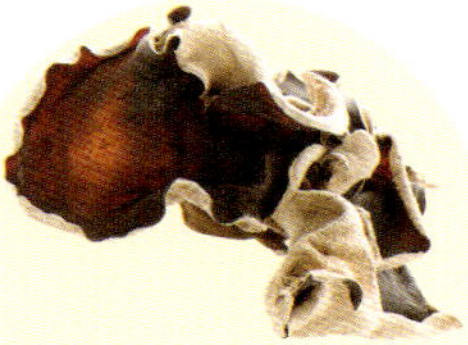

きくらげ

ビタミンDが豊富。中国薬膳では女性の健康を守るといわれています。

おすすめ料理

厚揚げのチーズグラタン

ひじきは水で戻す。にんじんと小松菜、厚揚げは2cm幅に切り、ひじきと一緒にごま油を熱した鍋で炒める。さらにだし汁、砂糖、みりん、しょうゆを入れて煮込む。電子レンジでホワイトソースをつくる。耐熱皿に具とソースを入れ、チーズをかけたらオーブントースターで焼く。

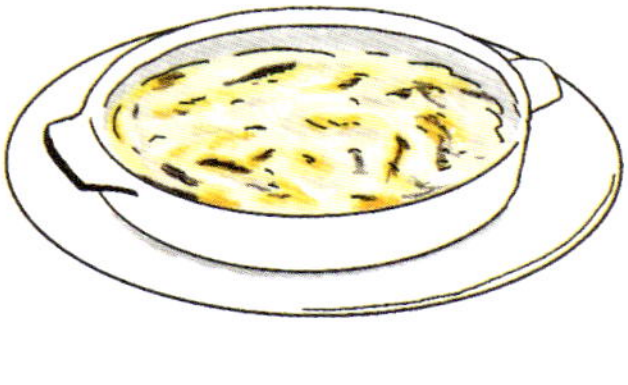

肝臓の働きの低下（脂肪肝・慢性肝炎）

どんな状態？

栄養が供給されず有害物質がたまり、倦怠感に襲われる

　肝臓は私たちの体内で最も大きな臓器です。脂肪の消化・吸収を助ける胆汁という消化液の生成や、糖質や脂質、たんぱく質などの栄養の代謝、アルコールの分解、有害物質の解毒など、さまざまな役割をもっています。

　その働きが低下すれば、体の各器官へ栄養が供給されにくくなり、また有害物質が体にたまります。初期の頃は無自覚ですが、徐々に疲労感や倦怠感を感じるようになり、悪化すると黄疸（目や皮膚が黄色くなること）や腹水がたまるといった症状が現れます。


対策は？

脂質や糖質の摂取量のバランスをとる

　肝臓は再生能力が高く、一部の組織に問題が生じても自覚症状が現れにくいことから「沈黙の臓器」とよばれています。自覚症状が現れる頃には病気が進行しているので、健康診断などで定期的にチェックすることが大切です。

　肝臓の疾患や病気で多いのは、肝臓の細胞に過剰の脂肪（中性脂肪）がたまり、細胞を壊していく脂肪肝。ほかには、ウイルス感染によって炎症が起こり、慢性化する慢性肝炎があります。どちらも放っておくと肝臓が縮小・硬化する肝硬変になる可能性も。さらに、肝臓がんに進行する恐れもあります。

　脂肪肝を防ぐには、まず脂質や糖分の多い食事による肥満に注意することです。栄養バランスのよい食事を心がけ、いたんだ細胞の再生のために必要な良質のたんぱく質、ビタミンやミネラルをとりましょう。

　たんぱく質やミネラルが豊富な魚介は、タウリンという成分も含み、これが肝臓の機能を高めるといわれ、効果が期待されています。

　また、免疫力を高めるために、野菜に豊富なビタミンA・C・Eの摂取も大切です。

　なお、アルコールは肝臓の負担となるので、肝臓の働きが低下しているときは禁酒しましょう。

とりたい！
たんぱく質
ビタミン全般
タウリン

避けたい！
過度な飲酒
喫煙

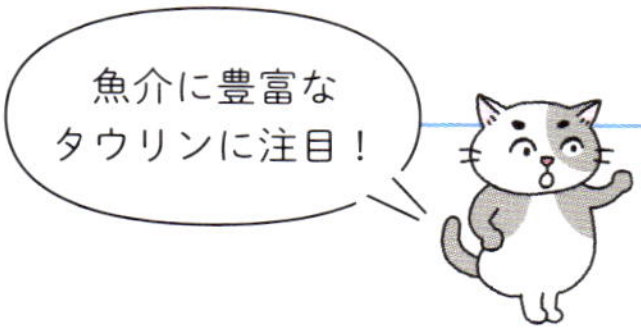

おすすめ食材

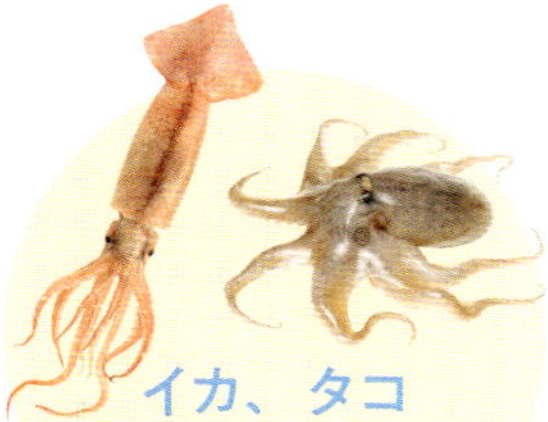

イカ、タコ

低脂質で高たんぱく質。肝臓の機能を強化するタウリンも豊富です。

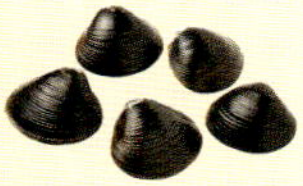

シジミ

肝臓の機能を高めるタウリン、さらにオルニチンもたっぷりとれます。

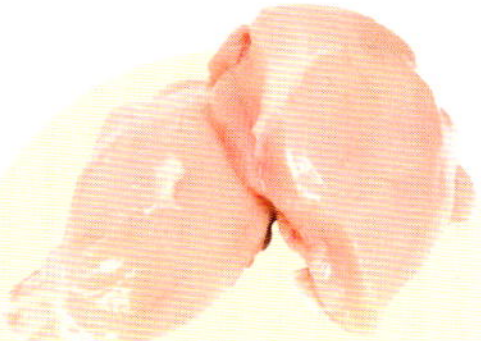

鶏肉

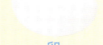

良質なたんぱく質が手軽にとれます。とくにささみがおすすめです。

卵

たんぱく質だけでなく、ビタミンとミネラルもとれます。

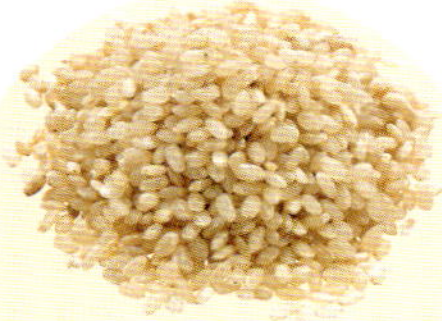

玄米

エネルギーを確保できます。ただし、とり過ぎは糖分の過剰摂取につながるので要注意。

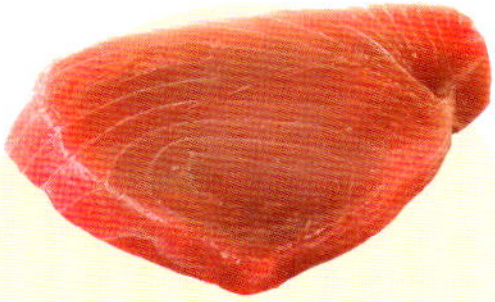

マグロ

たんぱく質の合成を助ける分岐鎖アミノ酸（BCAA）を豊富に含みます。

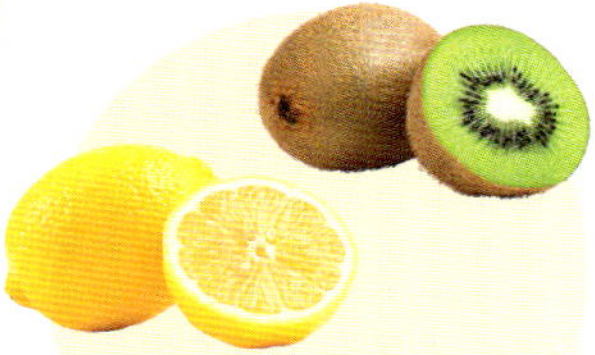

レモン、キウイ

免疫力を高めるとされるビタミンCをとりましょう。

おすすめ料理

シーフードサラダ

イカ、エビ、赤・黄ピーマン、グリーンアスパラガスは食べやすい大きさに切り、ゆでる。ひと口大に切ったタコ、アサリのむき身とともにボウルに入れ、レモン汁をかけて混ぜ合わせる。みじん切りの玉ねぎ、ワインビネガー、油、塩、こしょうを合わせたドレッシングをかける。

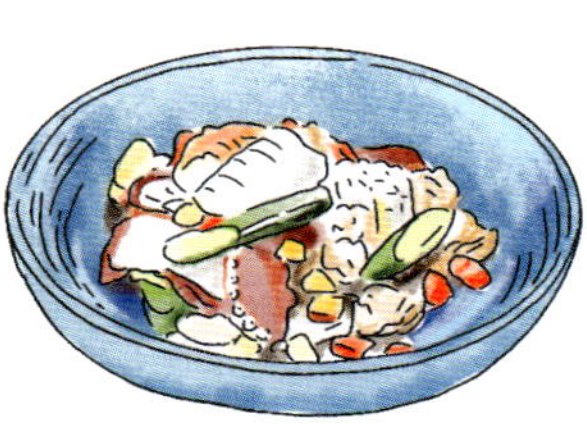

腎臓の働きの低下

どんな状態？

老廃物がたまり、むくみや倦怠感、血圧の上昇を招く

腎臓は、血液中の老廃物など体に不要なものをろ過して尿として排泄し、必要な成分は再吸収する器官。血液中の赤血球をつくる、血圧の調整に関わるホルモンを生産するといった重要な役目もあります。

腎臓の働きが悪くなると、余分な水分や塩分、老廃物が排泄できずに体内にたまり、ホルモンの分泌も滞ってむくみや倦怠感に襲われたり、血圧が上がったりします。

放っておくと腎不全になる恐れも。これは命にも関わる深刻な状態です。

対策は？

適度に水分補給し、食塩摂取を控えて血管の若さを保つ

腎臓の機能の低下には急性の病気が原因していることもありますが、高血圧や高血糖、脂質異常症を放っておいたことによって腎臓内の血管がいたみ、じわじわと進行し慢性化したケースがよく見られます。

腎臓病と診断される段階まで進んでしまうと専門家による指導が必要になりますが、初期の状態なら食事を中心に生活習慣を改善することで病気への進行を防ぐことができます。

過剰にならない程度に水分補給を行い、食塩のとり過ぎに注意し、バランスのよい食事をすること。高血圧（→Ｐ１８０）、高血糖（→Ｐ１８２）、血中のコレステロールや中性脂肪が多い脂質異常症（→Ｐ１８４）があれば、これらを防ぐ食事を心がけてください。

とくに過剰なたんぱく質は血液中に代謝後の老廃物を増やすため、適量摂取を。ただ、制限し過ぎるとエネルギー不足に陥るので注意が必要です。

腎機能が悪いとカリウムを体外に排出できず、血中のカリウム濃度が高くなり高カリウム血症になる恐れが。野菜や果物は水にさらすなど、カリウムを減らすようにしましょう。

血圧が高い状態は腎臓の働きを低下させます。血圧を安定させるためには適度な運動や十分な睡眠が大切です。

とりたい！
コントロールされた食事

避けたい！
塩分の多い食事
たんぱく質のとり過ぎ

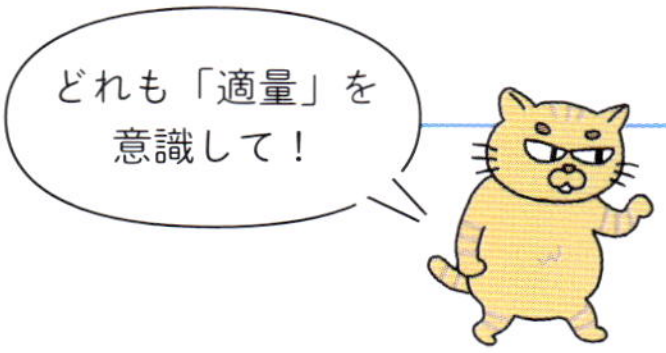

おすすめ食材

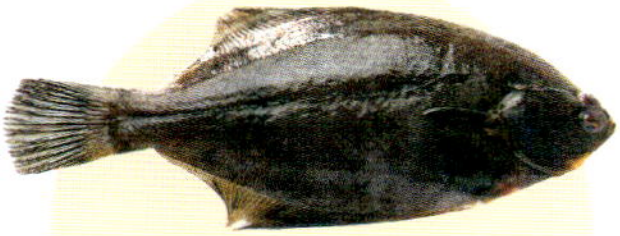

カレイ

摂取量を抑えたいリンが魚介の中では比較的少なめ。たんぱく質も良質。

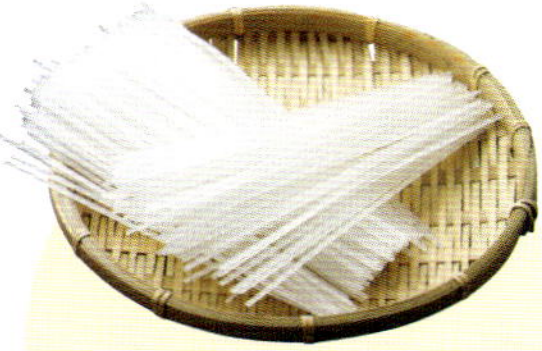

くず切り

カリウムをほとんど含まない食材。おやつの材料に◎。

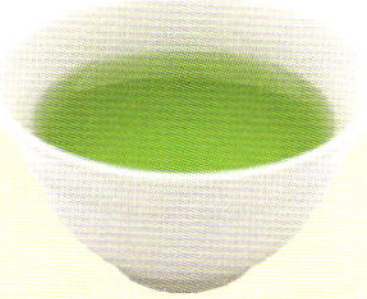

緑茶

水やお茶類など、エネルギーのない飲み物で水分補給を。

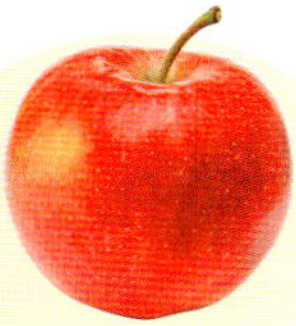

りんご

カリウムが比較的少なめな果物。生で食べるときは必ず水にさらしカリウムを減らして。

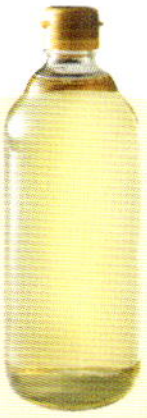

酢

酸味を生かし、食塩を含む調味料の味つけのかわりに使います。

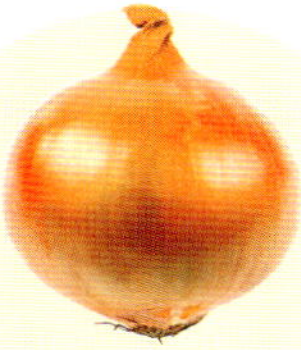

玉ねぎ

水にさらす、下ゆでするなどで、少ないカリウムをさらに減らして。

おすすめ料理

カレイの焼き浸し

カレイはうろこと内臓をとり水で洗う。表面に切り込みを入れたら、酒と塩を少量振ってしばらく置く。ししとうはへたの先を切り、竹串で数か所穴をあける。カレイにししとうをのせオーブンで焼く。だし汁、酢、しょうゆ、砂糖、小口切りにした赤唐辛子を混ぜてかける。

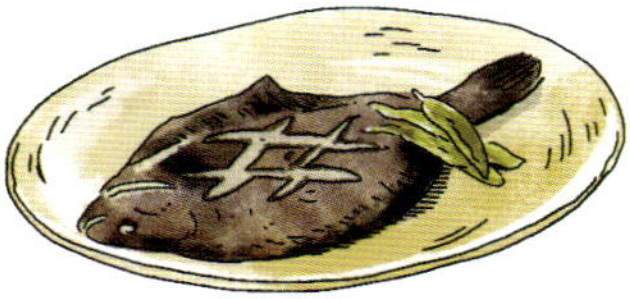

胃炎・十二指腸炎／胃潰瘍・十二指腸潰瘍

どんな状態？

胃や十二指腸内の粘膜に炎症が起き、傷ついた状態に

胃はみぞおちのあたりに位置する臓器、十二指腸は胃と小腸をつなぐ臓器、ともに食べたものの消化を行う器官です。内壁は粘膜におおわれて、粘膜の細胞は消化液の刺激にさらされないよう粘液などで保護されています。

この粘膜に炎症が起きているのが胃炎や十二指腸炎です。また、粘膜が傷ついている状態が胃潰瘍・十二指腸潰瘍で、重症になると胃や十二指腸に穴があいてしまうこともあります。

食欲不振や胃もたれ、痛みのほか、重症の潰瘍の場合、吐血も見られます。

対策は？

胃粘膜を保護する栄養と、消化しやすい食事

胃炎や十二指腸炎の原因はいくつかあります。炎症には急性と慢性があり、急性は暴飲暴食や食中毒、ストレス、薬品の副作用などがおもな原因です。

対策として、①食事の量を減らす、やわらかく煮た、消化によいものを食べる、症状が重い場合は1～2食を抜く、②ストレスの原因をとり除く、③薬品の副作用については医師に相談する、などがあげられます。

慢性の炎症は不規則な食事やピロリ菌の感染などが原因となります。対策として食事の時間を規則正しくし、アルコールなどの刺激物を控え、消化のよいものをよくかんで食べましょう。

急性の場合も慢性の場合も、粘膜を保護する栄養をとることは効果的です。キャベツに豊富なビタミンUは、炎症を引き起こす過剰な胃酸の分泌を抑え、粘膜を修復する働きがあるとされます。さといもやオクラのぬめり成分は、粘膜を保護します。大根は生で食べることで消化を助け、胃への負担を軽くするアミラーゼという酵素を含みます。

潰瘍は、炎症によって荒れた粘膜に傷がつきえぐられて進行するので、炎症の予防・改善が大切です。

なお、ピロリ菌の感染が原因の場合は、薬による治療が必要なので病院で治療を受けましょう。

とりたい！
ビタミンU
アミラーゼ

避けたい！
胃腸に負担をかける食事

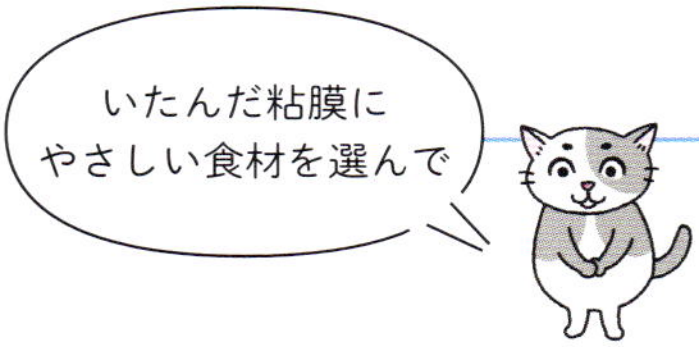

おすすめ食材

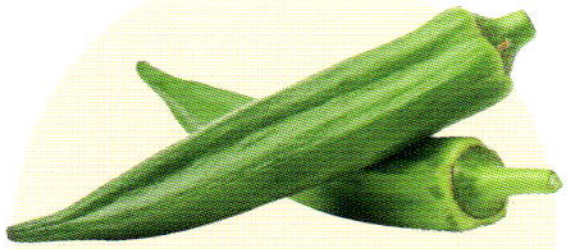

オクラ

ねばねばのもとの、ぬめり成分を含みます。

大根

炭水化物の消化を助ける酵素アミラーゼを含んでいます。

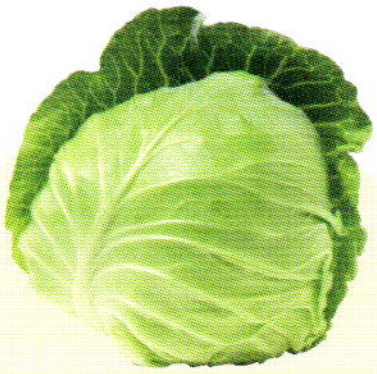

キャベツ

胃酸の分泌を抑えるとされる成分ビタミンUが豊富です。

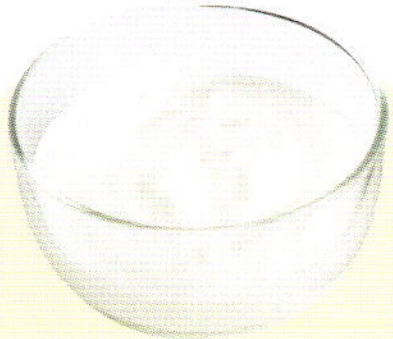

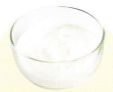

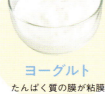

ヨーグルト

たんぱく質の膜が粘膜を保護し、さらに組織の再生を助けるとされます。

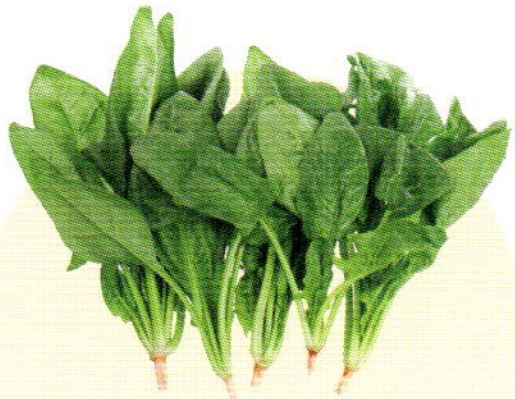

ほうれん草

胃粘膜の健康を守るビタミンAを豊富に含んでいます。

精白米

玄米などは消化が進みにくいため、やわらかく消化によい精白米が◎。

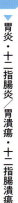

おすすめ料理

オクラとチーズのおろし和え

大根はすりおろし、軽く水気をきる。オクラは塩を振って板ずりし、産毛をとる。オクラを色よくゆでたら、がくをとり除き、薄い輪切りにする。砂糖、薄口しょうゆ、塩を混ぜておき、ボウルで大根おろしとカッテージチーズと一緒に混ぜ合わせる。最後にオクラも加えて混ぜ合わせる。

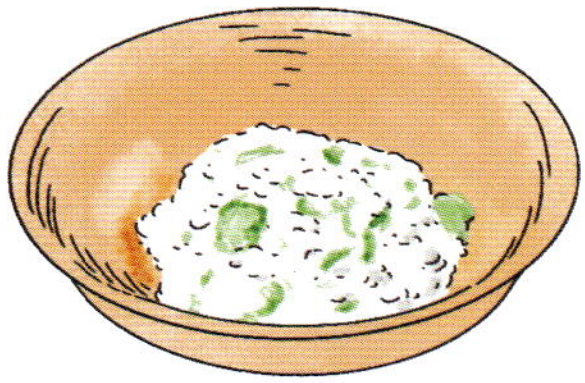

胆石発作

（胆のう・すい臓の病気）

どんな状態？

胆のうや胆管にコレステロールの石ができてたまる

胆のうは肝臓の下にある臓器です。肝臓が脂肪を消化するために分泌する胆汁という消化液を一時的にとどめ、濃度を調整したり十二指腸に送ったりする働きをしています。

胆汁に含まれるコレステロールなどが何らかの原因で結晶化し結石（胆石）となって、胆のうや胆管という管にたまることがあります。無症状のことが多いのですが、胆石が大きくなり胆汁の流れが滞ると細菌に感染して炎症を起こし、痛みや嘔吐、発熱が起こります。これが胆石発作です。

胆汁は、胆管を通りすい臓の出口ですい管から分泌されるすい液と合流します。そのあと十二指腸へと流れ、脂肪や炭水化物の消化を助けます。胆管とすい管の出口が共通の穴となっているため、胆管から落ちてきた胆石がすい臓の出口に詰まるとすい炎の原因にもなります。

胆石の発作やすい炎の痛みは、徐々に起こることもありますが、脂肪の多い食事のあとや食べ過ぎたあとの夜半に起きやすいという特徴があります。

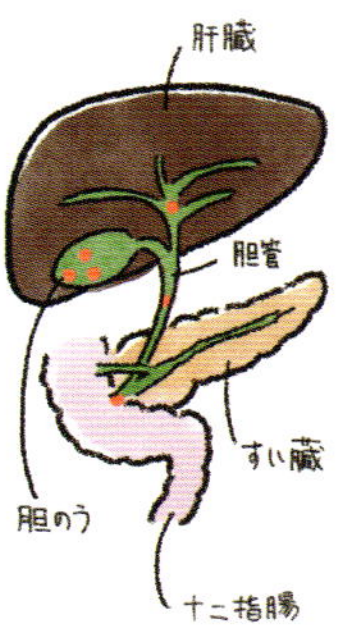

対策は？

食物繊維の多い食事で、脂肪の吸収を抑える

胆石の生成は体内のコレステロールの増加などによって進むので、コレステロールのとり過ぎには要注意。コレステロールの吸収を抑える食物繊維が豊富な食事をとるものよいでしょう。

魚はコレステロールの代謝に関わるとされるＩＰＡ（ＥＰＡ）やＤＨＡなどの不飽和脂肪酸やビタミンＢ群などを豊富に含んでいるのでおすすめです。

そのほか、エネルギーや糖質、動物性脂肪のとり過ぎが胆石の生成と関与することが知られています。これらは控えるようにしましょう。

とりたい！
食物繊維
IPA、DHA
ビタミンＢ群

避けたい！
油っこい料理をたくさん食べること

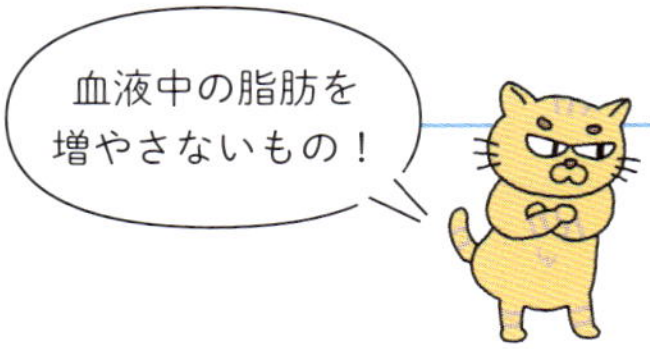

おすすめ食材

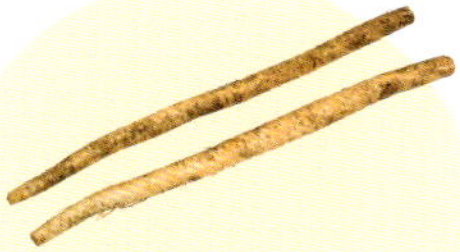

ごぼう

豊富な食物繊維でコレステロールの吸収を抑制します。

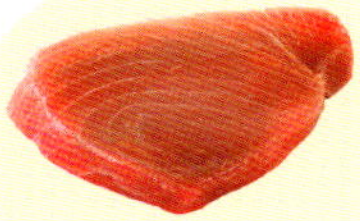

マグロ

コレステロールの代謝に関わるIPA（EPA）、DHAが豊富です。

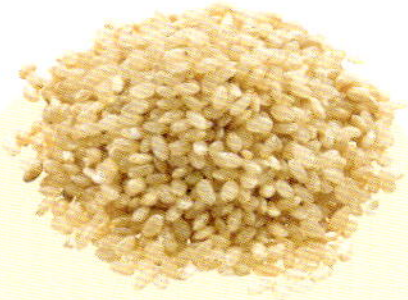

玄米

食物繊維がたっぷりとれます。毎日の主食におすすめです。

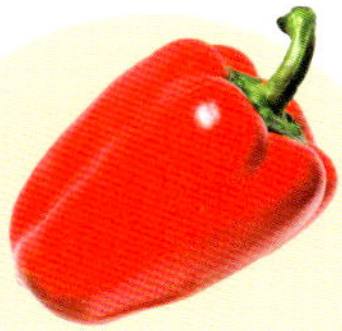

赤ピーマン

脂肪分の消化に役立つビタミンCが緑のピーマンよりも豊富に含まれています。

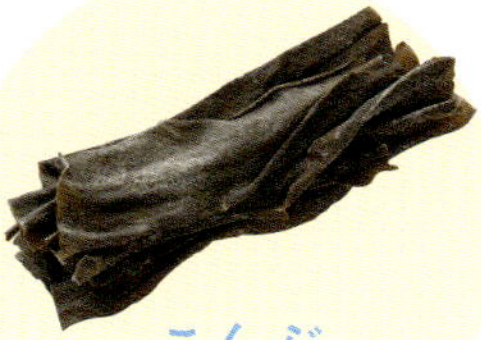

こんぶ

食物繊維の宝庫。エネルギーも低く安心してたっぷり食べられます。

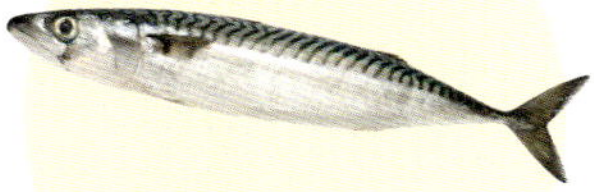

サバ

IPA（EPA）やDHAはコレステロールの代謝を改善する働きがあるとされ、胆のうへの負荷を減らします。

おすすめ料理

マグロ＆トマト丼

マグロとトマトは1cm角に切る。青じそは、軸をとって細切りにする。ボウルにしょうゆ、みりん、練りわさびを入れて混ぜ、オリーブオイルを少しずつ加えて混ぜ合わせる。マグロとトマトを加えて和える。ご飯にごまとのりを散らし、マグロとトマトを盛った上に青じそをのせる。

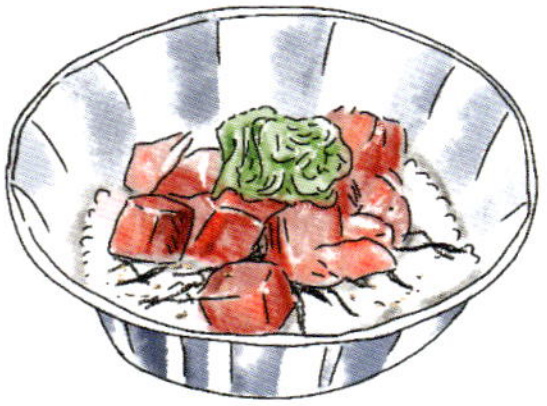

やせ過ぎ

どんな状態？

肥満度数が18・5未満で、倦怠感や貧血などが起こる

日本肥満学会では、肥満度を判断する体格指数ＢＭＩが18・5未満の場合、「やせ過ぎ」の状態としています。

やせ過ぎていると、体力が低下し無気力になったり、倦怠感や肌荒れ、抜け毛、風邪などの感染症にかかりやすくなったりもします。女性の場合は無月経や貧血といった症状が見られることも多く、放っておくと、不妊症や骨粗しょう症（→Ｐ１９０）などの症状を招きます。また高齢者の低体重は「フレイル」とよばれる全身虚弱を引き起こしやすくなります。

対策は？

食欲がわく工夫と、適切なエネルギーの食事を心がけて

やせ過ぎの原因は、食事からのエネルギー摂取不足のほか、各種のがん、代謝の異常、ホルモンの異常など、隠れた病気が原因のことも。心当たりはないのにやせてくる状態や、摂食障害があれば専門家の治療が必要です。

食事量が少なかったり、栄養バランスに偏りがあったりしてエネルギーの摂取量が足りない場合は、基礎代謝や活動量にあわせた十分な食事量を確保しましょう。香辛料や酢などで味の変化をつけたり、旬の食材をとり入れたりして、食欲がわく工夫をしましょう。

とりたい！
糖質
たんぱく質
亜鉛

避けたい！
栄養の偏った食事

おすすめ食材

卵
良質なたんぱく質とともにさまざまな栄養を含みます。

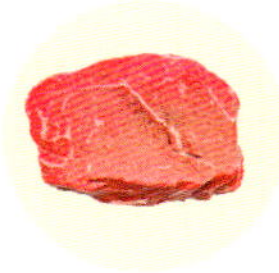

牛肉
筋肉の維持に役立つほか、味覚を正常に保つ亜鉛も豊富。

精白米
糖質をしっかりとれるうえ、おかずとの相性も◎。

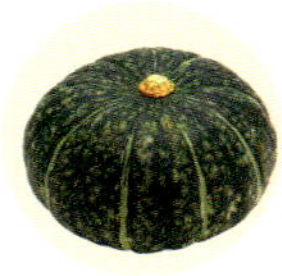

かぼちゃ
糖質がとれ、エネルギーを摂取できます。

5章

食品の栄養成分と作用

食品に含まれる栄養や
その作用など、普段の食事に
役立つ知識が満載です。

ATTENTION

- この章で示す作用は体内での栄養素の働きなどから期待されるものであって、必ずしも人に対する有効性が実証されているものばかりではありません。また、特定の食品や成分をたくさんとったからといって高い作用が期待できるものではなく、健康のためには主食、主菜、副菜を基本にバランスよく適量の食事をとることが大切です。
- 食品の成分値は、それぞれエネルギー、たんぱく質、脂質、炭水化物のほか、その食品に特徴的な成分を掲載しています。

穀類

主食となるご飯やパンなど、おもに炭水化物を中心とした食品。脳や体のエネルギー源になります。

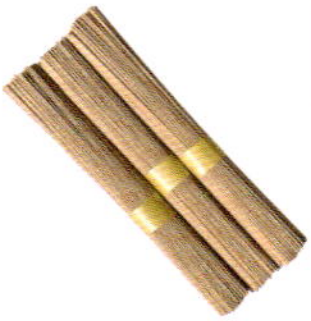

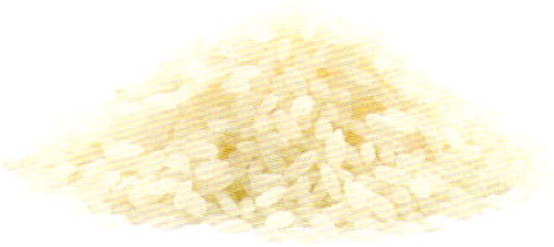

\注目!/

GI値　精製しているものほどGI値が高い

GI（グリセミック・インデックス）値とは、糖質50ｇを含む食品を摂取した際の血糖値の上昇度合を表した値です。

GI値が低く体内への吸収がゆるやかな食品は、腹もちのよい状態になります。精白された白米や食パンはGI値が高く、精製度の低いそばや玄米、全粒粉パンなどの食物繊維を多く含むものはGI値が低くなる傾向があります。精白米や食パンを食べたいけれどGI値が気になるという場合は、食物繊維を含む食品を一緒に摂取すると、急な血糖値の上昇を抑えることができるでしょう。

なお最近では、GI値のかわりに「GL値（グリセミック負荷）」を使うことが増えています。GL値は食品100g中に含まれる糖質量にGI値をかけ100で割ったもので、より現実に摂取する量に近いとされています。

\注目!/

米の種類　うるち米ともち米は、でんぷんが違う

米は、アミロースとアミロペクチンという２種類のでんぷんを含んでいます。アミロースが多いとぱさつきがあるかたい食感に、アミロペクチンが多いと粘りのある食感になります。日頃食べている米の「うるち米」はアミロースとアミロペクチンが2：8で、色は半透明です。餅や赤飯などに使われている「もち米」はアミロペクチンのみでアミロースを含んでおらず、白く不透明です。

しりたい

いもは穀類なの？

世界にはいもが主食の地域もありますが、食品成分表では穀類でも野菜でもなく、いも類として分類されています。じゃがいもやさつまいもなどのいも類は、ビタミンCや糖質、食物繊維が豊富です。

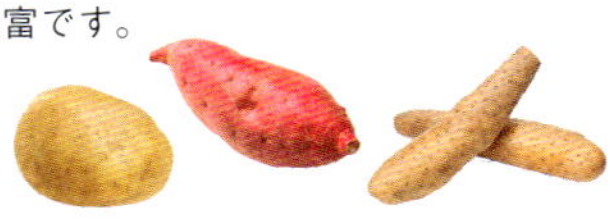

\注目!/

精製度　精白・精製すると、栄養素が失われる

米や麦などでは、口当たりがよく食べやすい白い部分は胚乳部で、おもに炭水化物です。口当たりのよくない外皮や胚芽にはビタミンやミネラルが含まれています。つまり、精白・精製するほど、ビタミンやミネラルが失われます。ビタミン、ミネラルを摂取するには、玄米や全粒粉パン、精製度の低いライ麦パンがおすすめです。

穀類の種類と栄養成分の違い

100g中（mg※）

		ビタミンB1	ビタミンB2	ナイアシン	ビタミンE
米	精白米	0.08	0.02	2.6	0.1
	七分つき米	0.24	0.03	3.2	0.4
	玄米	0.41	0.04	8.0	1.2
	はいが精米	0.23	0.03	4.2	0.9
パン	食パン	0.07	0.05	2.6	0.4
	ライ麦パン	0.16	0.06	2.7	0.3
めん	うどん（生）	0.09	0.03	1.7	0.2
	中華めん（生）	0.02	0.02	2.3	0.2
	そば（生）	0.19	0.09	5.4	0.2

※ナイアシンはmg NE

魚介類

良質なたんぱく質を含み、おもに主菜に使われます。また、IPA（EPA）やDHAをとることもできます。

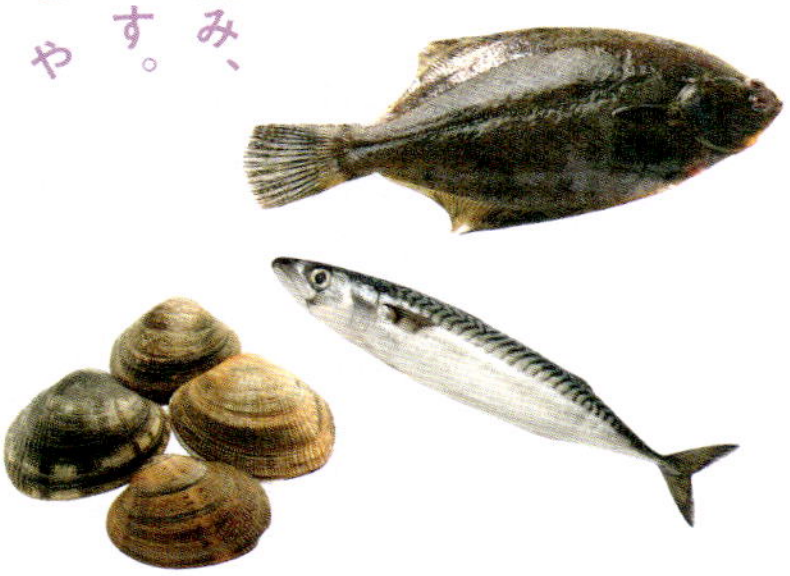

\注目!/

色　赤身魚と白身魚では赤い色素たんぱく質の量が違う

赤身魚と白身魚は、肉の見た目の色ではなく、体内で酸素の運搬・供給に関わる赤い色素たんぱく質ミオグロビンやヘモグロビンの含有量によって区別します。カツオやマグロ、サバなどの回遊魚は泳ぐのに大量の酸素を必要とするため、これらの量が多い赤身魚。こってりとした旨みがあるのが特徴です。カレイやヒラメ、タイなどの沿岸性の魚はこれらの少ない白身魚で、淡白な味が特徴です。

ちなみに、赤身魚と思われがちなサケは、じつは白身魚。身の赤色はエビやカニにも含まれる赤い色素アスタキサンチンによるものなのです。

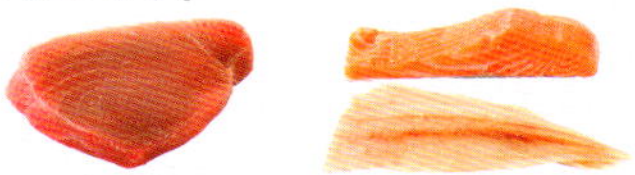

赤身魚　白身魚

\注目!/

旬　産卵後の魚は栄養が少ない

魚の旬は産卵前の脂ののった頃のことで、おいしさはもちろん、栄養も豊富です。多くの魚は産卵後は疲労して、味も栄養価も落ちてしまいます。

\注目!/

鮮度と栄養　IPA（EPA）やDHAは酸化しやすいので注意

魚介は鮮度がよいほど栄養たっぷりで魚の生臭さも強くないので、鮮度のよい状態を保つことが大切。購入したら帰宅後すぐに冷蔵庫に入れ、できるだけ早く食べましょう。不飽和脂肪酸であるIPAやDHAは酸化しやすいので、干物であっても油断せず、早めに食べるのが◎。

カキには生食用と加熱用があります。加熱用は鮮度が低いと思われがちですが、それは間違い。鮮度に違いがあるわけではなく、生食用は生で食べられるように除菌などの手間をかけているのに対し、加熱用はその工程をしていないという違いなのです。

\注目!/

部位　血合い肉には鉄、骨にはカルシウムが豊富

血合い肉は魚特有の筋肉で、ほかの部位の肉に比べて赤色が濃く、鉄が多いのが特徴。サンマやマイワシなどは血合い肉が多く、身全体の2割を占めます。

そのほか骨にはカルシウムが、肝臓部分や脂ののった赤身魚にはビタミンDが豊富に含まれています。

ちゅうい

アニサキスによる食中毒

生のサバやアジ、サンマ、カツオ、イワシ、サケ、イカなどの内臓には、アニサキスという寄生虫の幼虫がいる可能性が。それを生のまま、あるいは十分な冷凍や加熱なしに食べると激しい腹痛や嘔吐などの食中毒を起こします。対策としては、新鮮な魚を購入する、丸ごと1匹を購入した場合は内臓を速やかにとり除く、内臓を生で食べない、目で見て確認し、幼虫がいたら除去することがあげられます。

肉類

良質なたんぱく質源。
種類や部位によって
含まれる栄養素が異なります。

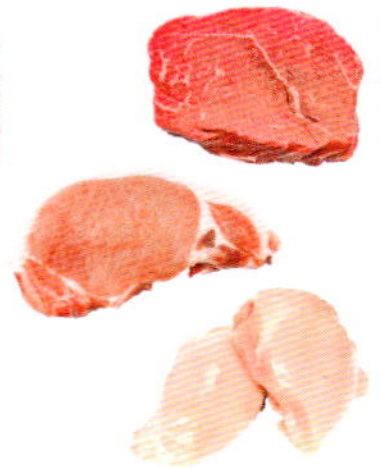

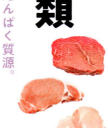

＼注目！／

部位　牛・豚肉の赤身や鶏肉は高たんぱくで低脂質

　牛肉、豚肉のヒレ肉や鶏ささみなどは高たんぱくで低脂質です。反対に牛肉、豚肉のリブロースやばら、鶏皮は高脂質。また、鶏皮はコレステロールも豊富なため、鶏肉は部位よりも皮つきか皮なしかで栄養が異なります。どの肉でもレバーにはビタミンA・B_2、鉄が豊富です。

部位によるたんぱく質・脂質の違い
100g 中（g）

		たんぱく質	脂質
牛肉（乳用肥育牛肉）	肩（脂身つき）	17.1	18.0
	肩（皮下脂肪なし）	17.9	13.4
	肩ロース（脂身つき）	13.7	24.7
	肩ロース（皮下脂肪なし）	13.9	23.5
	リブロース（脂身つき）	12.5	35.0
	リブロース（皮下脂肪なし）	13.0	31.4
	サーロイン（脂身つき）	14.0	26.7
	サーロイン（皮下脂肪なし）	16.0	19.3
	ばら（脂身つき）	11.1	37.3
	もも（脂身つき）	16.0	12.6
	もも（皮下脂肪なし）	17.1	9.2
	ヒレ（赤身）	17.7	10.1
豚肉（大型種肉）	肩（脂身つき）	18.5	14.0
	肩（皮下脂肪なし）	19.7	8.8
	肩ロース（脂身つき）	14.7	18.4
	肩ロース（皮下脂肪なし）	15.2	15.2
	ロース（脂身つき）	17.2	18.5
	ロース（皮下脂肪なし）	18.4	11.3
	ばら（脂身つき）	12.8	34.9
	もも（脂身つき）	16.9	9.5
	もも（皮下脂肪なし）	18.0	5.4
	ヒレ（赤身）	18.5	3.3
鶏肉（若鶏）	手羽（皮つき）	16.5	13.7
	手羽先（皮つき）	16.3	15.7
	むね（皮つき）	17.3	5.5
	むね（皮なし）	19.2	1.6
	もも（皮つき）	17.0	13.5
	もも（皮なし）	16.3	4.3
	ささみ	19.7	0.5

＼注目！／

産地　国産牛は輸入牛よりも高エネルギー

　国産牛と輸入牛の違いは産地＝育てられた場所。日本で長く育てられ、食肉に加工された牛は何の種であれ国産牛です。一般的によく食べられるのは食品成分表の「乳用肥育牛肉」で、輸入牛と比べて高エネルギーなのが特徴。一方輸入牛は日本国外で長く育てられ、食肉用に加工されてから輸入されたもので、低エネルギーで高たんぱく、低脂質です。また和牛は「黒毛和種」など4品種と、これらの交雑種のことを指し、国産牛や輸入牛よりも高エネルギーで高脂質。きめが細かく肉質がやわらかいのが特徴です。これらの質の違いは食べるエサの違い、すなわち育て方、ひいては消費者がどのような肉を好むかという需要の問題と考えられます。

国産牛・輸入牛・和牛の栄養の違い
肩（皮下脂肪なし）　100g 中（g）

	エネルギー	たんぱく質	脂質
国産牛（乳用肥育牛肉）	193	17.9	13.4
輸入牛	138	19.6	6.6
和牛	239	18.3	18.3

野菜

ビタミン・ミネラル類や食物繊維のほか、ファイトケミカルも豊富で、体の調子を整える働きがあります。

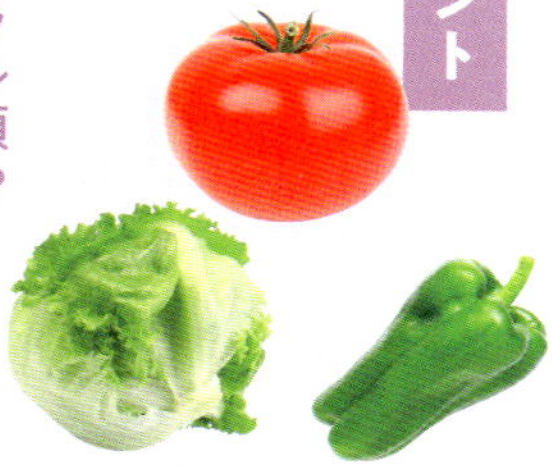

\注目!/

栽培方法　有機栽培の野菜は安心・安全

有機栽培は、化学肥料や農薬、遺伝子組み換え技術を使わない栽培方法です。オーガニックは有機栽培と同義で、JAS法に基づき登録認証機関の検査を受け認証されると、有機JASマークをつけて「有機」「オーガニック」と表示することが許可されています。

有機栽培された野菜(有機野菜)は味がよさそうと思われがちですが、現在そのような研究結果はなく、有機野菜のメリットは「安心・安全」です。どうしても化学肥料や農薬などを避けたい場合は有機野菜を用いるのがよいでしょう。

\注目!/

土壌　よい土壌で育った野菜は栄養豊富

植物は土の中に根を張り、養分や水分を吸収して成長します。そのため、どのような土壌で育てられたのかにより、野菜の味や栄養価は異なります。よい土壌だと栄養が豊富で味もおいしく、有害物質が混ざった土壌だと野菜にも有害物質がとり込まれてしまいます。

しりたい

カット野菜のメリット・デメリット

市販のカット野菜には、洗ったり切ったりする手間を省けて手軽に食べられるというメリットがある一方で、丸ごと売られている野菜よりも割高なうえ、消費期限までが短いというデメリットがあります。消費期限までが短いのは、野菜は切ったところから細菌が増えやすいためです。

だからといって、カット野菜を使うのはよくないということではありません。野菜を食べないより、カット野菜を使って料理をするほうが健康的です。丸ごとの野菜でもカット野菜でも、野菜に含まれる栄養は時間がたつとどんどん減っていくため、早めに食べることがポイントです。

\注目!/

種類　緑黄色野菜・淡色野菜の違いはβ-カロテン量

野菜は「緑黄色野菜」と「淡色野菜」に分けられます。この違いは色ではなくβ-カロテンの含有量。基本的に、可食部100g当たりにβ-カロテンが600μg以上だと緑黄色野菜です(→P36)。ただ、野菜にはβ-カロテン以外の栄養も多く含まれており、どちらの野菜がよりよいというわけではなく、両方バランスよくとるのが正解です。

\注目!/

旬　旬の野菜は味だけでなく栄養価も高い

旬とは、その食品が最もおいしい時期のことで、市場にも多く出回ります。旬の野菜は、味がよいだけでなく栄養も豊富。露地ものだけでなくハウス栽培でも、旬のほうが栄養価が高い傾向があります。

\注目!/

部位　外葉や芯にも、じつは栄養がある!

ひとつの野菜でも部位により、栄養素の種類や栄養の含有量は異なります。野菜のほとんどは、色が濃い部分や外葉、皮や皮のすぐ下、芯の周辺の栄養価が高くなっています。

精白米

活動エネルギーのもととなる日本人のソウルフード

米は炭水化物を多く含み、活動エネルギーの源である大事な食材。昔から日本人の主食として親しまれてきました。稲からもみ殻をとり除いたものが玄米、さらにぬかを削って胚芽を残したものがはいが精米、胚芽も除いたものが精白米です。玄米や胚芽米の栄養価が高いことは知られていますが、精白米にもさまざまな成分が含まれます。食べやすさや消化のよさは精白米ならでは。最近では自家用精米機も人気です。

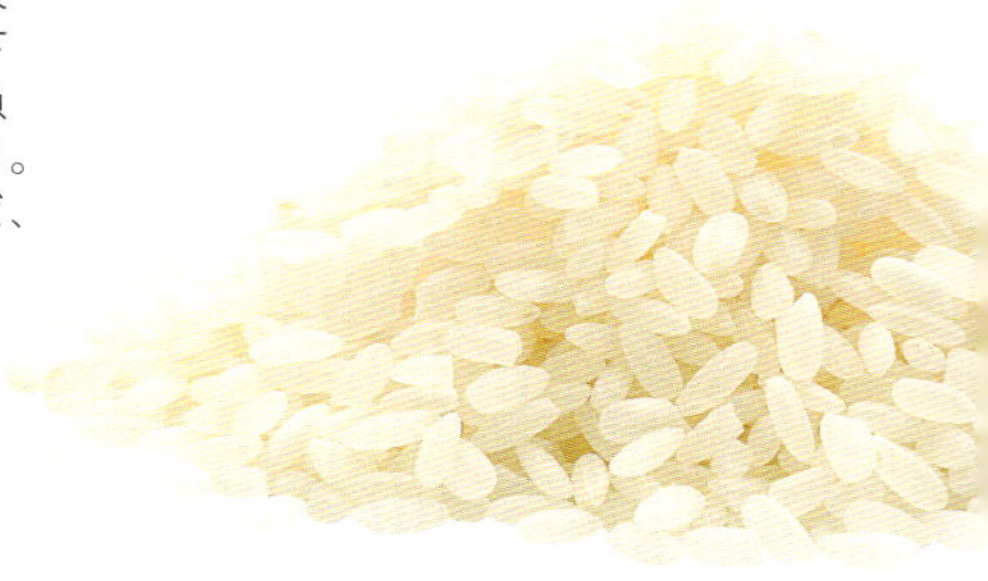

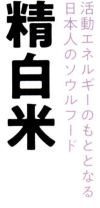

成分　炭水化物はもちろん ビタミンやたんぱく質も含む

主成分は、でんぷんです。米のときは生でんぷん（β-でんぷん）ですが、炊飯によって消化吸収されやすい糊化でんぷん（α-でんぷん）になります。ほかに、ビタミンB_1・E、たんぱく質、食物繊維、亜鉛や鉄などのミネラルも含んでいます。

作用　即効性のあるエネルギー源で 体力回復効果に期待

米に含まれるでんぷんは炊飯によって消化吸収がよくなり、効率よくエネルギー源となるため、体力回復に期待ができます。また、脳にとっても最も効率的なエネルギー源となります。ビタミンB_1は糖質の代謝を助け、たんぱく質は体をつくるもとになります。食物繊維による整腸作用もあります。

食べ方　炊きたてご飯からお寿司まで、いろいろな食べ方で楽しんで

でんぷんは温度が10度以下になると急速に老化現象が進んでかたくなり、粘りもなくなるため味が低下します。ご飯は炊きたてを食べるのがおすすめ。魚肉や野菜などの炊き込みご飯にしてもよいでしょう。ほかにも、冷めてもおいしいおにぎりやお寿司など、さまざまな食べ方で楽しめます。

知っとくとおトク!

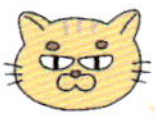

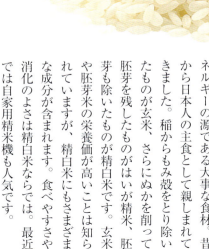

精米後は、時間がたつにつれてどんどん味が落ちてしまうんだ。夏場は精米から 30 日以内、冬場は 45 日以内に食べきれる量を買うようにするといいよ。

エネルギーとおもな栄養成分の含有量
（うるち米　100g 当たり）

エネルギー	342kcal
たんぱく質	5.3g
脂質	0.8g
炭水化物	75.6g
ビタミンB_1	0.08mg

穀類

玄米

精白米より栄養豊富で
ヘルシー志向の人に人気

知っとくとおトク！

最近話題の発芽玄米は、玄米に水をやり少し発芽させたもの。ふつうの玄米より食べやすいうえに、健康な体づくりに大事な栄養がたっぷり含まれているよ！

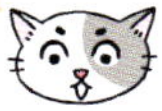

成分　ビタミンB_1は精白米の約５倍！

主成分である炭水化物（糖質）のほか、ぬかや胚芽をとり除いた精白米より、ビタミンや食物繊維、ミネラルを多く含んでいます。とくに、ビタミンB_1は精白米の約5倍、ビタミンEは約12倍の含有量です。

作用　体や脳のエネルギー源、腸内環境の改善も

糖質は体だけでなく、脳にとっても効率的なエネルギー源となり、体力回復に役立つとされます。豊富なビタミンB_1は糖質の代謝を助けます。食物繊維は便秘を改善して腸をきれいに整えます。

食べ方　胃腸の弱い人はしっかりかもう

精製していない玄米は、白米に比べて消化されにくいですが、その分腹もちがよいともいえます。胃腸が弱い人は、水を多めにしてやわらかく炊き、しっかりかんで食べるようにしましょう。

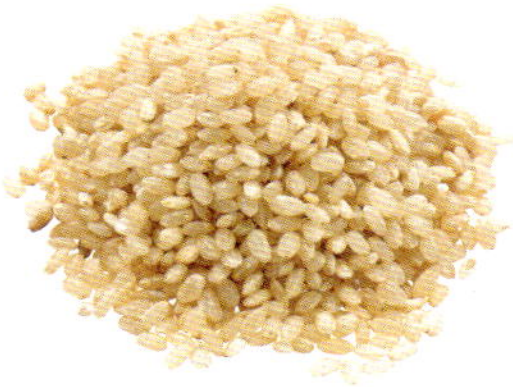

エネルギーとおもな栄養成分の含有量
（100g 当たり）

エネルギー	346kcal
たんぱく質	6.0g
脂質	2.5g
炭水化物	71.3g
ビタミンB_1	0.41mg

穀類

はいが精米

栄養をしっかり残しつつ
消化もよくて食べやすい

知っとくとおトク！

胚芽は、米の先についている小さい粒のことで、栄養がたっぷり。はいが精米を白米と同じ感覚でとぐと、この胚芽がとれてしまうから気をつけてとごう。

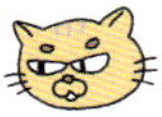

成分　ビタミンB_1・Eが豊富に含まれる

玄米からぬかを除き、胚芽部分を残したもので、ビタミンB_1は精白米の約3倍、ビタミンEは約9倍含まれます。玄米ほどではないですが、精白米よりも不飽和脂肪酸の一種であるリノール酸が豊富です。

作用　体や脳のエネルギー源、動脈硬化の予防にも期待

糖質が体や脳のエネルギー源となり、ビタミンB_1は糖質の代謝を助けます。また、豊富なリノール酸がコレステロール値を下げるとされ、動脈硬化などの予防への効果が期待されています。

食べ方　消化しやすく栄養もとれる！

玄米に負けない栄養価で、精白米のように食べやすいのが特徴。ぬかを除いたため消化もよく、胃腸の弱い人や高齢者、子どもにもおすすめです。精白米よりも水加減をやや多めにして炊きましょう。

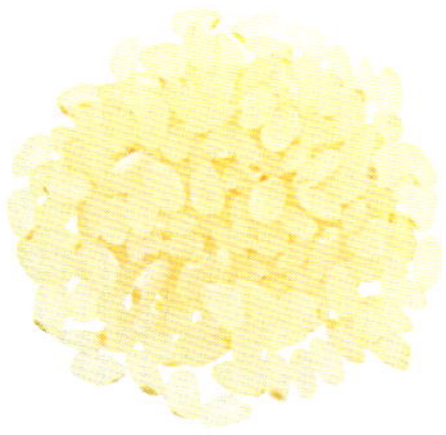

エネルギーとおもな栄養成分の含有量
（100g 当たり）

エネルギー	343kcal
たんぱく質	6.5g
脂質	1.9g
炭水化物	72.2g
ビタミンB_1	0.23mg

小麦粉

粘りのもと＝グルテンが食生活を豊かにしてくれる

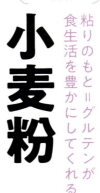

成分　グルテンを生むたんぱく質やビタミン、ミネラルも含む

炭水化物（糖質）を主成分とし、水を加えてこねることでグルテンを形成するたんぱく質を含みます。そのほかビタミンB_1・B_2などのビタミン、カルシウムやマグネシウムなどのミネラルも含みます。全粒粉は、不飽和脂肪酸のリノール酸やリノレン酸、食物繊維をふつうの小麦粉よりも多く含んでいます。

作用　豊富に含まれるビタミンB群が糖質の代謝をサポートする

主成分である糖質は、活動エネルギーの源。そして、豊富なビタミンB_1・B_2が糖質の代謝をサポートします。これに加え、全粒粉は、食物繊維による整腸作用も期待できます。不飽和脂肪酸はコレステロール値を下げるともいわれますが、そもそもの含有量が多くないので効果は未知数です。

食べ方　強力粉、中力粉、薄力粉、用途はそれぞれ異なる

パンやめんをはじめ、お菓子、点心や揚げ物の衣まで食べ方はさまざまです。グルテンが多く粘りの強い強力粉はパンやピザ生地、めん、ぎょうざの皮などに、中力粉はうどんなどに、薄力粉はケーキなどの菓子類に使われています。全粒粉は、パンやパスタ、お菓子などに広く使われています。

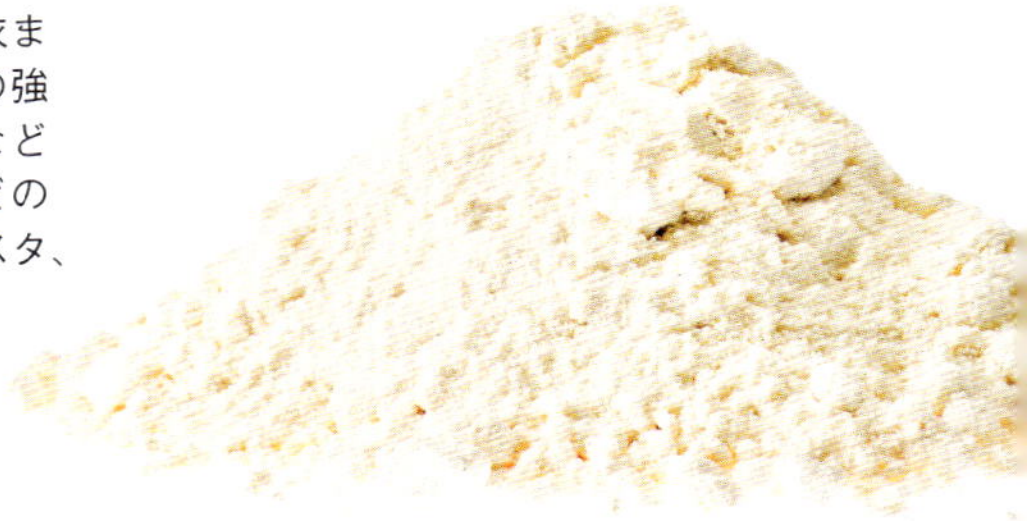

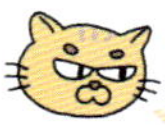

知っとくとおトク！

小麦粉は湿気に弱いため、保存するときは湿気の少ない冷暗所で保存するようにしよう。また、穀物の好きな虫の侵入を防ぐために、密閉容器に入れておこう。

小麦粉は小麦を粉状に挽いたもの。パンや菓子類、めんなどの主材料です。小麦粉は粘りのもとであるグルテンを形成するたんぱく質の含有量によって3種類に分けられます。含有量の多い順に、強力粉、中力粉、薄力粉です。含有量が多いほど粘性や弾力性が高くなります。

　ふつうの小麦粉は表皮や胚芽部分をとり除きますが、全粒粉はこれらを残したまま挽いたもの。食物繊維などの栄養成分が豊富です。

エネルギーとおもな栄養成分の含有量
（薄力粉　100g当たり）

エネルギー	349kcal
たんぱく質	7.7g
脂質	1.3g
炭水化物	73.1g
ビタミンB_1	0.11mg

そば

ヘルシーで栄養抜群！日本が誇る健康食材

日本人が大好きなそばは、そばの実を挽いたそば粉が主原料。そばは米よりも栽培しやすいので、古くから日本各地でつくられ、主食とされてきました。炭水化物、たんぱく質、ビタミンやミネラル、ポリフェノールなどを含み、栄養価の高い食材であることが知られています。いろいろな種類があり、その中でも栄養的に優れているのはそば粉だけでつくられる十割そばですが、主流は小麦粉などをつなぎにしたそばです。

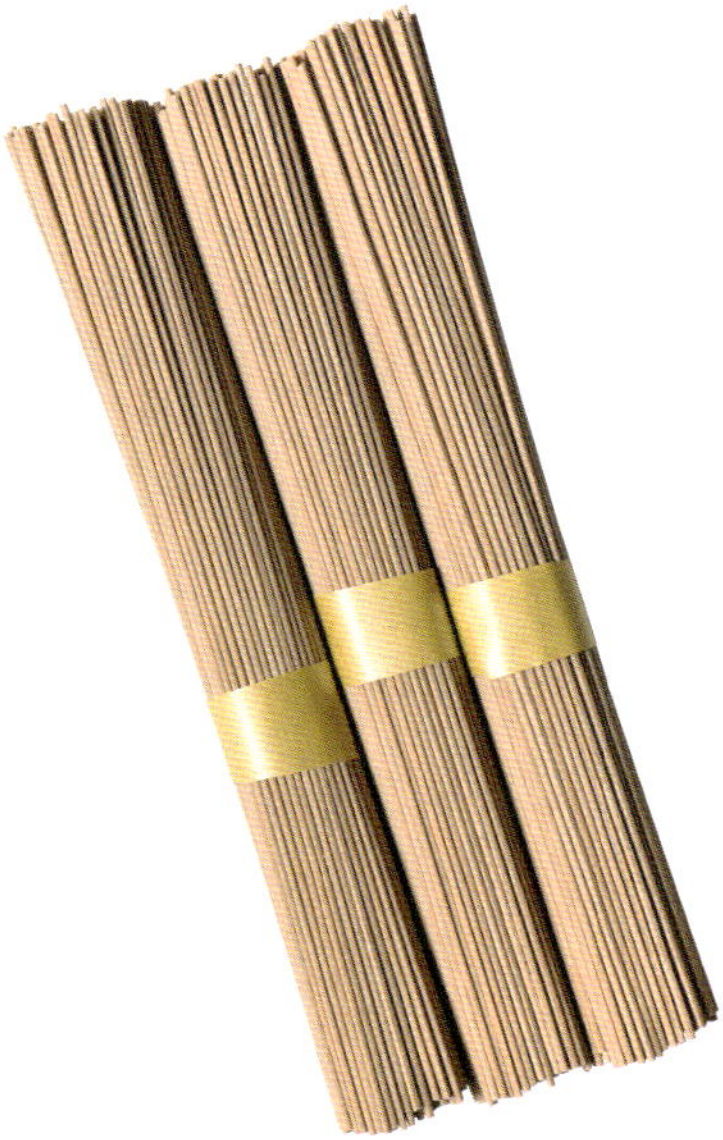

成分　ビタミンやミネラルのほか、血管を強くするルチンを含む

活動エネルギーになる炭水化物（糖質）をはじめ、必須アミノ酸のリジンを含む良質なたんぱく質、ビタミンB_1、カルシウム、食物繊維などを豊富に含んでいます。まさに、健康を維持するための有効成分の塊ともいえる食材です。また、ポリフェノールの一種であるルチンを含むのも大きな特徴です。

作用　注目の成分ルチンの動脈硬化予防に期待

豊富に含まれる有効成分ルチンが、毛細血管を丈夫にすることで血行を促進し、動脈硬化や脳卒中の予防、高血圧の改善などに効果があるのではと期待されています。ほかにも、ビタミンB_1による糖質の代謝促進、食物繊維による整腸作用、カルシウムによる骨の強化など、多くの作用が期待できます。

食べ方　薬味や具を加えればよりヘルシーに食べられる

納豆そばやおろしそばなどにすれば、より栄養価が上がってヘルシーに食べられます。また、生そばは、ゆでたあとのそば湯にもビタミンB_1などが溶けていると考えられます。ただ、つけ汁にそば湯を加えて飲むのは食塩のとり過ぎになる可能性も。飲み過ぎないようにしましょう。

知っとくとおトク！

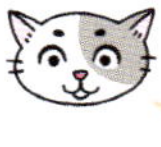

十割そばは栄養価が高いけれど、打つには技術が必要。一般的なそばは、つなぎの小麦粉の割合が多いんだ。食品成分表に載っている干しそばの値は、小麦粉 6.5:そば粉 3.5 だよ。

エネルギーとおもな栄養成分の含有量
（干しそば　乾　100g 当たり）

エネルギー	344kcal
たんぱく質	11.7g
脂質	2.1g
炭水化物	65.9g
ビタミン B_1	0.37mg

アジ

旨みがたっぷり詰まった食卓の定番

知っとくとおトク!

魚の内臓はいたみやすいよ。1匹丸ごと買ったときは、内臓をなるべく早く処理しよう。洗ったあとはしっかり水気をとって冷蔵庫に保存しよう。

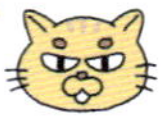

エネルギーとおもな栄養成分の含有量
(マアジ　100g当たり)

エネルギー	112kcal
たんぱく質	16.8g
脂質	3.5g
DHA	570mg
IPA(EPA)	300mg

成分 青背魚といえばDHAとIPA(EPA)

青背魚の特徴である不飽和脂肪酸のDHAとIPAが豊富に含まれます。ほかにもたんぱく質や、ビタミンB_2・Dなどのビタミン、カルシウム、タウリンなどのミネラルをバランスよく含んでいます。

作用 DHAは脳の機能に関わり、IPAは血栓予防に関わる

DHAは脳の機能に重要な役割を果たします。IPAには血栓をできにくくしたり、コレステロール値や血圧の上昇を抑えたりする作用があるといわれます。カルシウムとビタミンDは骨粗しょう症予防に働きます。

食べ方 骨ごと食べて丈夫な骨づくり

青背魚の中ではくせがなく、天ぷらやフライ、ムニエル、マリネなど、どんな料理にも向いています。小アジは丸ごと揚げて南蛮漬けにしても。骨に含まれる豊富なカルシウムを摂取できます。

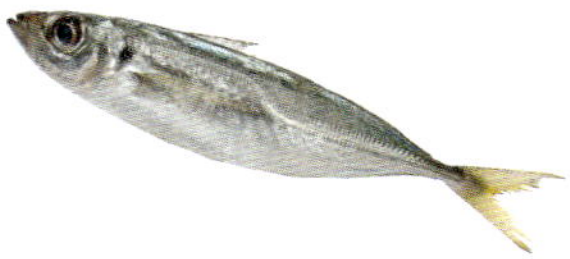

イワシ

焼き物に煮物、フライなど、いろいろな味が楽しめる青背魚

知っとくとおトク!

イワシを買うときは、体に張りがあってつやつやしているものを選ぶといいよ。目は濁りがなくて澄んでいるものが新鮮。いたみやすいので早めに食べよう!

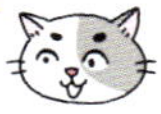

エネルギーとおもな栄養成分の含有量
(マイワシ　100g当たり)

エネルギー	156kcal
たんぱく質	16.4g
脂質	7.3g
DHA	870mg
IPA(EPA)	780mg

成分 DHA・IPA(EPA)のほかビタミン、ミネラルも豊富

不飽和脂肪酸のDHAやIPAを豊富に含みます。ほかにも、良質なたんぱく質、ビタミンB_2・Dなどのビタミン、鉄やカルシウム、リンなどのミネラルが多く含まれているのが特徴です。

作用 カルシウムなどによる骨粗しょう症予防効果に期待

DHAは脳の機能に重要な役割を果たします。IPAには血栓をできにくくするなどの作用があるといわれます。カルシウムとビタミンD、リンは、骨粗しょう症の予防や改善に働きます。

食べ方 つみれにすればカルシウム補給に

骨ごとたたいて細かくし、つみれやハンバーグにすれば、カルシウムをたっぷり摂取できます。また、焼き魚にしたり、しょうがや梅と煮つけたりするなど、いろいろな調理が楽しめます。

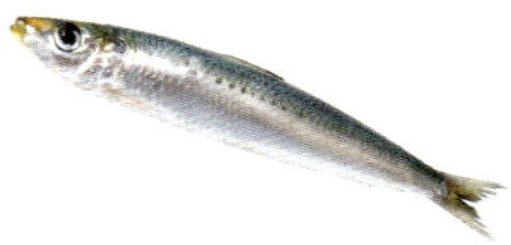

サバ

脂がのった旬にはDHAやIPA(EPA)がたっぷり!

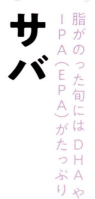

知っとくとおトク!

サバには特有の生ぐささがあるんだ。しょうがなどの薬味と一緒に煮たり、みそ煮にしたりするといいよ。生で食べるときは、しめさばにすると食べやすくなるよ。

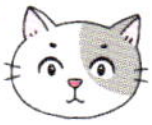

エネルギーとおもな栄養成分の含有量
(マサバ　100g当たり)

エネルギー	211kcal
たんぱく質	17.8g
脂質	12.8g
DHA	970mg
IPA(EPA)	690mg

成分　旬のサバにはとりわけDHAとIPAが豊富

脂がのった旬のサバは、青背魚の中でもとくにDHAとIPAが豊富に含まれます。また、良質なたんぱく質や、ビタミンD、ビタミンB群のナイアシン、鉄、タウリンなども含み、血合いにも栄養が豊富です。

作用　鉄による貧血予防効果に期待

DHAは脳の機能に重要な役割を果たします。IPAには血栓をできにくくしたり、コレステロール値や血圧の上昇を抑えたりする作用があるといわれます。血合いに多く含まれる鉄が貧血の予防に働きます。

食べ方　抗酸化力のある食材とあわせたい

DHAとIPAの酸化を緩和するために、抗酸化力のあるビタミンCを多く含む食材と一緒に食べるのがおすすめ。生ぐささはしょうがなどの香味野菜や、みそや酢などを組み合わせるとやわらぎます。

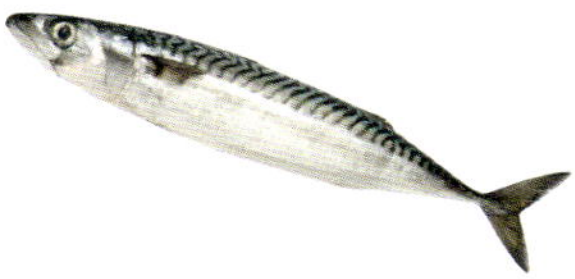

サンマ

旬には丸ごと1匹焼いて秋の味覚を満喫!

知っとくとおトク!

サンマを買いに行ったら、顔をよく観察してみよう。口の先端が少し黄色くなっているサンマがいたらそれを選んで! 新鮮でおいしいサンマの証拠だよ。

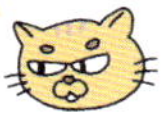

エネルギーとおもな栄養成分の含有量
(100g当たり)

エネルギー	287kcal
たんぱく質	16.3g
脂質	22.7g
DHA	2200mg
IPA(EPA)	1500mg

成分　栄養効果の高いビタミン類がたっぷり

不飽和脂肪酸のDHAやIPA(EPA)や良質なたんぱく質を豊富に含みます。ほかにも、ビタミンA・B_{12}・D・Eなどを多く含んでいます。旬の秋には、脂がのって栄養価がアップします。

作用　口内炎の改善や貧血予防効果に期待

DHAは脳の機能に重要な役割を果たします。IPAには血栓をできにくくするなどの作用があるとされます。ビタミンAは目の疲れや口内炎の改善に働きます。ビタミンB_{12}による貧血予防の効果も期待できます。

食べ方　丸ごと焼いて大根おろしと!

栄養分を残さずとるには、薄味のしょうが煮や梅煮にして汁ごと食べましょう。しかしサンマといえば丸ごと塩焼きにするのがおいしくておすすめ。大根おろしを添え、すだちなどをしぼると絶品です。

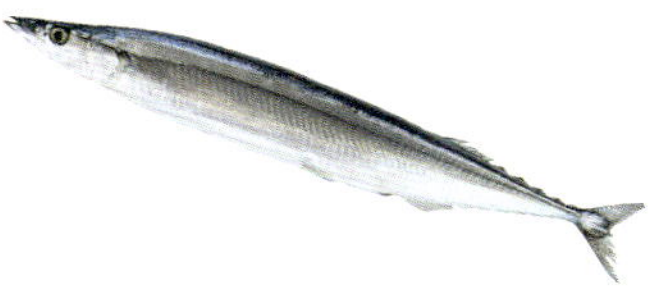

ウナギ

夏バテ解消をサポートするスタミナ食材

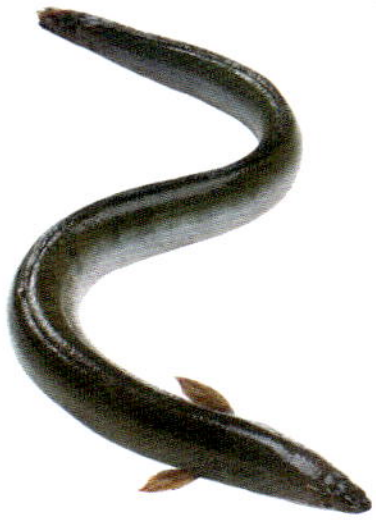

成分 ビタミンAやたんぱく質が豊富

ビタミンAが豊富に含まれるのが大きな特徴。ほかにビタミンB_1・B_2・D・E、カルシウム、良質なたんぱく質、DHAやIPA（EPA）なども含みます。特有のぬめりのもとは、ムコ多糖類という成分です。

作用 免疫力が高まり、老化予防にも働く

ビタミンAによる免疫力向上、ビタミンB_2・Eによる老化予防、DHAやIPAによる血管系の病気の予防など、さまざまな健康効果が期待できます。ムコ多糖類は胃腸の粘膜を強化します。

食べ方 白焼きを選んでカロリーを抑えよう

脂質が多く高カロリーなので、体脂肪が気になる場合は甘辛いタレのかば焼きよりあっさりとした白焼きを選んで。食物繊維の豊富な野菜や海藻と組み合わせれば、栄養バランスも◎。

知っとくとおトク！

かば焼きには山椒が定番。これはウナギの生ぐささを消すための習慣とも、山椒が胃腸の働きをよくするためだともいわれていて、たしかな理由はわからないんだ。

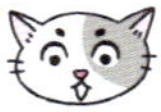

エネルギーとおもな栄養成分の含有量
（かば焼き　100g当たり）

エネルギー	285kcal
たんぱく質	19.3g
脂質	19.4g
DHA	1300mg
IPA（EPA）	750mg

サケ

豊富なアスタキサンチンが老化に負けない体をつくる

成分 赤い色のもとはアスタキサンチン

サケの身や卵の色が赤いのは、アスタキサンチンというカロテノイド色素の作用によるもの。ほかには、たんぱく質、ビタミンB_1・B_{12}・Dなどのビタミン、不飽和脂肪酸のDHAとIPA（EPA）も多く含んでいます。

作用 注目が集まる強力な抗酸化作用

アスタキサンチンは強い抗酸化作用をもつため、老化による免疫力の低下や動脈硬化予防などへの効果が期待されています。DHAやIPAが血管系の病気の予防に役立つとされます。

食べ方 カルシウムを含む食材とあわせて

豊富に含まれるビタミンDには、カルシウムを吸収しやすくする働きがあります。そのため、チーズや牛乳などの乳製品をはじめ、カルシウムを含む食材とあわせると栄養効果がぐんと上がります。

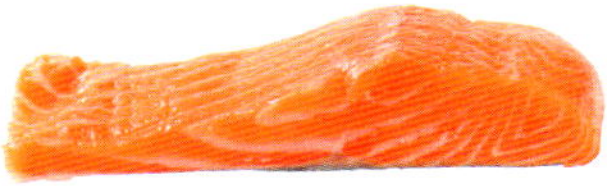

知っとくとおトク！

サケの皮は、こんがり焼くとおいしく食べられるよ。またサケの卵のイクラは、DHA や IPA（EPA）が豊富。そのほか、ビタミンAや葉酸も多く含んでいるよ。

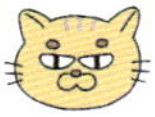

エネルギーとおもな栄養成分の含有量
（シロサケ　100g当たり）

エネルギー	124kcal
たんぱく質	18.9g
脂質	3.7g
DHA	460mg
IPA（EPA）	240mg

カツオ

旨みたっぷりの人気者、2回の旬を逃さずに！

緑がまぶしい初夏に出まわる初ガツオと、脂がのった秋の戻りガツオと、1年に2回の旬がある魚です。初ガツオは脂が少なくさっぱりとした味わい。一方戻りガツオは脂質やビタミンA・D、ビオチンなどが多く、濃厚な味わいです。旬を逃さず、刺身やたたきだけでなく、初ガツオはマリネや竜田揚げ、戻りガツオは煮物やステーキなど、さまざまな調理法でおいしさを楽しみたい魚です。

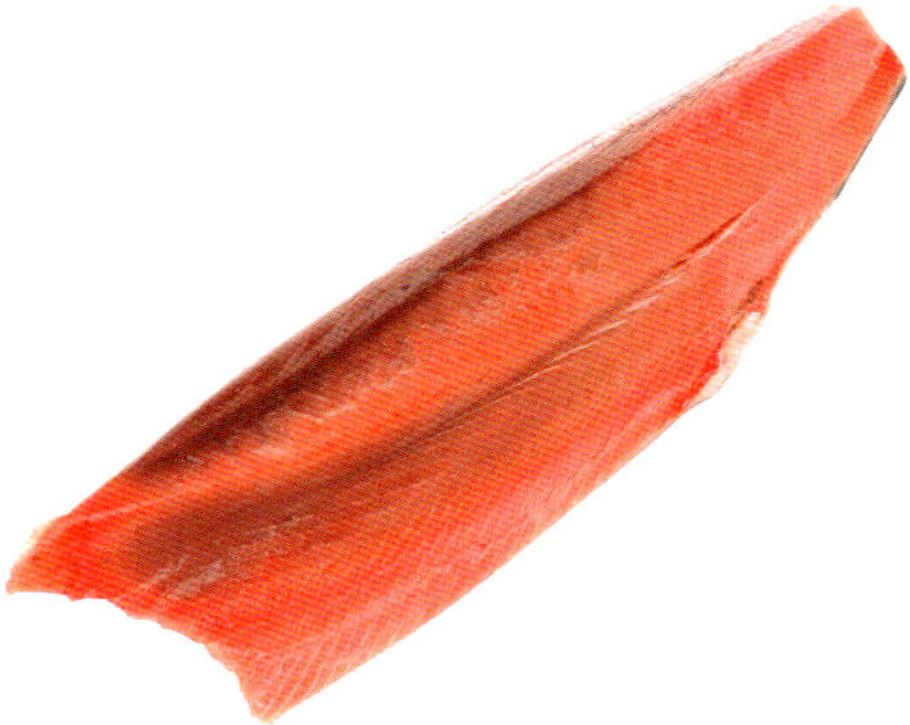

成分　ビタミンB_{12}や鉄、ナイアシンなどを含む

食生活で不足しがちな、ビタミンやミネラルを多く含みます。鉄や亜鉛、ビタミンB_{12}、ビタミンB群のナイアシン、ビタミンD、タウリンなどがほかの魚に比べて豊富に含まれるのが特徴。ほかにも良質なたんぱく質や魚に多い不飽和脂肪酸のDHAとIPA（EPA）なども含み、栄養バランスに優れています。

作用　貧血予防に骨の強化、健康な体づくりを助ける

造血作用のある鉄やビタミンB_{12}を多く含むので、貧血や冷え性の予防に効果的。また、たんぱく質やビタミンDが骨の強化や体力向上に効果を発揮し、ナイアシンが皮膚の健康を保ちます。DHAは脳の機能に重要な役割を果たします。IPAには血栓をできにくくするなどの作用があるといわれています。

食べ方　たたきにして、にんにくなど栄養のある薬味をたっぷり添えて

旬のカツオは刺身やたたき、野菜と合わせてサラダ風にするなど、生で食べるのがおすすめ。とくに皮目をさっと焼いてたたきにし、ねぎや青じそ、みょうが、にんにくやしょうがなどたっぷりの薬味と一緒に食べれば、薬味それぞれの有効成分も加わって、栄養バランスがさらに良好になります。

エネルギーとおもな栄養成分の含有量

（春獲り　100g当たり）

エネルギー	108kcal
たんぱく質	20.6g
脂質	0.4g
DHA	120mg
IPA（EPA）	39mg

（秋獲り　100g当たり）

エネルギー	150kcal
たんぱく質	20.5g
脂質	4.9g
DHA	970mg
IPA（EPA）	400mg

マグロ

DHAが豊富な
刺身や寿司ネタの王様

成分　赤身には鉄やたんぱく質、トロにはDHAやIPA（EPA）

赤身には良質なたんぱく質が多く含まれ、ほかにも鉄、タウリン、ビタミンB群のナイアシン、抗酸化力のあるセレンも含んでいます。トロには不飽和脂肪酸のDHAやIPAが豊富に含まれます。

作用　多くの有効成分が健康維持に役立つ

豊富なたんぱく質や鉄が、体力向上や貧血防止に効果的。DHAは脳の機能に重要な役割を果たします。IPAには血栓をできにくくしたり、コレステロール値や血圧の上昇を抑えたりする作用があるといわれます。

食べ方　大型魚はさまざまな部位を食べるのが鍵

大型の魚は、部位によって含まれる栄養成分が異なります。マグロの特徴である赤身のたんぱく質や、トロの不飽和脂肪酸など、さまざまな部位を食べてマグロの栄養を余さずとりたいものです。

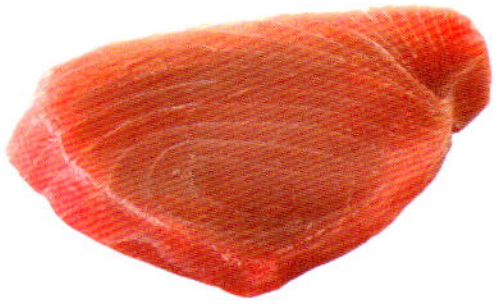

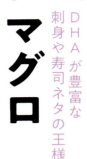

知っとくとおトク!

刺身用のマグロは柵で買って、自宅で切るのがおいしく食べるポイントだよ。冷凍したものを解凍したら、なるべく残さず新鮮なうちに食べきるようにしてね。

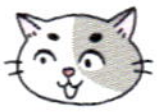

エネルギーとおもな栄養成分の含有量
（メバチマグロ　赤身
100g当たり）

エネルギー	115kcal
たんぱく質	21.9g
脂質	1.7g
DHA	370mg
IPA（EPA）	80mg

ブリ

不飽和脂肪酸がたっぷり！
縁起のいい出世魚

成分　DHAやIPA（EPA）に加えパルミトレイン酸を含む

豊富なDHAやIPAに加え、同じ不飽和脂肪酸のパルミトレイン酸も含みます。これら脂質の酸化を抑えるビタミンEのほか、ビタミンA・Dなどのビタミンや鉄、血合いにはタウリンも豊富です。

作用　血管系の病気の予防に期待、肝機能の向上にも働く

DHAとIPAが血管系の病気の予防に役立つとされます。ビタミンEはこれらの脂質の酸化を防ぎ、ビタミンDは骨粗しょう症予防に効果的で、タウリンは肝機能の向上が見込まれます。

食べ方　血合いに含まれるタウリンも残さず摂取

血合いは少しくせがありますが、肝臓に働くタウリンなどを多く含みます。きれいな赤色をした新鮮なものを選びましょう。香ばしく焼いた照り焼きやブリ大根など、焼いても煮ても楽しめます。

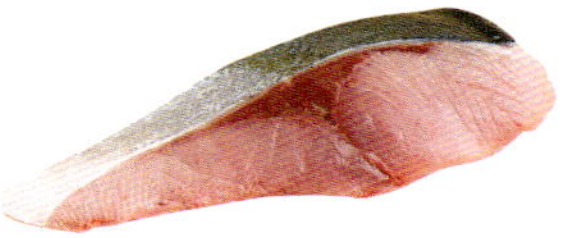

知っとくとおトク!

ブリは縁起のいい出世魚で、大きくなるたびに名前が変わるんだ。地方によって違うけど、関東は、「ワカシ」、「イナダ」、「ワラサ」、「ブリ」の順でよばれるよ。

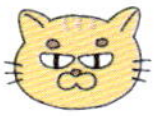

エネルギーとおもな栄養成分の含有量
（100g当たり）

エネルギー	222kcal
たんぱく質	18.6g
脂質	13.1g
DHA	1700mg
IPA（EPA）	940mg

カレイ・ヒラメ

さっぱりとした味わい、ヘルシーな白身魚

見た目はとてもよく似ていますが、カレイは煮つけなど家庭料理で定番の魚。ヒラメは刺身やムニエルなどに使われ、高級魚として知られています。いずれも良質なたんぱく質を多く含む白身魚で、ほとんどくせがなく、さっぱりとした味わい。カロリーも低くてとてもヘルシーです。

寿司ネタで人気のえんがわは、カレイやヒラメのひれのつけ根にある部位。コラーゲンがたっぷり含まれています。

成分　えんがわに多く含まれるコラーゲンが特徴的

いずれも良質なたんぱく質を豊富に含んでいます。注目したいのは、ひれのつけ根にある「えんがわ」とよばれる部位。たんぱく質の一種であるコラーゲンを豊富に含みます。たんぱく質の代謝に関わるビタミンB_2・Dも多く含んでいます。このほかにカレイはタウリン、ヒラメはビタミンB_1も豊富です。

作用　たんぱく質とビタミンB_2が細胞の生成を促す

たんぱく質と、その代謝に関わるビタミンB_2が、細胞の生成を促し健康な体をつくります。ビタミンDはカルシウムの骨への沈着を助けることで骨を強化し、骨粗しょう症の予防に働きます。タウリンがコレステロールを下げ、動脈硬化を予防することが期待されます。

食べ方　刺し身やムニエル、煮こごりにしても楽しめる

刺身にするほか、煮ても焼いても揚げてもおいしく食べられます。えんがわも残さずに食べましょう。煮つけの煮汁が固まった煮こごりは食塩のとり過ぎにならないよう、青背魚の煮つけをつくるときよりも薄味にするように心がけましょう。

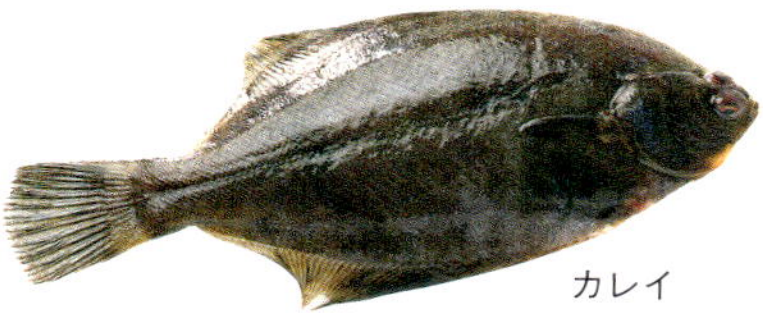

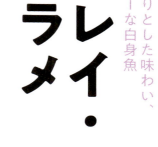

カレイ

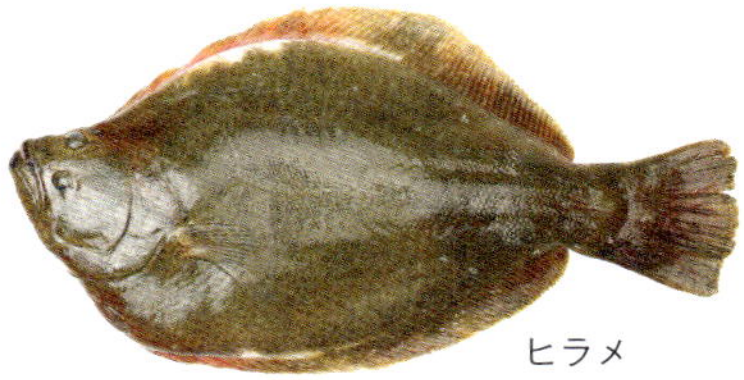

ヒラメ

知っとくとおトク！

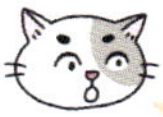

カレイもヒラメも淡白な味で食べやすく、身がやわらかくて消化にもやさしい魚なんだ。脂肪も少ないから、ダイエットや体調をくずしたときの食事にもおすすめだよ。

エネルギーとおもな栄養成分の含有量
（マガレイ　100g当たり）

エネルギー	89kcal
たんぱく質	17.8g
脂質	1.0g
ビタミンB_2	0.35mg
ビタミンD	13.0μg

食品の栄養成分と作用
▼マグロ　▼ブリ
カレイ・ヒラメ

魚介類

タラ

脂肪分が最も少ないヘルシーな白身魚

成分 抗酸化力のある グルタチオン

低脂質で低カロリーのヘルシーな白身魚。良質なたんぱく質、ビタミンD・Eを多く含みます。ほかに、抗酸化作用のあるグルタチオンや、タウリンなどを含むのが特徴です。

作用 丈夫な骨をつくり 肝機能にも関わる

カルシウムの吸収を促進するビタミンDにより、骨や歯の強化に効果的。抗酸化力の強いビタミンEは老化を抑制し、動脈硬化などを予防します。グルタチオンは、肝臓での解毒作用に関与しています。

食べ方 ダイエットや 体調不良時の栄養補給にも

淡白でクセのない味なので、鍋料理のほか、ムニエルにしたり、野菜と一緒に包み焼きにしたり、いろいろな料理に合います。低脂質で消化もよいので、ダイエット中や体調不良時の栄養補給に最適。

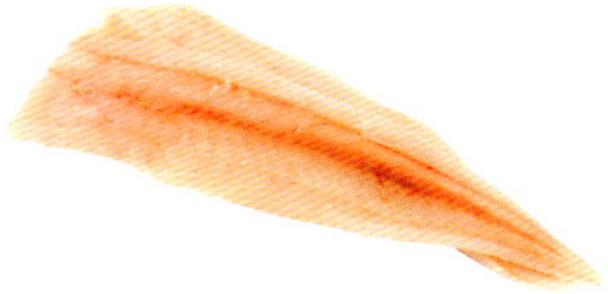

知っとくとおトク!

一般的にタラといえば、マダラのことを指すことが多いよ。おにぎりの具などでおなじみのタラコは、マダラではなくスケトウダラの卵のことなんだ。

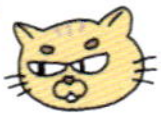

エネルギーとおもな栄養成分の含有量
(マダラ　100g当たり)

エネルギー	72kcal
たんぱく質	14.2g
脂質	0.1g
カリウム	350mg
ビタミンD	1.0μg

魚介類

タイ

高たんぱくで低脂質な白身魚の王様

成分 高たんぱく・低脂質で 旨み成分が豊富

良質なたんぱく質が豊富なうえに、低脂質で味わいは淡白です。ほかには、タウリンやビタミンB_1・Dが多く含まれています。旨み成分のイノシン酸やグルタミン酸もたっぷり含みます。

作用 代謝アップや 肝機能の向上に働く

良質なたんぱく質やビタミンB_1が代謝を高めます。タウリンはコレステロール値を下げるとされ、肝臓の働きを向上する働きも期待されます。ビタミンDは骨の強化に働きます。

食べ方 食欲のないときにも 乳児の離乳食にも

健康な体づくりに欠かせない良質なたんぱく質が豊富で、くせがなくて食べやすいのが特徴。脂肪分が少なく消化もよいので、食欲のないときの栄養補給や、乳児の離乳食などにもおすすめです。

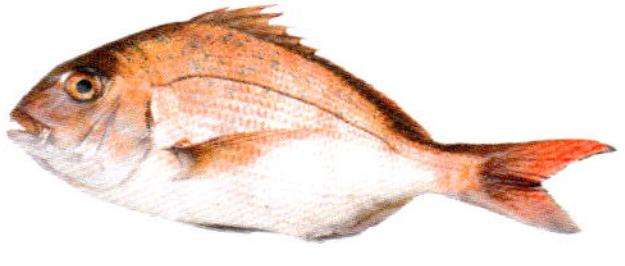

知っとくとおトク!

めでたい魚として、お祝いの席でも使われるね。お頭つきを丸ごと1匹買うなら、目に濁りがなく目の上が青いもの、尾がぴんと張っているものを選ぼう。

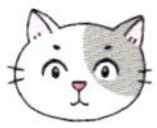

エネルギーとおもな栄養成分の含有量
(マダイ　天然　100g当たり)

エネルギー	129kcal
たんぱく質	17.8g
脂質	4.6g
ビタミンD	5.0μg
ビタミンB_1	0.09mg

シシャモ

骨まで食べやすいから
カルシウム補給に最適

成分 骨や歯をつくる カルシウムとビタミンD

最も注目したいのは、豊富なカルシウム。ほかには、良質なたんぱく質やリン、亜鉛、ビタミンA、不飽和脂肪酸のDHAやIPA（EPA）などを含みます。内臓には、ビタミンDが多く含まれています。

作用 骨や歯を丈夫にし、粘膜も強化する

カルシウムとその吸収を助けるビタミンDの働きにより、骨や歯の強化、骨粗しょう症の予防に効果が期待されます。DHAやIPAは血管系の病気の予防に役立つとされています。

食べ方 骨も一緒に 丸ごと食べよう

焼いたり、フライや天ぷらなどの揚げ物にしたりと、いろいろな調理が楽しめます。骨まで丸ごと食べられるので、カルシウム補給に最適。レモン汁をかけて食べると、カルシウムの吸収率がアップ。

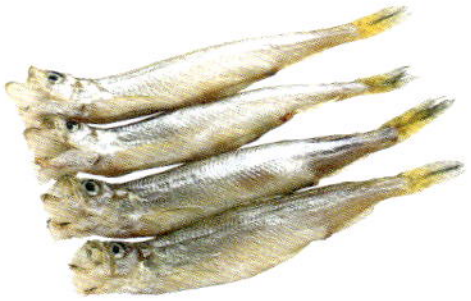

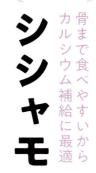

知っとくとおトク！

シシャモの産地は北海道。でも最近お店に並んでいるのは、輸入物のカラフトシシャモがほとんど。北海道産のものは本シシャモといわれていて、希少なんだ。

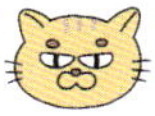

エネルギーとおもな栄養成分の含有量
（カラフトシシャモ 100g当たり）

エネルギー	160kcal
たんぱく質	12.6g
脂質	9.9g
カルシウム	350mg
ビタミンD	0.4μg

シラス干し

毎日手軽に食べられる
カルシウムの宝庫

成分 カルシウムとリンを たっぷり含む

高たんぱくで低脂質なうえに、カルシウムとリン、マグネシウムなどのミネラルを豊富に含んでいるのが特徴です。ビタミンではビタミンD・B_1・B_2・B_{12}などを含んでいます。

作用 骨や歯の強化のほか いらいら解消効果も！

カルシウムやリン、これらの吸収を助けるビタミンDの作用で、骨や歯の強化や骨粗しょう症の予防、いらいらの解消に効果があるとされます。ほかにビタミンB_{12}による貧血の予防も期待できます。

食べ方 食塩を含むので 食べ過ぎに注意

塩気があるので、高血圧が気になる人は食べ過ぎに注意しましょう。余分なナトリウムを排出する作用のあるカリウムを含む野菜や海藻と一緒に食べるのがおすすめです。

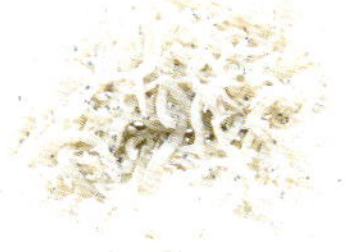

知っとくとおトク！

カタクチイワシなどの稚魚を塩でゆでたあと、軽く乾燥させたものが「シラス干し」、しっかりと乾燥させたものが「ちりめんじゃこ」とよばれているよ。

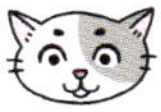

エネルギーとおもな栄養成分の含有量
（微乾燥品 100g当たり）

エネルギー	113kcal
たんぱく質	19.8g
脂質	1.1g
カルシウム	280mg
ビタミンD	12.0μg

魚介類

エビ

殻に含まれる
アスタキサンチンに注目

知っとくとおトク！

アマエビやボタンエビ、イセエビなど種類が豊富！　よく出まわっているのは、車エビの一種バナメイエビで、東南アジアからの輸入ものが多いよ。

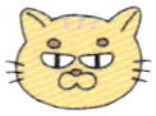

エネルギーとおもな栄養成分の含有量（バナメイエビ 100g当たり）

エネルギー	82kcal
たんぱく質	16.5g
脂質	0.3g
カルシウム	68mg
ビタミンE	1.7mg

成分　アスタキサンチンなど殻にも豊富な有効成分

主成分はたんぱく質で、ほかにビタミンB_{12}や銅、セレン、タウリンも豊富。殻には赤い色素成分のアスタキサンチンや、動物性食物繊維のキチン、カルシウムなどを含みます。

作用　コレステロール値を下げる作用に期待

タウリンやキチンがコレステロール値の低下に働くとされるほか、肝機能の向上にも効果が期待されます。アスタキサンチンには強い抗酸化作用があるとされています。

食べ方　殻や頭も食べて有効成分を余さず摂取しよう

殻や頭の部分にも、強い抗酸化力をもつアスタキサンチンなど有効成分が詰まっています。みそ汁に入れてエビ特有のおいしいだしを楽しんだり、殻ごと香ばしく焼いたりして食べるのがおすすめです。

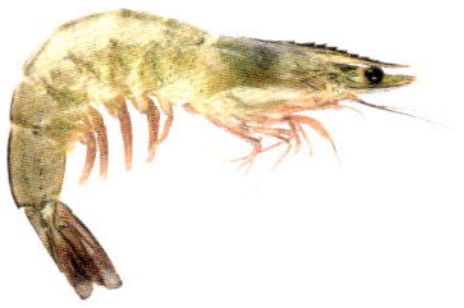

魚介類

カニ

高たんぱくで低カロリーな
うれしいごちそう

知っとくとおトク！

カニは、とても低カロリーだよ。炭水化物や脂質はほとんど含まれていないんだ。ダイエット中の人でも気にせずたくさん食べられるから、おすすめだよ。

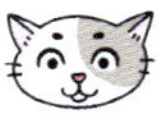

エネルギーとおもな栄養成分の含有量（タラバガニ 100g当たり）

エネルギー	56kcal
たんぱく質	10.1g
脂質	0.5g
カルシウム	51mg
ビタミンB_{12}	5.8μg

成分　ミネラル、ビタミン豊富で炭水化物と脂質はほぼゼロ

たんぱく質やタウリン、カルシウム、亜鉛、銅、ビタミンB_{12}・Eなどが多く含まれます。殻にはアスタキサンチンや、キチンを含んでいます。また、炭水化物と脂質をほとんど含まないという特徴があります。

作用　細胞の形成や抗酸化力が期待できる

亜鉛は代謝を高め、細胞の形成に役立つほか、味覚を正常にします。銅は鉄の吸収を助け、貧血予防に効果的。タウリンによるコレステロール値の低下や、アスタキサンチンの抗酸化作用も期待されます。

食べ方　殻にも栄養あり！みそ汁がおすすめ

殻には抗酸化力のあるアスタキサンチンやキチンなどが含まれるので、殻ごとみそ汁にしたり、鍋に入れるなどして食べましょう。旨み成分が豊富なので、おいしいだしがとれて一石二鳥です。

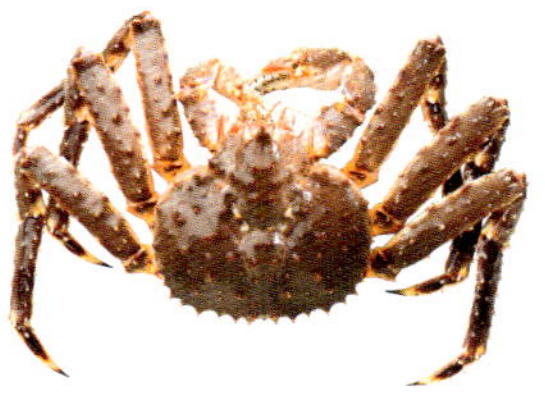

イカ・タコ

栄養ドリンクでもおなじみのタウリン含有量トップクラス

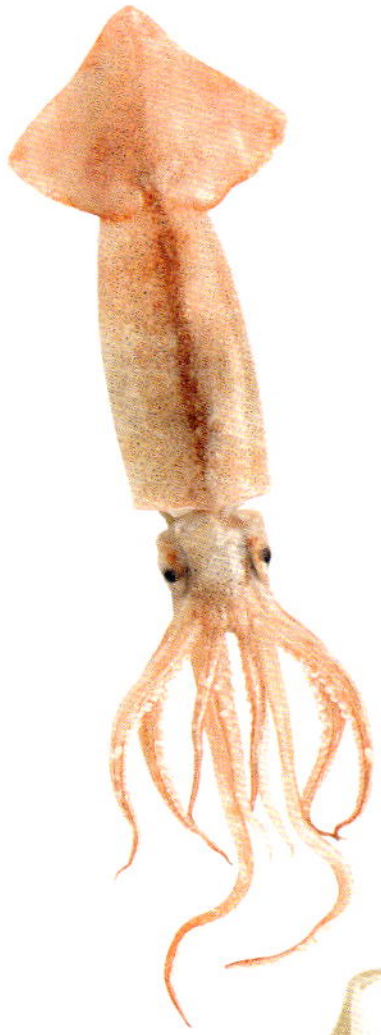

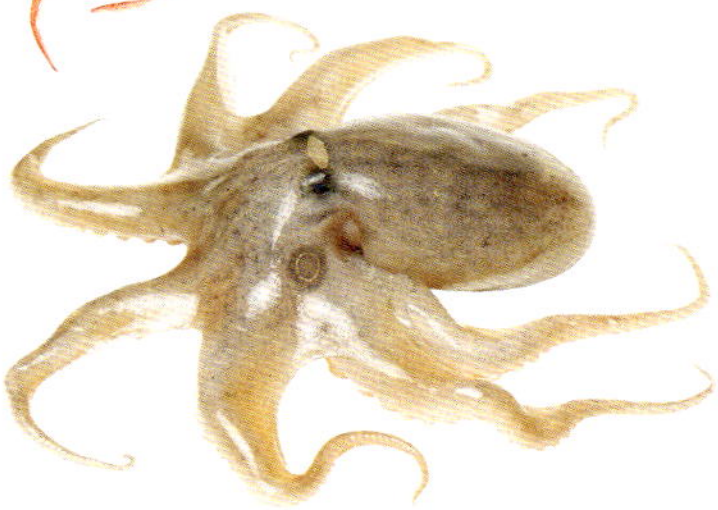

イカもタコも、刺身や揚げ物、煮物など家庭で人気の食材です。いずれもアミノ酸の一種であるタウリンが豊富に含まれているのが大きな特徴で、コレステロール値の低下などに作用するとされます。普段の食事で不足しがちなミネラルの亜鉛も多く、代謝の促進に働きます。高たんぱくで低脂肪、低カロリーなので、食物繊維の多い野菜や海藻、きのこなどとあわせてダイエットメニューにとり入れるのも有効です。

成分 アミノ酸のひとつである タウリンの含有量が抜群！

イカやタコのタウリンの含有量は、魚介類の中でもトップクラス。ほかに共通して、ビタミンEやナイアシンなどのビタミン、亜鉛が含まれます。イカにはグリシン、アラニン、プロリンなどの旨み成分、タコにはベタインという旨み成分が含まれています。また、タコにはコラーゲンが豊富に含まれます。

作用 肝機能の向上、代謝アップに期待

タウリンにはコレステロール値を下げる働きがあるとされるほか、肝機能向上の効果も期待されています。亜鉛は新しい細胞の形成の代謝を補酵素としてサポートします。ナイアシンは糖質や脂質の代謝に関わるほか、さまざまな反応の補酵素として働くため、代謝アップが期待できます。

食べ方 イカは切り込みを入れると 見栄えも味も食べやすさもアップ

イカは加熱すると身が丸まりやすいのですが、切り込みを入れておくと丸まりを防いで見栄えがよくなるうえ、味もからみやすくなり、さらにかみ切りやすくなります。刺身や揚げ物、煮物のほか、焼き物、炒め物、蒸し物、塩辛など、さまざまな調理法で楽しめます。

知っとくとおトク！

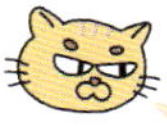

イカもタコも墨を吐くけど、料理に使われるのはイカ墨だけ。イカのほうが、墨を蓄える袋をとり出しやすいからなんだ。いちばん多く使われるのはスルメイカの墨だよ。

エネルギーとおもな栄養成分の含有量
（スルメイカ　100g 当たり）

エネルギー	76kcal
たんぱく質	13.4g
脂質	0.3g
亜鉛	1.5mg
ビタミンE	2.1mg

食品の栄養成分と作用
▼エビ ▼カニ
▼イカ・タコ

アサリ・シジミ

肝臓の働きをサポートする
二日酔いの強い味方

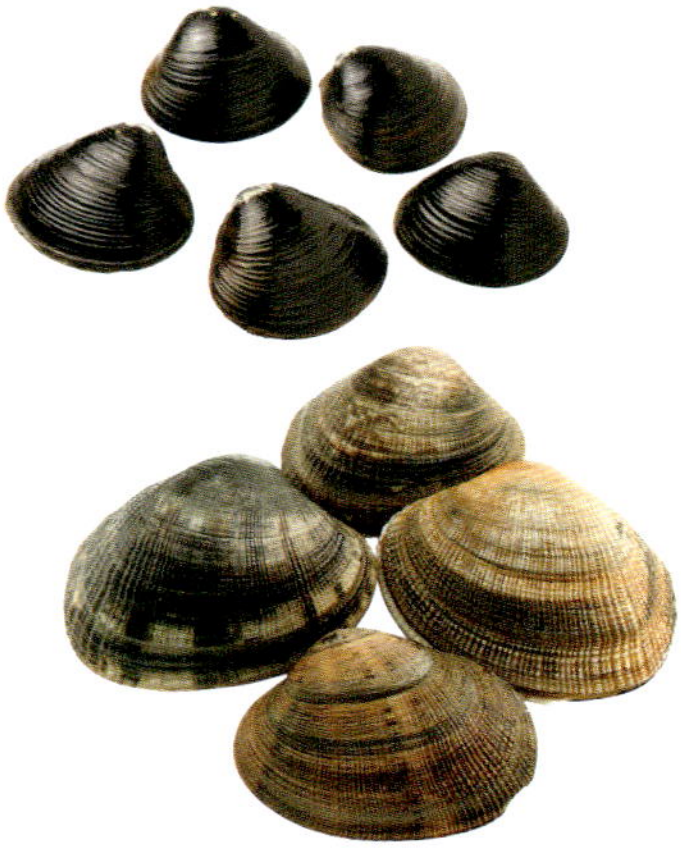

アサリとシジミは、吸い物やみそ汁、蒸し料理などで親しまれている二枚貝。特有のおいしいだしの秘密は、コハク酸という旨み成分によるものです。栄養も豊富で、とくに貧血を予防する鉄やビタミンB_{12}がたっぷり含まれています。

また、アサリやシジミのみそ汁は二日酔いに効くとよくいわれるとおり、タウリンなど、肝臓の働きを高めるとされる成分を多く含んでいる頼もしい食材です。

成分　鉄とビタミンB_{12}、タウリンなども含む

アサリとシジミには、ビタミンB_{12}とタウリンが共通して豊富に含まれています。このほか、アサリには亜鉛やマグネシウムなどが多く、シジミにはオルニチンが含まれています。魚に比べるとたんぱく質も脂質も少なめですが、コハク酸などの旨み成分を多く含んでいます。

作用　貧血予防や疲労回復のほか肝機能の向上が期待される

鉄やビタミンB_{12}の働きで、貧血予防に効果があります。ビタミンB_{12}は末梢神経の働きも高めるのに役立つため、肩こりの改善なども期待できます。また、豊富なタウリンによる動脈硬化の予防効果や、肝機能の向上が見込まれます。オルニチンによる疲労回復効果も期待されます。

食べ方　おいしいだしが出る汁物で有効成分をしっかり摂取

いずれも吸い物やみそ汁、酒蒸しなど、栄養成分が溶け出た汁ごと食べられるメニューがおすすめです。また、鉄の吸収をサポートするビタミンCの多い野菜と合わせると、貧血予防効果がぐんとアップします。ビタミンCと鉄の多い菜の花と、アサリを合わせたパスタなどもおすすめです。

知っとくとおトク！

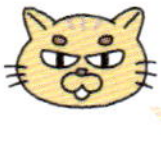

貝には砂が混じっているので、アサリは海水と同じくらいの塩水（水1ℓに塩30g程度）、シジミは少し薄い塩水（水1ℓに塩10g程度）に数時間浸けて砂抜きしよう。

エネルギーとおもな栄養成分の含有量
（アサリ　100g当たり）

エネルギー	29kcal
たんぱく質	4.4g
脂質	0.2g
鉄	2.2mg
ビタミンB_{12}	44.8μg

カキ

ひと粒ひと粒に
ミネラルと旨みが凝縮！

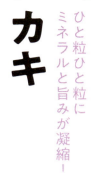

知っとくとおトク！

カキには、ミネラルなど不足しがちな栄養がたっぷり詰まっているけど、意外と低カロリーなんだ。カロリーを気にせず栄養をとれる万能な食材だね！

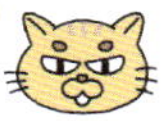

エネルギーとおもな栄養成分の含有量
（100g当たり）

エネルギー	58kcal
たんぱく質	4.9g
脂質	1.3g
亜鉛	14.0mg
ビタミンB_{12}	23.0μg

成分　亜鉛をはじめ貴重なミネラルが豊富

亜鉛や鉄、銅などのミネラルの宝庫。とくに亜鉛の含有量は、すべての食品の中でもトップを誇ります。このほかに、タウリン、糖質の一種であるグリコーゲンなどを含みます。

作用　味覚を正常に保つほか、肝機能の向上も期待される

亜鉛が味蕾などの細胞形成を促進。鉄や銅が貧血を予防します。タウリンによる動脈硬化の予防効果や、肝機能の向上も期待されます。グリコーゲンはすばやくエネルギーに変わります。

食べ方　加熱用はきれいに洗い中までしっかり火を通す

カキには「生食用」と「加熱用」があります（→P203）。食中毒を防ぐため、加熱用は中までしっかり火を通しましょう。ちなみに、カキの旬は旨み成分が蓄えられる秋から冬です。

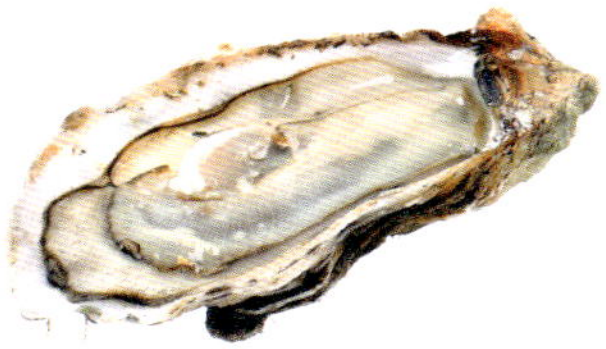

ホタテ

タウリンを豊富に含む
ヘルシーな二枚貝

知っとくとおトク！

貝柱は、表面がつやつやしていて張りがあり、引き締まって弾力のあるものを選ぶのがポイント。殻つきなら、殻を触ってみてすばやく閉じるものが新鮮だよ。

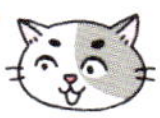

エネルギーとおもな栄養成分の含有量
（100g当たり）

エネルギー	66kcal
たんぱく質	10.0g
脂質	0.4g
亜鉛	2.7mg
ビタミンB_{12}	11.0μg

成分　高たんぱくで低脂質、ミネラルが豊富

たんぱく質が豊富で、コレステロールが少ない特徴があります。ビタミンB_2に加え、亜鉛や鉄などのミネラルやタウリンを含みます。グリシン、アラニン、グルタミン酸などの旨み成分も豊富です。

作用　タウリン効果で生活習慣病を予防

タウリンによる動脈硬化の予防効果や肝機能の向上が期待されます。ビタミンB_2は皮膚や髪の細胞の生成を促します。亜鉛が代謝のサポートや免疫力の維持に働きます。

食べ方　刺身やソテーなどいろいろ楽しめる

刺身やカルパッチョなどで生のまま食べたり、ソテーやフライにしたりと、調理法を選ばず楽しめます。貝柱を乾燥させて栄養を凝縮した干し貝柱も、スープなどにおすすめです。

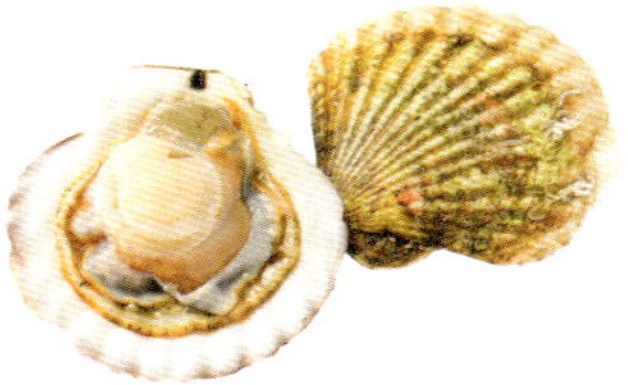

牛肉

体づくりに欠かせない
たんぱく質がたっぷり

成分 豚肉や鶏肉より鉄と脂質が多い

たんぱく質や、体への吸収率が高いヘム鉄、ビタミンB_{12}、亜鉛などが豊富。脂質は一価不飽和脂肪酸を多く含みます。赤身には、アミノ酸の一種であるカルニチンを含むのも特徴です。

作用 カルニチンが脂質の代謝に関わる

豊富なたんぱく質が、健康な筋肉や皮膚、血液や内臓などをつくります。ヘム鉄やビタミンB_{12}は貧血や冷え性の改善に作用し、カルニチンには脂質の代謝を助ける働きがあります。

食べ方 もも肉やヒレ肉なら脂質が少なめ

牛肉の脂質はばら肉やロース肉に多いので、コレステロールが気になるなら、もも肉やヒレ肉がおすすめ。鉄の吸収を助けるビタミンCを含む野菜と一緒に食べて、貧血予防に。

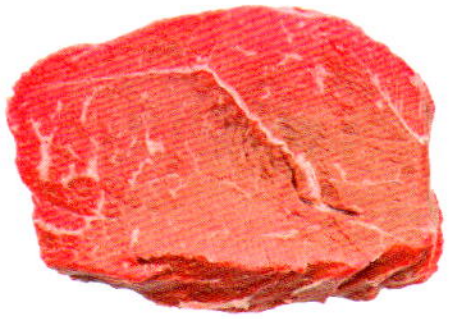

知っとくとおトク！

脂肪は酸化しやすい特徴があるんだ。牛肉を買ってきたら、なるべく空気に触れないようにラップで包んで密閉し、冷蔵庫のチルド室で保存しよう。

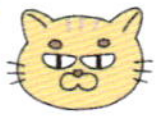

エネルギーとおもな栄養成分の含有量
(乳用肥育牛肉肩ロース 脂身つき 100g当たり)

エネルギー	295kcal
たんぱく質	13.7g
脂質	24.7g
鉄	0.9mg
ビタミンB_{12}	1.7μg

豚肉

糖質をエネルギーに変える
ビタミンB_1の含有量が抜群！

成分 ビタミンB_1は牛肉とは段違いの含有量

良質なたんぱく質や脂質、ビタミンが豊富。とくにビタミンB_1は、牛肉とは段違いの含有量。ビタミンB群のナイアシン、不飽和脂肪酸のオレイン酸や、飽和脂肪酸のステアリン酸が多いのも特徴です。

作用 疲労回復やストレス軽減効果に期待

豊富なビタミンB_1・B_2が糖質や脂質の代謝を助け、エネルギー産生に関わることで疲労回復やストレスの軽減が期待されます。オレイン酸は不飽和脂肪酸の中では酸化されにくいという特徴があります。

食べ方 疲れているときはヒレ肉がおすすめ

糖質や脂質の代謝を助けるビタミンB_1は、ロース肉やばら肉、もも肉よりも、ヒレ肉に多く含まれています。とくに疲れがたまっているときは、ヒレ肉を使ったメニューを選ぶとより効果的です。

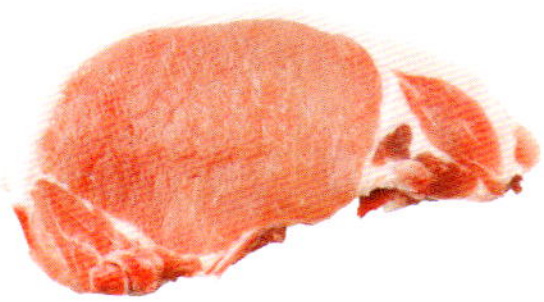

知っとくとおトク！

部位によって脂肪の量やカロリーが違うんだ。ヒレ→もも→ロース→ばらの順で増えていくよ。味わいや食感も違うから、料理や好みにあわせて選ぼう。

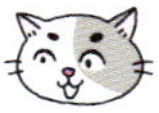

エネルギーとおもな栄養成分の含有量
(大型種肩ロース 脂身つき 100g当たり)

エネルギー	237kcal
たんぱく質	14.7g
脂質	18.4g
ビタミンB_1	0.63mg
ナイアシン	7.0mgNE

鶏肉

低脂質でヘルシー！胃腸にやさしいたんぱく源

成分　良質なたんぱく質を多く含む

ささみや皮なしのむね肉は牛肉や豚肉よりも低脂質で、良質なたんぱく質を多く含むのが特徴。ビタミンA・B_2・B_6も含みます。鶏肉の中ではもも肉に鉄が最も多く、皮にはコラーゲンが豊富です。

作用　皮膚や粘膜、髪の健康維持に期待

ビタミンAが皮膚や粘膜を正常に保ち、目の健康維持に作用します。ビタミンB_2・B_6は、たんぱく質の代謝を促し、皮膚や髪の健康に役立ちます。鉄は貧血予防に働きます。

食べ方　低カロリーにするには皮をとり除いて調理

ささみやむね肉は低脂質で淡白な味わい。もも肉はほかの部位に比べると筋肉質で、コクと旨みがあります。カロリーやコレステロールが気になるならささみやむね肉、皮なしのもも肉を選びましょう。

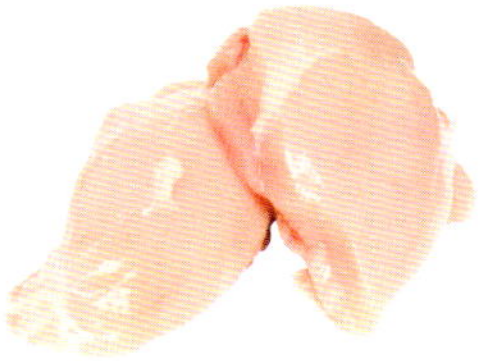

知っとくとおトク！

鶏肉はほかの肉に比べて消化吸収されやすいんだ。だから、風邪をひいたときや食欲がないときなど胃腸が弱っている場合や、幼児や高齢者にもおすすめだよ。

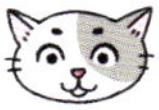

エネルギーとおもな栄養成分の含有量
（若鶏もも肉　皮つき 100g当たり）

エネルギー	190kcal
たんぱく質	17.0g
脂質	13.5g
ビタミンK	29µg
ビタミンB_2	0.15mg

レバー

豊富なビタミンAが皮膚の健康を守る

成分　鉄がたっぷり、ビタミンAもたっぷり

牛・豚・鶏ともに、鉄やビタミンAが豊富。たんぱく質、ビタミンB_1・B_2・B_{12}も含みます。鶏レバーはいちばん低カロリー、牛レバーはビタミンB_{12}が最も豊富、豚レバーは鉄が最も豊富です。

作用　貧血予防に効果的。粘膜保護の働きも

鉄や造血作用のあるビタミンB_{12}が、貧血や冷え性の予防に働きます。また、豊富に含まれるビタミンAは、皮膚や粘膜を正常に保ち、目の健康維持や皮膚の健康に役立ちます。

食べ方　生では食べずにしっかり加熱して

レバーは生で食べると重症化する食中毒の危険性があります。中心部に火が通るまでしっかり加熱し、生のレバーが触れたトングや箸、皿などがほかの料理に触れないように気をつけましょう。

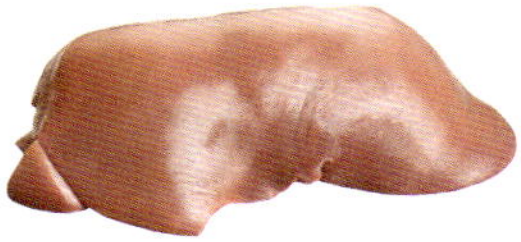

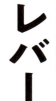

知っとくとおトク！

レバーは独特のくせがあるけど、鶏肉のレバーなら牛肉や豚肉に比べて食べやすいよ。ほかのレバーも、調理前に牛乳に浸けるとくさみがとれるよ。

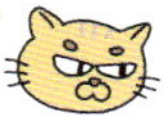

エネルギーとおもな栄養成分の含有量
（鶏レバー　100g当たり）

エネルギー	100kcal
たんぱく質	16.1g
脂質	1.9g
鉄	9.0mg
ビタミンB_1	0.38mg

大豆

必要な栄養がとれる完全栄養食

大豆は蒸したり煮たりして食べるほか、みそ、しょうゆ、豆腐、納豆、油揚げ、湯葉、きなこ、豆乳など、さまざまな加工品となって私たちの食生活を支えています。

良質なたんぱく源で「畑の肉」ともよばれる大豆ですが、ほかにも脂質、ビタミン、ミネラルなどをバランスよく含んでおり栄養満点です。また、女性の健康に役立つ大豆特有の成分イソフラボンなどの機能性成分も含んでいます。

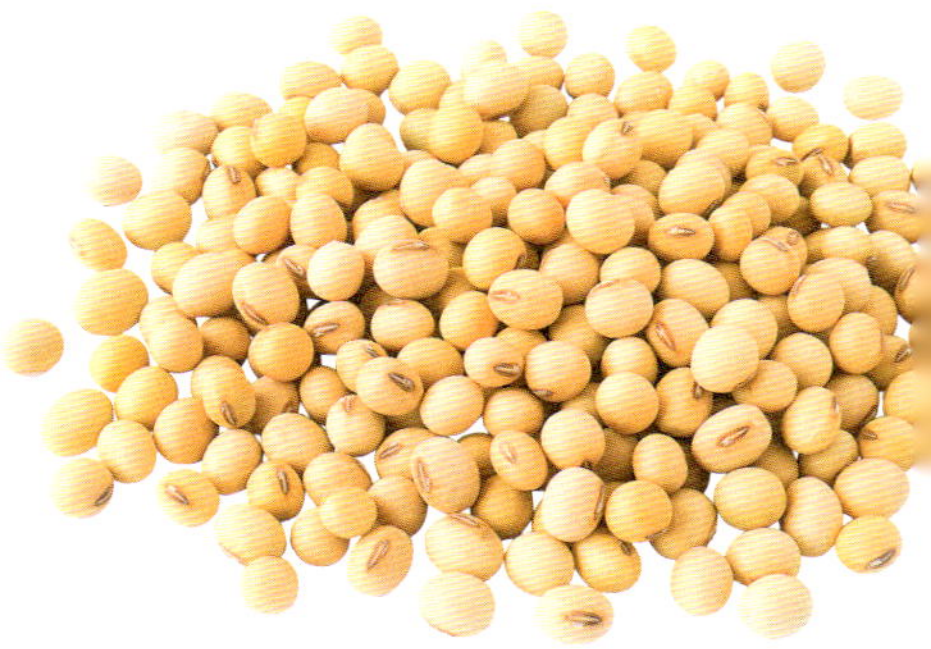

成分 大豆特有のイソフラボン、サポニン、レシチン

良質なたんぱく質が豊富で、必須アミノ酸をバランスよく含んでいます。また、脂質や糖質、ビタミン、ミネラルも含みます。健康効果が見込まれる成分として注目されている大豆特有のイソフラボンや渋み・えぐみのもとであるサポニンのほか、脂質の一種レシチンも含んでいます。

作用 イソフラボンが閉経後の女性をサポート

イソフラボンは女性ホルモンのエストロゲンと似た働きをするとされ、更年期障害の予防や緩和、骨粗しょう症の予防などの効果が期待されています。サポニンには抗酸化作用があります。レシチンは細胞膜などの生体膜や脳、神経組織などの構成成分となり、体内に広く分布し働きます。

食べ方 乾燥大豆は一度にゆでると使い勝手がよい

乾燥した大豆は、水に一晩つけて戻したら、水気をきってたっぷりの水を加えてゆでます。ゆでた大豆は冷凍保存ができるので、まとめてゆでておくようにすると便利です。栄養や旨みが溶け出たゆで汁はみそ汁やスープ、ご飯を炊くときの水がわりなどに使いましょう。

知っとくとおトク!

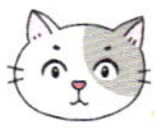

栄養豊富で完全栄養食といわれる大豆だけど、ビタミンAやCが少ないので、これらを多く含むトマト、にんじん、かぼちゃなどの緑黄色野菜と組み合わせて食べると◎。

エネルギーとおもな栄養成分の含有量

(国産黄大豆　乾　100g当たり)

エネルギー	372kcal
たんぱく質	32.9g
脂質	18.6g
カリウム	1900mg
ビタミンB_1	0.71mg

豆腐

消化しやすく使い勝手もいい
定番のヘルシー食材

成分　消化吸収しやすいたんぱく質が豊富

消化のよい、良質なたんぱく質が豊富です。ほかに、不飽和脂肪酸のリノール酸や、イソフラボン、サポニン、レシチンなどの機能性成分を含みます。木綿豆腐と絹ごし豆腐では、前者のほうがたんぱく質やカルシウムが多く、後者はビタミンB群やカリウムが多くなっています。

作用　更年期障害の予防や緩和、骨粗しょう症の予防に期待

イソフラボンによる更年期障害の予防や緩和、骨粗しょう症の予防効果が期待されます。そのほか、サポニンには抗酸化作用があり、レシチンは細胞膜などの生体膜や脳、神経組織などの構成成分となり、体内に広く分布し働きます。リノール酸には血中コレステロール値を下げる作用があるとされています。

食べ方　和・洋・中などいろいろな料理で日々とり入れよう

豆腐はどんな食材とも相性がよいため、和食、洋食、中華料理など、アレンジをして日々とり入れましょう。最近ではスイーツのレシピも増えており、まさに食生活のオールラウンダー。低エネルギーで栄養価が高く、ダイエット中でも気軽に食べられるため、おすすめです。

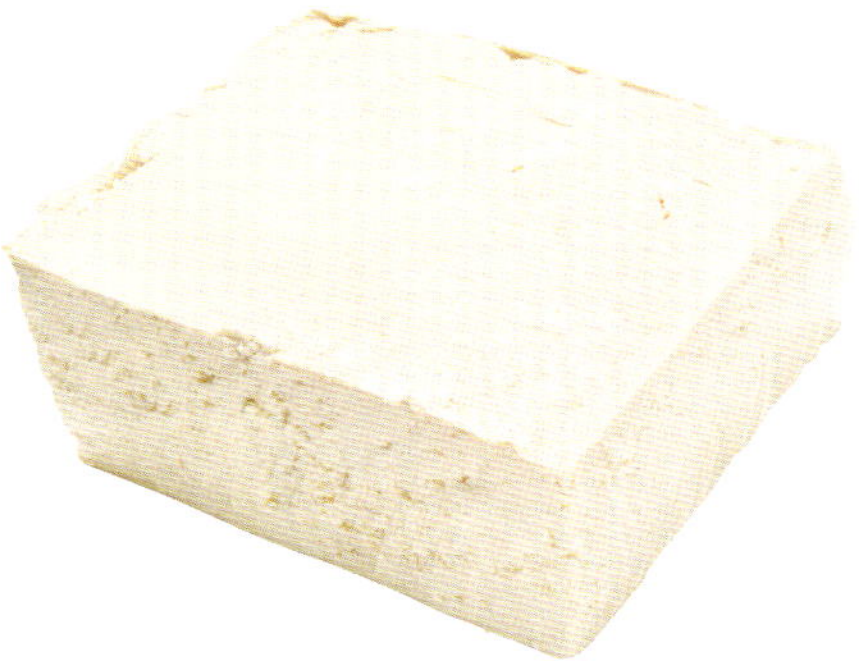

豆乳に凝固剤を加えて固めたもので、大豆と同様の栄養素を含みます。豆腐は木綿豆腐と絹豆腐、充填豆腐に大別できます。木綿豆腐はしっかりとした食感で、絹ごし豆腐はきめが細かくなめらかです。これらはかためてカットしたあとに販売用の容器に入れますが、充填豆腐は豆乳を冷やしてから凝固剤とともに容器に入れて密封したあとに、十分な加熱を行います。このため、ほかの豆腐より保存期間が長いのが特徴です。

知っとくとおトク!

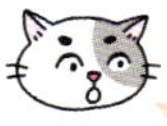

豆腐はやわらかくて形を変えやすく、ほかの食材となじみやすいのが特徴だよ。冷や奴や湯豆腐にするのが手軽だけど、白和えや煎り豆腐などにするのもおすすめ。

エネルギーとおもな栄養成分の含有量
（木綿豆腐　100g 当たり）

エネルギー	73kcal
たんぱく質	6.7g
脂質	4.5g
カルシウム	93mg
ビタミン B_1	0.09mg

納豆

発酵パワーで大豆よりさらに栄養成分たっぷり

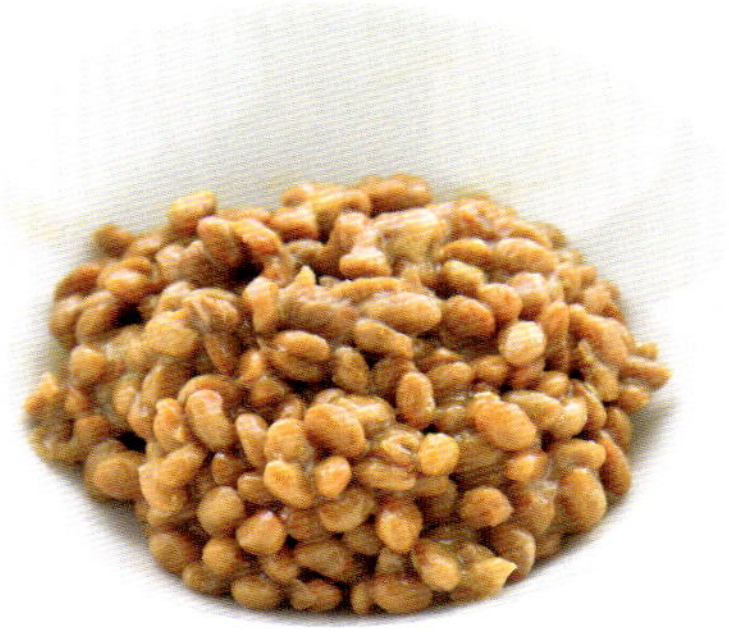

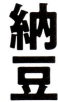

納豆は、蒸した大豆を納豆菌により発酵させた食品なので、イソフラボンやサポニン、レシチンなど大豆と同様の栄養成分を含みます。さらに、発酵によって大豆にはない栄養成分をつくり出し、栄養面でも消化・吸収のよさでも大豆より高い効果が得られます。

よくかき混ぜることによって粘りが増し、糸を引くようになり、おいしさもアップします。よく混ぜてから調味料を加えて食べましょう。

成分　発酵により生成されるナットウキナーゼに注目

発酵によって生じるたんぱく質分解酵素のナットウキナーゼは、納豆特有の栄養成分です。また、脂質をエネルギーに変えるときに必要となるビタミンB_2も豊富で、大豆の約5倍含まれています。ほかに、脂溶性ビタミンのひとつであるビタミンKも、大豆とは比べものにならないくらい豊富です。

作用　血栓溶解作用で血圧降下や血行促進作用に期待

ナットウキナーゼは血栓を溶かす作用が非常に強いとされ、血圧降下作用や血行促進作用などが期待されています。また、ビタミンKにはカルシウムを骨に定着させる働きがあり、骨粗しょう症予防にも効果的です。そのほかにも、整腸作用や免疫力アップ効果などが期待されます。

食べ方　納豆を食べる時間帯は夜が最も効果的

ナットウキナーゼの血栓溶解効果を有効に活用するには、夕食後や寝る前に食べるのがよいといわれています。血栓は、深夜から早朝までの間にできやすいためです。ただ、ビタミンKはワーファリンなどの抗凝固薬の作用を打ち消してしまうため、服用中の人は納豆を食べるのは控えましょう。

知っとくとおトク！

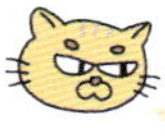

納豆にねぎを加えると、納豆にはないビタミンCなどが補えるよ。ねぎには血液の流れをよくする働きがあるから、納豆の血栓溶解作用とダブルの効果も期待できるんだ。

エネルギーとおもな栄養成分の含有量
（糸引き納豆　100g当たり）

エネルギー	184kcal
たんぱく質	14.5g
脂質	9.7g
カルシウム	91mg
ビタミンB_2	0.30mg

小豆

和菓子でおなじみの小さな粒にあふれる抗酸化力

小豆は大昔に中国からもたらされ、現在まで食べられ続けています。皮に含まれる色素によって赤い色をしていて、大豆と異なり炭水化物を多く含み、脂質の少ない豆類です。

小豆にはさまざまな品種がありますが、なかでも大粒で、煮ても皮が破れにくい特徴をもつ品種の総称は「大納言」といい、普通の小豆とは区別されています。どの小豆もあんや和菓子の材料となるほか、赤飯などの料理にも使われます。

成分　皮に含まれるサポニンとアントシアニンが特徴

主成分は炭水化物とたんぱく質。小豆のたんぱく質は、必須アミノ酸のリジンを多く含みます。ビタミンB_1・B_2、カリウム、食物繊維も豊富です。また、皮に含まれる小豆のえぐみのもとであるサポニンも、注目すべき成分。皮にはポリフェノールの一種で色素成分のアントシアニンも含まれています。

作用　抗酸化作用やむくみ・高血圧の予防に期待

サポニンやアントシアニンには、抗酸化作用があります。カリウムは余分なナトリウムを排泄させる作用があり、むくみや高血圧の予防に効果的。また、豊富な食物繊維は、便秘の改善やコレステロール値の上昇の抑制に効果があると期待されています。

食べ方　ゆで汁に溶け出すサポニンやアントシアニンを逃さない

小豆を煮るときは、何度かゆでこぼしをして渋抜きすることがありますが、ゆで汁を捨て過ぎるとサポニンやアントシアニンも損失するのでご注意を。乾物の豆類は水に浸けて吸水させてから煮るのが一般的ですが、小豆は種皮がかたく吸水しにくいため、そのまま加熱を始めてもよいでしょう。

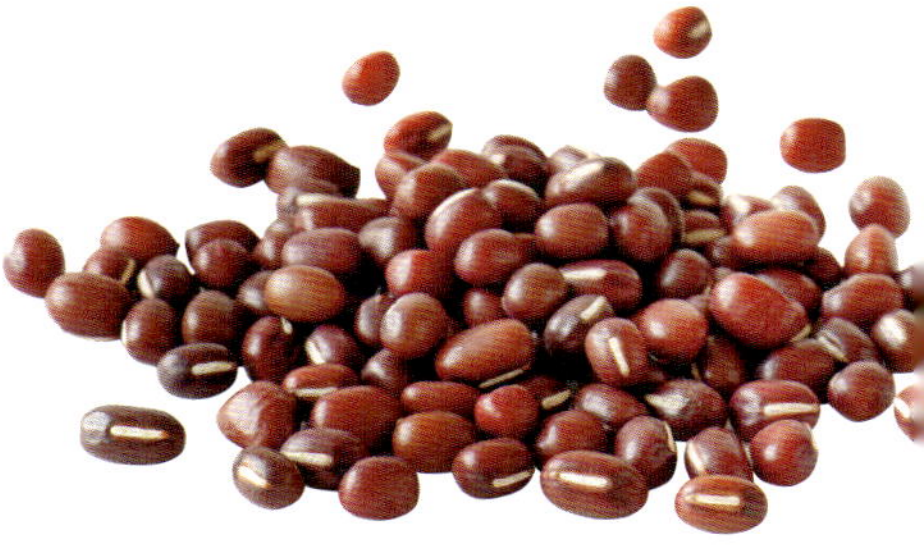

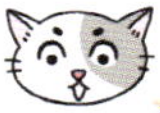

知っとくとおトク!

お菓子ではぜんざいやあんとしての利用法がおなじみだけど、赤飯や小豆がゆ、かぼちゃと煮るいとこ煮など、料理にも活用可能。スープやサラダに加えるのもおすすめ。

食品の栄養成分と作用
▼納豆
▼小豆

エネルギーとおもな栄養成分の含有量
(全粒　乾　100g当たり)

エネルギー	304kcal
たんぱく質	17.8g
脂質	0.8g
カリウム	1300mg
ビタミンB_1	0.46mg

牛乳

手軽さが魅力のカルシウム補給食品

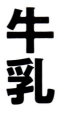

たんぱく質や脂質、カルシウム、ビタミンなどが豊富で、栄養バランスに優れています。なかでもカルシウムが豊富なのはよく知られていますが、とくに体内への吸収率が40％と、小魚の30％や野菜の19％と比べてもきわめて高いのが特徴。これは、カルシウムの吸収を助けるとされる成分が多く含まれているためです。

手軽な飲み物として、またシチューなどの料理やスイーツにもよく使われる、大活躍の食品です。

成分　吸収率のよいカルシウムが豊富に含まれている

たんぱく質やカルシウムが豊富です。たんぱく質の約80％はカゼインで、カルシウムの吸収を助けます。また必須アミノ酸をバランスよく含んでいます。そのほか炭水化物、脂質、ビタミンA・B_2も多く含みます。炭水化物の大半は乳糖で、これもカルシウムの吸収を高める要因といわれています。

作用　骨粗しょう症予防や腸内環境の改善に期待

吸収率のよいカルシウムが骨を強くし、骨粗しょう症予防に役立ちます。また、乳糖には腸内の善玉菌であるビフィズス菌を増やす働きがあり、腸内環境を整えます。ほかには、いらいらを抑えたり、免疫力を上げたりする作用や、貧血の予防や改善への効果も期待されています。

食べ方　カルシウムの吸収率を上げる食品をプラス

牛乳のカルシウムは吸収率が高いとはいえ、そもそもカルシウムの吸収率は低めなので、吸収を助けるビタミンD・Kやマグネシウムを含む食品をあわせてとりましょう。牛乳を料理に使うのもおすすめ。なめらかな食感と香りが加わります。野菜と一緒に煮ると塊になることもあるため、野菜の加熱後に加えましょう。

知っとくとおトク！

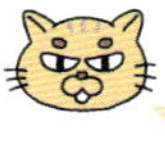

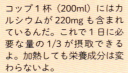

コップ1杯（200ml）にはカルシウムが220mgも含まれているんだ。これで1日に必要な量の1/3が摂取できるよ。加熱しても栄養成分は変わらないよ。

エネルギーとおもな栄養成分の含有量
（普通牛乳　100g当たり）

エネルギー	61kcal
たんぱく質	3.0g
脂質	3.5g
カルシウム	110mg
ビタミンB_2	0.15mg

チーズ

カルシウムなど
牛乳の栄養がぎゅっと凝縮

成分 たんぱく質の吸収率は牛乳以上

たんぱく質、脂質、カルシウムなどが含まれています。これらは吸収率も高く、とくにたんぱく質は牛乳よりも優れています。加熱処理をしないナチュラルチーズには乳酸菌や酵素が含まれています。

作用 丈夫な骨をつくり、骨粗しょう症を予防する

カルシウムの働きにより骨や歯が丈夫になり、骨粗しょう症の予防に役立ちます。また、いらいらを抑える働きも期待されています。豊富なたんぱく質は体をつくるもとにもなります。

食べ方 野菜や果物を足して栄養バランス強化

チーズに欠けている栄養素は、ビタミンCと食物繊維です。野菜や果物と一緒に食べれば、これらの栄養素が補えて栄養バランスがアップします。手軽に食べられるので、おやつにとり入れてもよいでしょう。

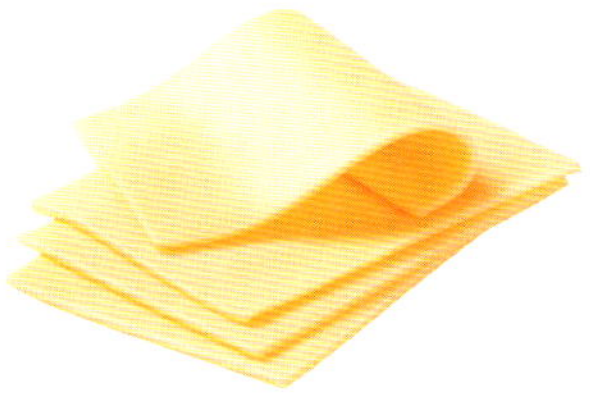

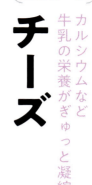

知っとくとおトク!

牛乳コップ1杯(200mℓ)に含まれるカルシウムと同じだけの量をチーズでとる場合、プロセスチーズなら35g(6Pチーズなら約2個分)でOKだよ。

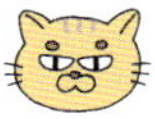

エネルギーとおもな栄養成分の含有量(プロセスチーズ 100g当たり)

エネルギー	313kcal
たんぱく質	21.6g
脂質	24.7g
カルシウム	630mg
ビタミンB_2	0.38mg

ヨーグルト

発酵食品ならではの
吸収率のよさが魅力

成分 カルシウム・たんぱく質の吸収率が乳酸菌でアップ

牛乳に乳酸菌を加えて発酵させたものなので、牛乳と同様の栄養を含み、たんぱく質、カルシウムが豊富です。そのうえ、乳酸菌の働きにより、消化吸収が牛乳よりも優れています。

作用 乳酸菌が腸内環境を整える

乳酸菌が腸内の悪玉菌の繁殖を抑えることで、腸内環境を整えます。カルシウムは骨や歯を丈夫にし、骨粗しょう症の予防効果が期待されます。また、いらいらを抑える働きも期待されます。

食べ方 食後摂取で乳酸菌を生きたまま腸へ

空腹時に食べると、乳酸菌が胃酸に負けて死んでしまうことがあるので、ヨーグルトは食後にとりましょう。なお、ヨーグルトの上に出てくる水分は栄養たっぷりなので、捨てずに食べるのがおすすめ。

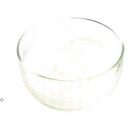

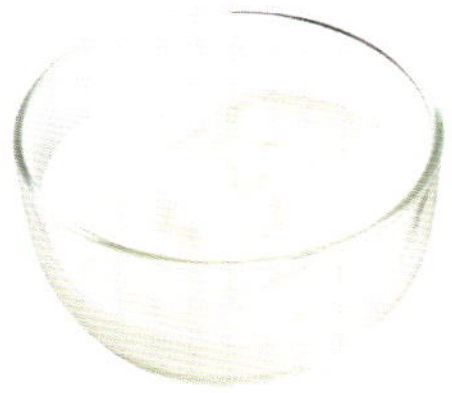

知っとくとおトク!

ヨーグルトは乳酸菌の働きで乳糖が分解されているんだ。だから、牛乳を飲むとおなかがゴロゴロしてしまう人でも安心して食べられる乳製品なんだよ。

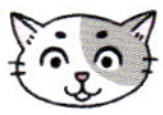

エネルギーとおもな栄養成分の含有量(全脂無糖 100g当たり)

エネルギー	56kcal
たんぱく質	3.3g
脂質	2.8g
カルシウム	120mg
ビタミンB_2	0.14mg

卵

栄養バランスとたんぱく質の質はピカイチ

ビタミンCと食物繊維以外ほとんどの栄養成分をバランスよく含む、ほぼ完全な栄養食品。体内の吸収率のよさも魅力です。主成分のひとつであるたんぱく質は、体内で合成できない必須アミノ酸をすべて含む質のよさが特徴です。価格が安定していて、幅広い料理に使える面でも優れた食品です。

購入したら、とがったほうを下にして冷蔵保存すると、鮮度がより長もちするといわれています。

成分　たんぱく質を筆頭に、各栄養素をバランスよく含む

良質なたんぱく質が豊富に含まれるのが特徴です。また、脂質の代謝をサポートするビタミンB_2も含まれています。卵黄にはコレステロール値を下げる作用が期待されているレシチンや抗酸化作用のあるビタミンA・Eが含まれています。ほかに、卵白にはアミノ酸のシスチンが含まれています。

作用　コリンが脳の記憶や情報伝達に関わる

レシチンの構成成分であるコリンは、脳の記憶や情報の伝達に関わっています。そのため、学習能力の向上、認知症やもの忘れの予防に役立つのではないかと考えられ、注目を集めています。ほかに、ビタミンAによる免疫力を高める作用や、ビタミンB群による代謝の促進も期待できます。

食べ方　卵＋野菜で栄養バランスは◎

卵に不足しているビタミンCと食物繊維を補えば、栄養バランスがさらによくなります。それらの栄養素を多く含む野菜や果物と組み合わせて食べるとよいでしょう。例えば、ゴーヤチャンプルーなどがおすすめメニューです。ゆで過ぎると消化が悪くなるので、ゆで卵は半熟程度にしましょう。

知っとくとおトク!

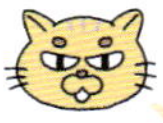

コレステロールの多さが指摘されるけれど、食品からとるコレステロールの量は血中コレステロール値にあまり関係ないことがわかってきたんだ(→ P32)。

エネルギーとおもな栄養成分の含有量
（全卵　100g 当たり）

エネルギー	142kcal
たんぱく質	11.3g
脂質	9.3g
コレステロール	370mg
ビタミンB_2	0.37mg

かぼちゃ

保存ができて冬にも重宝。みなぎる抗酸化パワー

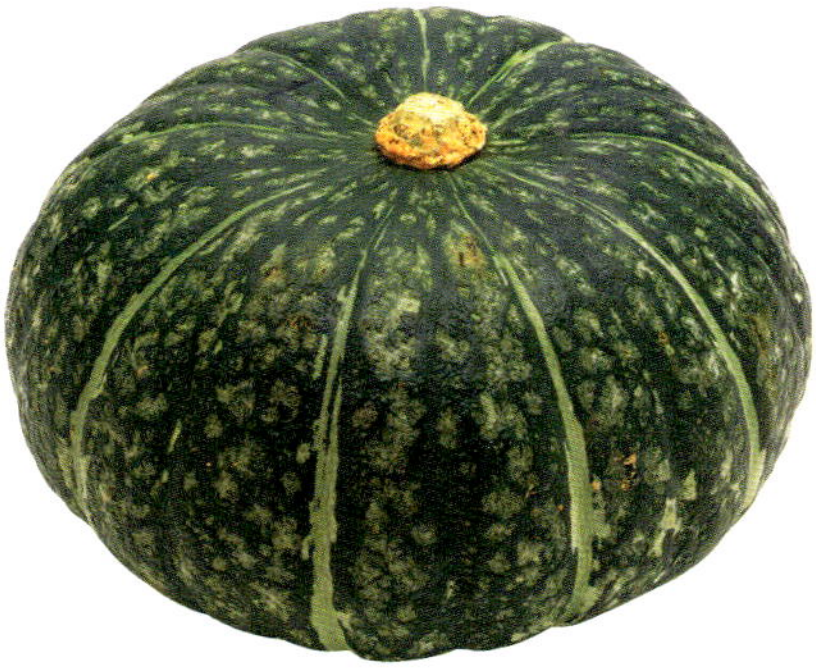

かぼちゃは冬至に食べられる習わしがあるので冬のイメージが強い野菜ですが、本来の旬は夏で、収穫されるのは6月から9月頃。栄養価をほとんど損なわずに冬まで保存することが可能なため、風邪予防などに効果のある野菜として、昔から重宝されてきました。

中身の鮮やかな黄色は色素成分のβ-カロテンに由来するので、カット売りのものを買う際は、黄色の濃いものを選ぶのがおすすめです。

成分 ビタミンEとβ-カロテンの含有量はトップクラス

ビタミンやミネラルを豊富に含んでおり、とくにビタミンEとβ-カロテンの含有量は、すべての野菜の中でもトップクラスです。また、緑黄色野菜の中では、炭水化物（糖質＋食物繊維）が多く含まれるという特徴をもちます。種には、リノール酸やオレイン酸などの不飽和脂肪酸が含まれます。

作用 強力な抗酸化作用で老化予防につながる

抗酸化作用のあるビタミンA･C･Eが相乗効果を発揮し、老化予防に役立つといわれています。ビタミンEは血行を促進し、冷え性や肩こりの解消に、β-カロテンは免疫力強化に働くとされます。食物繊維は便秘改善に効果的です。種の不飽和脂肪酸は、LDL（悪玉）コレステロールの減少に働きます。

食べ方 油と一緒にとりたいが油の使い過ぎには注意

β-カロテンは、油と一緒にとると吸収率がアップするので、天ぷらやソテーなどの料理がおすすめです。ただ、かぼちゃは炭水化物の含有量が多くカロリーが高めなので、油の使い過ぎには注意が必要です。皮やわたにもビタミン類が豊富なため、むだなく調理するようにしましょう。

知っとくとおトク！

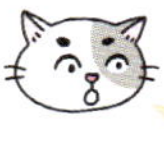

丸のままだと長期保存ができるけれど、切り分けたものはいたみやすいんだ。一度包丁を入れたら、種とわたをとり除いてから、ラップに包んで冷蔵庫で保存しよう。

エネルギーとおもな栄養成分の含有量
（西洋かぼちゃ 100g 当たり）

エネルギー	78kcal
たんぱく質	1.2g
脂質	0.2g
カリウム	430mg
β-カロテン	2600μg

トマト

生活習慣病が気になる人に
リコピンたっぷり「完熟の赤」

トマトの特徴は鮮やかな赤い色。赤い色素成分リコピンには強い抗酸化作用があり、にんにくや玉ねぎと一緒に加熱すると体内への吸収率アップが期待できます。

また、ヨーロッパでは「トマトの時期に下手な料理はない」といわれるように、グルタミン酸などの旨み成分を豊富に含み、炒め物や煮込み料理にぴったりの野菜です。さらに、添えるだけで料理が華やぐため、食卓の彩りにも欠かせません。

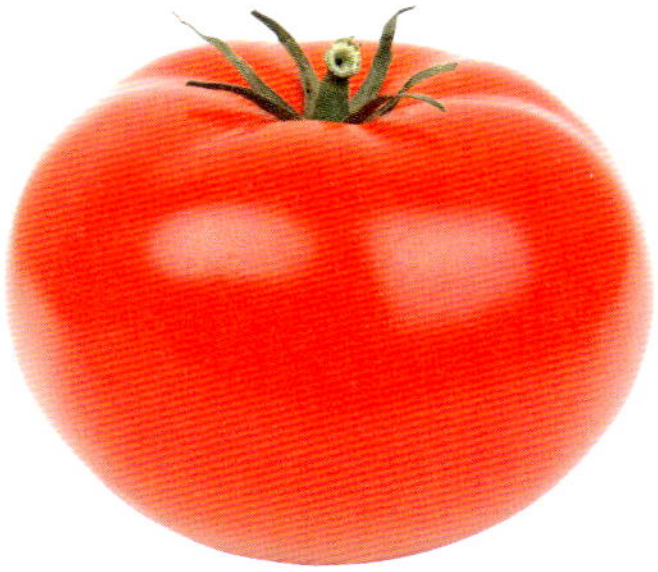

成分　リコピン以外の栄養成分もたっぷり

真っ赤なトマトには、赤い色素成分であるリコピンがたっぷり含まれるのが特徴です。リコピンの含有量は、完熟するにつれ増加していきます。リコピンのほかにも、β-カロテン、ビタミンC·Eなどの抗酸化作用のある成分が豊富に含まれています。ミネラルでは、カリウムやビオチンを多く含みます。

作用　リコピンの抗酸化作用は動脈硬化予防の強い味方

リコピンをはじめ、体内でビタミンAに変換されるβ－カロテン、ビタミンC·Eなどの抗酸化作用のある成分の働きにより、動脈硬化の予防が期待できます。カリウムは、体内のナトリウムを排出し、高血圧の予防に効果的です。ビオチンには、皮膚や髪の健康を保つ効果があるといわれています。

食べ方　調理しても生のままでもOK。油と一緒がおすすめ

リコピンやβ-カロテンは加熱しても壊れにくいため、加熱調理に向いています。これらは油と一緒にとることで吸収率がアップするため、生で食べる場合も、ドレッシングやオリーブ油と一緒にとりましょう。和食にも合うので、小ぶりのトマトの皮を湯むきして、おでんやみそ汁に加えるのもおすすめ。

知っとくとおトク!

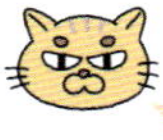

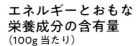

冷やし過ぎると甘みが減って味も落ちてしまうから、保存は必ず冷蔵庫の野菜室で。青みが残っている場合は、常温で完熟するのを待ってから食べるようにしよう。

エネルギーとおもな栄養成分の含有量
(100g当たり)

エネルギー	20kcal
たんぱく質	0.5g
脂質	0.1g
カリウム	210mg
β-カロテン	540μg

にんじん

β－カロテンがぎっしり！
緑黄色野菜の代表格

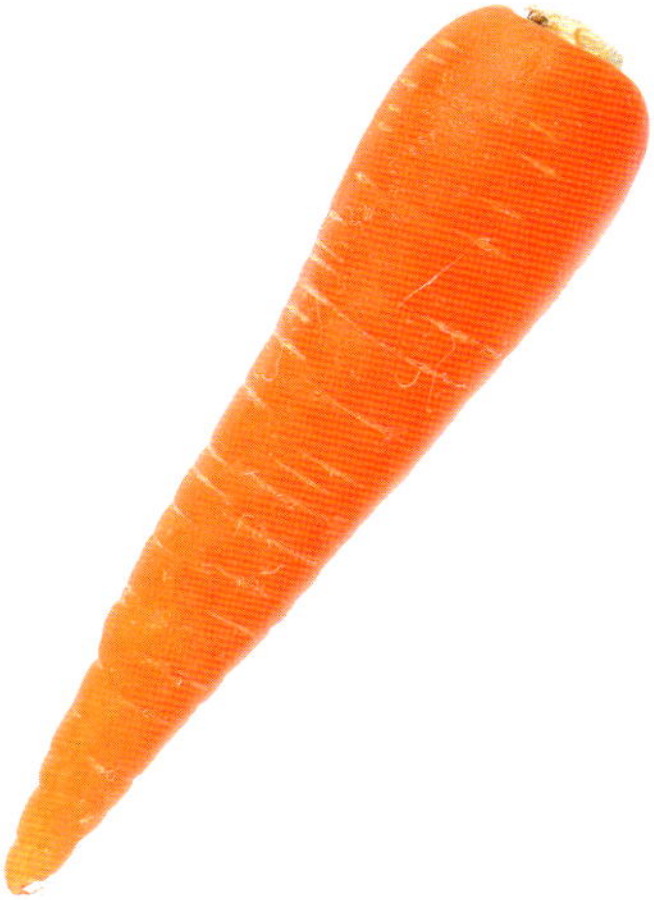

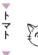

にんじんの濃いオレンジ色は、β－カロテンが豊富に含まれている証。その含有量は、すべての野菜の中でトップクラスを誇ります。まさに、緑黄色野菜を代表する野菜です。

西洋種と東洋種があり、現在一般に出まわっているのは、くせの少ない西洋種のほうです。東洋種は、金時にんじんに代表されるように赤っぽく細長い形をしていて、西洋種よりも甘みが強く、赤い色のもとであるリコピンが含まれます。

成分　β－カロテンとペクチンがたっぷり

西洋種のオレンジ色は、豊富なβ-カロテンによるものです。食物繊維もたっぷり含まれていて、なかでも水溶性食物繊維のペクチンが多く含まれます。カルシウムやカリウムなどのミネラルも豊富に含んでいます。また、赤みのある東洋種には、赤い色のもとであるリコピンが含まれるのが特徴です。

作用　β－カロテンの抗酸化作用で老化を予防

β-カロテンには抗酸化作用があり、老化を予防するとされているほか、体内でビタミンAに変換され、免疫力を強化するといわれています。ペクチンは、血糖値の急激な上昇を防ぎ、コレステロールの吸収を抑制することで、糖尿病や動脈硬化の予防に働くことが期待されています。

食べ方　β－カロテンは皮に多いため調理は皮ごとがおすすめ

皮の部分にはβ-カロテンが豊富。じつは、にんじんの皮はとても薄く、出荷地で洗浄されるときにとれています。ですのでそのまま調理するか、たわしで表面をこする程度にしましょう。また、β-カロテンは油と一緒にとると吸収率がアップします。炒め物やソテーなどの油を使った料理で楽しみたいものです。

食品の栄養成分と作用

▼トマト
▼にんじん

知っとくとおトク！

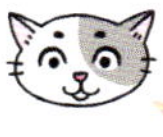

にんじんは、冷蔵庫に立てた状態で保存しよう。水滴がついたままにすると腐りやすいから、よく拭いてからキッチンペーパーに包んで、ポリ袋に入れるといいよ。

エネルギーとおもな栄養成分の含有量
（西洋にんじん皮つき　100g当たり）

エネルギー	35kcal
たんぱく質	0.5g
脂質	0.1g
カリウム	300mg
β-カロテン	8600μg

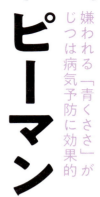

ピーマン

嫌われる「青くささ」がじつは病気予防に効果的

夏を代表する野菜のひとつ。ビタミンCが豊富で、大きめのものにはレモン1個分のビタミンCが含まれるといわれるほどです。

独特の青くささのもとである香り成分ピラジンには、血栓を防ぎ、動脈硬化などを予防する効果があるといわれています。苦みがありますが、品種改良が進み、生でも食べやすくなっています。緑のピーマンが完熟した状態である赤ピーマンや黄ピーマンには、甘みがあります。

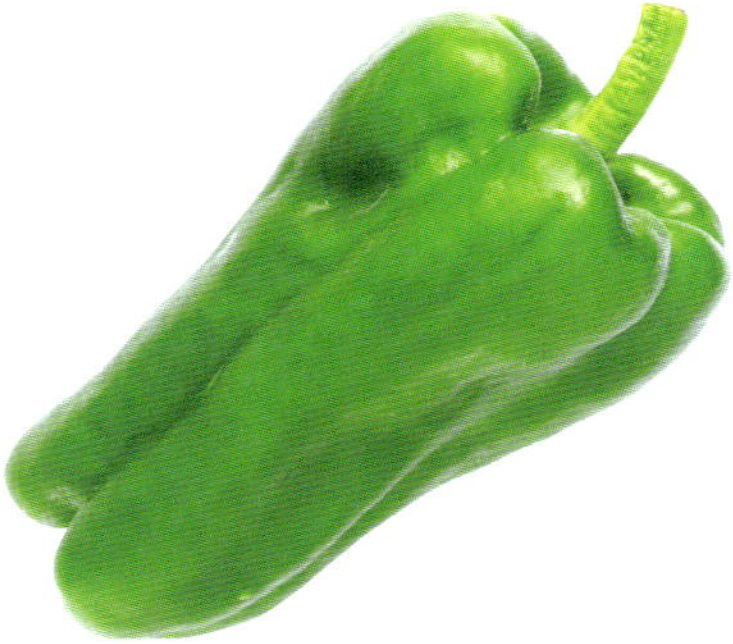

成分　豊富なビタミンCと注目の香り成分

β-カロテンやビタミンC・Eが多く含まれていますが、とくにビタミンCが豊富です。独特の青くささのもとは、ピラジンという香り成分です。緑色の色素成分であるクロロフィルも豊富に含まれます。また、緑色のピーマンが完熟した状態の赤ピーマンには、赤の色素成分であるカプサンチンが含まれます。

作用　風邪や生活習慣病予防、肌の調子を整える作用に期待

ビタミンCは、風邪予防や肌の調子を整えるのに効果的です。ピラジンには血液の流れをよくする働きがあるとされます。クロロフィルには抗酸化作用があるといわれており、生活習慣病などを予防する効果が期待されています。赤ピーマンのカプサンチンには抗酸化作用があります。

食べ方　熱に強いビタミンCは炒め物に最適

ピーマンのビタミンCは葉野菜に比べて加熱に強く、また炒め物にすると脂溶性のβ-カロテンの吸収率もアップし、苦みもやわらぎます。細胞が壊れると独特の青くささが際立つため、細胞の並びに沿って縦に切りましょう。赤ピーマンや黄ピーマンは細切りにしてスープに加えるなど、料理の彩りにぴったり。

知っとくとおトク！

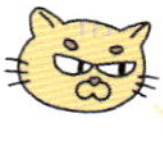

赤ピーマンには、緑色のピーマンよりもビタミンC・Eなどが豊富に含まれているよ。ただし、緑色のピーマンよりも日もちが悪いから、早めに食べるようにしてね。

エネルギーとおもな栄養成分の含有量
（青ピーマン100g当たり）

エネルギー	20kcal
たんぱく質	0.7g
脂質	0.1g
カリウム	190mg
ビタミンC	76mg

ブロッコリー

つぼみと茎はビタミンCの宝庫。スルフォラファンにも要注目

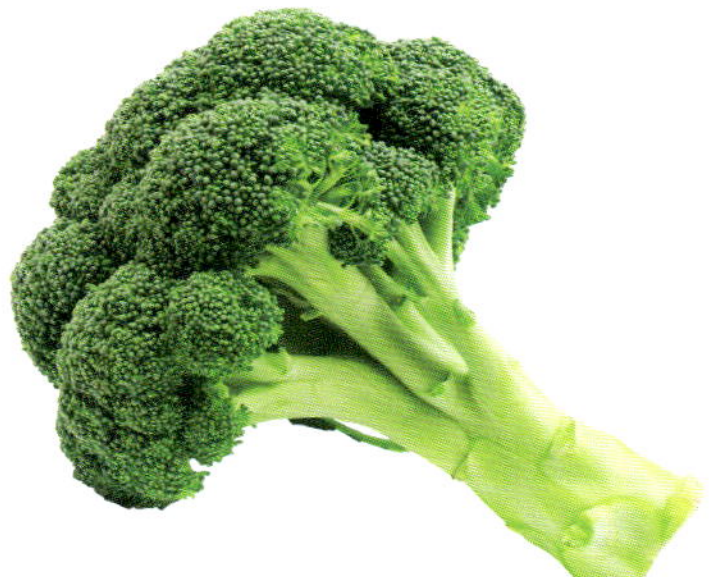

野菜に含まれるビタミン類のほとんどを含み、なかでもビタミンCの含有量は抜群。毎日の食事にとり入れれば、効率的にビタミンCを摂取できます。貧血予防に頼もしい鉄と葉酸を含むほか、カルシウムとその吸収を助けるビタミンKも含まれます。普段食べているのはつぼみと茎の部分ですが、発芽部分には辛み成分イソチオシアネートの一種スルフォラファンを含み、抗酸化作用が期待されています。

成分　ビタミン、ミネラルとスルフォラファンに注目

β-カロテン、ビタミンC・Kや葉酸などのビタミンに加え、カルシウムや鉄などのミネラルがたっぷり含まれます。なかでもビタミンCは、100g当たり140mgの含有量を誇り、1日のビタミンCの必要量100mgを効率的に補給できます。イソチオシアネートの一種、スルフォラファンも含みます。

作用　免疫力アップや骨粗しょう症予防などに期待

含有量の多いビタミンCは、免疫力強化や肌の調子を整えるのに役立つとされます。カルシウムとその吸収を助けるビタミンKの働きにより、骨粗しょう症の予防も期待されます。鉄や葉酸は貧血予防に働きます。スルフォラファンには、強い抗酸化作用と肝臓における毒素分解作用があると考えられています。

食べ方　ビタミンCをなるべく損失しないようにしたい

多量に含まれるビタミンCは水溶性なので、ゆでると減少してしまいます。軽くゆでるか、電子レンジで加熱するとよいでしょう。スルフォラファンやβ-カロテンは脂溶性のため、油と一緒にとるのがおすすめです。また、茎にはつぼみの部分より多くのビタミンCが含まれるので、捨てずに利用しましょう。

知っとくとおトク！

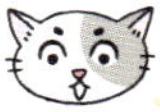

つぼみが小さく密集していて、こんもりと盛り上がっているものを選ぶといいよ。茎の切り口がみずみずしくて、すがたっていないものを選ぶのもポイントだよ。

エネルギーとおもな栄養成分の含有量
(100g当たり)

エネルギー	37kcal
たんぱく質	3.8g
脂質	0.3g
カルシウム	50mg
ビタミンC	140mg

にら

肉との相性抜群！
疲労回復を助けるスタミナ野菜

『古事記』や『万葉集』にも登場し、古くは薬草として利用された歴史があります。血行をよくして体を温めたり、胃腸の働きを整えたりする効果があるとされ、風邪予防や疲労回復の効果が見込まれます。

香り成分アリシンには、疲労回復に役立つとされるビタミンB_1の吸収を助ける作用があります。ビタミンB_1を多く含む豚肉などと一緒にとると、より効果が期待できるため、スタミナ料理に欠かせません。

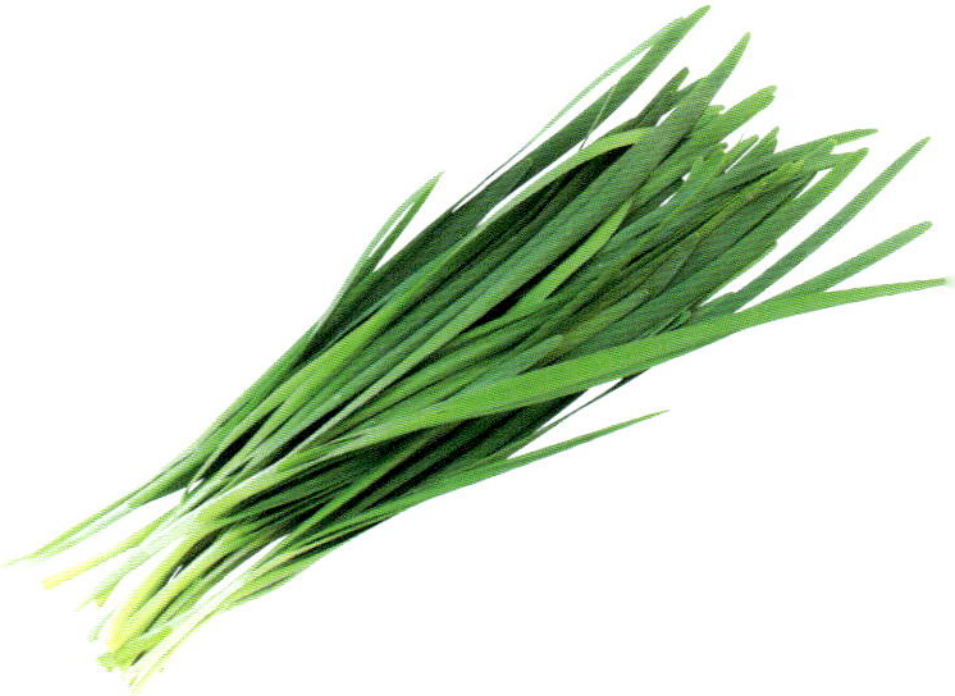

成分　ビタミン、ミネラル類と独特の香り成分アリシン

アリシンという独特の強い香り成分が含まれるのが特徴です。β-カロテンやビタミンB_2をはじめとするB群·C·E·Kなどの多様なビタミンが豊富に含まれます。β-カロテンとビタミンKの含有量は、野菜の中でもトップクラスです。ミネラルでは、カルシウムやカリウムなどを豊富に含みます。

作用　香り成分アリシンのサポートで疲労回復効果に期待

アリシンは、ビタミンB_1の吸収を助け、糖質の分解を促進する働きがあり、疲労回復やスタミナ強化への効果が期待されます。β-カロテンは、ビタミンC·Eなど、ほかの抗酸化作用の強いビタミンとの相乗効果で老化を予防します。カルシウムは骨粗しょう症予防、カリウムは高血圧予防に働きます。

食べ方　栄養と味の面で肉との相性が◎

ビタミンB_1が豊富な豚肉とビタミンB_1の吸収を助けるアリシンを含んだにらを組み合わせて、ビタミンB_1の吸収率をアップ。一緒にごま油を使って炒め物にすると、香ばしく食べられるのでおすすめ。根元には葉の先の約4倍のアリシンが含まれるため、根元まで捨てずに調理しましょう。

知っとくとおトク！

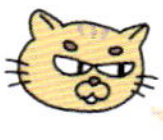

1年中手に入る野菜だけど、春先と夏で歯ごたえが変わるよ。冬から春にかけてのものは、葉が薄くやわらかい食感。夏のものは葉がかたく、かみごたえがあるよ。

エネルギーとおもな栄養成分の含有量
（100g当たり）

エネルギー	18kcal
たんぱく質	1.3g
脂質	0.1g
カリウム	510mg
β-カロテン	3500μg

モロヘイヤ

エジプト原産「王家の野菜」は美容と健康づくりの味方

モロヘイヤは、エジプトが原産で、多くの栄養成分を多量に含みます。アラビア語で「王家の野菜」を意味し、王様の病気の特効薬として使われていました。

とくにβ-カロテンとカルシウムについては、同じく含有量の多いほうれん草と比較してみても、β-カロテンが約2倍、カルシウムが約5倍とずば抜けています。一般的な旬は6月から9月頃で、青菜類が不足しがちな時期に重宝されます。

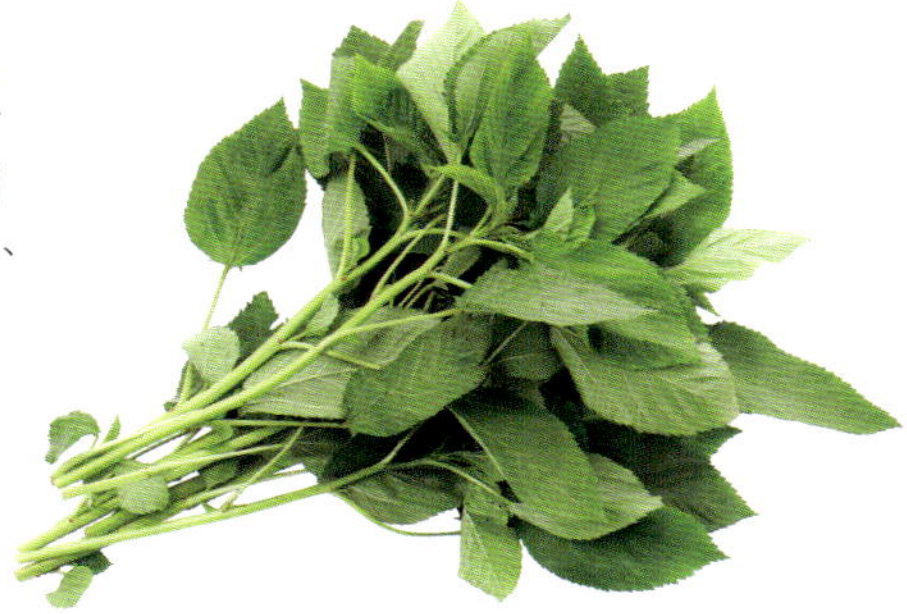

成分　ビタミン、ミネラル類と食物繊維がたっぷり

β-カロテンや、ビタミンB群・C・Eなどのビタミンに加え、カルシウム、カリウム、鉄などのミネラル、食物繊維が多量に含まれ、さまざまな栄養成分を多量に含むという特徴があります。また、加熱したり刻んだりすることで出るぬめり成分を含みます。

作用　免疫力を強化し、生活習慣病を防ぐ

β-カロテンには抗酸化作用があり、体内でビタミンAに変換され、免疫力を強化するといわれています。ほかの抗酸化作用のあるビタミンC・Eなどとの相乗効果で、老化を防ぐ効果も期待できます。カルシウムは骨粗しょう症予防、カリウムは高血圧予防、ぬめり成分は糖尿病予防に役立つとされます。

食べ方　カルシウムの吸収を助けるビタミンDと一緒に

シュウ酸が多く含まれるため、下ゆでしてアク抜きをする必要があります。おひたしにして食べるのが一般的ですが、ビタミンDを多く含むきのこ類と一緒にとると、カルシウムの吸収を助けてくれます。また、細かく刻むととろとろになるので、納豆やとろろなどのねばねば食材と組み合わせても◎。

知っとくとおトク!

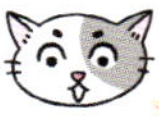

エジプトでは5000年以上も前から栽培されてきた野菜だよ。現地ではスープにして食べるのが一般的。溶け出した栄養成分を効率よくとることができるよ。

エネルギーとおもな栄養成分の含有量
(100g当たり)

エネルギー	36kcal
たんぱく質	3.6g
脂質	0.4g
カルシウム	260mg
β-カロテン	10000μg

緑黄色野菜

オクラ

独特のぬめりが胃腸の健康をサポート

成分 ペクチンなどのぬめり成分を含む

水溶性食物繊維ペクチンなどのぬめり成分の働きにより、独特のぬめりを生じる特徴があります。ビタミンB_1·B_2·Cや葉酸などのビタミン、カルシウムなどのミネラルも豊富です。

作用 ぬめり成分が胃粘膜を保護

ぬめり成分は、胃の粘膜を保護して胃の調子を整え、胃炎や胃潰瘍の予防に効果的です。なかでもペクチンには、整腸作用のほか、血糖値の上昇を抑えて糖尿病を予防する効果が期待できます。

食べ方 スープやおひたしでぬめりを引き出す

オクラのぬめりは熱に強く、加熱すると細胞からさらにぬめりが引き出されるので、スープやおひたしにするのがおすすめ。輪切りにすれば星形になるので、トッピングとしても活用しましょう。

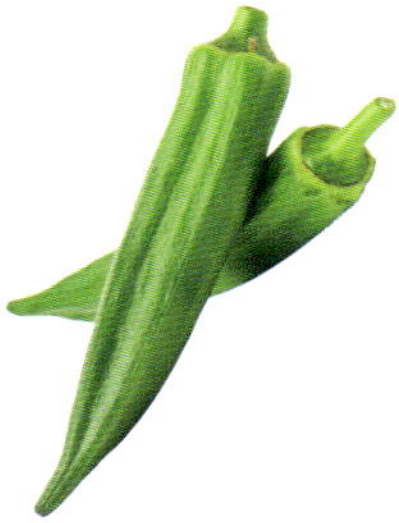

知っとくとおトク!

オクラの表面の産毛を簡単にとるには、全体に塩を振って手でもんで、たっぷりのお湯でさっとゆでて冷水に入れるのがポイント。色も鮮やかに仕上がるよ。

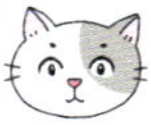

エネルギーとおもな栄養成分の含有量
(100g 当たり)

エネルギー	26kcal
たんぱく質	1.5g
脂質	0.1g
カルシウム	92mg
β-カロテン	520μg

緑黄色野菜

グリーンアスパラガス

アスパラギン酸パワーで疲労回復

成分 アスパラギン酸とルチンが豊富

アスパラギン酸というアミノ酸と、穂先に含まれるルチンという成分が特徴的です。β-カロテン、ビタミンB群·C·E·Kや葉酸などのビタミン、カリウムなどのミネラルも多く含みます。

作用 疲労回復効果が期待される

アスパラギン酸はエネルギー代謝に関わるため、疲労回復効果が期待されます。ルチンには毛細血管を強くする働きがあり、動脈硬化や高血圧を防ぐ効果があると考えられています。

食べ方 ゆでるのはさっと短時間で

水溶性のビタミン類の損失を防ぐために、たっぷりのお湯でさっとゆでるのがポイントです。また、先にかたい根元のほうをゆでてあとから穂先を入れるようにすれば、均一にゆで上がります。

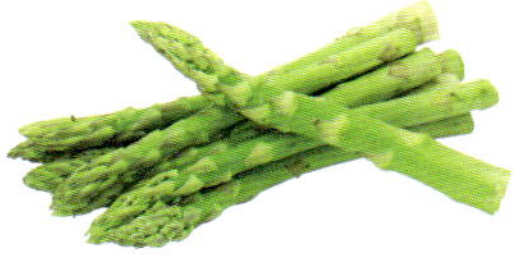

知っとくとおトク!

立てて保存することで、糖分や旨み成分が多く残るよ。寝かせて保存すると、穂先を起こそうとして栄養成分を消耗してしまうから味が落ちてしまうんだ。

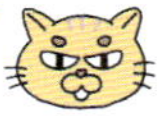

エネルギーとおもな栄養成分の含有量
(100g 当たり)

エネルギー	21kcal
たんぱく質	1.8g
脂質	0.2g
カリウム	270mg
アスパラギン酸	440mg

緑黄色野菜

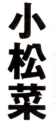

小松菜

骨粗しょう症や貧血を防ぐ江戸の伝統野菜

成分

ミネラルでは カルシウムが豊富

β-カロテンやビタミンCなどのビタミンが豊富に含まれています。カルシウムや鉄などのミネラルもたっぷり含んでいます。とくに、カルシウムはほうれん草の3倍以上の含有量です。

作用

骨粗しょう症や 貧血予防に働く

カルシウムは骨粗しょう症の予防に、鉄は貧血の予防に効果的です。体内でビタミンAに変換されるβ-カロテンやビタミンCの働きにより、免疫力アップや肌の調子を整える効果も期待できます。

食べ方

ビタミンDを含む食材を プラスしよう

アクが少なく、そのままでも食べられます。豊富に含まれるカルシウムの吸収率をアップさせるには、サケや干ししいたけ、レバーなどのビタミンDを含む食材と組み合わせるのがおすすめです。

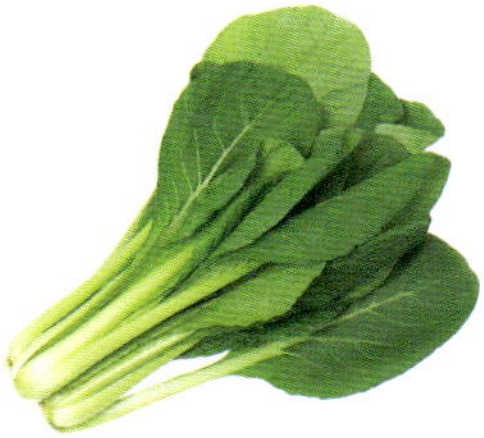

知っとくとおトク!

1年中手に入るけれど、冬が旬の野菜だよ。寒さに強く、霜に当たった葉は肉厚になって甘みが増すんだ。まさに小松菜は、冬の栄養補給にぴったり!

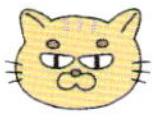

エネルギーとおもな栄養成分の含有量（100g当たり）

エネルギー	13kcal
たんぱく質	1.3g
脂質	0.1g
カルシウム	170mg
β-カロテン	3100µg

緑黄色野菜

ほうれん草

目の健康も守る貧血予防の絶対的エース

成分

鉄だけじゃない! 抜群の栄養成分

鉄の含有量は野菜の中でトップクラスですが、β-カロテンや各種のビタミン、ミネラルも豊富に含んでいます。また、体内では生成されないルテインという色素成分を含むのも特徴です。

作用

貧血予防や 目の健康維持に働く

鉄と造血のビタミンである葉酸の働きに加え、ビタミンCが鉄の吸収を助けることで、貧血を予防する効果が期待されます。ルテインは目の老化予防に効果的で、目の健康を保つとされています。

食べ方

レモンなどと一緒で 鉄の吸収率アップ

レモンや酢をかけて食べると鉄の吸収率がさらにアップします。ルテインは脂溶性のため、油と一緒に調理することで吸収率がアップ。最近では、生のまま食べられる品種も人気を集めています。

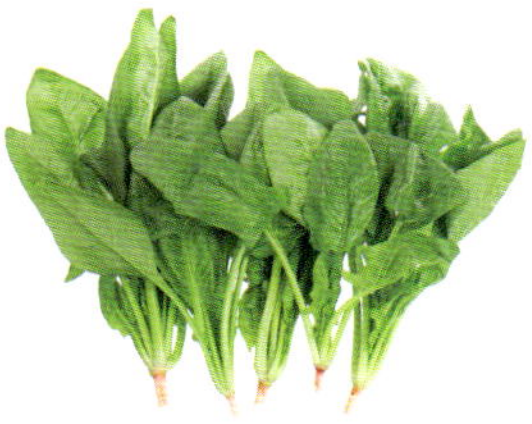

知っとくとおトク!

ほうれん草の根元の赤い部分には、骨の形成を助けるマンガンが豊富に含まれているんだ。甘みもあっておいしいから、捨てないで調理するといいよ。

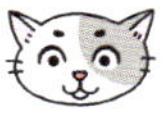

エネルギーとおもな栄養成分の含有量（100g当たり）

エネルギー	18kcal
たんぱく質	1.7g
脂質	0.2g
カルシウム	49mg
β-カロテン	4200µg

緑黄色野菜

さやいんげん

料理の主役にもなれるパワフル野菜

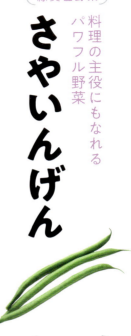

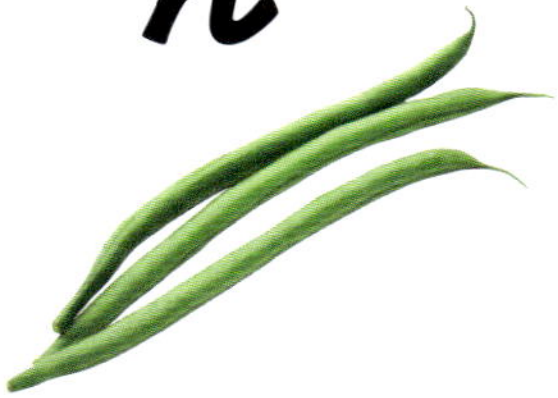

成分 ビタミン、ミネラル、アミノ酸が豊富

β-カロテンやビタミンB群·C、カリウムなどが多く含まれています。野菜のなかでは、たんぱく質が豊富なのも特徴です。アスパラギン酸や、必須アミノ酸のリジンも含んでいます。

作用 免疫力強化や疲労回復効果に期待

体内でビタミンAに変換されるβ-カロテンや、ビタミンCが免疫力を強化。ビタミンB_2は、三大栄養素の吸収に関わります。アスパラギン酸やリジンは疲労回復や肌の調子を整えるのに効果的とされます。

食べ方 あしらいではなく主役として炒め物に

最近では筋のない品種が主流となり、調理がしやすくなっています。あしらいではなく料理の主役として、炒め物などで油と一緒にとれば、β-カロテンの吸収率もアップします。

知っとくとおトク!

収穫までの期間が短く、また長い期間にわたって収穫できる野菜で、家庭菜園におすすめ。1年に3度も収穫できることから三度豆の別名もあるよ。

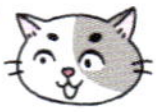

エネルギーとおもな栄養成分の含有量
(100g 当たり)

エネルギー	23kcal
たんぱく質	1.3g
脂質	0.1g
β-カロテン	590μg
アスパラギン酸	320mg

緑黄色野菜

ししとう

豊富な辛み成分が肥満をブロック!

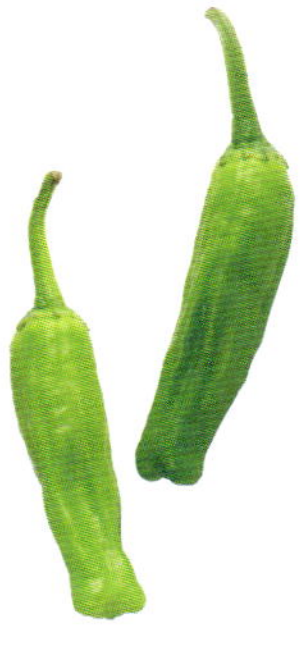

成分 甘み種でも辛み成分を含む

唐辛子の辛みの少ない甘み種ですが、辛み成分のカプサイシンを含んでいます。β-カロテン、ビタミンC·Eなどのビタミン、カリウムなどのミネラルが多く含まれています。

作用 カプサイシンが肥満予防に効果的

カプサイシンは代謝を促し、脂肪燃焼による肥満予防に効果的。体内でビタミンAに変換されるβ-カロテンや、ビタミンC·Eが免疫力を強化し、感染症予防や肌の調子を整えるのに働くとされます。

食べ方 油と一緒に手早く強火で調理

ビタミンCの損失を防ぎ、β-カロテンの吸収率をアップするには、油を使った炒め物や天ぷらがおすすめです。鮮やかな緑色と香りを生かすためには、手早く強火で加熱するのもポイント。

知っとくとおトク!

ししとうはよく炒め物にするけれど、生でもおいしく食べられるよ。とくに万願寺唐辛子や伏《ふし》見《み》甘長《あまなが》などの品種は、甘みがあるから生で食べやすいんだ。

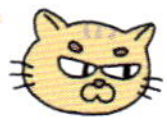

エネルギーとおもな栄養成分の含有量
(100g 当たり)

エネルギー	24kcal
たんぱく質	1.3g
脂質	0.1g
カリウム	340mg
β-カロテン	530μg

緑黄色野菜

チンゲン菜

栄養豊富で消化にやさしい中国野菜

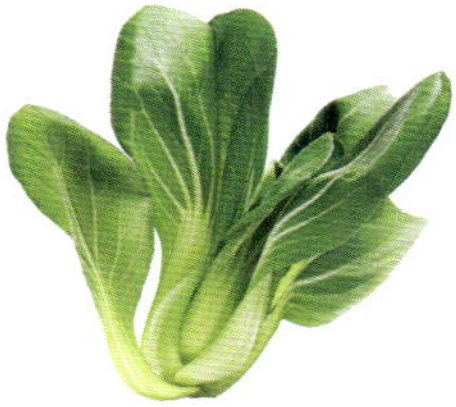

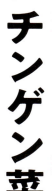

成分　ビタミン、ミネラル、辛み成分を含む

β-カロテン、ビタミンC·Eなどのビタミン、カルシウムやカリウム、鉄などのミネラルが多く含まれています。辛み成分であるアリルイソチオシアネートが含まれるのが特徴です。

作用　骨粗しょう症予防から消化促進まで

β-カロテンやビタミンC·Eが免疫力を強化します。カルシウムは骨粗しょう症、カリウムは高血圧、鉄は貧血をそれぞれ予防します。アリルイソチオシアネートは、消化促進に効果的。

食べ方　白菜代わりに使える万能野菜

アクが少なく、下ゆでの必要がありません。結球しない白菜の仲間なので、白菜のかわりとしてもおすすめ。中国野菜ですが味にくせがないので、和食をはじめいろいろな料理に合います。

知っとくとおトク!

チンゲン菜は豊富な栄養成分に加え、葉野菜にはめずらしく食物繊維が少なくて消化にやさしいんだ。胃腸の弱い人にもおすすめできる青菜だよ。

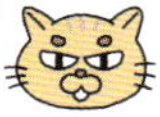

エネルギーとおもな栄養成分の含有量（100g当たり）

エネルギー	9kcal
たんぱく質	0.7g
脂質	0.1g
カルシウム	100mg
β-カロテン	2000μg

緑黄色野菜

春菊

冬のお鍋に欠かせない風邪予防の必須野菜

成分　ビタミン、ミネラル、香り成分を含む

β-カロテン、ビタミンB_2·Eや葉酸などのビタミン、カルシウムやカリウム、鉄などのミネラルのほか、食物繊維が豊富に含まれています。香り成分のα-ピネンなども含みます。

作用　風邪予防をはじめ貧血の予防にも働く

抗酸化作用のあるビタミンによる風邪予防の効果が期待できます。カルシウムは骨の主成分であるため骨粗しょう症予防に、鉄や葉酸は造血に関わるため貧血予防に効果的です。

食べ方　しょうがやにんにくと組み合わせて風邪予防

旬の冬には、しょうがやにんにくなどの体を温める効能のある食材と組み合わせて風邪予防に！　アクが少なく生のままでも食べられますが、加熱する場合は、繊維がやわらかいので加熱時間に注意。

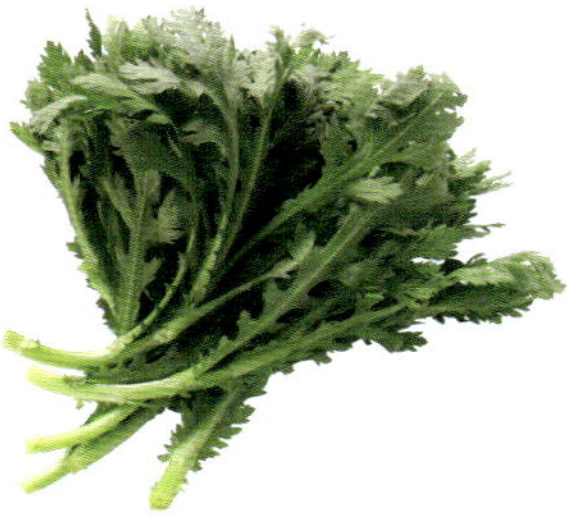

知っとくとおトク!

葉先を乾燥させないように新聞紙で包んでからポリ袋に入れ、冷蔵庫で保存すると長もちするよ。余った場合はかためにゆでて、冷凍保存するのがおすすめ。

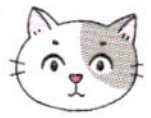

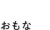

エネルギーとおもな栄養成分の含有量（100g当たり）

エネルギー	20kcal
たんぱく質	1.9g
脂質	0.1g
カルシウム	120mg
β-カロテン	4500μg

緑黄色野菜

あしたば

古くから薬草として活躍、健康長寿の味方

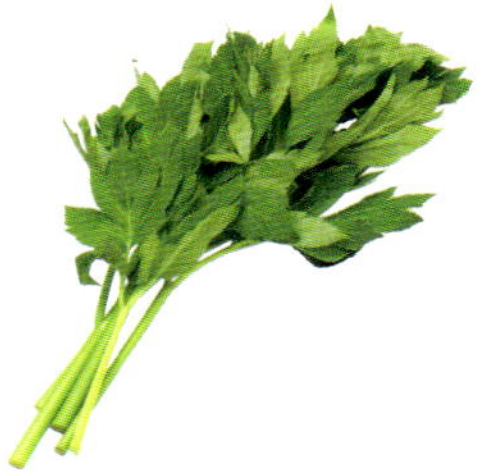

成分　ビタミン、ミネラル、特有の色素成分を含む

β-カロテン、ビタミンB群·C·Eなどのビタミンに加え、カリウムや鉄などのミネラルが豊富に含まれます。ぬめりを生じさせるもとでもある特有の色素成分、カルコンを含みます。

作用　高血圧予防で健康長寿を促進

カリウムは、体内から余分なナトリウムを排出し、高血圧予防に働きます。鉄は貧血の予防に効果的です。また、カルコンには強い抗酸化作用があり、血栓の予防などの効果も期待されます。

食べ方　手早くゆでるか天ぷらに

ビタミンCは水溶性のため、なるべく溶け出さないように手早くゆでましょう。天ぷらにすれば豊富なビタミンCを損なわず、β-カロテンの吸収率もアップするのでおすすめです。

知っとくとおトク!

あしたばは強いアクやくせがあるのが特徴だよ。色の薄い若葉にはアクやくせが少ないから、苦手な人は若葉を選んで食べるといいかもしれないよ。

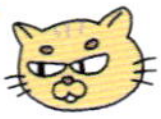

エネルギーとおもな栄養成分の含有量（100g 当たり）

エネルギー	30kcal
たんぱく質	2.4g
脂質	0.1g
カリウム	540mg
β-カロテン	5300μg

緑黄色野菜

しそ

日本食に欠かせないビタミンとミネラルの宝庫

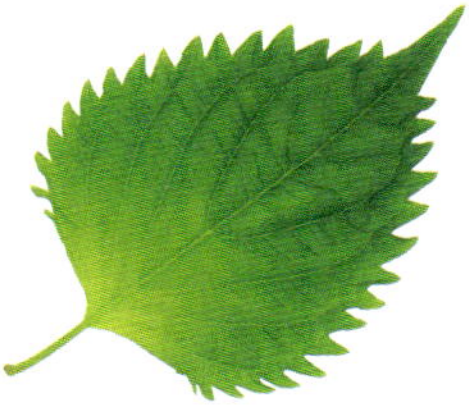

成分　豊富なβ-カロテンとカルシウム

ビタミンやミネラルが豊富ですが、とくにβ-カロテンとカルシウムは野菜の中で群を抜く含有量です。香り成分ペリルアルデヒドを含み、しそ油にはα-リノレン酸が含まれます。

作用　老化や骨粗しょう症を予防

β-カロテンは体内でビタミンAに変換され、老化を予防します。カルシウムは骨粗しょう症予防に効果的です。α-リノレン酸は心臓血管系疾患の予防効果が期待されています。

食べ方　薬味やあしらい以外にも有効に活用

薬味やあしらいとして利用するだけでなく、天ぷらにしたり、バジルのかわりにパスタやピザに加えたりするのがおすすめ。断面が空気に触れると黒く変色するため、刻む場合は食べる直前に。

知っとくとおトク!

赤じそには、アントシアニンという赤い色素が含まれているんだ。その抗酸化作用によって老化を防止する効果が期待されているよ。赤じそもとり入れよう！

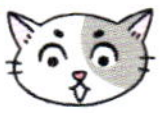

エネルギーとおもな栄養成分の含有量（青じそ　100g 当たり）

エネルギー	32kcal
たんぱく質	3.1g
脂質	微量
カルシウム	230mg
β-カロテン	11000μg

緑黄色野菜

パセリ

香りが食欲をそそる
鮮やかな緑の香味野菜

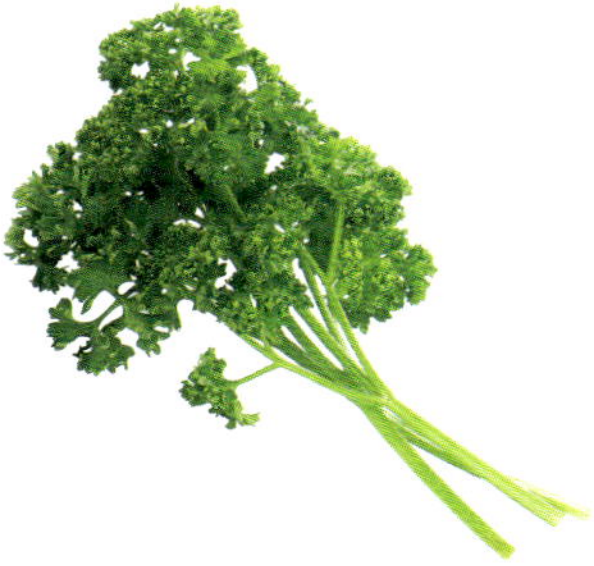

成分　ビタミン、ミネラルを豊富に含む

ビタミンやミネラルが豊富ですが、とくにβ-カロテン、ビタミンC・E、カルシウム、カリウム、鉄の含有量は野菜の中でもトップクラスです。香り成分アピオールを含むのも特徴です。

作用　香り成分アピオールが消化促進に働く

β-カロテンやビタミンC・Eが免疫力を強化。カルシウムは骨粗しょう症、カリウムは高血圧を予防します。アピオールは消化を促進するとされます。ただし、毒性もあるので大量摂取は避けて。

食べ方　おひたしやスープの香りづけにも

みじん切りして料理に加える以外に、おひたしもおすすめ。水気を拭きとって冷凍したものを砕けば、簡単に細かくすることができます。茎を束ねて、スープやシチューの香りづけに使うのも◎。

知っとくとおトク!

さわやかな香り成分アピオールには、消化促進以外にも、口臭・体臭予防や疲労回復、利尿作用により腎臓の働きを整える効果などがあるとされているよ。

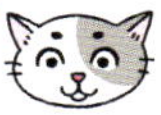

エネルギーとおもな栄養成分の含有量
(100g当たり)

エネルギー	34kcal
たんぱく質	3.2g
脂質	0.5g
鉄	7.5mg
β-カロテン	7400μg

緑黄色野菜

みつば

さわやかな香りが
ストレスをやわらげる

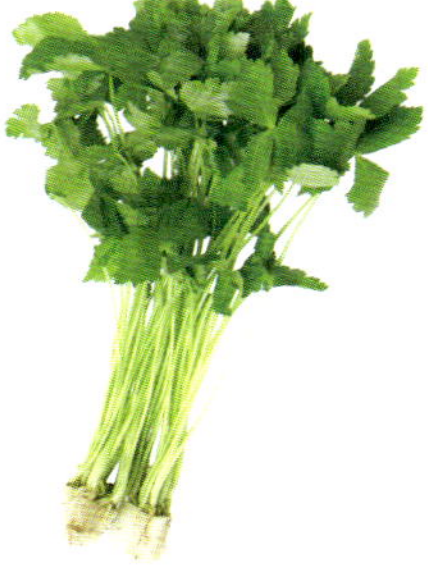

成分　ビタミン、ミネラル、香り成分を含む

β-カロテン、ビタミンC・E・Kなどのビタミンに加え、カリウムなどのミネラルを含みます。とくに糸みつばは、緑色が濃くてβ-カロテンが多め。香り成分が含まれるのも特徴です。

作用　免疫力強化など、体の調子を整える

体内でビタミンAに変換されるβ-カロテンやビタミンC・Eが免疫力を強化。カリウムは体内から余分なナトリウムを排出し、高血圧を予防します。香り成分は食欲増進やストレスの解消に効果的。

食べ方　いろいろな料理でたっぷり摂取

β-カロテンは、油と一緒にとることで吸収率がアップします。また、生のまま食べれば、香りを損ないません。卵とじや卵焼き、ナムルや炒め物などでたっぷり食べるのがおすすめです。

知っとくとおトク!

根がついている根みつばや糸みつばを土に植えると、数日で新しい芽が出て、大きな株に育てることができるんだ。育てやすいから家庭菜園におすすめ。

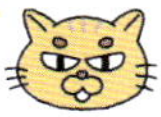

エネルギーとおもな栄養成分の含有量
(糸みつば　100g当たり)

エネルギー	12kcal
たんぱく質	0.8g
脂質	0.1g
カリウム	500mg
β-カロテン	3200μg

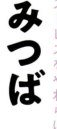

カリフラワー

加熱に負けない強力なビタミンCがたっぷり！

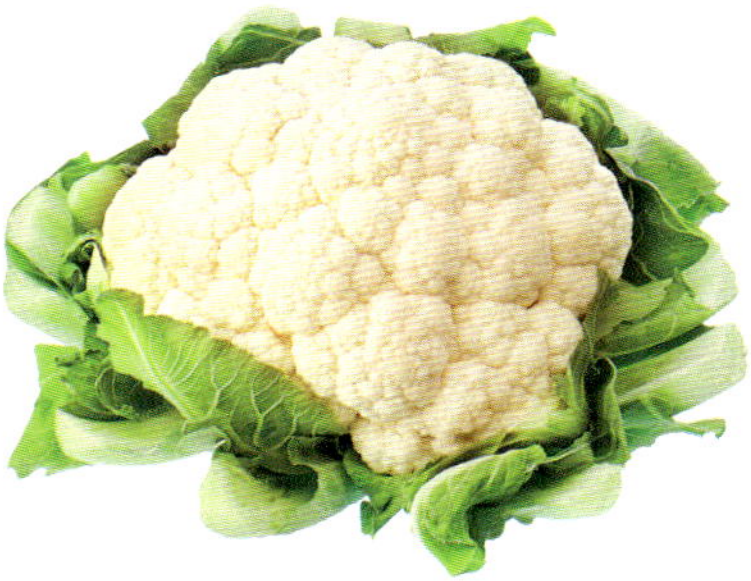

ブロッコリーと同じ仲間で、つぼみを食べる野菜の一種です。ビタミンCが豊富で、とくに茎の部分に多く含まれています。カリフラワーのビタミンCは熱に強く、炒め物やスープなどにしても損失が少ないので、安心して加熱調理できるという頼もしい特徴があります。

また、ブロッコリー同様、抗酸化作用の強い辛み成分イソチオシアネートの一種スルフォラファンも含んでいます。

成分　ビタミンCが豊富、スルフォラファンも含む

注目すべきは、ビタミンC。加熱しても損失しにくいという特徴があり、花よりも茎の部分にビタミンCが豊富に含まれています。さらには、ビタミンK、葉酸、カリウム、食物繊維などを多く含みます。また、辛み成分イソチオシアネートの一種スルフォラファンを含みます。

作用　免疫力アップや抗酸化作用にも期待大

ビタミンCが風邪予防や免疫力アップに働きます。また、ビタミンCにはコラーゲンの生成を促し、シミの原因となるメラニン色素の生成を抑える働きがあり、肌の調子を整える効果も期待できます。さらには食物繊維による整腸作用のほか、スルフォラファンによる抗酸化作用にも注目が集まっています。

食べ方　炒め物や蒸し物、スープなど加熱料理も楽しめる

カリフラワーのビタミンCは、葉野菜と比べて加熱しても壊れにくいので、ゆでてサラダに使うほか、炒めたり蒸したりスープに入れたりするなどいろいろな調理が楽しめます。茎の部分にもビタミンCが多く含まれるので、茎ごと使いましょう。スライスして生のまま楽しむのもおすすめです。

知っとくとおトク！

ゆでるときには、レモン汁を少量加えよう。ゆでることで黄色くなるのを防いでくれるから、真っ白な仕上がりになるんだ。豊富なビタミンCも溶け出しにくくなるよ。

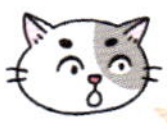

エネルギーとおもな栄養成分の含有量
(100g 当たり)

エネルギー	28kcal
たんぱく質	2.1g
脂質	0.1g
カリウム	410mg
ビタミンC	81mg

キャベツ

ビタミンUが弱った胃を
やさしくサポート

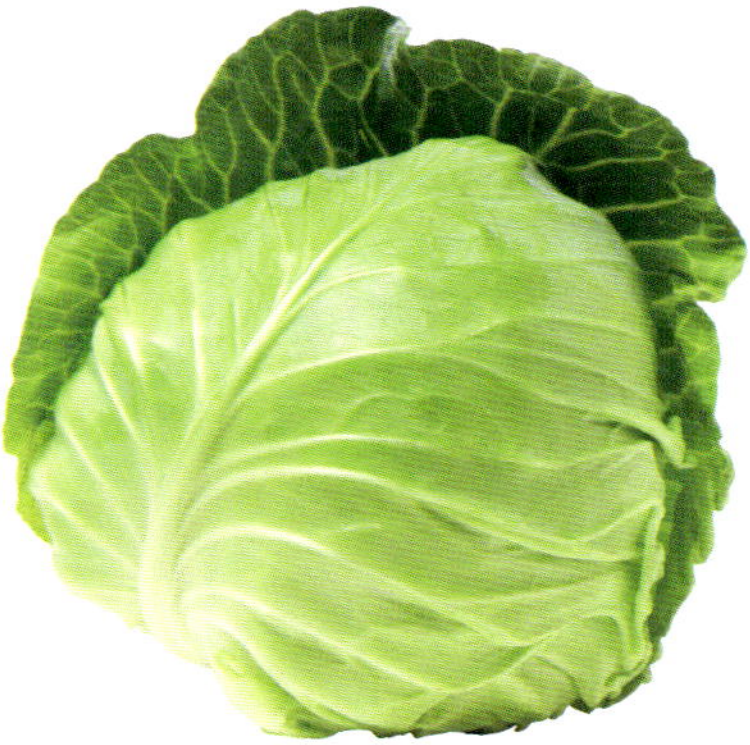

キャベツは便利な常備野菜のひとつ。葉のやわらかい春キャベツから甘みの強い冬キャベツまで、1年を通しておいしさを楽しめる野菜です。
キャベツから発見されたといわれるビタミン様物質、ビタミンU（キャベジン）を含みます。胃炎や胃潰瘍の予防に働くとされ、胃腸薬の主成分としても使われます。また、風邪予防に効果的なビタミンCも豊富。強い抗酸化作用に期待が高まるイソチオシアネートも含んでいます。

成分　キャベツといえば キャベジン＝ビタミンU

ビタミン様物質であるビタミンUは、キャベツに特徴的な成分です。ビタミンでは、ビタミンC・Kや葉酸が多く、カリウムやカルシウムなどのミネラルも豊富です。また、食物繊維をたっぷり含むこともポイントです。さらには、イソチオシアネートという成分も含んでいます。

作用　胃粘膜の保護作用や 風邪予防に期待

ビタミンUは胃の粘膜を保護したり、いたんだ胃壁を修復したりして胃炎や胃潰瘍を予防します。ビタミンCが風邪予防や肌の調子を整えるのに働くほか、食物繊維の整腸作用による便秘改善も期待されます。イソチオシアネートは抗酸化作用があり、生活習慣病予防効果にも期待が高まっています。

食べ方　スープや煮込みは、 汁ごと食べて栄養をキャッチ

ビタミンCは水溶性のため、水にさらし過ぎるのはNGです。春キャベツは葉がやわらかいので、生のまま食べるのがおすすめ。冬キャベツは葉が肉厚で、スープや煮物にも向いていますが、汁ごと食べて溶け出た栄養を逃さないことがポイントです。ビタミンCは芯に多いので、芯も捨てずに使いましょう。

知っとくとおトク！

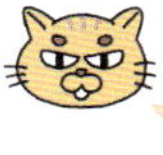

よいキャベツを選ぶポイントは、季節によって違うよ。春キャベツは、葉の緑色が濃くて巻きのゆるいものを。冬キャベツは、巻きがしっかりしていて重いものを選ぶのが◎。

エネルギーとおもな 栄養成分の含有量
（100g当たり）

エネルギー	23kcal
たんぱく質	0.8g
脂質	微量
カリウム	190mg
ビタミンC	38mg

淡色野菜

レタス

水分たっぷり、淡白で飽きのこない人気野菜

成分　たっぷりの水分とビタミン、ミネラルを含む

玉レタスは約95％が水分です。そのため栄養量は多くはありませんが、β-カロテン、ビタミンC・Eや葉酸などのビタミンに加え、カリウムや鉄などのミネラル、食物繊維を適度に含んでいます。

作用　抗酸化作用による免疫力アップなど

比較的多く含まれる葉酸が新しい赤血球の生成に役立ちます。また、カリウムによるむくみ改善、鉄による貧血予防など、さまざまな効能が期待できます。食物繊維による整腸作用も。

食べ方　加熱調理してたくさん食べたい

生のままサラダなどで食べるのが一般的ですが、炒め物やスープの具などにして加熱して食べるのもおすすめです。さっと短時間で加熱して、シャキシャキの食感と緑色を残すとよいでしょう。

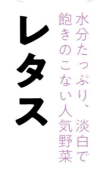

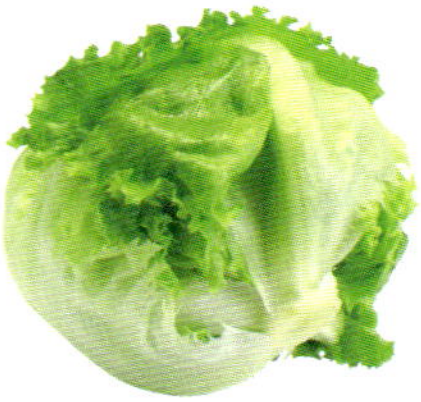

知っとくとおトク！

レタスは包丁で切ると、包丁の金気で切り口の色が悪くなってしまうんだ。使うときは、なるべく手でちぎるようにすると切り口を変色させずに済むよ。

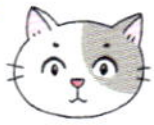

エネルギーとおもな栄養成分の含有量（100g当たり）

エネルギー	11kcal
たんぱく質	0.5g
脂質	微量
カリウム	200mg
ビタミンC	5mg

淡色野菜

きゅうり

むくみや高血圧の予防に。夏野菜の代表格

成分　ほとんどが水分だがカリウムも豊富

約95％が水分で、あまり栄養がないと思われがちですが、カリウムが比較的多く含まれるのが特徴です。ほかにビタミンC・Eなどのビタミンも含まれています。緑色の皮にはβ-カロテンも。

作用　むくみの解消や高血圧予防に効果的

夏野菜の代表で、暑い季節に体をひんやり冷やしてくれます。カリウムには利尿作用があり、むくみの解消が期待できます。体内から余分なナトリウムを排出し、高血圧予防にも効果的です。

食べ方　ぬか漬けにすると栄養価がアップ

生で食べることが多い野菜ですが、ぬか漬けにすると、ぬかの成分が加わって栄養価が上がります。また、ちりめんじゃこと一緒にごま油で炒めるなど、炒め物にしても意外なおいしさが楽しめます。

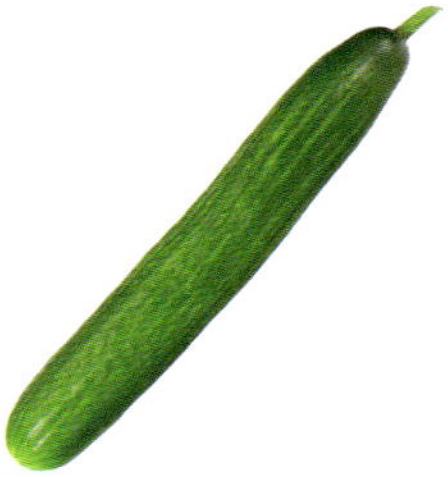

知っとくとおトク！

水分が多いので、乾燥しないようにラップにくるんだりポリ袋に入れたりするのが保存のコツだよ。低温になり過ぎないよう冷蔵庫の野菜室で保存しよう。

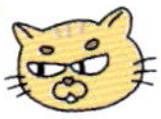

エネルギーとおもな栄養成分の含有量（100g当たり）

エネルギー	13kcal
たんぱく質	0.7g
脂質	微量
カリウム	200mg
ビタミンC	14mg

淡色野菜

ごぼう

不溶性と水溶性の食物繊維で抜群の整腸作用！

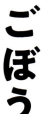

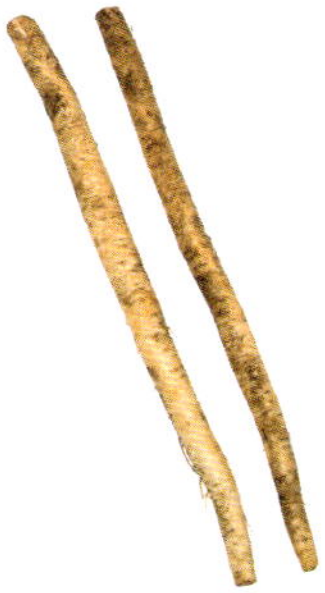

成分 リグニンとイヌリン、2種類の食物繊維

野菜の食物繊維には水溶性と不溶性があり、多くの野菜は含まれる食物繊維が不溶性に偏っています。ごぼうは、不溶性食物繊維リグニンと水溶性食物繊維イヌリンを同程度含むという特徴があります。

作用 腸内環境を整え便秘改善

不溶性食物繊維リグニンには腸内環境を整える働きがあり、便秘改善効果が期待できます。水溶性食物繊維イヌリンには血中脂質を下げる働きがあり、高グリセリド血症の予防にも。

食べ方 皮はむかずに、アク抜きは短時間で

ごぼうの風味や旨みは皮の近くにあります。皮はむかずに、ふきんやスポンジで泥や汚れを落として、独特の味わいを生かすようにしましょう。有効成分を逃さないようアク抜きは短時間にしましょう。

知っとくとおトク！

アク抜きのためにごぼうを水にさらしておくと茶色くなるけれど、これはポリフェノールの色なんだ。抗酸化作用があって、老化予防になる成分だよ。

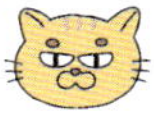

エネルギーとおもな栄養成分の含有量
（100g 当たり）

エネルギー	58kcal
たんぱく質	1.1g
脂質	0.1g
食物繊維	5.7g
カリウム	320mg

淡色野菜

たけのこ

脳の働きに関わる成分を含む春の味

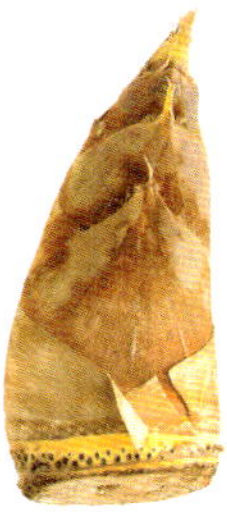

成分 白い粉状のものはアミノ酸の一種チロシン

ゆでたあと節の間に見られる白い粉状のものは、アミノ酸の一種であるチロシン。また、不溶性食物繊維セルロースや、カリウムやマンガンなどのミネラルが多く含まれます。

作用 チロシンが脳の働きに関わる

チロシンは脳内の神経伝達物質のもとであることから気力や集中力を高める効果が期待できます。また、不溶性食物繊維セルロースによる便秘の改善、カリウムによる高血圧の予防も期待されます。

食べ方 えぐみの少ないうちにゆでて保存を

生のものは、時間がたつほどえぐみが増していきます。なるべく早くゆでて保存することが重要です。また、たけのこは消化されにくいので、胃腸の弱い人は適度な量をよくかんで食べましょう。

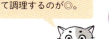

知っとくとおトク！

穂先のやわらかい部分は和え物向き、まんなかの部分は煮物や炒め物などいろいろな調理法に向いているよ。根元のかたい部分は細切りにして調理するのが◎。

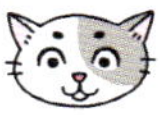

エネルギーとおもな栄養成分の含有量
（100g 当たり）

エネルギー	27kcal
たんぱく質	2.5g
脂質	0.1g
食物繊維	2.8g
カリウム	520mg

淡色野菜

しょうが

独特の辛みや香り成分が風邪予防に効く

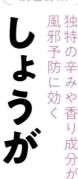

知っとくとおトク!

しょうがの有効成分は、細かくするほど効果を発揮するよ。ただ、時間がたつと効能が減少してしまうので、なるべく使う直前に調理するようにしよう。

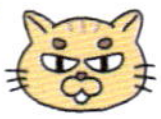

エネルギーとおもな栄養成分の含有量
(100g 当たり)

エネルギー	28kcal
たんぱく質	0.7g
脂質	0.2g
カリウム	270mg
ビタミンC	2mg

成分 辛み成分ショウガオールや香り成分ジンギベレン

目立った栄養素はないものの、特徴的な有効成分が含まれます。辛み成分ジンゲロールを含み、この成分は加熱によってショウガオールに変化します。また、香り成分ジンギベレンなどを含みます。

作用 血行を促進して体をぽかぽかに

ジンゲロールやショウガオールには、血行促進により体を温める働きや、殺菌作用があります。ジンギベレンには健胃や解毒の作用があるほか、香りで胃液の分泌を促し食欲を増進させる効果も。

食べ方 皮ごと使って有効成分をむだなく摂取

皮の近くに有効成分が多いので、皮ごと使うのがベター。細かく刻んで炒め物や煮物に入れたり、すりおろして刺身の薬味にしたり、料理の名脇役として積極的にとり入れましょう。

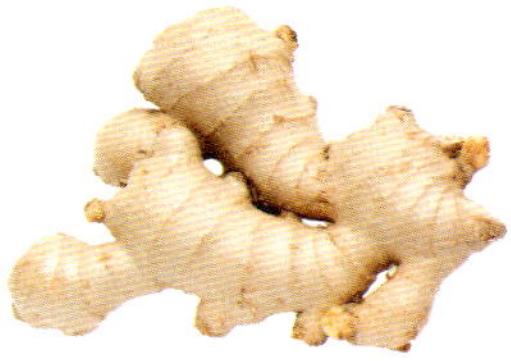

淡色野菜

にんにく

豊富なアリシンパワーで滋養強壮、生活習慣病予防!

知っとくとおトク!

健康な体づくりに欠かせない食材だけど、刺激も強いから食べ過ぎには注意しよう。胃腸の保護のためにも、1日に1片程度の適量を守ってとり入れてね。

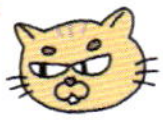

エネルギーとおもな栄養成分の含有量
(100g 当たり)

エネルギー	129kcal
たんぱく質	4.0g
脂質	0.5g
カリウム	510mg
ビタミンB_1	0.19mg

成分 アリシンがたっぷり含まれる

強い香りのもとはネギ属に含まれる香り成分アリシンで、その含有量はネギ属でトップを誇ります。ビタミンB_1・B_6などのビタミン、カリウムやリンなどのミネラル、食物繊維も含んでいます。

作用 強力な抗酸化作用による疲労回復効果などに期待

アリシンの働きにより、抗酸化作用に代謝向上、疲労回復や血行促進、殺菌作用など多くの効果が期待されます。また、強力な抗酸化作用による生活習慣病予防効果があるとされています。

食べ方 細かく刻むなどしてアリシンを引き出そう

アリシンをより引き出すため、細かく刻んだり、つぶしたり、すりおろしたりして使うのがおすすめです。鱗片の中央にある芽の部分には苦みやえぐみがあるので、竹串などでとり除きましょう。

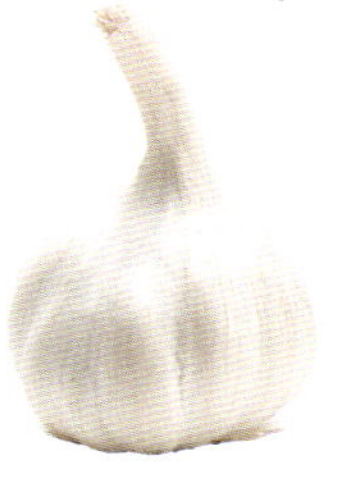

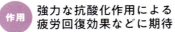

セロリ

特有の強い香りがいらいらの解消をサポート

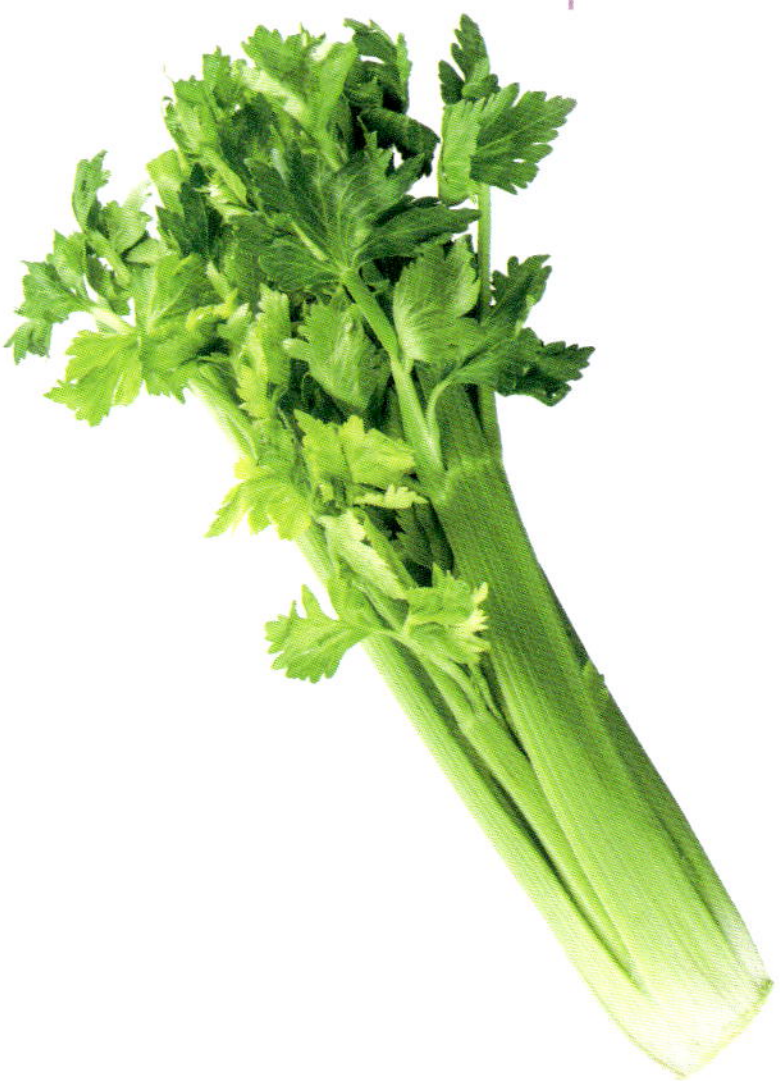

セロリの香りは独特で苦手な人も少なくありませんが、その香りによって昔から、薬用植物やにおい消しとして用いられてきました。香りのもとはアピインとよばれる成分。いらいらを解消して気持ちを落ち着かせてくれる作用のほか、胃液の分泌を促し食欲を高める作用があるとされています。料理に加えると肉や魚のくさみを消して、料理の風味やコクを引き立たせてくれます。有効に活用したい野菜です。

成分　香り成分のアピインと栄養成分をバランスよく含む

香り成分アピインを含むのが特徴。茎にはβ-カロテン、ビタミンC·B群などのビタミン、カリウムやカルシウムなどのミネラル、食物繊維など、量は多くありませんが、さまざまな栄養成分がバランスよく含まれています。濃い緑色の葉には、より多くのβ-カロテンが含まれます。

作用　香り成分によるストレス軽減や食欲増進に期待

香り成分のアピインには、いらいらや不安を解消して気持ちを落ち着かせ、ストレスを軽減する作用や、さわやかな香りで胃液の分泌を促し、食欲を増進させる効果が期待されています。β-カロテンやビタミンCによる抗酸化作用、カリウムによる高血圧予防、食物繊維による整腸作用なども期待できます。

食べ方　葉の部分はとくに栄養満点！炒め物やスープに利用を

栄養価の高い野菜ですが、とくに葉の部分に栄養が多く含まれているので捨てずに利用しましょう。炒め物やスープに加えたり、細かく刻んで佃煮にしたりするなどいろいろと楽しめます。また、とくに香りの強い葉や茎の細い部分を束ねて、スープなどを煮込む際に香りづけとして使うのもおすすめ。

知っとくとおトク！

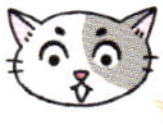

セロリの苦手な人にも食べやすい品種がホワイトセロリ。普通のセロリよりくせがなくて、やわらかくて上品な味わい！　歯触りをよくするために、筋をとるのも忘れずに。

エネルギーとおもな栄養成分の含有量
（100g当たり）

エネルギー	12kcal
たんぱく質	0.4g
脂質	0.1g
カリウム	410mg
ビタミンC	7mg

大根

消化酵素で体すっきり！
日本人になじみの根菜

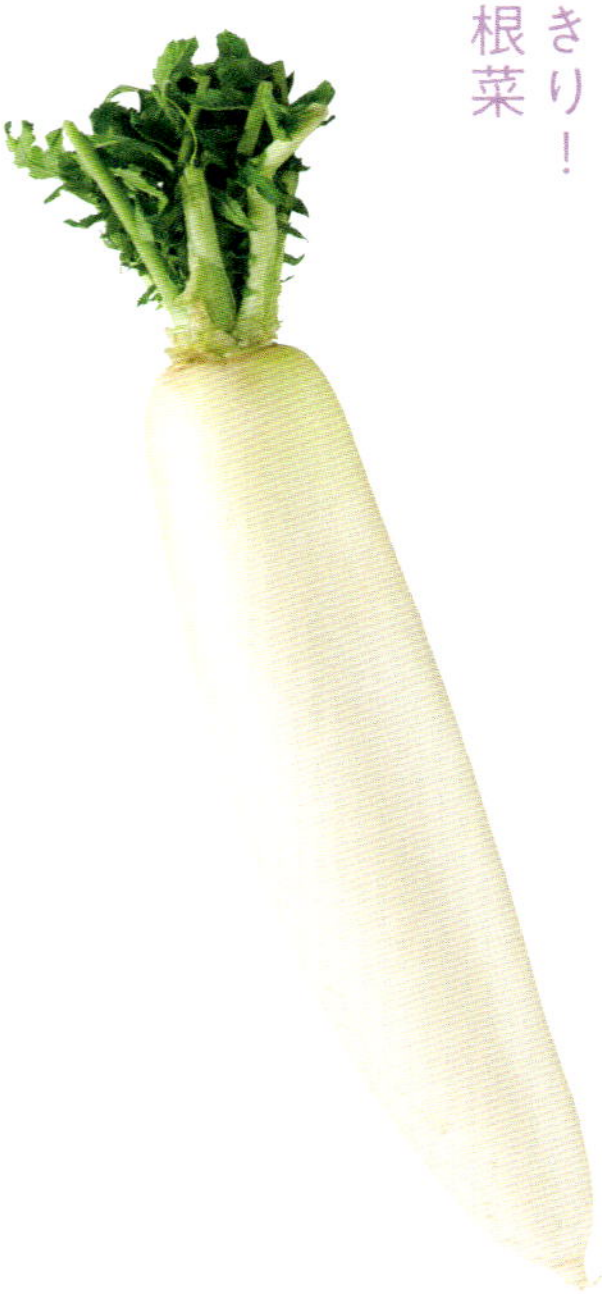

大根おろしや煮物など、日本人が昔からよく食べてきた野菜のひとつ。根の部分はほとんど水分ですが、消化酵素のアミラーゼ、抗酸化作用に期待の高まる辛み成分イソチオシアネート、ビタミンC、食物繊維なども含んでいます。

葉の部分は緑黄色野菜で、根にはないβ－カロテンが含まれるほか、根よりも多くのビタミンCや食物繊維を含むという特徴があります。葉も捨てずに利用したい野菜です。

成分　根の上部にはアミラーゼ、先端部にはイソチオシアネート

根は、95%が水分です。根の部分によって、おもに含まれる成分の割合が違っています。葉に近い上部には消化酵素のアミラーゼ、先端部には辛み成分のイソチオシアネート、皮の近くにはビタミンCが多く含まれます。葉は緑黄色野菜で、β-カロテン、ビタミンC、カルシウム、食物繊維などを含みます。

作用　酵素の力で消化を促進、胃もたれを防いで健康な胃に

アミラーゼはでんぷんを分解する酵素で、消化を助け、胸焼けや胃もたれの予防に働きます。辛み成分のイソチオシアネートは解毒作用や抗酸化作用も期待されます。葉に含まれるβ-カロテンやビタミンCは、免疫力をアップ。葉と根ともに食物繊維が多いため、整腸作用も期待できます。

食べ方　効果的に栄養をとるには生のまま大根おろしなどで

根に含まれる消化酵素アミラーゼなどを効率よく吸収するには、サラダや大根おろしなどで生のまま食べるのがおすすめ。風味や栄養を損なわないよう、おろすのは食べる直前に、というのもポイントです。皮はきんぴらなどにして、むだなくおいしくいただきましょう。

知っとくとおトク！

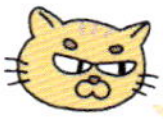

大根の辛み成分は先端部に多いから、下のほうをおろしにするとぴりっとした辛みが味わえるよ。逆に葉に近い上のほうは甘みが強いから、煮物におすすめだよ。

エネルギーとおもな栄養成分の含有量
(100g当たり)

エネルギー	15kcal
たんぱく質	0.4g
脂質	微量
カリウム	230mg
ビタミンC	12mg

玉ねぎ

香り成分アリシンの血行促進効果に期待

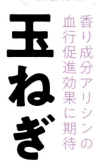

和食にも洋食にも中華にも、家庭料理に欠かせない常備野菜。ビタミンB群、ビタミンC、カリウム、食物繊維などを含んでいますが、量的にとくに目立った成分はありません。注目成分は、切ると発生し、涙を出す刺激になる香り成分アリシン。血栓を防ぎ、血液の流れをよくする効果や、コレステロール値を下げる効果が期待できます。外皮に含まれるポリフェノールの一種、ケルセチンも要注目の成分です。

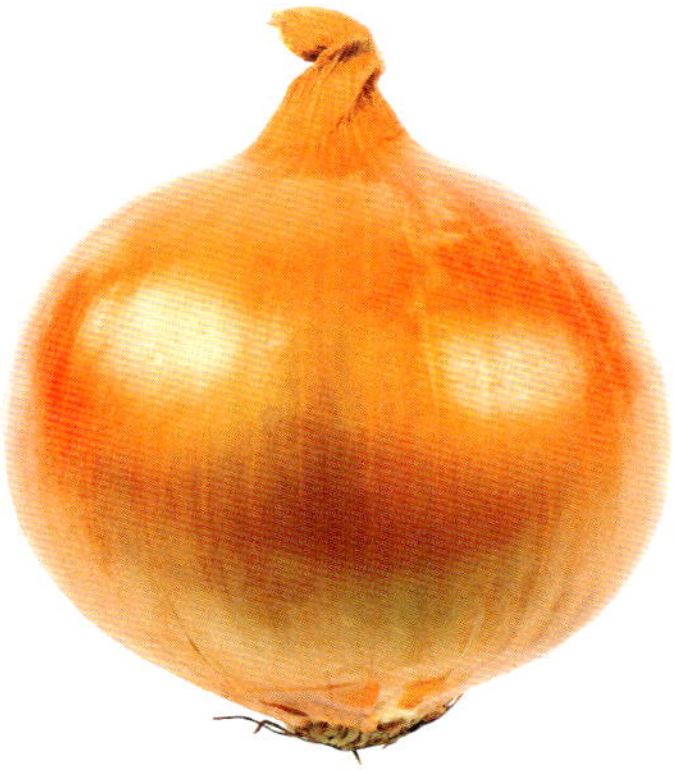

成分　硫化アリルが体内でアリシンに変化する

玉ねぎを切るとき、ネギ属に含まれる硫化アリルという成分の刺激で涙が出ます。この硫化アリルが、体内で香り成分アリシンに変わります。このほかに、量は多くありませんが、ビタミンCやカリウム、食物繊維を含みます。また、茶色の外皮にはポリフェノールの一種であるケルセチンが含まれます。

作用　アリシンによる動脈硬化や高血圧の予防に期待

アリシンには、動脈硬化や高血圧を予防したり、コレステロール値を下げたりする働きがあるといわれています。また、ビタミンB_1の吸収を助けて糖質の代謝を高める効果も。ケルセチンにはアリシン同様に血行促進作用があるほか、アレルギーを抑える効果が期待されています。

食べ方　アリシンの働きを生かすには生で食べるのが効果的

玉ねぎは加熱すると甘みが増しますが、アリシンは水溶性で熱に弱いため、生で食べるのがおすすめです。切ったあとは、空気に触れることで成分が増えるため、しばらく置いてから使いましょう。アリシンは豚肉などに多く含まれるビタミンB_1の吸収を促進するので、一緒に食べるとなお効果的です。

知っとくとおトク！

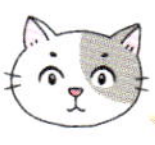

褐色の外皮は、ケルセチンを多く含む栄養価の高い注目食材。水で洗って乾燥させた皮を、お湯で煮出してお茶としても。はちみつやレモン汁を加えれば、紅茶のようだよ。

エネルギーとおもな栄養成分の含有量
(100g 当たり)

エネルギー	33kcal
たんぱく質	0.7g
脂質	微量
カリウム	150mg
ビタミンC	7mg

とうもろこし

たっぷりの不溶性食物繊維で腸の大掃除！

主食の穀物として親しまれてきた国もありますが、日本ではゆでてそのまま食べるほか、粒をサラダに加えたりスープにしたり、野菜として食べるのが一般的です。おなじみのスイートコーンをはじめ、いろいろな種類があり、最近は生のまま食べられる品種も出まわっています。

炭水化物に加え、不溶性食物繊維をたっぷり含むのが特徴です。食物繊維の整腸作用による便秘の改善が期待されます。

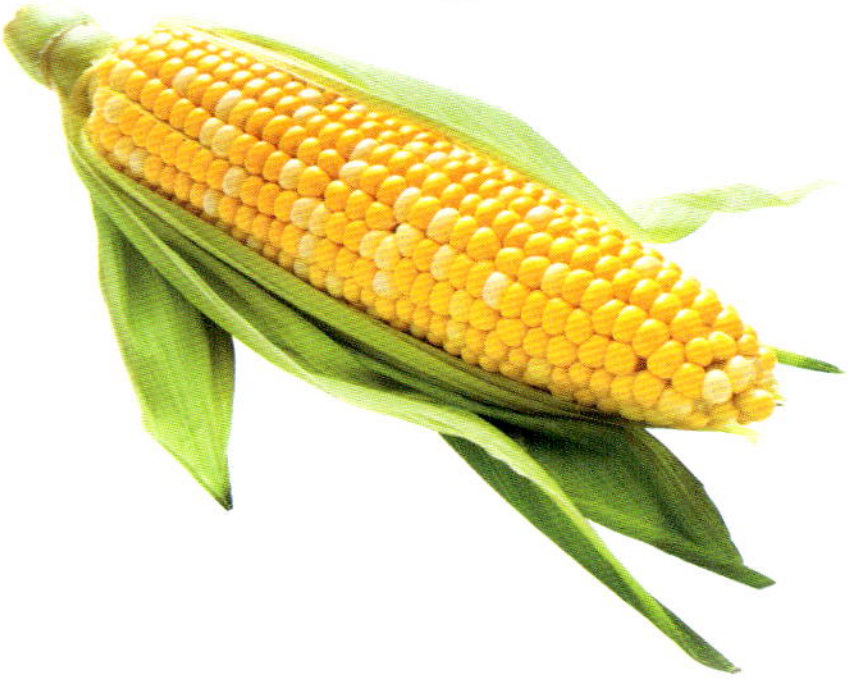

成分　エネルギーになる糖質や不溶性食物繊維が豊富

野菜としてはめずらしく、糖質やたんぱく質、脂質を多く含みます。粒の皮には、不溶性食物繊維が豊富に含まれます。胚芽の部分にはビタミンB_1・B_2・Eなどのビタミン、カリウムや鉄などのミネラルも。また、カロテノイドの一種であるゼアキサンチンという成分を含む点も注目されています。

作用　不溶性食物繊維の働きで腸を健康に保つ

糖質にビタミンB_1の作用が加わり、エネルギーを生み出します。また、不溶性の食物繊維が腸の働きを高めて不要なものを排出する働きにより、便秘改善効果が期待されます。さらに、ゼアキサンチンの抗酸化作用は、加齢による視力低下の改善に効果があるといわれています。

食べ方　収穫後はすぐに食べておいしく栄養を摂取

収穫後は24時間で栄養が半減し、味も落ちるといわれています。買ったその日に薄皮を1～2枚つけたまま、できるだけ早くゆでたり蒸したりするのがおすすめです。ゆでてそのまま食べたり、粒をサラダやスープに加えたりするほか、缶詰や冷凍のものも上手に活用しましょう。

知っとくとおトク！

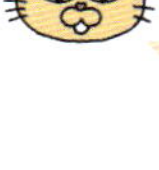

ひげが茶色や黒っぽいものが完熟の証拠だよ。ひげの１本１本は、実とつながっているから、ひげが多いものほど粒の数も多いんだ。選ぶときはひげを要チェック。

エネルギーとおもな栄養成分の含有量
(100g 当たり)

エネルギー	89kcal
たんぱく質	2.7g
脂質	1.3g
食物繊維	3.0g
カリウム	290mg

なす

ふたつのポリフェノールが抗酸化力を発揮

揚げても焼いても蒸しても、漬け物にしてもおいしい夏野菜の定番。体を冷やす働きもあり、夏バテ予防にも欠かせません。長なすや水なすなど、多様な品種があります。

ほとんどが水分で、ビタミンやミネラルなどの栄養素はさほど多く含みません。しかし、ナスニンとよばれる色素成分や、クロロゲン酸などのポリフェノールの一種を含むのが特徴で、生活習慣病予防が期待されます。

成分　注目の２種類のポリフェノールを含む

注目したいのは、紫色の皮に含まれる色素成分ナスニン。アントシアニン系の色素成分で、ポリフェノールの一種でもあります。また、切り口を変色させる、クロロゲン酸というポリフェノールの一種も含みます。約93％が水分で、ビタミンやミネラルは少ないものの、葉酸やカリウムを含んでいます。

作用　抗酸化作用により生活習慣病を予防

ポリフェノールのナスニンとクロロゲン酸の抗酸化作用により、生活習慣病の予防効果が期待されます。ナスニンは血栓を予防し、血液の流れをよくするといわれます。クロロゲン酸は糖尿病発生リスクを低下させたり、血圧を低下させたりする作用が期待されています。

食べ方　皮ごと調理して栄養を余すことなく摂取

なすの栄養をしっかり摂取するには、皮ごと調理がおすすめ。油で揚げたり炒めたりすることで甘みが引き立ちますが、油を吸収しやすいので、カロリーを抑えたいときは蒸し物などにして食べましょう。アク抜きのために水にさらすときには、有効成分が溶けてなくならないよう、さらし過ぎないことが肝心。

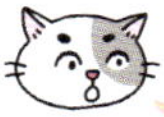

知っとくとおトク！

漬け物でおなじみの関西の水なす、ころんと丸い京都の賀茂なす、皮の白い白なす、アメリカの品種を改良した米なすなど種類豊富。それぞれ味や食感に特徴があるよ。

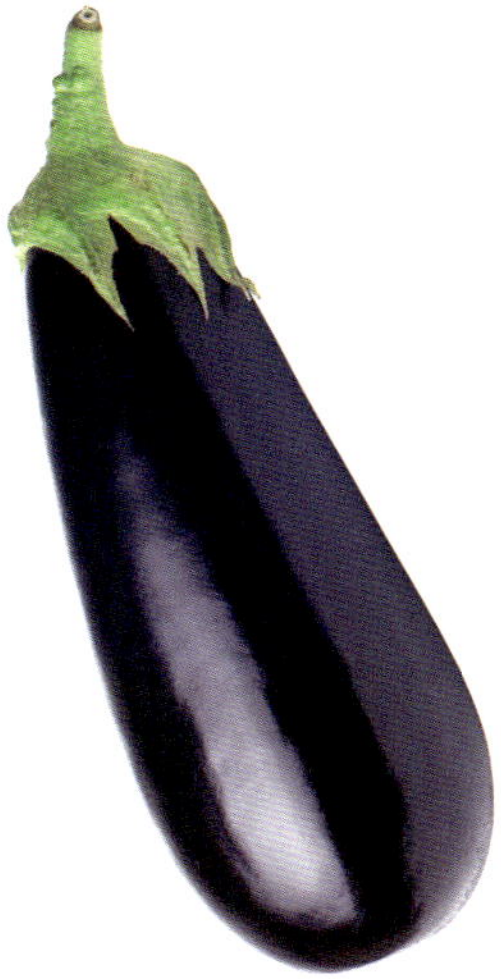

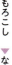

エネルギーとおもな栄養成分の含有量
（100g 当たり）

エネルギー	18kcal
たんぱく質	0.7g
脂質	微量
カリウム	220mg
葉酸	32μg

ねぎ

抗酸化作用や血行促進で風邪に負けない体をつくる

「長ねぎ」や「白ねぎ」とよばれるのは、関東で主流の根深ねぎ。おもな可食部となる白い部分にはビタミンCが豊富で、青い部分にもβ－カロテンやカルシウムなどが含まれます。関西で主流の「葉ねぎ」は青い部分が多い品種で、緑黄色野菜とされています。ネギ属に特徴的な香り成分アリシンを含み、抗酸化作用や血行促進の働きにより、昔から冬の風邪予防に食べられてきたなじみの深い野菜です。

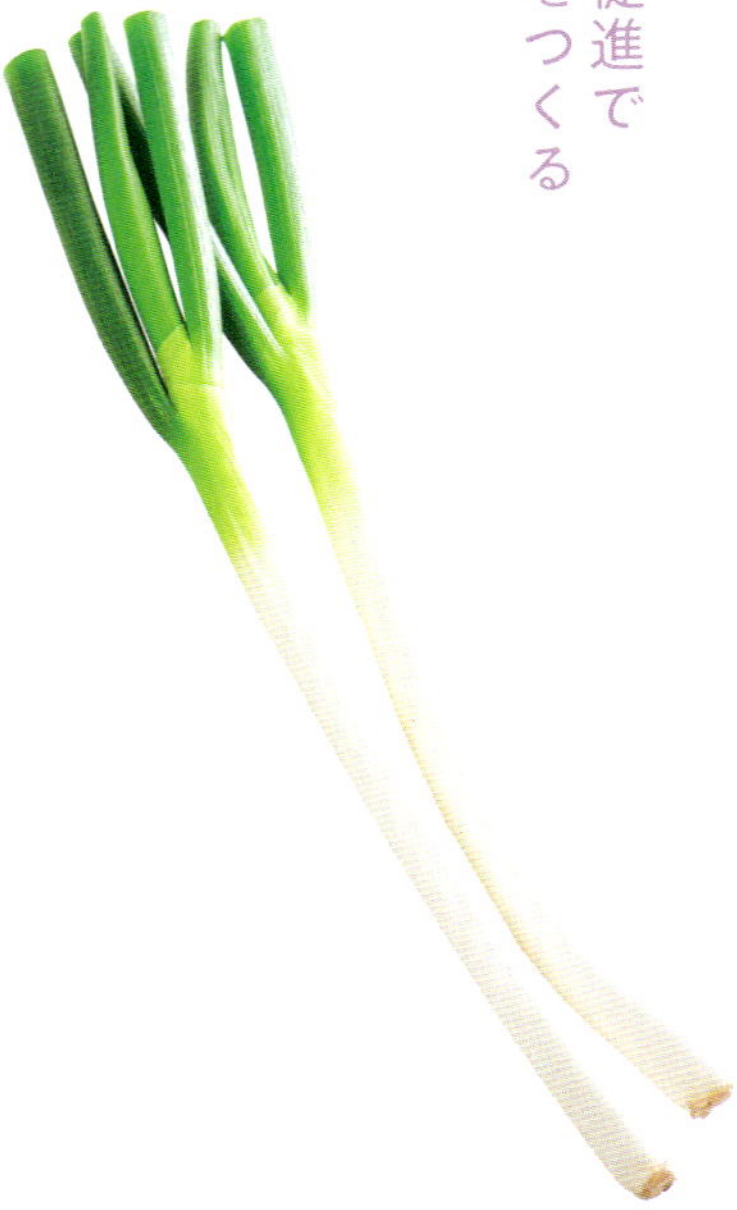

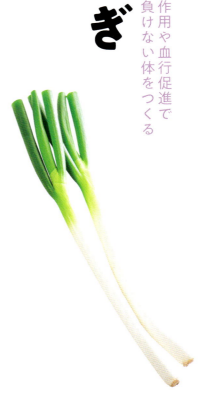

成分　白い部分にはビタミンC、青い部分にはβ-カロテン

白い部分と青い部分で、それぞれ含まれるおもな栄養成分が異なります。白い部分には、ビタミンCが豊富に含まれるのが特徴です。青い部分にはβ-カロテンのほか、カルシウムやカリウムなどが多く含まれています。全体には、ネギ属に特徴的な香り成分であるアリシンを含みます。

作用　風邪予防や食欲増進に働く

ビタミンCの抗酸化作用と、アリシンの血行促進作用の合わせ技で、風邪予防に効果的です。さらにアリシンは、ビタミンB_1の吸収を助け、糖質の代謝をスムーズにするのに役立ちます。香りが胃酸の分泌を促し、食欲の増進も。ビタミンとの組み合わせで、動脈硬化の予防にも効果が期待できます。

食べ方　薬味や汁物でアリシンを効率よく摂取

アリシンは、水にさらし過ぎたり、加熱したりすると殺菌作用や抗菌作用がダウンします。これらの作用を生かすには、薬味などで生のまま食べるのがおすすめ。加熱すると甘みが増しておいしいという特徴もあるので、加熱する場合は鍋や汁物などにして、溶け出した栄養成分ごと食べてしまうのがベター。

エネルギーとおもな栄養成分の含有量
（100g 当たり）

根深ねぎ

エネルギー	35kcal
カリウム	200mg
ビタミンC	14mg

葉ねぎ

エネルギー	29kcal
カリウム	260mg
ビタミンC	32mg

白菜

煮込むほどに旨みアップ！
栄養バランスに優れた冬野菜

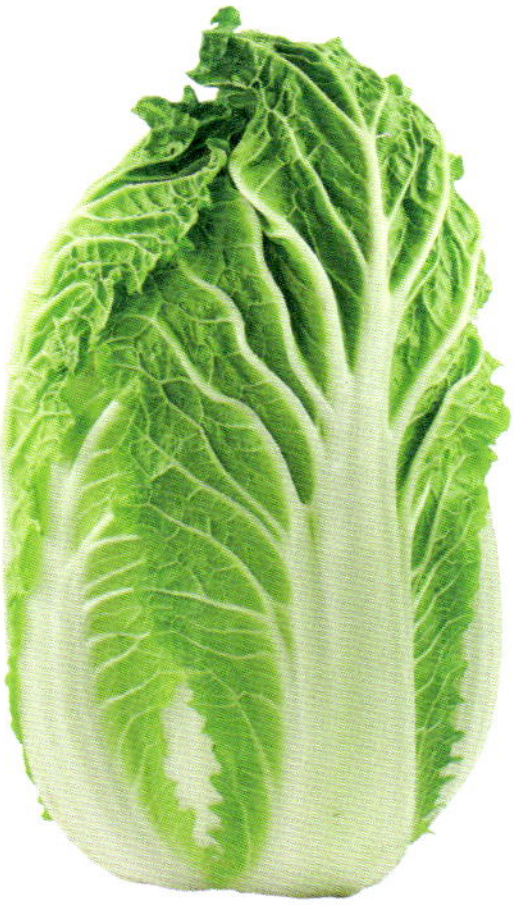

くせがない味とやわらかい食感で、鍋料理に漬け物に、炒め物にと大活躍な冬野菜の代表選手。旨みたっぷりのおいしさはもちろんのこと、栄養バランスも良好です。

抗酸化作用により免疫力を上げてくれるビタミンCや、高血圧予防やむくみの解消に働くカリウム、便秘改善に役立つ食物繊維など、さまざまな成分を含んでいます。カロリーが低いのでダイエット食材としても人気です。

成分　ビタミンCや食物繊維、ミネラルに加えて旨み成分も

ほとんどが水分ですが、ビタミンCをはじめとするビタミン、カリウムやカルシウム、マグネシウムなどのミネラル、食物繊維などをバランスよく含んでいます。濃い緑色の部分には、β-カロテンも。ほかにも、旨み成分のグルタミン酸やジチオールチオニンという成分を含みます。

作用　風邪や高血圧の予防に期待

ビタミンCの抗酸化作用により、風邪予防や免疫力アップ、肌の調子を整える効果などが期待できます。カリウムが体内から余分なナトリウムを排出し、高血圧を予防するほか、利尿作用によるむくみの解消も。食物繊維は腸内環境を整える働きがあるので便秘の改善に働きます。

食べ方　鍋や煮物、シチューならたっぷり食べられる

鍋料理や煮物、蒸し物、シチューなどの加熱調理なら、かさが減ってたっぷり食べられます。よく煮込むほどに旨み成分がアップしておいしくなります。比較的アクが少ないので、サラダや浅漬けなど生で食べるのもおすすめです。また、外側の色の濃い葉にはビタミンCが最も多いので、むだなく使いましょう。

知っとくとおトク！

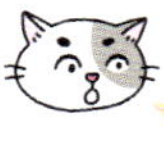

丸ごと新聞紙にくるんで、立てた状態で冷暗所に保存しよう。切ったものは空気に触れないようにラップで包み、冷蔵庫の野菜室へ。こうすると長もちするよ。

エネルギーとおもな栄養成分の含有量
(100g当たり)

エネルギー	13kcal
たんぱく質	0.6g
脂質	微量
カリウム	220mg
ビタミンC	19mg

もやし・スプラウト類

安価でビタミンCたっぷりな
家庭料理の人気者

スプラウトとは発芽野菜のことで、もやしはその代表格。もやしは豆などの種子を水に浸けて発芽させたものです。頼りない見た目とは異なり、たんぱく質やビタミンC、食物繊維などが豊富で栄養価に優れています。さらに安価で手軽に使えるため、家庭料理に重宝される人気者です。
もやしは淡色野菜ですが、かいわれ大根やブロッコリースプラウトなどのほかのスプラウト類は緑黄色野菜で、いろいろな種類があります。

成分 発芽によってつくられた ビタミンCや食物繊維が豊富

豆を発芽させたもやしには、たんぱく質のほか、発芽の際につくられたビタミンCや食物繊維、消化酵素アミラーゼなどが含まれます。もやし以外のスプラウト類にも、ビタミンCがたっぷり。ブロッコリースプラウトは、辛み成分イソチオシアネートの一種スルフォラファンも含み、注目を集めています。

作用 風邪予防や 便秘の改善に働く

ビタミンCが豊富なので、風邪予防や免疫力アップ、肌の調子を整えるのに効果的です。消化酵素アミラーゼが消化を促進し、食欲不振を解消する効果も。食物繊維は、整腸作用により便秘の改善に働きます。また、ブロッコリースプラウトのスルフォラファンには、強い抗酸化作用があります。

食べ方 ビタミンCを壊さないよう 加熱はさっと短時間で！

もやしはビタミンCの効用やシャキッとした歯ざわりを生かすため、さっと短時間で加熱するのがポイント。みそ汁やスープなどに加えて、溶け出した栄養を汁ごととるのもおすすめです。スプラウト類はサラダやあしらいなどに生のまま使って、ビタミンCを壊すことなく摂取するのが◎。

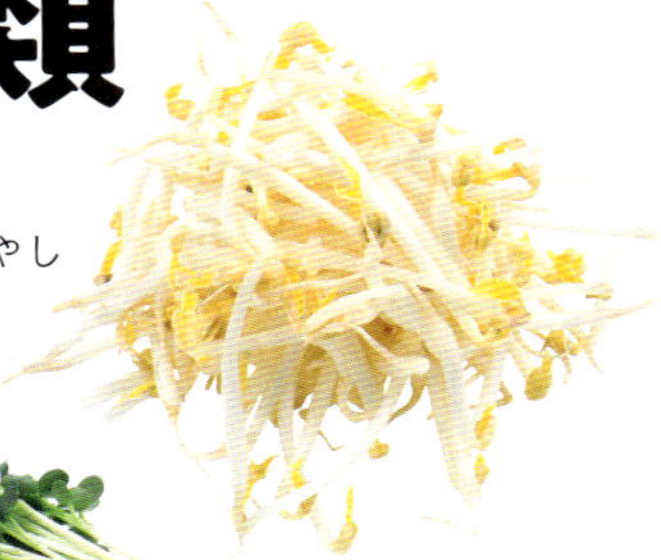

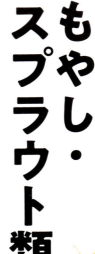

もやし

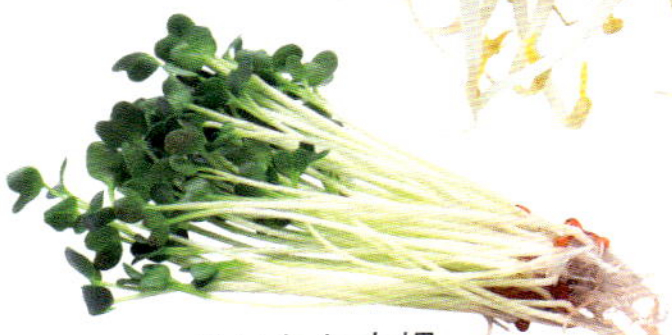

かいわれ大根

エネルギーとおもな栄養成分の含有量
(100g当たり)

緑豆もやし

エネルギー	15kcal
カリウム	79mg
ビタミンC	7mg

かいわれ大根

エネルギー	21kcal
カリウム	99mg
ビタミンC	47mg

れんこん

健康の強い味方！
和食の定番野菜

煮物やきんぴらなど、和食に欠かせないれんこんは、蓮の地下茎。漢字では「蓮根」と書きます。もともと中国から渡来した野菜で、今では明治以降に中国から入ってきた品種が主流となっています。

豊富なビタミンCをはじめ、カリウムや不溶性食物繊維、タンニンやぬめり成分など、有効成分がたっぷり含まれます。免疫力の強化、高血圧の予防、胃腸の改善など、健康に広く役立ちます。

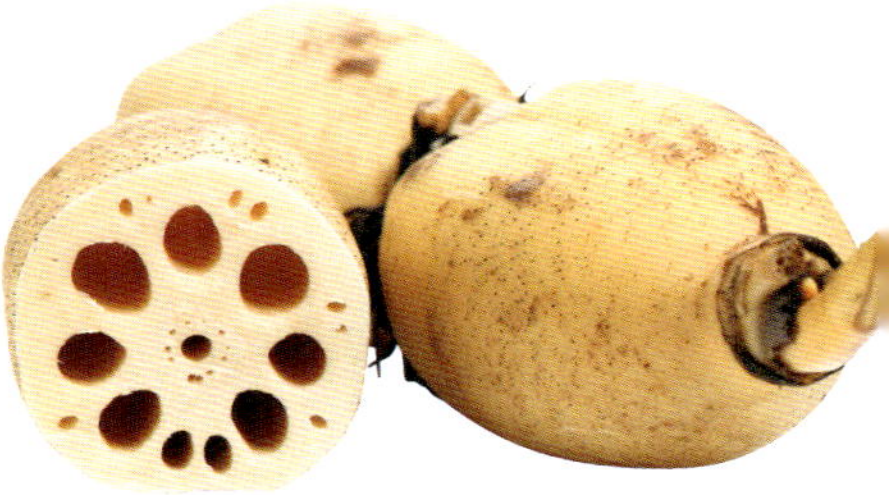

成分　ビタミンCやカリウムなど栄養成分がたっぷり

ビタミンではビタミンC、ミネラルではカリウムを多く含んでいます。ほかに、野菜には少ないビタミンB_1・B_2が含まれるのも特徴です。また、不溶性食物繊維や、切ると糸を引く原因となるぬめり成分も豊富に含まれます。すぐに変色してしまう原因でもあるポリフェノールの一種タンニンも含んでいます。

作用　高血圧予防に期待、胃腸もやさしくサポート

ビタミンCによる免疫力強化、カリウムによる高血圧の予防効果が期待できます。ビタミンB_1・B_2は、それぞれ糖質と脂質の代謝の促進に働きます。食物繊維による便秘改善も。胃粘膜の保護に働くぬめり成分や、収れん作用により炎症を抑えるとされるタンニンは、胃潰瘍や胃炎などの改善にも役立ちます。

食べ方　生かしたい食感で酢と水を使い分けて

切り口の変色を防ぐために酢水に浸けてから調理するのが一般的ですが、水に浸してもある程度の変色を防ぐことができます。酢水に浸すとぬめり成分がなくなり、シャキシャキとした食感を生かすことができます。一方、煮物などでほくほくとした食感を生かしたい場合には、水に浸すのがおすすめ。

知っとくとおトク！

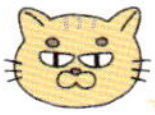

れんこんは、切り方でも食感が変わるんだ。シャキシャキ食感のきんぴらには、薄い輪切りがおすすめだよ。煮物にするときは、乱切りにするとほくほくに仕上がるよ。

エネルギーとおもな栄養成分の含有量
（100g 当たり）

エネルギー	66kcal
たんぱく質	1.3g
脂質	微量
食物繊維	2.0g
ビタミンB_1	0.10mg

しいたけ・しめじ・えのきたけ

低カロリーで食物繊維たっぷり

旨みたっぷりで、それぞれ独特の食感や香りをもつ人気の食材です。食物繊維を多く含むので、腸をすっきりきれいにしてくれます。β－グルカンという食物繊維の一種は免疫機能を高める作用があるとされ、効果が期待されています。

代表的なきのこのひとつであるしいたけは、エリタデニンやエルゴステロールなどの特徴的な成分を含んでいて、コレステロール値の低下などに効果があるとされます。

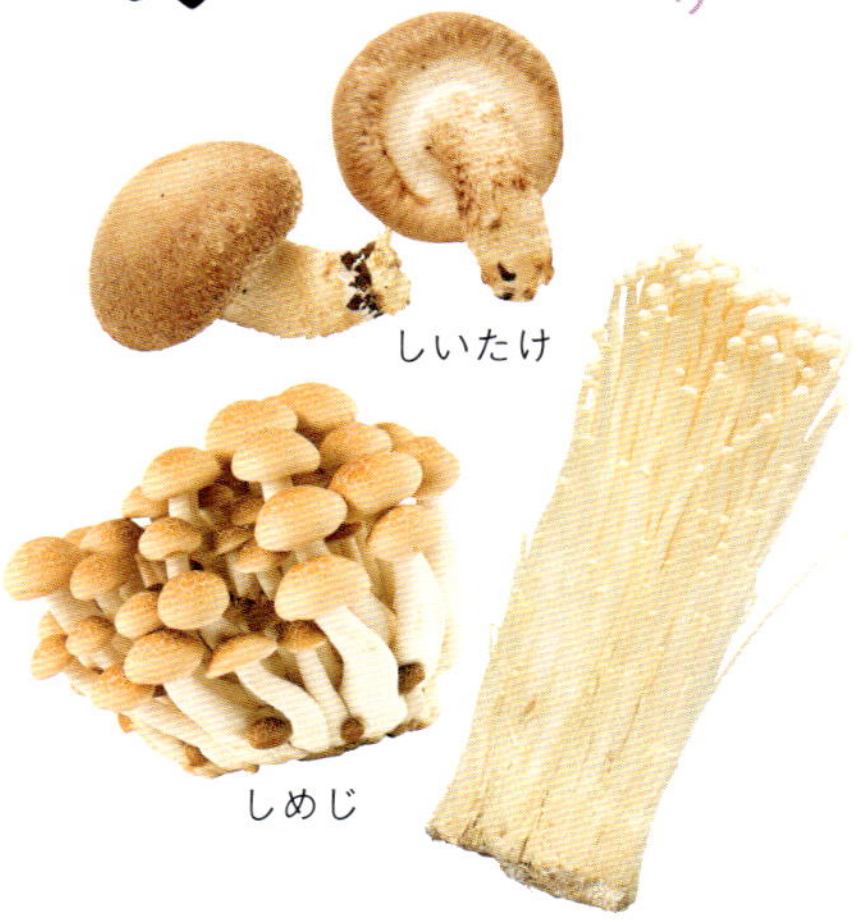

しいたけ　しめじ　えのきたけ

成分　きのこ類には、食物繊維やβ－グルカンがたっぷり

きのこ類に共通して含まれているのは、ビタミンB_1・B_2などのビタミンとβ-グルカンという成分。低カロリーで栄養豊富なうえに、食物繊維もたっぷり含まれています。きのこの代表ともいえるしいたけには、特有の成分であるエリタデニンや、天日に干すとビタミンDに変わるエルゴステロールが含まれます。

作用　動脈硬化や骨粗しょう症など加齢で気になる症状を予防

豊富な食物繊維による便秘の改善が期待できます。また、β-グルカンは免疫細胞を活性化させるといわれています。しいたけに関しては、エリタデニンによるコレステロール値の低下、ビタミンDのカルシウムの吸収をよくする作用による骨粗しょう症の予防などが期待されます。

食べ方　きのこの有効成分は天日干しでさらにアップ！

きのこ類に含まれる栄養や旨み成分は、天日干しすることでぐんとアップします。食べる前に風通しのよいところで1～2時間干すだけでも効果があるので、ぜひお試しを。また、水洗いすると栄養価も旨みも減少してしまうので、水洗いはせずキッチンペーパーなどで汚れを拭きとってから使いましょう。

知っとくとおトク！

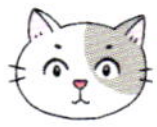

しいたけには２回の旬があって、春ものは旨みが強く、秋ものは香りが高いよ。人工栽培のものが多く出まわっているけれど、旬には自然栽培のものを食べてみよう。

エネルギーとおもな栄養成分の含有量
（しいたけ　100g 当たり）

エネルギー	25kcal
たんぱく質	2.0g
脂質	0.2g
食物繊維	4.9g
ビタミンB_2	0.21mg

じゃがいも

熱に強いビタミンCが豊富なエネルギー源

成分　でんぷんの宝庫で、熱に強いビタミンCも豊富

主成分は、エネルギー源となる炭水化物のでんぷんです。加熱しても壊れにくいビタミンCや、カリウムを豊富に含みます。糖の代謝を促すビタミンB_1や、糖質や脂質の代謝に関わるナイアシンも比較的多く含まれます。近年注目され始めているオスモチンという機能性成分も含みます。

作用　ビタミンCとカリウムが生活習慣病予防に働く

ビタミンCによる抗酸化作用や、風邪予防効果があります。カリウムは、余分なナトリウムを体外に排出して血液を正常に保つ働きがあり、高血圧予防に役立ちます。さらにオスモチンには、メタボリックシンドロームの予防や改善への効果が期待され、研究が進められています。

食べ方　皮ごと食べて有効成分を摂取しよう

皮の近くには、クロロゲン酸という抗酸化作用のある物質が含まれるので、皮ごと調理するのがおすすめです。皮ごとゆでれば、ビタミンCやカリウムの流出も防ぐことができます。また、豊富なビタミンCには鉄を吸収する働きがあるので、鉄を多く含むひじきやほうれん草と組み合わせるのが◎。

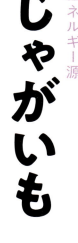

男爵

炭水化物が多く含まれ、そのほとんどがでんぷんです。ほかに注目の栄養素はビタミンC。ビタミンCは水溶性で本来調理による損失が大きい栄養素ですが、じゃがいもに含まれるビタミンCはでんぷんに包まれているため流失しにくく、熱にも強いのが特徴です。男爵は加熱するとほくほくした口当たりになるのでコロッケなどに、メイクイーンは煮くずれしにくいので、肉じゃがなどに向いています。

知っとくとおトク！

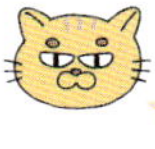

じゃがいもの芽や皮の緑の部分には、ソラニンという毒素が含まれているんだ。ソラニンを大量にとると下痢や吐き気が起こるから、きちんととり除こう。

エネルギーとおもな栄養成分の含有量
(皮つき　100g当たり)

エネルギー	51kcal
たんぱく質	1.4g
脂質	微量
炭水化物	6.2g
食物繊維	9.8g

さつまいも

豊富な食物繊維で健康と美容に大活躍！

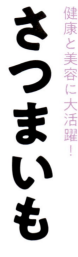

成分 たっぷりの食物繊維とビタミンC

食物繊維やビタミンCを多く含んでいます。さつまいもに含まれるビタミンCはでんぷんに守られているため、じゃがいもと同様に加熱しても壊れにくいのが特徴です。また、抗酸化作用や血行をよくする働きのあるビタミンEや、余分なナトリウムを排出する作用のあるカリウムも比較的多く含んでいます。

作用 食物繊維とヤラピンがスムーズな便通を促す

さつまいもを切ってしばらくすると、切り口からミルク状の白い液体がにじみ出てきます。これはヤラピンという成分で、便通を促します。食物繊維とともにおなかの調子を整え、便秘改善に効果的です。また、ビタミンCには抗酸化作用や肌の調子を整える効果、風邪予防効果などがあります。

食べ方 皮ごと食べると栄養を逃さずにとれる

皮の部分には食物繊維、カルシウムなどが多く含まれており、色素成分アントシアニンも含みます。そのため、皮ごと食べるのがおすすめ。また、時間をかけて加熱すると酵素が働いてでんぷんがブドウ糖に変わり、甘みが強くなります。切って調理する場合は、切ったらすぐに水にさらし変色を防ぎましょう。

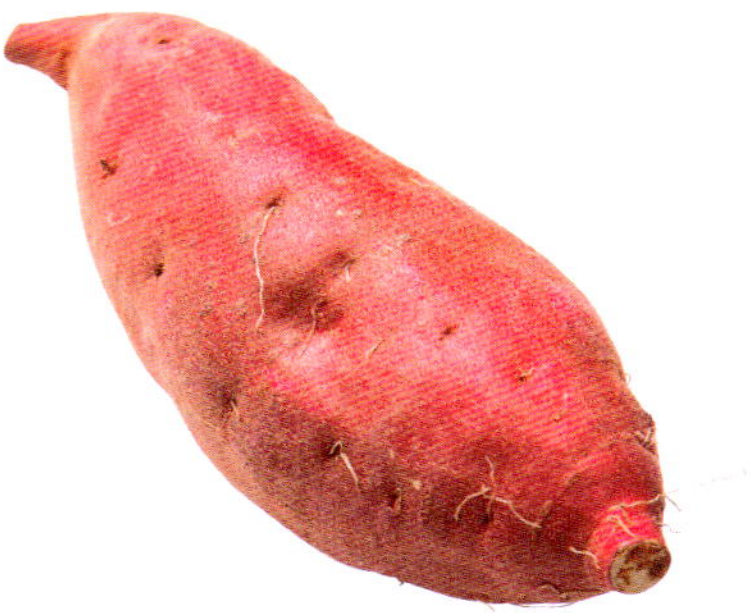

知っとくとおトク！

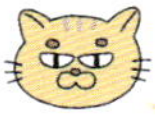

蒸しさつまいも１本（約 200g）を食べれば、成人が１日に必要な食物繊維の約 1/3 がとれるよ。干しいもも食物繊維が豊富。あぶると甘みが増すのでおすすめ。

主成分は炭水化物で、その大半がでんぷんです。満腹感が得られやすく、腹もちがいいのが特徴。食物繊維が豊富なので整腸作用があり、余分なコレステロールやナトリウムを排出する作用もあり、便秘改善や生活習慣病予防に役立ちます。また、ビタミンCやビタミンEも含まれ、肌の調子を整えたり細胞の老化を防いだりする効果が期待できます。一度に食べる量が比較的多く、こうした効果を得やすいのも利点です。

エネルギーとおもな栄養成分の含有量

（皮つき　100g 当たり）

エネルギー	127kcal
たんぱく質	0.8g
脂質	0.1g
炭水化物	28.4g
食物繊維	2.8g

長いも

胃腸にやさしく、滋養強壮パワーも発揮

知っとくとおトク!

すりおろした長いもは、小分けにして冷凍すると便利なんだ。その都度おろす手間が省け、お好み焼きに入れるなど少量ほしいときにも重宝するよ。

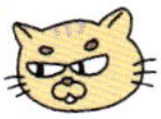

成分 胃腸をいたわる成分が豊富に含まれる

消化酵素のアミラーゼが豊富です。ビタミンB群・C、カリウム、食物繊維などがバランスよく含まれています。また、独特のぬめり成分にもさまざまな健康効果が認められています。

作用 消化促進作用で胃腸をサポート

アミラーゼはでんぷんの分解を促し、消化を助けます。ぬめり成分には胃の粘膜を守る働きがあり、胃潰瘍の予防にも効果的。コレステロールを排出する働きもあるとされ、血糖値の改善にも期待が。

食べ方 消化を助けたいときは加熱せずに食べよう

アミラーゼは熱に弱いので、すりおろしてとろろにしたり、千切りにして酢の物にしたりして生で食べるのがおすすめです。とろろをだし汁で薄めるときは、だし汁を冷ましてから加えましょう。

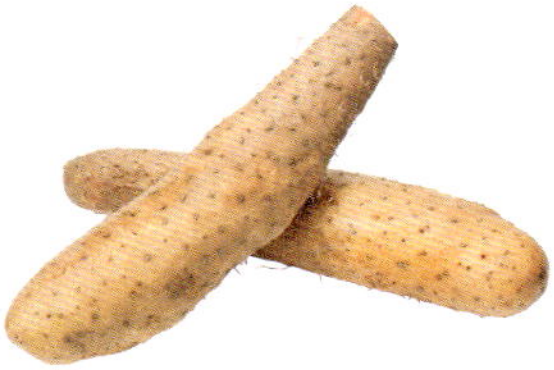

エネルギーとおもな栄養成分の含有量
(長いも　100g 当たり)

エネルギー	64kcal
たんぱく質	1.5g
脂質	0.1g
炭水化物	13.8g
食物繊維	1.0g

こんにゃく

有害物質を体外に排出して腸をすっきりきれいに

知っとくとおトク!

こんにゃくは包丁で切るよりも、手でちぎったりスプーンでひと口大に切ったりするほうが断面があらくなって、表面積が増えて、味がしみやすくなるよ。

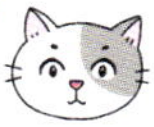

成分 整腸作用のあるグルコマンナンが豊富

ほとんどが水分で、エネルギーが低い、ダイエット食品の代表選手です。グルコマンナンという水溶性食物繊維が豊富に含まれており、腸を刺激して老廃物を排出する働きがあります。

作用 グルコマンナンが便秘改善に働く

グルコマンナンは体内で消化されない水溶性食物繊維で、便秘改善に効果があります。そのほか、コレステロール値や血糖値の上昇を抑える働きをする可能性があり、期待されています。

食べ方 アク抜きの下ごしらえをしてから使う

ゆでたりから煎りしたりしてアク抜きし、くさみをとってから使いましょう。味のしみもよくなります。最近はアク抜き済みのものも売られているので、その場合はそのまま使ってOKです。

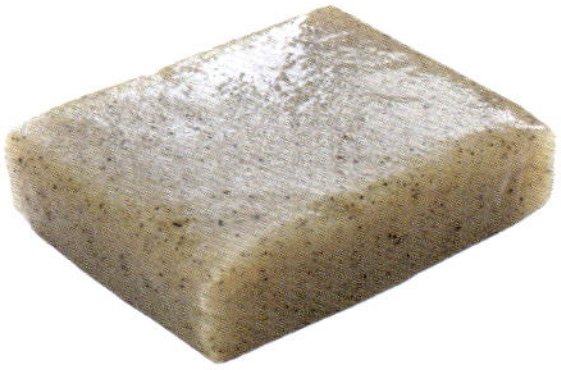

エネルギーとおもな栄養成分の含有量
(100g 当たり)

エネルギー	5kcal
たんぱく質	0.1g
脂質	微量
炭水化物	0.1g
食物繊維	2.2g

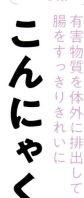

わかめ

体をきれいにする水溶性食物繊維がたっぷり

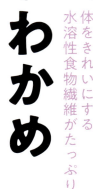

特徴的なのは、アルギン酸やフコイダンという水溶性食物繊維を含んでいること。これらがわかめ独特のぬめりを生み出しており、高血圧予防、コレステロール値の上昇抑制作用などの働きが期待されています。

また、カルシウムやカリウム、ヨウ素など豊富なミネラルの供給源でもあり、さらに低カロリーなので、ダイエットにも向いている健康食材です。生のわかめもありますが、カットわかめがよく使われます。

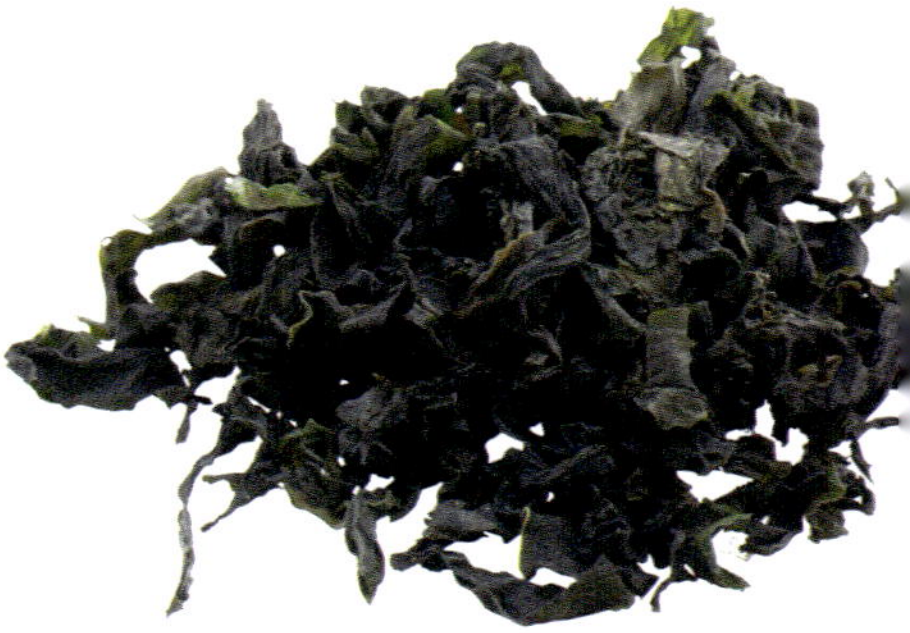

成分 食物繊維が豊富で、海のミネラルがたっぷり

食物繊維が栄養成分の1/3を占めるほど豊富に含まれているのが特徴です。水溶性食物繊維であるアルギン酸とフコイダンがおもなもので、ぬめりのもとにもなっています。そのほかには、カルシウム、マグネシウム、カリウム、鉄、ヨウ素などのミネラル類も豊富に含んでいます。

作用 食物繊維のアルギン酸による便秘の改善などに期待

アルギン酸には、余分なコレステロールやナトリウムを体外に排出する働きがあるとされ、高血圧や糖尿病の予防、便秘の改善に効果が見込まれています。フコイダンには、抗酸化作用があるとされています。ヨウ素は甲状腺ホルモンの構成成分となり、代謝を高め、成長期の発育を促します。

食べ方 油や酢をあわせてとるとミネラルの吸収率がアップ！

ヨウ素は油と一緒にとると吸収率がアップします。油で炒めたり、スープにごま油を少量加えることで効率よく摂取できます。また、カルシウムは酢とあわせることで吸収率がアップするといわれているので、酢の物にしたり、酢みそ和えにしたりして食べるのもおすすめです。

知っとくとおトク！

わかめの根元の部分は「めかぶ」といい、めかぶにもアルギン酸やフコイダンが豊富に含まれるよ。味つけされたパックが手軽だけど、旬の春には生のものも出まわるよ。

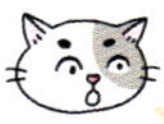

エネルギーとおもな栄養成分の含有量
（カットわかめ　100g当たり）

エネルギー	186kcal
たんぱく質	14.0g
脂質	1.7g
ヨウ素	10000µg
食物繊維	39.2g

こんぶ

ヨウ素などのミネラルが豊富で体が〝よろこんぶ〟

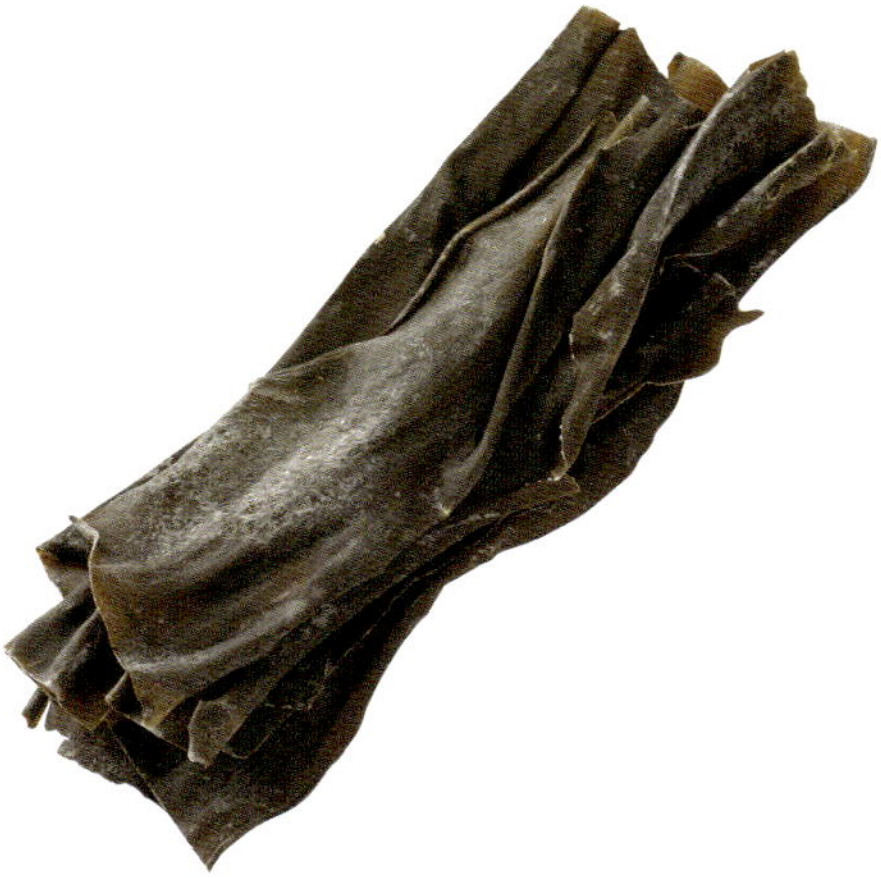

日本人の食生活を支えている食材のひとつ。その歴史は長く、縄文時代末期から食べられていたという説もあります。旨み成分が多く、だし素材として使われますが、ミネラルを筆頭に各種栄養成分も豊富です。また、こんぶを水に浸けたときに出てくるぬめり成分は、藻類特有の水溶性食物繊維であるアルギン酸やフコイダンです。これらは健康維持に役立つ機能性成分として、その健康効果が期待されています。

成分 水溶性食物繊維やミネラルが豊富

水溶性食物繊維であるアルギン酸やフコイダンが豊富に含まれているのが特徴で、これらがぬめりのもとになっています。そのほか、ヨウ素、カルシウム、カリウムなどのミネラルも豊富に含みます。旨み成分グルタミン酸も含んでいます。

作用 ふたつの食物繊維が病気に負けない体をつくる

アルギン酸は、余分なナトリウムを排出したり、血糖値の上昇を穏やかにしたりする働きや、コレステロール低減作用などが期待されています。ヨウ素は基礎代謝の調節に働く甲状腺ホルモンの構成成分となるため、適度な摂取は肌の代謝を活発にし、美容にも効果的といわれています。

食べ方 だしをとったあとのこんぶは使いきる

こんぶの優れた健康効果を得るには、煮物やこぶ巻きとして、こんぶそのものを食べるのがおすすめです。また、だしとして使ったこんぶには、水に溶け出さない栄養成分が残っています。捨てずにラップで包んで冷凍しておき、ある程度たまったら佃煮などにして食べきりましょう。

知っとくとおトク！

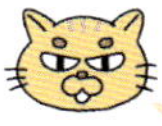

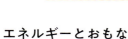

こんぶの旨み成分であるグルタミン酸と、かつお節のイノシン酸を合わせると、相乗効果でおいしさがアップ。こんぶとかつお節でとる一番だしは、だからおいしいんだ！

エネルギーとおもな栄養成分の含有量
（まこんぶ　素干し　100g当たり）

エネルギー	170kcal
たんぱく質	5.1g
脂質	1.0g
食物繊維	32.1g
ヨウ素	200000µg

のり

「海の緑黄色野菜」とよばれる優れた健康食材

成分 体の調子を整えるビタミンやミネラルが豊富

カルシウムや鉄などのミネラルが含まれています。そのほかに、ビタミンA・B群・C、β-カロテン、葉酸など、多様なビタミンも含みます。また食物繊維が含まれるのも特徴です。

作用 健康維持と生活習慣病の予防に効果的

食物繊維が便秘改善に役立つとされています。ほかに、β-カロテンやビタミンCによる抗酸化作用、鉄や葉酸による貧血予防効果など、生活習慣病の予防効果も期待されます。

食べ方 風味と旨みが減塩にも役立つ

のりに含まれる鉄は吸収率がよくないので、たんぱく質と一緒にとるのがおすすめ。また、のりには旨みと風味があるので、調味料の量を減らしたいときの減塩アイテムとしても重宝します。

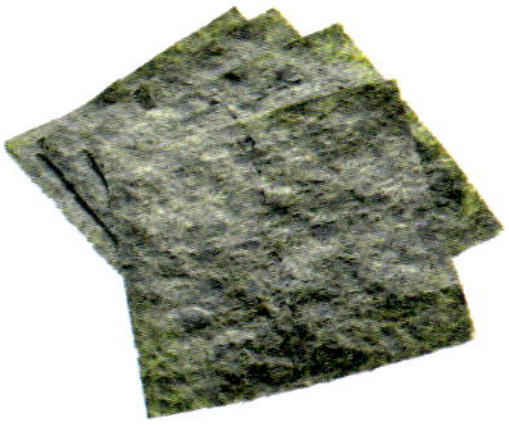

知っとくとおトク!

のりの約1/3を占める食物繊維。1枚(約3g)当たり約1gの食物繊維が含まれているということになり、わかりやすいね。食べるときの目安にしよう。

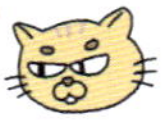

エネルギーとおもな栄養成分の含有量
(焼きのり　100g当たり)

エネルギー	297kcal
たんぱく質	32.0g
脂質	2.2g
食物繊維	36.0g
カルシウム	280mg

もずく

フコイダンの含有量は藻類でトップ!

成分 食物繊維が豊富で低カロリー

水溶性食物繊維フコイダンが豊富。藻類特有のぬめり成分で、ほとんどの藻類に含まれますが、とくに多いのがもずくです。カルシウムやマグネシウムなどのミネラルも含まれています。

作用 ぬめり成分に大きな健康効果がある

フコイダンには、余分なナトリウムやコレステロールを排出して血圧や血糖値の上昇を抑える働きがあるほか、免疫力を高める作用などがあると考えられ、効果が期待されています。

食べ方 最初に食べて血糖値の急上昇を防ごう

血糖値が気になる人は、食事の最初にもずくのおかずを食べると血糖値の急上昇を防げます。また、酢を使った料理にすると酢で食物繊維がやわらかくなり、栄養成分の吸収率が上がります。

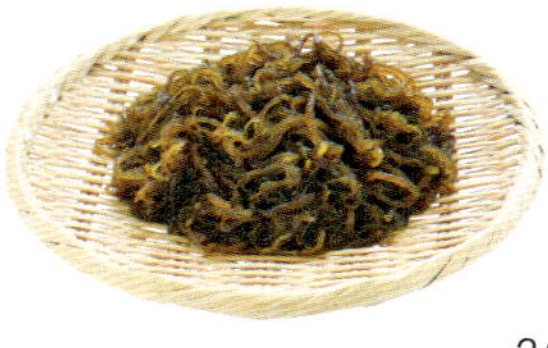

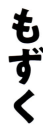

知っとくとおトク!

もずく酢がおなじみの食べ方だけど、みそ汁や吸い物、雑炊、うどんなどに入れるのもおすすめ。フコイダンが溶け出して、体内にとり入れやすくなるよ。

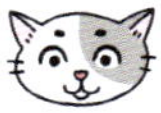

エネルギーとおもな栄養成分の含有量
(塩蔵　塩抜き
100g当たり)

エネルギー	4kcal
たんぱく質	0.2g
脂質	0.1g
食物繊維	1.4g
カルシウム	22mg

いちご

かわいい粒には
ビタミンCがたっぷり

知っとくとおトク！

いちごはビタミンCの含有量が多い果物なんだ。中くらいの大きさのいちご（1粒約20g）なら8粒食べれば1日の必要量（100mg）をクリアするよ！

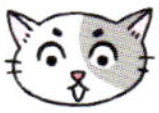

エネルギーとおもな栄養成分の含有量（100g当たり）

エネルギー	31kcal
たんぱく質	0.7g
脂質	0.1g
カリウム	170mg
ビタミンC	62mg

成分　果物の中でも上位のビタミンC含有量

ビタミンCの含有量が非常に多いのが特徴です。ほかに造血のビタミンといわれる葉酸、水溶性食物繊維ペクチン、ポリフェノールの一種で赤い色素成分のアントシアニンも含まれています。

作用　豊富なビタミンCで若々しさをキープ

ビタミンCには肌の調子を整える効果、風邪予防効果のほか、抗酸化作用もあります。抗酸化作用はアントシアニンにもあるので、老化や生活習慣病などの予防効果がダブルで期待できます。

食べ方　へたごとさっと洗ってビタミンCの流出を防ぐ

ビタミンCは水溶性なので、へたをとってから洗うと、そこから流れ出てしまいます。へたはつけたまま、さっと洗いましょう。また、ビタミンCは熱にも弱いので、ジャムなどより生のままがおすすめ。

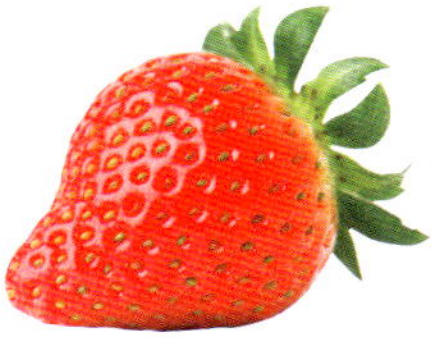

柿

さまざまな抗酸化成分が
免疫力を強化

知っとくとおトク！

柿には甘柿と渋柿の2種類があって、それぞれに品種があるよ。そのまま食べても甘いのは甘柿、干し柿にして食べるのは渋柿。旬の秋にぜひ味わいたいね。

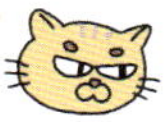

エネルギーとおもな栄養成分の含有量（甘柿　100g当たり）

エネルギー	63kcal
たんぱく質	0.3g
脂質	0.1g
カリウム	170mg
ビタミンC	70mg

成分　強い抗酸化力をもつカロテンを含む

ビタミンCが豊富で、ほかの果物には少ないβ-カロテンも含みます。カロテンの一種であるβ-クリプトキサンチンやリコピンといった色素成分、渋み成分のタンニンにも注目です。

作用　抗酸化作用による免疫力効果などに期待

ビタミンCやβ-カロテンの抗酸化作用により、免疫力強化や風邪予防などの効果が期待できます。また、リコピンには抗酸化作用があり、動脈硬化を予防する効果があるといわれています。

食べ方　生で食べて栄養を逃さずに

ビタミンCは水や熱に弱いので、生のままが栄養素を最も効率的にとれる食べ方です。熟し過ぎたものはそのまま冷凍すると、シャーベットとしておいしく食べられるのでおすすめです。

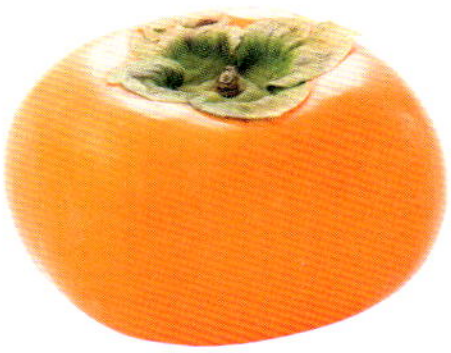

果物

キウイフルーツ

ビタミンCが若さを保つ

成分　ビタミンC含有量はトップクラス

ビタミンCが非常に豊富です。また、ビタミンE、カリウム、食物繊維も多く含まれます。独特の酸味はクエン酸やリンゴ酸によるもの。たんぱく質分解酵素のアクチニジンも特徴的な成分です。

作用　ビタミンCとEで強力な抗酸化作用を発揮

ビタミンCが風邪予防などに役立ちます。ビタミンCには抗酸化作用もあり、ビタミンEとの相乗効果でより強力な生活習慣病予防効果が期待できます。また、クエン酸にはエネルギー産生に関わり、食物繊維には整腸作用があります。

食べ方　肉と組み合わせれば消化を促進する作用も

アクチニジンには肉をやわらかくする働きがあります。肉料理の下ごしらえに使ったり、一緒に食べたりすると消化を助けてくれるので胃もたれの予防に。

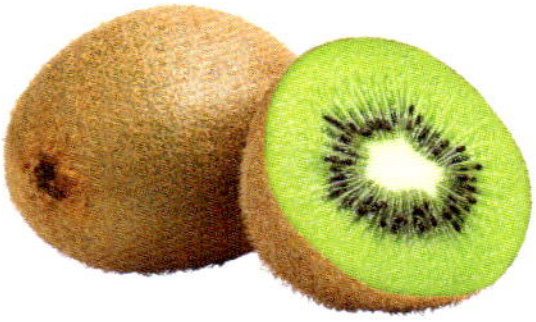

知っとくとおトク!

ゴールデンキウイとよばれる果肉が黄色のものもあるよ。黄緑色のグリーンキウイよりも甘みが強く、意外にもビタミンCは2倍だからおすすめだよ。

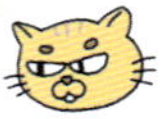

エネルギーとおもな栄養成分の含有量
(緑肉種　100g当たり)

エネルギー	51kcal
たんぱく質	0.8g
脂質	0.2g
カリウム	300mg
ビタミンC	71mg

果物

梨

みずみずしい水分と果糖が疲れた体を癒やす

成分　水分と果糖が大半で、みずみずしさがもち味

大半が水分で、残りの多くが果糖。ほかにカリウム、難消化性食物繊維のリグニンやペントザン、糖アルコールの一種であるソルビトールも含みます。クエン酸やリンゴ酸、アスパラギン酸などの特徴的な成分も含んでいます。

作用　便秘改善や疲労回復に力を発揮する

食物繊維のリグニンやペントザン、そして整腸作用のあるソルビトールが便秘を改善します。クエン酸やリンゴ酸は疲労回復に、アスパラギン酸はスタミナアップの効果が期待されます。

食べ方　食後に食べて消化を助けよう

梨には、たんぱく質を分解する酵素のプロテアーゼが含まれていて、消化を助ける働きがあります。食後のデザートに食べるとよいでしょう。

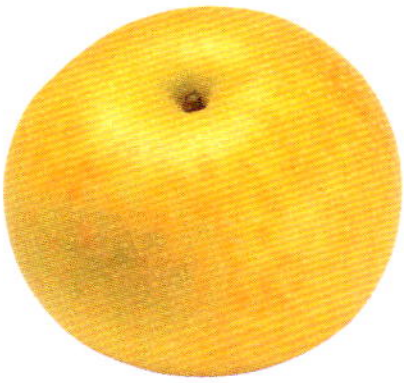

知っとくとおトク!

すりおろした梨と調味料などを合わせて、焼き肉のたれをつくってみよう。ここに肉を漬けると、プロテアーゼの働きによって肉がやわらかくなるよ。

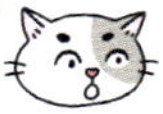

エネルギーとおもな栄養成分の含有量
(100g当たり)

エネルギー	38kcal
たんぱく質	0.2g
脂質	0.1g
カリウム	140mg
ビタミンC	3mg

果物

バナナ

朝食やおやつに最適なエネルギー補給源

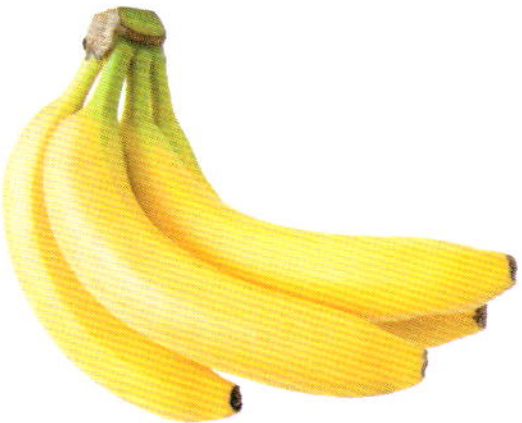

成分
体に吸収されやすい糖質が豊富

すぐにエネルギーに変わるブドウ糖や果糖と、変化がゆるやかなショ糖のふたつの性質の糖を含んでいます。カリウムやマグネシウム、フラクトオリゴ糖も含んでいます。

作用
カリウムが高血圧を予防する

カリウムが余分なナトリウムを排出するので、高血圧予防やむくみ解消効果があります。フラクトオリゴ糖は腸内環境を整えます。ほかに、抗酸化力や免疫力を高める効果も期待できます。

食べ方
牛乳とのコンビで血圧の上昇を抑えよう

牛乳と一緒にとると、血圧が下がり、心臓への負担が減るとされています。さらには、免疫抗体をつくり出す能力が上がるともいわれています。バナナジュースなどにするのもよいでしょう。

知っとくとおトク!

冷蔵庫に入れると皮が真っ黒になっていたみやすくなるから、冷蔵庫ではなく常温で保存しよう。いたまないように、山なりに置くとばっちりだね!

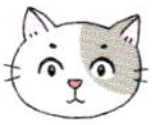

エネルギーとおもな栄養成分の含有量
(100g当たり)

エネルギー	93kcal
たんぱく質	0.7g
脂質	0.1g
食物繊維	1.1g
カリウム	360mg

果物

ぶどう

強い抗酸化作用のあるポリフェノールが豊富

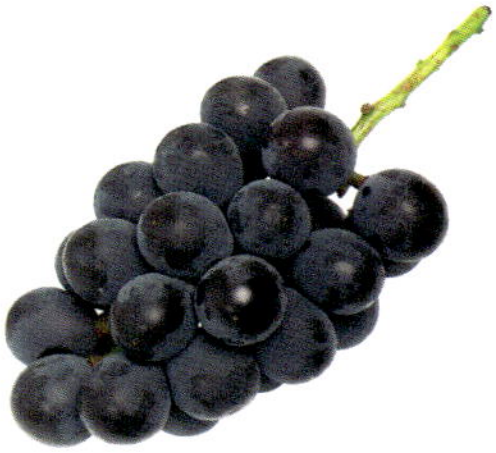

成分
注目成分は、多種多様なポリフェノール

果糖やブドウ糖などの糖質が主成分です。また、多種類のポリフェノールが含まれています。おもなものとしては、色素成分のアントシアニンや苦み成分のタンニン、カテキンなどがあげられます。

作用
抗酸化作用で生活習慣病を予防

ポリフェノールには強い抗酸化作用があり、動脈硬化や高血圧などに効果を発揮するほか、老化予防にも効果的です。また、アントシアニンには視力回復効果も期待されています。

食べ方
皮ごと食べて有効成分を逃さずに

ポリフェノールは皮や皮と果肉の間に多く含まれているので、皮をとらずに口に入れ、あとで皮を出すのがおすすめです。皮ごとミキサーにかけて、ジュースにするのもよいでしょう。

知っとくとおトク!

房の上のほうが甘いので、下のほうから食べると最後までおいしく食べられるよ。試食も下のほうを食べるといいかも。ここが甘ければ全体が甘い証拠だよ。

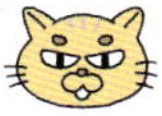

エネルギーとおもな栄養成分の含有量
(皮つき 100g当たり)

エネルギー	69kcal
たんぱく質	0.4g
脂質	微量
カリウム	220mg
ビタミンC	3mg

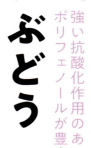

果物

みかん

風邪の季節のビタミンC補給にぴったり

成分 ビタミンC以外にも注目成分がたっぷり

ビタミンC、クエン酸、β-カロテンが豊富です。みかんのすじや薄皮には、ポリフェノールの一種のビタミンP※が含まれています。オレンジ色の色素成分β-クリプトキサンチンも注目の成分です。

作用 色素成分に骨粗しょう症予防効果

ビタミンCによる風邪予防の効果が期待できます。酸っぱさのもとであるクエン酸は、疲労回復に役立つと期待され、また、β-クリプトキサンチンは、骨粗しょう症の予防効果があるとされます。

食べ方 すじも薄皮もとらずに食べたい

ビタミンPにはビタミンCの吸収を高めたり、毛細血管を強くしたり、中性脂肪を分解する働きがあるといわれています。そのため、すじはとらずに薄皮ごと食べるのがおすすめです。

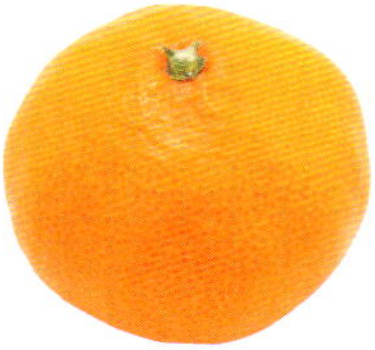

知っとくとおトク!

みかん1個（約100g）で、1日に必要なビタミンC（100mg）の約1/3量をとれるんだ。旬の冬は風邪が流行する時期だから、予防の観点からおすすめの果物だね！

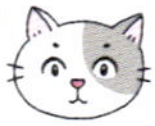

エネルギーとおもな栄養成分の含有量（100g当たり）

エネルギー	49kcal
たんぱく質	0.4g
脂質	微量
β-カロテン	1000μg
ビタミンC	32mg

果物

桃

ペクチンパワーでおなかすっきり

成分 腸をきれいにする食物繊維のペクチンを含む

腸の環境を整える水溶性食物繊維のペクチンを含んでいます。さらに、高血圧予防効果のあるカリウムが豊富です。皮の近くにはポリフェノールの一種のカテキンも含まれています。

作用 カテキンの抗酸化作用で老化を予防

ペクチンには整腸作用がありますが、コレステロールや糖質の吸収を抑制する作用もあるといわれています。また、カテキンの抗酸化作用による老化を予防する効果も期待できます。

食べ方 湯むきするときれいにむける

桃は傷がつきやすいですが、熱湯に浸けてすぐに冷水にとると、きれいにむだなくむくことができます。果肉は色が変わりやすいので、切り口をレモン汁やシロップにつけて色どめを。

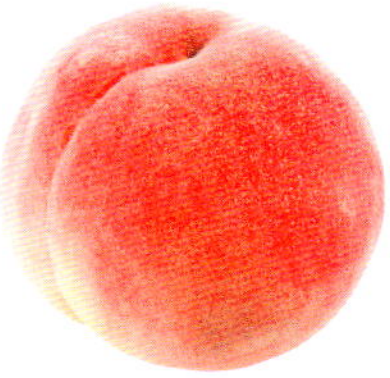

知っとくとおトク!

食べる1～2時間前に冷蔵庫で冷やすのが◎。熟していないまま冷やしたり、熟していても冷やし過ぎたりすると、甘みが感じられなくなるから気をつけて。

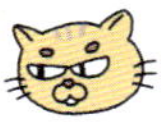

エネルギーとおもな栄養成分の含有量（100g当たり）

エネルギー	38kcal
たんぱく質	0.4g
脂質	0.1g
食物繊維	1.3g
カリウム	180mg

※ビタミンPはルチン、ヘスペリジン、ケルセチンなど、フラボノイドとよばれる色素の混合物です。

りんご

食べれば医者いらずに!?
健康効果がいっぱい

知っとくとおトク!

ものによっては皮がべたべたとしている場合があるけれど、これはりんごが熟すにつれて分泌される物質によって起こるものだから、薬剤ではないんだよ。

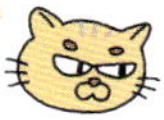

エネルギーとおもな栄養成分の含有量
(皮つき　100g当たり)

エネルギー	56kcal
たんぱく質	0.1g
脂質	0.1g
食物繊維	1.9g
カリウム	120mg

成分　体をすっきりさせてくれるペクチンやポリフェノール

カリウムが豊富で、水溶性食物繊維のペクチンやリンゴ酸、クエン酸も含まれています。ポリフェノールが数種類含まれており、総称してリンゴポリフェノールとよばれています。

作用　リンゴポリフェノールが脂肪の蓄積を防ぐ

ペクチンには、整腸作用やコレステロール値を下げる働きがあるといわれます。リンゴポリフェノールには抗酸化作用があるほか、老化予防、脂肪の蓄積やアレルギー症状を抑える効果も期待できます。

食べ方　皮には全体の約1/3の栄養が含まれている

ポリフェノールやペクチンは皮と果肉の間に豊富に含まれるので、よく洗って皮ごと食べることで効率よく摂取できます。皮ごとすりおろしたり、焼きりんごにしたりしてもよいでしょう。

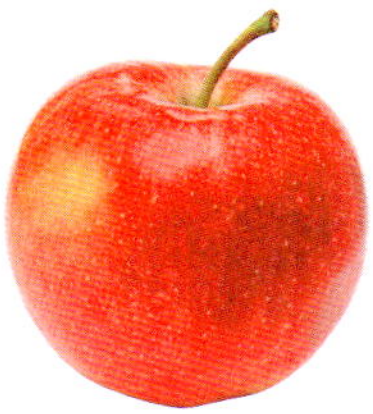

レモン

疲れを癒やす効果に期待
ビタミンCの代表選手

知っとくとおトク!

レモンのさわやかな香りは、かんきつ系果実の皮に多く含まれる香り成分リモネンによるもの。リラックス効果やダイエット効果などがあるといわれているよ。

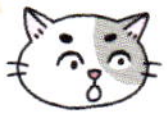

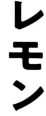

エネルギーとおもな栄養成分の含有量
(果汁　100g当たり)

エネルギー	24kcal
たんぱく質	0.3g
脂質	0.1g
カリウム	100mg
ビタミンC	50mg

成分　基準になるほど豊富なビタミンC

ビタミンCが豊富な食材をいい表す際の基準とされるほど、ビタミンCがたっぷり含まれます。強い酸味はクエン酸によるものです。カロテノイドの一種のβ-クリプトキサンチンも含みます。

作用　ビタミンCの抗酸化作用で若々しい体を手に入れる

ビタミンCは肌の調子の整え、風邪予防にも効果的です。また、抗酸化作用により生活習慣病の予防効果も。クエン酸には疲労回復や、鉄やカルシウムの吸収率を上げる働きがあるとされます。

食べ方　皮も料理に利用すれば効率的に栄養摂取できる!

ビタミンCをはじめ、多くの有効成分が皮に含まれているので、すりおろしたり刻んだりして使いたいところ。その場合、農薬や防カビ剤を使わない国内産を選ぶのがおすすめです。

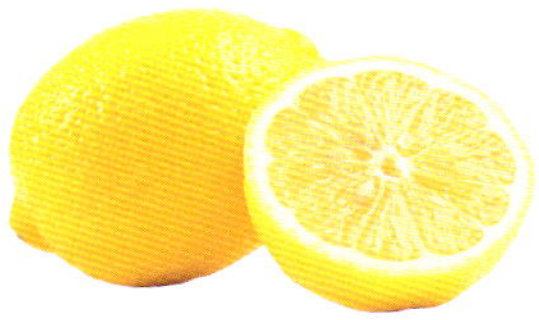

梅

強い酸味のもとが疲労回復をサポート

成分　クエン酸やリンゴ酸が多く含まれる

クエン酸やリンゴ酸などが多く、強い酸味を生み出しています。未熟果にはリンゴ酸が多く、熟すにつれてクエン酸が増加する特徴があります。また、ポリフェノールの一種である梅リグナンが含まれ、この成分がさまざまな健康効果をもたらすとして注目されています。

作用　独特の酸味による疲労回復や食欲アップ効果に期待

クエン酸は、エネルギーの代謝に関わるため、疲労を回復させる効果が期待されています。また、梅の酸味がだ液や胃液の分泌量を増やして、食欲を増進させます。梅リグナンには、インフルエンザなどの予防効果、抗酸化作用などがあるとされ、期待されています。

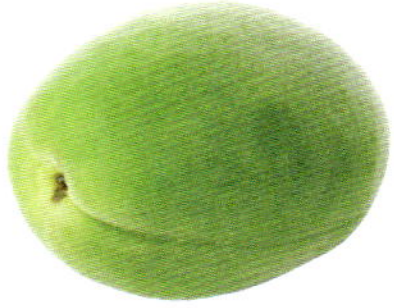

梅

食べ方　生のままではなくさまざまな加工品にして

そのままでは酸が強くて食べられないので、梅干し、梅酒、梅ジャム、梅シロップなどに加工しましょう。梅に含まれるクエン酸には、カルシウムや鉄の吸収を高める働きがあるとされ、これらを多く含む食材と組み合わせるのもおすすめです。いわしの梅煮などにして食べるとよいでしょう。

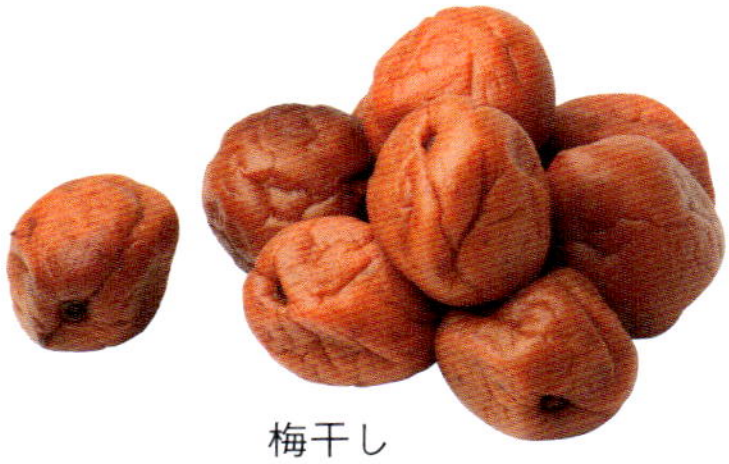

梅干し

知っとくとおトク!

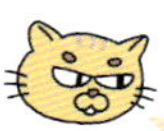

梅酒、梅ジュースなどには、皮がきれいな緑色のものを、梅干しなどには少し黄色みを帯びているものを選ぼう。どちらも傷がないものがgood！

独特の強い酸味は、クエン酸やリンゴ酸などによるものです。これらには疲労を回復させたり、食欲を増進させたりする効果があるとされます。また、クエン酸には菌の繁殖を抑える効果もあるといわれており、腐敗や食中毒の予防にも効果的です。

注目成分の梅リグナンには、抗酸化作用、抗ウイルス作用のほか、胃に悪影響を及ぼすピロリ菌の動きを抑える効果が発見されていて、その働きが期待されています。

エネルギーとおもな栄養成分の含有量

（梅干し　塩漬け　100g当たり）

エネルギー	29kcal
たんぱく質	0.5g
脂質	0.5g
カリウム	220mg
食塩相当量	18.2g

ごま

ゴマリグナンの抗酸化パワーでいつまでも若々しく

成分　小さな粒に不飽和脂肪酸や抗酸化成分がいっぱい

ごまの成分の約半分を占めるのが脂質で、そのほとんどがオレイン酸やリノール酸などの不飽和脂肪酸です。また、ごま特有のゴマリグナンやビタミンEといった抗酸化成分が豊富に含まれる特徴があります。そのほか、カルシウムや鉄、たんぱく質、食物繊維なども多く含まれています。

作用　ゴマリグナンが生活習慣病を防ぐ

ゴマリグナンとビタミンEの抗酸化作用によって、動脈硬化や脂質異常症などの生活習慣病などを予防する効果が期待できます。また、豊富な不飽和脂肪酸には、LDL（悪玉）コレステロールを減らしてコレステロール値を改善する働きがあり、血管の老化を防ぐ効果もあるとされています。

食べ方　すりごま、煎りごまにして吸収率アップ！

ごまの外皮はかたく、消化されにくいのが難点。栄養素の吸収をよくするため、すり鉢ですったり、フライパンで煎ったりして食べるのがおすすめです。ビタミンCの多いピーマンなどと一緒にとると、カルシウムや鉄の吸収を助けてくれます。さらに、抗酸化作用のアップも期待できます。

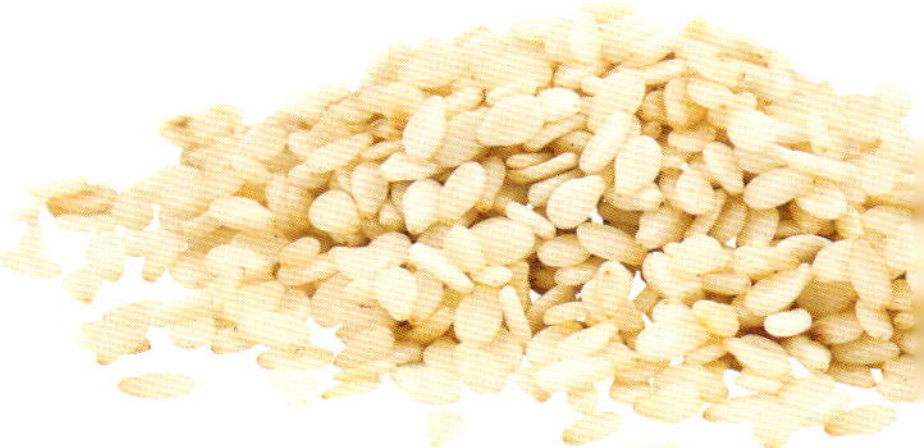

昔から、食べる丸薬といわれるほど、有効成分が豊富に含まれます。最近よく耳にするセサミンは、ごまにしか含まれない「ゴマリグナン」の一種で、抗酸化作用があります。

また、ごまの成分で最も多いのは、体内では合成できない必須脂肪酸も含めた不飽和脂肪酸です。不飽和脂肪酸には、血中のLDL（悪玉）コレステロールを減らして、コレステロール値を改善する働きがあるといわれています。

知っとくとおトク！

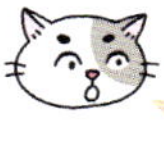

ごまの皮は黒、白のほかに金色もあるよ。金ごまは濃厚な味わいと、豊かな香りが特徴なんだ。煮物や炒め物の仕上げにひと振りすると、風味がぐんとよくなるよ！

エネルギーとおもな栄養成分の含有量
（煎りごま　100g当たり）

エネルギー	605kcal
たんぱく質	19.6g
脂質	51.6g
カルシウム	1200mg
ビタミンE	0.1mg

ナッツ類

若返りのビタミンEが美容と健康にパワーを発揮

成分　不飽和脂肪酸とビタミンEが豊富

主成分は脂質で、その多くはオレイン酸やリノール酸、α-リノレン酸などの不飽和脂肪酸です。また、老化予防に効果的なビタミンEも豊富に含まれる特徴があります。くるみはナイアシンを含んでいます。アーモンドには多様なミネラルがバランスよく含まれています。

作用　不飽和脂肪酸による生活習慣病の予防効果に期待

不飽和脂肪酸には、LDLコレステロールを減らしてコレステロール値を改善する働きがあり、血管の老化を防ぐ効果があるとされています。また、豊富に含まれるビタミンEには強い抗酸化作用があり、細胞を傷つけて害をもたらす活性酸素から体を守り、老化予防に役立つとされています。

食べ方　野菜や果物とあわせて抗酸化力をアップ

ビタミンEは、β-カロテンやビタミンCと一緒にとるのがおすすめです。いずれにも抗酸化作用があるため、抗酸化力がより高まります。サラダのトッピングや和え物など、工夫して料理にとり入れましょう。体によい脂質とはいえ、エネルギーはほかの脂質と同じなので、食べ過ぎにはご注意を。

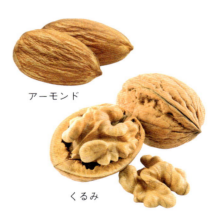

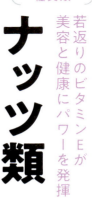

アーモンド

くるみ

エネルギーとおもな栄養成分の含有量
（煎り　100g 当たり）

アーモンド

エネルギー	608kcal
カルシウム	260mg
ビタミンE	29.0mg

くるみ

エネルギー	713kcal
カルシウム	85mg
ビタミンE	1.2mg

主成分は脂質なので、イコール悪者と思いがちですが、ナッツ類に含まれる脂肪酸は不飽和脂肪酸。これにはＬＤＬ（悪玉）コレステロールを減らす働きがあり、血管の老化を防ぐ効果があるとされ、ナッツの脂質は体によいといわれています。また、抗酸化作用があることから若返りのビタミンともよばれる、ビタミンＥが豊富なことも特徴です。適量摂取は健康によいとされ、人気の食品です。

植物油

生活習慣病を予防する
不飽和脂肪酸がたっぷり

食生活に欠かせない油脂には、植物の種や実、豆、穀物などからつくられる植物性の油と、バターやラードなど動物性の脂があります。家庭料理でよく使われる植物性油は、なたね油など数種の植物性油をミックスしたサラダ油、オリーブの実を原料とするオリーブ油、ごまをしぼってつくるごま油、米油やコーン油など。いずれも適量摂取なら生活習慣病の予防をはじめ、いろいろな健康効果が期待されます。

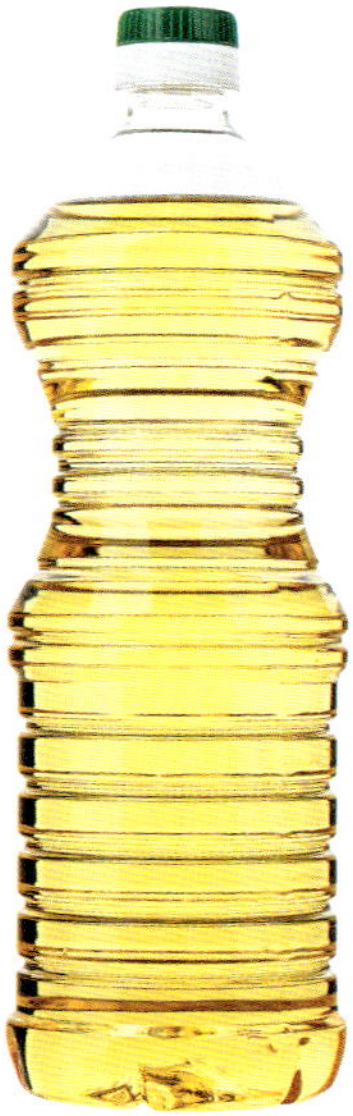

成分 不飽和脂肪酸を多く含み、オリーブ油にはβ－カロテンも

植物性油のオリーブ油、ごま油、なたね油は、オレイン酸やリノール酸などの不飽和脂肪酸を多く含みます。オリーブ油は、抗酸化作用のあるβ-カロテンやポリフェノール、ごま油はごま特有のゴマリグナン、なたね油はビタミンKも含みます。最近注目の亜麻仁油は、α-リノレン酸を非常に多く含んでいます。

作用 有効成分が生活習慣病などを予防

オレイン酸やリノール酸など不飽和脂肪酸にはLDL（悪玉）コレステロールを減らしてコレステロール値を改善する働きがあり、血管の老化を防ぐ効果があるとされています。また、β-カロテンやゴマリグナンには強い抗酸化力があり、体内にたまった活性酸素を除去して生活習慣病や老化を予防します。

食べ方 さまざまな原料の油を料理にあわせて使い分けよう

食用油は、料理の脇役として、炒め物やドレッシングなどに欠かせません。オリーブやごま、なたね、米といった原料によって香りや風味が違うので、それぞれの個性を知って上手に使い分けましょう。不飽和脂肪酸の健康効果も期待されますが、とり過ぎはNG。適量を心がけましょう。

知っとくとおトク！

油は酸化しやすいので、きちんとふたを閉めて保存しよう！　開栓したら、早めに使いきってね。使用頻度にあわせて容量を選ぶようにするのもおすすめだよ。

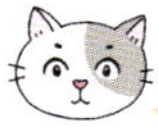

エネルギーとおもな栄養成分の含有量
（調合油　100g当たり）

エネルギー	886kcal
たんぱく質	0.0g
脂質	97.2g
ビタミンE	13.0mg
ビタミンK	170μg

調味料

砂糖

体力回復やリラックス効果の高いエネルギー源

成分　原料は植物で主成分はショ糖

さとうきびでつくるカンショ糖、さとうだいこん（テンサイまたはビート）でつくるテンサイ糖などがあり、主成分はショ糖（スクロース）。精製レベルによって、カリウムやカルシウムも含みます。

作用　脳に効率よくエネルギーを送る

砂糖は、米やパンと同様のエネルギー源。とくにショ糖を構成するブドウ糖は、脳の効率的なエネルギー源となる栄養成分です。また、気持ちを安定させるセロトニンの分泌にも作用します。

食べ方　料理にあわせて種類を使い分けよう

家庭でよく使われる、さとうきびでつくるカンショ糖には、上白糖、グラニュー糖、三温糖、ざらめ、黒砂糖などがあります。甘みや風味、栄養成分が異なるので、料理や好みにあわせて選びましょう。

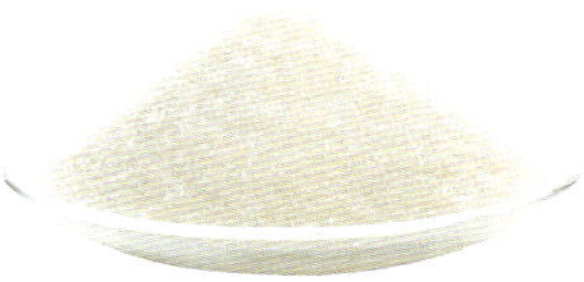

知っとくとおトク！

さとうだいこんからつくられるテンサイ糖はビート糖ともいい、自然な甘みでおいしいよ。それに、おなかの調子を整えるオリゴ糖も含まれているんだ！

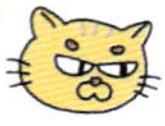

エネルギーとおもな栄養成分の含有量
（上白糖　100g 当たり）

エネルギー	391kcal
たんぱく質	0.0g
脂質	0.0g
炭水化物	99.3g
カルシウム	1mg

調味料

塩

料理の味つけはもちろん、健康維持にも必須

成分　塩化ナトリウムを主成分とする

おもな成分は、ミネラルのひとつであり、生命を維持するために重要な役割をもつ塩化ナトリウムです。ほかに原料や製法などによって、カルシウムやマグネシウムなどを多く含むものもあります。

作用　細胞の働きに関わる大事な役割

塩の主成分であるナトリウムは、細胞と細胞の外を流れる体液の圧力バランスを調整したり、胃腸の消化吸収を助けたり、神経細胞の信号伝達をサポートするなど健康を維持する大事な役割を果たします。

食べ方　種類が豊富で塩気や味も多様

海水塩、天日塩、岩塩、藻塩、焼き塩など多くの種類があり、塩気の濃度や風味が異なります。家庭では固まりにくい焼き塩や食卓塩など、使いやすさで種類を選んでもよいでしょう。

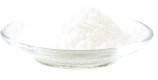

知っとくとおトク！

和食は食塩が多くなりがちなので、日本人はとくに塩のとり過ぎに要注意。めん類のスープやだしは全部飲まないなどで食塩コントロールを心がけて！

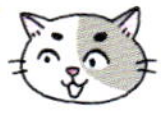

エネルギーとおもな栄養成分の含有量
（並塩　100g 当たり）

エネルギー	0kcal
たんぱく質	0.0g
脂質	0.0g
ナトリウム	38000mg
マグネシウム	73mg

しょうゆ

発酵で生まれる香り成分で抗酸化作用も

知っとくとおトク！

薄口しょうゆは、ふつうのしょうゆと比べて色は薄いけど、食塩は多いんだよ。料理に使うときは、味見をしながら量が多くならないように調整してね！

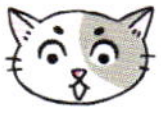

成分　アミノ酸や香り成分フラノンを含む

大豆と小麦に麹と塩を加え、発酵させたもろみをしぼったもの。この過程で旨みのもとになるグルタミン酸をはじめ、各種アミノ酸や、香り成分で抗酸化作用のあるフラノンなどが発生します。

作用　抗酸化作用のほか殺菌や消臭効果も

製造過程で発生するしょうゆ特有の香り成分フラノンには、抗酸化作用があり、老化を防ぐ効果も期待されています。また、殺菌作用やにおい消し、腐敗防止の働きもあるとされています。

食べ方　風味や塩分量で種類いろいろ

一般的によく使われる濃口しょうゆ、淡い色の薄口しょうゆ、濃厚なたまりしょうゆといった種類があるので、用途にあわせて使い分けましょう。ナトリウムを減らした減塩タイプもあります。

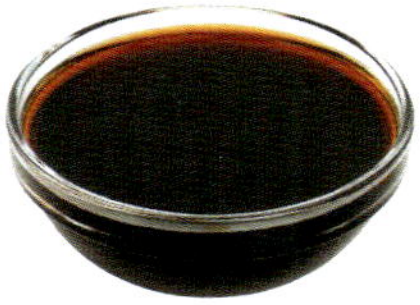

エネルギーとおもな栄養成分の含有量
（濃口　100g 当たり）

エネルギー	76kcal
たんぱく質	6.1g
脂質	0.0g
マグネシウム	65mg
食塩相当量	14.5g

酢

酸の力で疲労回復や食欲増進！

知っとくとおトク！

最近はりんご酢やざくろ酢、ブルーベリー酢など、果物を使った飲料用のお酢も人気だね。水で薄めたり、炭酸で割ったり、手軽に楽しめるからおすすめ。

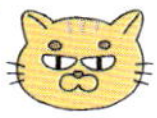

成分　醸造酢はクエン酸やアミノ酸を含む

醸造酢は、米や麦などの穀物やりんごやぶどうなどの果物に酢酸菌を加えて発酵させた調味料です。酢酸のほかに、発酵の過程で発生するクエン酸やアミノ酸なども含みます。

作用　疲労回復効果に期待、食欲増進効果も

クエン酸はエネルギー産生に関わるため、疲労回復などに効果があるとされています。ほかに胃の働きを助けて食欲を促進したり、酸化防止や防腐・静菌・消臭の作用も期待されます。

食べ方　料理の仕上げにかけるだけでも◎

調味料として味つけに使うほか、味が濃い市販の総菜などにかければ、さっぱりと食べられます。また、食塩控えめの料理がもの足りないとき、仕上げにかけてアクセントにすれば減塩対策になります。

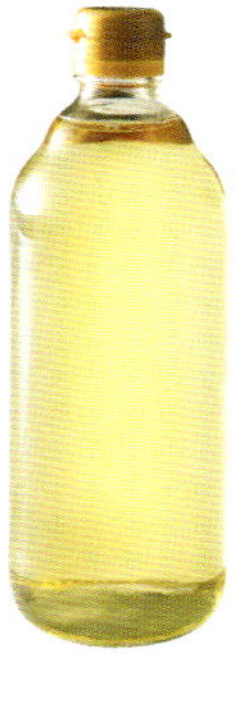

エネルギーとおもな栄養成分の含有量
（穀物酢　100g 当たり）

エネルギー	25kcal
たんぱく質	0.1g
脂質	0.0g
炭水化物	2.4g
カルシウム	2mg

みそ

大豆＋発酵パワーで健康寿命に貢献

みそは、蒸した大豆に塩と米こうじや麦こうじを加えて混ぜ、発酵させた調味料です。使用する材料によって、米みそ、麦みそ、豆みそと区別されていて、米みそにはさらに甘みそ、辛みそ、白みそ、赤みそなどの種類があります。主原料である大豆由来の栄養に加え、発酵過程で生まれる有効成分も豊富で、日本が世界に誇る健康食材のひとつです。最近は自家製の手づくりみそを楽しむ人も増えています。

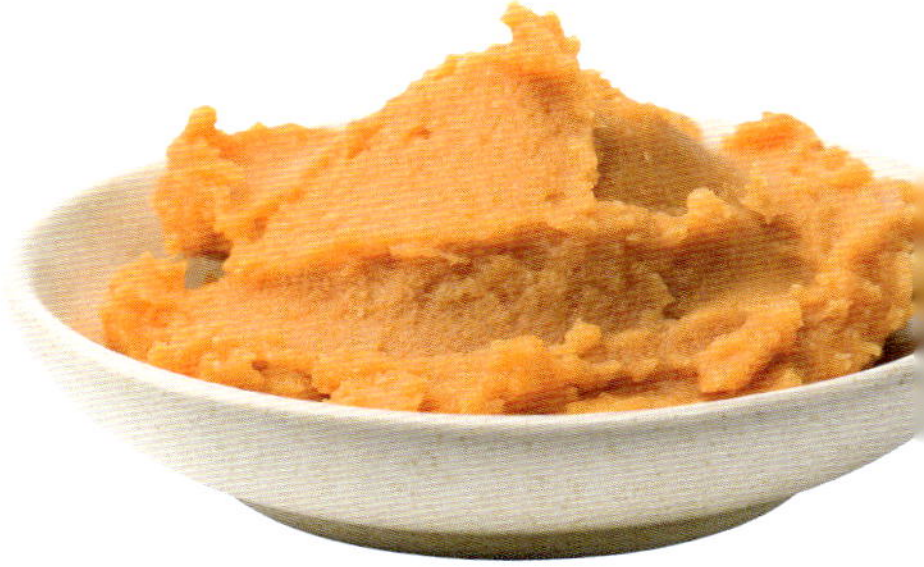

成分　大豆の栄養、イソフラボンや発酵が生み出すメラノイジンなど

主原料の大豆には、良質のたんぱく質や食物繊維、ポリフェノールの一種であるイソフラボン、リノール酸やレシチン、サポニンなど多くの有効成分が含まれています。さらに発酵から熟成の過程でビタミン類やアミノ酸、色素成分のメラノイジンなども加わり、栄養が詰まった調味料になります。

作用　抗酸化作用による生活習慣病予防効果に期待

レシチンやサポニンがコレステロール値を下げて動脈硬化や高血圧を防ぎ、メラノイジンが血糖値の上昇を抑制して糖尿病を予防するといわれます。リノール酸やサポニンには抗酸化力もあり、老化予防に効果的。女性ホルモンに似た働きをするイソフラボンにより、更年期症状の緩和も期待できます。

食べ方　みそ汁には、野菜や海藻をたっぷり入れて食塩控えめに

みそは食塩が多いので、とくに毎日食べるみそ汁は、使用する量に注意。高血圧が気になる場合は、余分なナトリウムを排出するカリウムが豊富な野菜や海藻をたっぷり入れてヘルシーに仕上げましょう。具だくさんにすることで水分量が減り、使用するみその量も控えられ、節塩につながります。

知っとくとおトク！

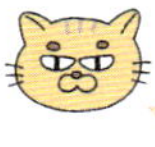

日本の各地で気候風土を生かしたみそがつくられているよ。主流は米みそで、九州や中国・四国地方では麦みそ、東海地方では豆みそもつくられているよ。

エネルギーとおもな栄養成分の含有量
（淡色辛みそ　100g当たり）

エネルギー	182kcal
たんぱく質	11.1g
脂質	5.9g
炭水化物	18.5g
食塩相当量	12.4g

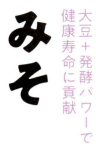

はちみつ

やさしい甘みが体力回復をサポート

はちみつは、天然素材の甘味料。ミツバチがいろいろな花の蜜を集め、巣の中で濃縮加工したものです。アカシアやレンゲ、ヒマワリなど花の種類によって味や香り、色が異なります。まろやかな自然な甘みで栄養も豊富に含まれています。ヨーグルトやフルーツ、ホットケーキにかけたり、紅茶や湯に溶かして飲んだりするほか、砂糖がわりの調味料として料理やお菓子づくりにも使えます。

成分　主成分はブドウ糖と果糖、ミネラルやビタミンも含む

成分のほとんどは、活動エネルギーになるブドウ糖（グルコース）と果糖（フルクトース）で、蜜をとった花によって違いますがほぼ同量含みます。また、ブドウ糖から発生するグルコン酸も特徴のある有効成分です。ほかに、カルシウムや鉄などのミネラル、ビタミンB群のナイアシンなども含まれます。

作用　疲労時の体力回復に働き　グルコン酸による整腸作用も

はちみつに含まれるブドウ糖と果糖は速やかに体に吸収され、すばやく活動エネルギーに変わるため、疲れたときの体力回復に効果的。また、ブドウ糖から発生するグルコン酸という成分が腸の善玉菌を増やし、腸内環境を整えます。ほかにビタミンB群のナイアシンには、血行促進作用もあるとされます。

食べ方　デザートや煮物などに　やさしい甘みが大活躍

はちみつは、酸味のあるヨーグルトやフルーツに自然な甘みを加えたり、煮物に加えてコクを出したり、栄養ドリンクに加えたり、毎日の食生活で活躍。ただ、ボツリヌス菌の芽胞が含まれていることがあり、乳児ボツリヌス症を起こすことがあるので、1歳未満の赤ちゃんには食べさせないように注意しましょう。

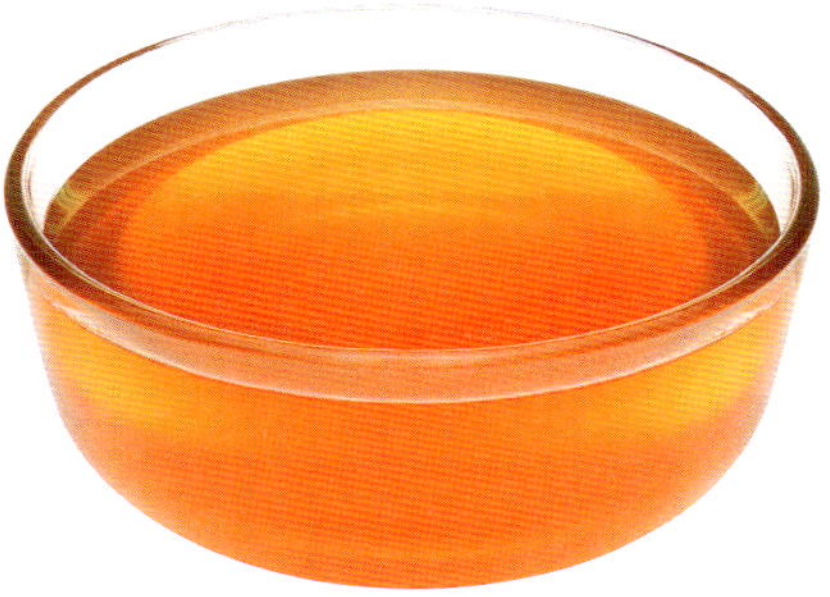

知っとくとおトク！

100％天然の純粋はちみつは、気温が低いところに置いておくと白く固まってしまうことがあるんだ。おいしさは変わらないので、湯せんで溶かすといいよ。

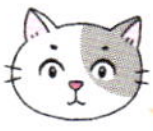

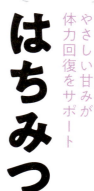

エネルギーとおもな栄養成分の含有量
（100g当たり）

エネルギー	329kcal
たんぱく質	0.2g
脂質	微量
炭水化物	81.7g
カルシウム	4mg

緑茶・紅茶

毎日飲めば抗酸化パワーがアップ!

緑茶は、茶葉を蒸したり煎ったりして酵素の働きを止めてから、乾燥させたもの。玉露や煎茶、番茶や抹茶などの種類があります。紅茶も緑茶と同じ茶葉を原料としていますが、こちらは酵素を生かし、完全に発酵させてつくります。いずれも食後や休憩などのリラックスタイムに欠かせない飲み物。抗酸化力のあるカテキンなどの有効成分も含まれているので、料理やお菓子などにも活用し、健康生活にとり入れましょう。

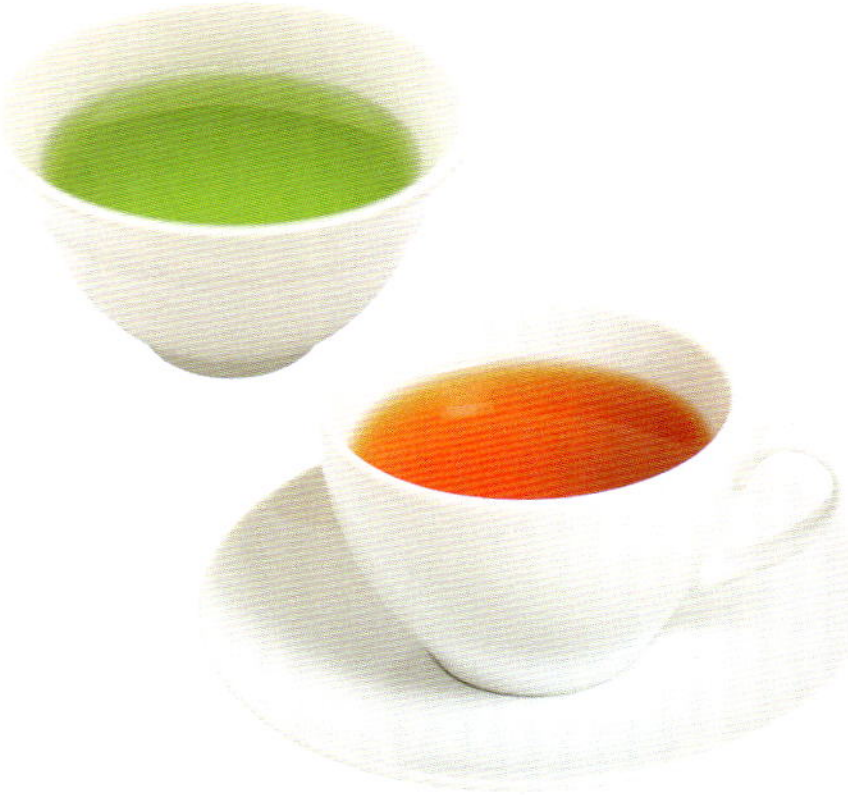

成分　抗酸化力のあるカテキンやテアフラビンを含む

緑茶は、特有の渋みをつくるカテキンを多く含むのが特徴です。ほかにビタミンCや葉酸、カリウムやマンガンなども含みます。紅茶は緑茶ほど栄養成分は多くありませんが、色素成分のテアフラビンを含んでいます。また、いずれも覚醒作用で知られるカフェインを含みます。

作用　血圧や血糖値の上昇を抑え、殺菌・抗菌にも効果あり

緑茶に含まれるカテキンは、強い抗酸化力で注目されている成分。血圧や血糖値の上昇を抑える効果や抗菌作用があるとされています。紅茶に含まれる紅色の色素のテアフラビンは発酵の過程で生まれる紅茶特有の成分で、カテキンよりも強い抗菌力が期待されています。

食べ方　料理やお菓子づくりにも使って特有の栄養を摂取!

茶葉は、お茶として楽しむだけでなく、料理やお菓子づくりにも使えます。ケーキやクッキー、パンの生地に混ぜ込んで焼けば茶葉の香りでひと味違うおいしさが生まれ、肉や魚料理に使えば、くさみもとれてさわやかな味わいに。お茶の栄養成分も一緒にとることができるのでおすすめです。

知っとくとおトク!

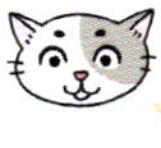

ウーロン茶は茶葉の発酵を途中で止める「半発酵」という独特の方法でつくられるよ。脂肪を燃やす働きがあることで知られているから、ダイエットにぴったりなんだ。

エネルギーとおもな栄養成分の含有量
（煎茶浸出液　100g当たり）

エネルギー	2kcal
たんぱく質	0.2g
脂質	0.0g
カリウム	27mg
ビタミンC	6mg

ココア

カカオの力で抗酸化&便秘改善

知っとくとおトク！

ピュアココアのパウダーに好みで砂糖やミルクを加えれば、脳のエネルギー補給やカルシウムも摂取できるよ。さらに、リラックス効果も上がるんだ！

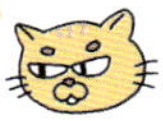

成分　抗酸化力の強いカカオマスポリフェノール

ココアの主原料は、カカオの実の種子であるカカオ豆。抗酸化力で話題のカカオマスポリフェノールのほか、食物繊維、脂質、鉄やカリウム、カルシウム、マグネシウムなど、有効成分が多く含まれます。

作用　生活習慣病の予防や腸内環境改善に期待

カカオマスポリフェノールは抗酸化作用により、動脈硬化などの予防が期待でき、ストレスの抑制にも役立つといわれます。食物繊維が腸内環境を整え、豊富なミネラルが体の機能を調整します。

食べ方　有効成分が多いのはピュアココア

ミルクココアは、ココアパウダーに砂糖や粉乳を加えたもの。純粋なピュアココアのほうが低カロリーで有効成分も多く含んでおり、ミルクココアより栄養効果が得られます。

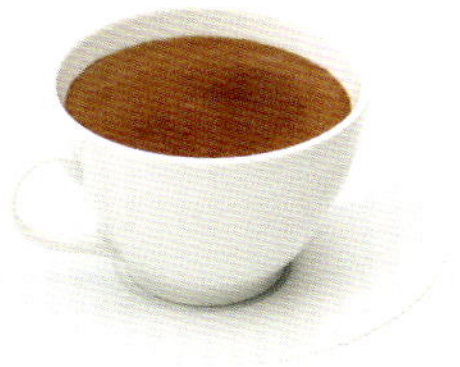

エネルギーとおもな栄養成分の含有量
（ピュアココア　100g 当たり）

エネルギー	386kcal
たんぱく質	13.5g
脂質	20.9g
食物繊維	23.9g
マグネシウム	440mg

ワイン

ぶどうのポリフェノールが抗酸化作用を発揮

知っとくとおトク！

赤ワインの特徴は、黒ぶどうの実を皮や種ごと発酵させていること。皮の色素がワインを赤くし、種に含まれるタンニンが独特の渋みにつながるんだ。

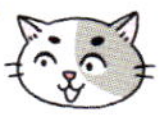

成分　ぶどうの皮や種に含まれるアントシアニンやタンニン

ぶどうの皮や種に含まれる、アントシアニンやタンニンといったポリフェノールが特徴。白ワインより、皮や種ごと熟成させる赤ワインに豊富に含まれます。ほかにカリウムなども含みます。

作用　抗酸化作用で老化などを予防

色素や苦みの成分であるポリフェノールには、強い抗酸化力があることが知られています。体を酸化させる活性酸素を除去し、老化を防ぎ、さらには、動脈硬化などの予防も期待されています。

食べ方　残ったワインは調味料として活用

ポリフェノールは熱に強い性質があるので、ワインが残ったら料理に使うのもおすすめ。肉の煮込みなどに赤ワイン、野菜のスープなどに白ワインを加えると、風味が増して奥行きのある味になります。

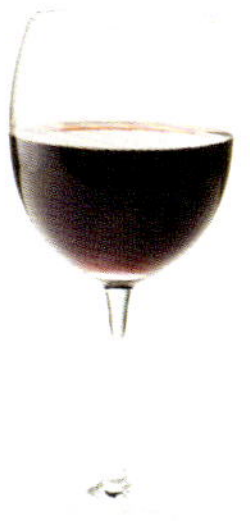

エネルギーとおもな栄養成分の含有量
（赤ワイン　100g 当たり）

エネルギー	68kcal
たんぱく質	0.2g
脂質	微量
炭水化物	0.2g
カリウム	110mg

乾物

切り干し大根

天日干しで栄養価がぐんとアップ！

成分 大根の水分が抜け栄養価が数十倍に

細く切った大根を天日干しにしたものです。水分が抜けて大根のもつ栄養価がぐんと上がります。とくに食物繊維やカリウム、鉄やカルシウムなどが豊富で、それぞれ生の大根の十数倍になります。

作用 貧血や冷え性、むくみの改善も

豊富な不溶性食物繊維が腸内環境を整えるほか、鉄が貧血や冷え性を改善し、カルシウムが骨を強化して骨粗しょう症を予防します。カリウムが余分なナトリウムを排出し、むくみや高血圧の改善も。

食べ方 洋風や中華風の味つけにも合う

日本の各地で親しまれてきた乾物で、おもに和風の煮物に使われることが多いのですが、マヨネーズで和えて洋風のサラダにしたり、ごま油を利かせた中華風の酢の物にしたり、幅広く使える食材です。

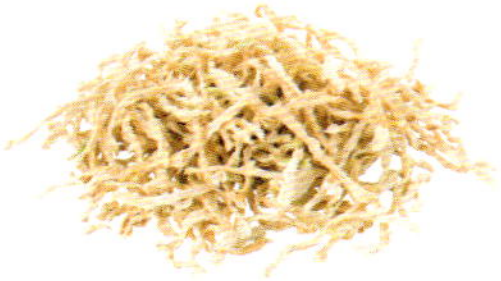

知っとくとおトク！

切り干し大根は水で戻すと５倍くらいの量になるよ。浸け過ぎると食感も風味も減ってしまうから、料理や好みにもよるけど、10～15分を目安にしよう。

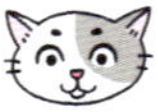

エネルギーとおもな栄養成分の含有量
(100g当たり)

エネルギー	280kcal
たんぱく質	7.3g
脂質	0.3g
食物繊維	21.3g
カルシウム	500mg

乾物

凍り豆腐

豆腐の栄養がさらにぎゅっと凝縮

成分 たんぱく質やカルシウムがぎっしり

豆腐を凍らせてから乾燥させたもので、「高野豆腐」や「凍《し》み豆腐」とよぶ地方も。豆腐の栄養が凝縮され、たんぱく質、カルシウムやマグネシウム、鉄などのミネラルが豊富で、ほかにビタミンも含みます。

作用 豊富なミネラルが体の機能を整える

カルシウムやマグネシウムが骨や歯の強化、骨粗しょう症の予防、血圧の安定、いらいら解消などに働くとされ、鉄が貧血を予防します。ビタミンEが体の酸化を防ぎます。

食べ方 肉のかわりにから揚げなども！

凍り豆腐は煮汁をよく含むので煮物に最適ですが、食感が似ている鶏肉のかわりにから揚げにするなどのアレンジもできます。栄養豊富で消化がよく、体調不良時の食事にも向いています。

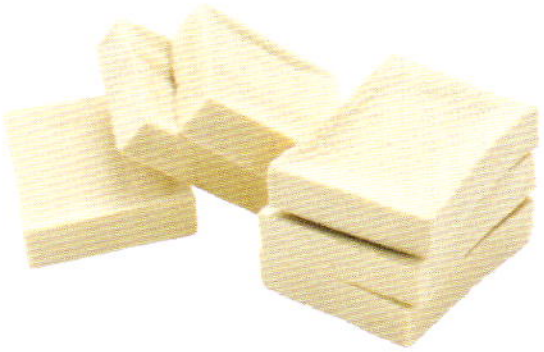

知っとくとおトク！

凍り豆腐は戻すと約４倍に増えるよ。湯戻しせずそのまま煮る場合、水だけで加熱すると溶けてしまうよ。はじめから調味料の中で煮るようにしよう。

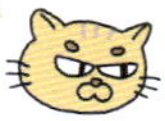

エネルギーとおもな栄養成分の含有量
(100g当たり)

エネルギー	496kcal
たんぱく質	49.7g
脂質	32.3g
カルシウム	630mg
ビタミンK	60µg

乾物

ひじき

食物繊維とミネラルの宝庫！

成分　鉄とカルシウムの含有量が抜群

ひじきは原藻を乾燥させたもの。豊富な食物繊維のほか、カリウム、カルシウム、マグネシウム、亜鉛、鉄などのミネラルを含み、とくにカルシウムと鉄は海藻のなかでもトップクラス。

作用　貧血や冷え性の強い味方

豊富な食物繊維が便秘を解消して腸内環境を整え、カルシウムやマグネシウムが骨や歯を強化し、骨粗しょう症を予防します。また、鉄が貧血や冷え性を防ぐ効果も期待できます。

食べ方　長ひじきと芽ひじきを使い分けて

煮物が一般的ですが、ほかにも炊き込みご飯や炒め物、酢の物などいろいろな料理に使えます。ひじきには茎を使った長ひじきと、葉を使った芽ひじきがあります。料理にあわせて使い分けましょう。

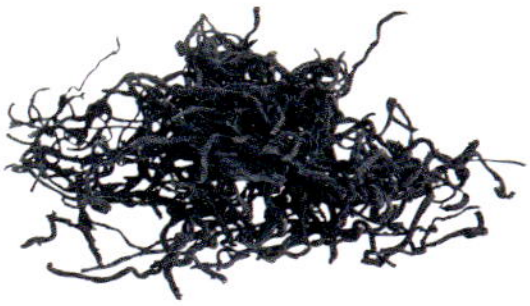

知っとくとおトク！

ひじきを戻すときは30分くらい水に浸けるよ。戻すと、なんと長ひじきは4.5倍、芽ひじきは約8.5倍に増えるんだ！戻す量には気をつけよう。

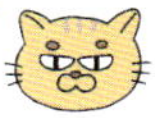

エネルギーとおもな栄養成分の含有量
（干しひじき 100g当たり）

エネルギー	180kcal
たんぱく質	7.4g
脂質	1.7g
カルシウム	1000mg
鉄	6.2mg

乾物

麩

ダイエットにぴったりな植物性たんぱく質

成分　たんぱく質のほかグルタミン酸も

小麦粉に含まれるグルテンを主原料とした乾物です。植物性たんぱく質や炭水化物のほか、カリウム、カルシウム、ナトリウムなどのミネラルや、旨みのもとになるグルタミン酸も含みます。

作用　代謝を促し細胞形成に働く

たんぱく質は、人の体をつくるために必要不可欠な栄養成分。代謝を促し、新しい細胞を形成します。また、アミノ酸の一種であるグルタミン酸は、脳の神経伝達物質として働く大事な成分です。

食べ方　離乳食や病人食、ダイエットにも

吸い物や煮物、すき焼きなどに使われます。やわらかくて消化もよいので、離乳食や胃腸が弱っているときの食事におすすめ。ただ、小麦アレルギーの人は反応を起こすこともあるので気をつけて。

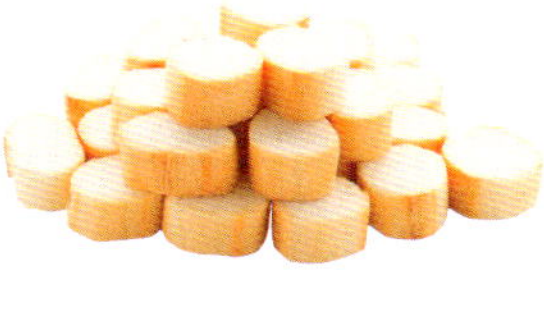

知っとくとおトク！

焼き麩は全国各地でつくられていて、その土地ならではのいろいろな形があるんだ。よく知られているのは、車輪の形の車麩や、花の形の京花麩だね。

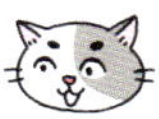

エネルギーとおもな栄養成分の含有量
（釜焼き麩 100g当たり）

エネルギー	357kcal
たんぱく質	26.8g
脂質	2.3g
炭水化物	55.2g
カリウム	120mg

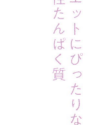

さくいん

おもな参考文献

日本人の食事摂取基準 2025 年版(厚生労働省)／『八訂 食品成分表 2025』香川明夫監修(女子栄養大学出版部)／『スタンダード人間栄養学　基礎栄養学　第2版』五明紀春・渡邉早苗・山田哲雄編（朝倉書店）／『もっとキレイに、ずーっと健康　栄養素図鑑と食べ方テク』中村丁次監修（朝日新聞出版）／『からだによく効く　食べもの大事典』三浦理代監修（池田書店）／『健康 365 日 旬がおいしい野菜事典』田中由美監修（学研プラス）／『最新決定版　栄養がわかる　体によく効く　食材事典』廣田孝子監修(学研プラス)／『からだにやさしい旬の食材　野菜の本』講談社編(講談社)／『最新 食品学―総論・各論―　第４版』甲斐達男・石川洋哉編（講談社）／『好きになる栄養学　第2版』麻見直美・塚原典子著（講談社）／『症状からもすぐ引ける いちばん体に効く野菜の教科書』本橋登著（主婦の友インフォス情報社）／『病気を予防し、健康をつくる　体にいい食べ合わせベストレシピ』吉田美香監修（主婦の友社）／『栄養素の通になる　第４版』上西一弘著（女子栄養大学出版部）／『改訂新版 栄養の教科書』中嶋洋子監修（新星出版社）／『見て楽しい！読んでおいしい！日本の食材図鑑』レジア編(新星出版社)／『新しい栄養学と食のきほん事典』井上正子監修(西東社）／『決定版　栄養学の基本がまるごとわかる事典』足立香代子監修（西東社）／『栄養と旨みが凝縮した 488 種増補改訂　乾物と保存食材事典』星名桂治監修（誠文堂新光社）／『栄養の基本がわかる図解事典』中村丁次監修（成美堂出版）／『食材の基本がわかる図解事典』五明紀春監修（成美堂出版）／『からだにおいしい　あたらしい栄養学』吉田企世子・松田早苗監修（高橋書店）／『からだにおいしい　野菜の便利帳』板木利隆監修（高橋書店）／『新・野菜の便利帳　健康編』名取貴光監修（高橋書店）／『もっとからだにおいしい　野菜の便利帳』白鳥早奈英・板木利隆監修（高橋書店）／『機能性表示食品対応版　からだに効く！　野菜の新図鑑』野菜の新図鑑編集部編（宝島社）／『おいしいサプリー食材の相性クッキングー』おかずのクッキング編(テレビ朝日コンテンツ事業部)／『オールカラー　しっかり学べる！栄養学』川端輝江編著（ナツメ社）／『日本のおいしい食材事典』江上佳奈美監修（ナツメ社）／『機能性食品の作用と安全性百科』上野川修一・清水俊雄・清水誠・鈴木英毅・武田英二編（丸善出版）／『カラダに効く食材&食べ合わせ　食べ方で差がつく！』小池澄子監修（メイツ出版）／『機能性表示食品 DATA BOOK 第３版』日本抗加齢協会監修（メディカルレビュー社）
厚生労働省 HP／消費者庁 HP／文部科学省 HP／農林水産省 HP／独立行政法人農畜産業振興機構 HP
そのほか、関係する諸団体のウェブサイトなどを参照。

監修者紹介

飯《いい》田《だ》　薫《かおる》子《こ》（1～4章担当）

お茶の水女子大学大学院教授。医師。博士（医学）。筑波大学大学院講師、お茶の水女子大学准教授を経て、2017年より現職。専門は代謝学、病態栄養学。栄養の観点から、疾病の予防・治療について研究を行っている。著書『臨床栄養学』、『疾病の成り立ち』（東京化学同人）など。

寺《てら》本《もと》　あい（5章担当）

関東学院大学栄養学部准教授。岡山県立大学助手、同大学講師、関東学院大学講師を経て現職。学術博士（奈良女子大学）。専門は調理科学。調理による食品のテクスチャーの変化が主な研究分野。

協力

加福文子（k.crew）
今井伸二郎（東京工科大学名誉教授）　※P140～148
海老原英子（東京栄養士薬膳研究会代表）　※P54～55

STAFF

イラスト　おぐらなおみ
前田はんきち
伊藤美樹
デザイン　ohmae-d
校正　村井みちよ
編集　WILL（片岡弘子／中越咲子／鈴木陽花／西野泉）
編集協力　荒巻洋子／小川由希子／草柳麻子／こいずみきなこ／小林佑実／橋本明美／平山祐子／中村 緑
DTP　WILL（新井麻衣子）／稲富麻里
写真協力　Getty Images／ピクスタ／フォトライブラリー

一生《いっしょう》役《やく》立《だ》つ　きちんとわかる栄《えい》養《よう》学《がく》

2019年 7月25日発行　第1版
2025年 6月10日発行　第4版　第1刷

監修者　飯田薫子、寺本あい
発行者　若松和紀
発行所　株式会社 西東社
〒113-0034　東京都文京区湯島2-3-13
https://www.seitosha.co.jp/
電話　03-5800-3120（代）
※本書に記載のない内容のご質問や著者等の連絡先につきましては、お答えできかねます。

ISBN 978-4-7916-2622-9